Rehabilitation und Prävention 4

Susanne Klein-Vogelbach

Therapeutische Übungen zur Funktionellen Bewegungslehre

Analyse und Instruktion individuell anpaßbarer Übungen

Mit einem Geleitwort von W. M. Zinn

Mit 111 Abbildungen in 275 Teilabbildungen

Dritte, überarbeitete Auflage

Springer-Verlag
Berlin Heidelberg New York
London Paris Tokyo
Hong Kong Barcelona
Budapest

Dr. med. h.c. Susanne Klein-Vogelbach
Felixhäglistraße 12
CH-4103 Bottmingen

3. Auflage, 1992, 1., korrigierter Nachdruck 1994

ISBN 3-540-54648-0 3. Auflage Springer-Verlag
Berlin Heidelberg New York Tokyo

ISBN 3-540-13554-2 2. Auflage Springer-Verlag Berlin Heidelberg New York

Die Deutsche Bibliothek - CIP-Einheitsaufnahme
Klein-Vogelbach, Susanne: Therapeutische Übungen zur Funktionellen Bewegungslehre : Analyse und Instruktion individuell anpassbarer Übungen / Susanne Klein-Vogelbach. Mit einem Geleitw. von W. M. Zinn. - 3., überarb. Aufl. - Berlin ; Heidelberg ; New York ; London ; Paris ; Tokyo ; Hong Kong ; Barcelona ; Budapest : Springer, 1992
(Rehabilitation und Prävention ; 4)
ISBN 3-540-54648-0 (Berlin ...)
NE: GT

Gesamtherstellung: Appl, Wemding

21/3145 - 5 4 3 2 1 - Gedruckt auf säurefreiem Papier

Geleitwort

Mit den Analysen und Rezepten für eine ökonomische Übungstherapie legt Frau Klein-Vogelbach, die langjährige Leiterin der Schule für Physiotherapie des Kantonsspitals Basel, den zweiten Teil ihres Werkes über die von ihr kreierte funktionelle Bewegungslehre vor. Es handelt sich dabei um einen von der Autorin in schöpferischer Beobachtung und selbständiger konsequenter Entwicklungsarbeit geschaffenen Beitrag, den wir bereits seit langem als elementares, Beobachtung und Interpretation menschlicher Bewegung beinhaltendes Kapitel der Physio- und Ergotherapie betrachten. Ohne ausdrückliche Bezugnahme folgt die Arbeit in allen Bereichen den Erkenntnissen moderner Neurophysiologie und Biomechanik. Es sei hier nur auf den prophylaktischen und therapeutischen Wert ökonomischer Haltung und Bewegung, die Auffassung des Menschen als eines ständig gegen die Schwerkraft und andere von außen einwirkende Stimuli reagierenden Wesens, den therapeutischen Gebrauch der Haltungsreaktionen und mannigfaltiger anderer Fazilitationstechniken hingewiesen. Die Wiederholung einer Übung oder einer anderen Leistung des Zentralnervensystems führt nicht nur zu einer Herabsetzung des Widerstandes an den Synapsen der von den entsprechenden Erregungspotentialen durchlaufenen Regelkreise – hier liegt die physiologische Basis allen Lernens, ohne die es keine Entwicklung gäbe –, sondern neben dem anvisierten speziellen Leistungs- und Kraftgewinn auch noch zu einer unspezifischen Globalfazilitation. Perzeptionstraining, Selbsterfahrung und anderweitige Schulung des Körperbildschemas sind eminent wichtige Kapitel jeder Normalisierung und Schmerzlinderung anstrebenden Behandlung von Störungen im Bereich des Stütz- und Bewegungsapparates. Mit der funktionellen Bewegungslehre und den daraus abgeleiteten Übungen wird daher eine Methode vorgelegt, welche mit größter Wahrscheinlichkeit auch die in Zukunft zu ihrer vollen Anerkennung noch notwendigen Tests vergleichender Therapiestudien mit Kontrollgruppen anders oder gar nicht behandelter Patienten bestehen wird.
Der vorliegende Band enthält eine Serie von Übungsanleitungen für den Physiotherapeuten, deren Lektüre auch dem die Bewegungstherapie verordnenden Arzt dringend empfohlen sei. Wieder ist aus jahrzehntelanger Praxis und Auseinandersetzung mit

dem Stoff ein sehr knapper, jedoch äußerst dichter und gehaltvoller Text entstanden, der ein konzentriertes Studium verlangt. Die gründliche Verarbeitung gibt jedem Therapeuten den sofortigen Zugang zu sinnvoller praktischer Arbeit und später zur selbständigen Entwicklung eines unbeschränkten, eminent individuell gestaltbaren Übungsrepertoires. Besonders hervorgehoben seien die Möglichkeiten der Physiotherapie der Wirbelsäulen-, Schultergürtel- und Beckengürtel-Affektionen, sowie der erste logisch aufgebaute Versuch der Behandlung der Aerophagie, alles Methoden, deren Wert wir bereits in jahrelanger Erfahrung an unserem großen eigenen Krankengut von Bad Ragaz und Valens bestätigen konnten.

Auch wir Rheumatologen haben dringend auf dieses Buch gewartet, und wir möchten der Verfasserin nicht nur für ihren entscheidenden Beitrag zur Physio- und Ergotherapie, sondern auch für die große zusätzliche Arbeit danken, die sie mit der Publikation ihres Lebenswerkes im Dienste unserer Patienten auf sich genommen hat. Die Beherrschung der funktionellen Bewegungslehre ermöglicht es dem Therapeuten, die Bedürfnisse seiner Kranken und Behinderten zu erfassen und sich auf das Wesentliche zu beschränken. Von dieser Grundlage aus kann er sich in die verschiedenen Spezialgebiete – wie propriozeptive neuromuskuläre Fazilitation, die Behandlung des entzündlichen Rheumatismus, psychosomatischer Störungen oder zentraler und peripherer neurologischer Krankheitsbilder, um nur einige wenige zu nennen – vertiefen. Er wird damit in die Lage versetzt, der recht großen Versuchung der Einseitigkeit bei der Anwendung verschiedener therapeutischer Methoden zu widerstehen und den Anspruch an hohe Qualität seiner unentbehrlichen Arbeit zu erfüllen.

Bad Ragaz, im Februar 1978 W. M. Zinn

Vorwort zur dritten Auflage

Die dritte Auflage der „Therapeutischen Übungen zur funktionellen Bewegungslehre“ ist fast gleichzeitig mit der Übersetzung dieses Titels ins Englische („Therapeutic Exercises in Functional Kinetics“) und mit den Aufnahmen für einen Videofilm über die therapeutischen Übungen entstanden („Funktionelle Bewegungslehre: Therapeutische Übungen“. Teil 1: „Frösche“, funktionelles Bauchmuskeltraining; „Vierfüßler“, funktionelles Rükkenmuskeltraining; funktionelles Rotationstraining um die Körperlängsachse und die Oberschenkellängsachsen).
Der Videofilm ergänzt das Lehrbuch „Therapeutische Übungen“ in idealer Weise. Er zeigt, wie man in der Praxis komplexe Bewegungsabläufe Schritt für Schritt instruiert, damit sie sich dem Patienten einprägen. Diese Prägung gelingt nur, wenn man das Wahrnehmungspotential des Patienten anspricht. Bei diesem Prozeß muß die Übung an Konstitution und Kondition des Patienten angepaßt werden. Erst wenn das gelungen ist, kann der Patient eine Übung so beherrschen, daß das Lernziel erreicht wird, d.h. daß das funktionelle Bauchmuskel-/Rückenmuskel-/Rotationstraining erfolgreich ist.
Dem Springer-Verlag sage ich, wie immer, herzlichen Dank, für eine ideale Förderung und Zusammenarbeit. Was die Videofilme betrifft, geht mein besonderer Dank an Dr. Ute Heilmann und Marga Botsch (Planung Medizin) und an Ulrike Leye-Rostin.

Bottmingen, im Januar 1992 SUSANNE KLEIN-VOGELBACH

Vorwort zur zweiten Auflage

Die funktionelle Bewegungslehre hat sich in den vergangenen Jahren erfreulich durchgesetzt. Die vielen Kontakte mit Interessierten in Fortbildungskursen, die Ausbildung von Instruktoren in funktioneller Bewegungslehre und ihr Einzug in den Grundunterricht vieler Physiotherapieschulen verlangt eine Darstel-

lung, die dem Lernenden den Zugang zur Beobachtung und zum therapiegerichteten Verständnis von Bewegung erleichtert.
In diesem Sinne ist das Grundlagenbuch „Funktionelle Bewegungslehre“, das für die Aneignung der „Therapeutischen Übungen“ unentbehrlich ist, in der dritten, 1984 erschienenen Auflage bereits vollständig überarbeitet worden.
Das Analysenkonzept „Actio-Reactio/Conditio-Limitatio“ hat sich in der „Ballgymnastik zur funktionellen Bewegungslehre“ (zweite Auflage 1985) bewährt und bereits ein wenig eingebürgert. Darum wurden die Bewegungsanalysen der „Therapeutischen Übungen“ in der vorliegenden neuen Auflage nach diesem Konzept durchgeführt. Neue Übungen sind dazugekommen. Insbesondere die Behandlung statisch bedingter Wirbelsäulensyndrome wurde erweitert und durch die systematische und ausführliche Darstellung der Behandlungstechniken „Hubfreie/hubarme Mobilisation der Gelenke, insbesondere der Wirbelsäule“ und „Mobilisierende Massage des lumbalen, thorakalen und zervikalen Bereichs“ vervollkommnet.
Die Möglichkeit, dank dieser Bewegungsanalysen Übungen und Behandlungstechniken individuell an jeden Patienten anpassen zu können, ist der Lohn der aufgewendeten Mühe. Der Bezug auf das normale Bewegungsverhalten eines gesunden Menschen macht Übungsprogramme für bestimmte Krankheitsbilder überflüssig und vermeidet die Gefahr der schematischen Behandlung eines Menschen, den eine Erkrankung zum Patienten gemacht hat. Die Kompliziertheit solcher Bewegungsanalysen ist unvermeidbar, weil normale Bewegung die größte Differenziertheit in sich birgt.
Das vorliegende Werk ist als grundlegendes Lehrbuch zur Einführung der funktionellen Bewegungslehre in die Physiotherapie gedacht. Aus diesem Grunde glaubte man, auf ausführliche Literaturzitate verzichten zu können.
Dem Springer-Verlag bin ich für verständnisvolle Führung und Zusammenarbeit zu großem Dank verpflichtet, insbesondere Herrn Bernhard Lewerich, Frau Ilse Wittig von der Planung Medizin und Herrn J. Sydor von der Buchherstellung. Besonders herzlich danke ich Frau Katrin Eicke-Wieser, die das ganze Manuskript noch einmal sorgfältig gelesen hat. Durch ihre konstruktive Kritik konnten an vielen Stellen Versehen beseitigt oder die Verständlichkeit der Darstellung erhöht werden.
Außerdem danke ich den Fotomodellen Vreny Lüscher, Beatrix Lütof-Keller, Margrit Meier-Waldstein, Isabelle Gloor-Moriconi, den Fotografen Dietmar Hund (Kantonsspital Basel), Foto Fetzer (Bad Ragaz), Foto Zimmer, Cécile Zimmer (Basel), sowie für die Anfertigung der Graphiken Holger Hammerich (Basel).

Basel, im Juni 1986 SUSANNE KLEIN-VOGELBACH

Vorwort zur ersten Auflage

Ein gesundes Kind lernt im Laufe seiner ersten Lebensjahre gehen, sprechen und seine Hände gebrauchen. Dazu benötigt es keinen anderen Lehrer, als eine Umwelt, die ihm erlaubt, sich entsprechend seiner Anlagen und der bestehenden Stimuli zu entwickeln und in unendlichen Wiederholungsvorgängen Ordnung in die empfangenen Botschaften zu bringen. Will es sich aber besondere Geschicklichkeiten aneignen, wie z. B. die Beherrschung eines Musikinstrumentes, so braucht es dazu Fleiß, Ausdauer und wenn möglich einen fähigen Lehrer. Das allein genügt aber nicht, um etwas Außerordentliches zu erreichen. Das Potential seiner Begabungen definiert zusätzlich seine Grenzen und Möglichkeiten. Es gibt zwar viele Wege, Talente zu fördern, aber keine, sie zu erzeugen.

Ein Patient, der aus gesundheitlichen Gründen therapeutische Übungen machen muß, erlebt die Situation, daß er eine körperliche Fertigkeit erwerben sollte, zu der er kein Talent besitzt. Mit anderen Worten: Auch ein idealer, kooperativer, bestens motivierter Patient wird, trotz Fleiß und Ausdauer, mit seinen therapeutischen Übungen höchstens einen „guten Durchschnitt" erreichen können. Durch die Therapie muß er eine schmerzliche Erfahrung hinnehmen, die er vielleicht zum erstenmal bewußt erlebt. Dinge, die einem schwerfallen, weil man dafür nicht begabt ist, und um die man sich, aus welchen Gründen auch immer, strebend bemüht, verdienen im Lichte der vergleichenden Kritik niemals ein besonderes Lob. Das was einem leicht fällt, das wozu man Talent besitzt, wird bewundert und erntet oft auch dann noch Lob, wenn dafür kein besonderer Einsatz geleistet worden ist.

Die Konfrontation mit den eigenen Bewegungsschwierigkeiten im Rahmen der Therapie verlangt vom Patienten, daß er durch Selbsterfahrung lernt, das Optimum im Bereich seiner eigenen Möglichkeiten zu erkennen und zu erlangen. Den Vergleich mit „den Anderen", die er vielleicht bewundert und beneidet, muß er ertragen und akzeptieren.

Der Therapeut aber sollte die Leistung des Patienten beurteilen können. Er kennt das Ausmaß an Anstrengung und Geduld, das der Patient permanent aufbringen muß, um die Differenz zwischen seinem Bewegungsverhalten und dem „guten Durchschnitt“ zu vermindern. Dafür verdient der Patient Lob und Anerkennung. Der Therapeut ist die Bezugsperson, die beides spenden soll. Sowohl durch die Freude über die verdiente Anerkennung als auch durch die unbestechliche Beurteilung seines Bewegungsverhaltens wird der Patient schneller vom Wahrnehmen und Lernen angesprochen. Das Wahrnehmen und Verstehen seines Bewegungsverhaltens macht es ihm leichter, seine Behinderung mit mehr Gelassenheit anzunehmen. Gelingt diese Selbstmotivation, an seinem Bewegungsverhalten kontinuierlich weiterzuarbeiten, dann findet der Patient auch den Weg, seine eigene Wirklichkeit ökonomisch zu planen und zu gestalten und diese mit der ihm eigenen Vitalität zu leben.

Basel, im Februar 1978 SUSANNE KLEIN-VOGELBACH

Inhaltsverzeichnis

Abkürzungen

ASTE	Ausgangsstellung
ESTE	Endstellung/Erfolgsstellung
LA	Längsachse
KLA	Körperlängsachse
USF	Unterstützungsfläche
KA	Körperabschnitt
DP	Distanzpunkt
WS	Wirbelsäule
LWS	Lendenwirbelsäule
BWS	Brustwirbelsäule
HWS	Halswirbelsäule
STB	Standbein
SPB	Spielbein
TP	Trochanterenpunkt am Femur
WB	Weiterlaufende Bewegung
AW	Aktive Widerlagerung
PW	Passive Widerlagerung
APW	Aktivierte passive Widerlagerung
AWM	Ausweichmechanismus
HM	Hinkmechanismus
PB	Primärbewegung
N	Norm
+	vermehrt
-	vermindert
×	eingeschränkt
8	hypermobil
8/	unstabil
∅	Durchmesser
SL	Seitenlage
BL	Bauchlage
RL	Rückenlage

Definition

Therapeutische Übungen sind zweckmäßig erdachte und geplante Bewegungsabläufe oder Aktivitätsveränderungen, die ein definiertes funktionelles Defizit im Bewegungsverhalten so abgrenzen und einkreisen, daß Ausweichmechanismen vermieden werden und die angestrebte Funktion eindeutig stimuliert in Erscheinung treten muß.

Merke

- Eine therapeutische Übung ist sinnvoll, wenn sie dank perfekter Ausführung ihr Ziel erreicht.
- Eine therapeutische Übung muß durch häufige Wiederholung automatisiert werden.
- Eine automatisierte therapeutische Übung vermindert bei regelmäßiger Reproduktion das funktionelle Defizit.
- Bei therapeutischen Übungen ist die vom Patienten zu leistende Kontrolle durch bewußte Wahrnehmung relativ hoch.
- Therapeutische Übungen sind unbequem, weil sie die Schwächen im Bewegungsverhalten hervorheben.
- Schlecht ausgeführte therapeutische Übungen sind nutzlos und können sogar schädlich sein.
- Therapeutische Übungen sind dadurch charakterisiert, daß sie kaum spontan gemacht werden.

Allgemeine Einführung

Lernziel dieses Buchs ist, den Therapeuten zu befähigen, Rezepte für Modelle therapeutischer Übungen herzustellen, die ein definiertes Bewegungsproblem lösen und außerdem durch Variation an Kondition und Konstitution des Patienten angepaßt werden können.

Lernweg

Definition des Bewegungsproblems mit Hilfe des „funktionellen Status".
- Ist die Schädigung des Bewegungsverhaltens reversibel, so strebt die Therapie als Leitbild das normale Bewegungsverhalten an.
- Ist die Schädigung des Bewegungsverhaltens irreversibel, so strebt die Therapie als Leitbild den optimalen Kompromiß an.

Wahl einer zur Lösung des funktionellen Problems geeigneten therapeutischen Übung als Modell.

Die funktionelle Bewegungstherapie kann auch als *Manipulation* erfolgen.

Es gibt zahlreiche Methoden manueller Techniken. Ein Therapeut sollte möglichst viele davon beherrschen, um für den jeweiligen Patienten eine spezifische Wahl treffen oder mehrere Techniken kombinieren zu können. Durch Anwendung manueller Techniken versucht man, beim Patienten bestimmte funktionelle Reaktionen hervorzurufen. Die einfühlend vorgenommene Manipulation ist eine kinästhetisch-taktile Wahrnehmungsschulung für den Patienten, durch die er neue Bewegungssituationen erlebt, d.h. spürt. Der Erfolg dieser Techniken hängt hauptsächlich von den fachlichen und handwerklichen Qualitäten des Therapeuten ab. Die Therapieerfolge müssen sich schon während der Behandlungszeit zeigen.
Die Manipulationen bestehen z.B.:
- in der manuellen Bearbeitung des Gewebs,
- im Geben von Widerstand, wodurch sich der Patient an den Therapeuten hängt,
- im Geben von Unterstützung, wodurch der Patient den Therapeuten als Unterstützungsfläche benutzt,
- in einer manipulierten Stellungsänderung des Patienten in bezug auf die Lage seiner Bewegungsachsen zur Schwerkraft.

Die funktionelle Bewegungstherapie kann auch als *verbale Instruktion* erfolgen.

Der Therapeut muß didaktische Kenntnisse der verbalen Instruktion besitzen. Seine diesbezüglichen Fähigkeiten lassen sich daran erkennen, ob es ihm gelingt, die geplante Bewegung hervorzurufen und - was von größter Wichtigkeit ist - den Patienten zur Kooperation zu gewinnen.

Die Schulung der Wahrnehmungsfähigkeit des Patienten ist für die Selbsterfahrung des eigenen Körpers in Ruhe und in Bewegung unerläßlich. Sie ist geradezu der Schlüssel für die Motivation des Patienten und damit auch die Voraussetzung für eine gezielte Bewegungstherapie. Die Motivation zur Therapie gestaltet sich um so schwieriger, je weniger der Patient sein Bewegungsdefizit realisiert und je weniger Schmerzen er hat.

Es liegt auf der Hand, daß sich manipulierende und didaktische Bewegungsschulung nie ganz voneinander trennen lassen und sich häufig überschneiden. Solange der Therapeut mit dem Patienten zusammenarbeitet, wird er immer sowohl verbal-didaktische als auch manipulierende oder „perzeptiv-didaktische" Hilfen geben.

Grundlagen der Bewegungserziehung

- Bewegungsverhalten reflektiert sowohl den physischen als auch den psychischen Zustand eines Menschen.

- Normales Bewegungsverhalten entzieht sich weitgehend der Steuerung durch das Bewußtsein des Individuums.

- Der Versuch, Bewegungsverhalten bewußt zu steuern, erzeugt Hyperaktivität und führt leicht zu verkrampfter Haltung und Bewegung.

- Haltung ist beeinflußbar. Sie ist einerseits Ausdruck der Persönlichkeit, andererseits eine komplexe Reaktion auf mannigfaltige Umwelteinflüsse.

- Bewegungsabläufe können geübt werden.
  Es ist evident, daß Bewegung sich ständig selber übt, solange sich ein Mensch bewegt. Die Aufgabe des Therapeuten besteht also nur darin, diese Dauerübung richtig zu lenken.

- Haltung ist ein physiologisches und psychologisches Phänomen.
  Jeder gesunde Mensch hat darum ein angeborenes Talent für Haltung und Bewegung. Es läßt sich durch differenzierte und spezifische Wahrnehmungsprozesse am erfolgreichsten schulen.
  Der Patient muß deshalb zur Selbsterziehung durch Selbsterfahrung im Bewegungsverhalten motiviert werden. Er ist gewonnen, wenn er erstens erfährt, daß er bewegungsbegabt ist, zweitens erlebt, daß Üben von Bewegung unterhaltend, ja faszinierend sein kann und drittens feststellt, daß er sich wohler fühlt.
  Freude am Üben von Haltung und Bewegung zu vermitteln, ist eine erstrangige Aufgabe des Therapeuten. Da Spielen Spaß macht, muß der Therapeut im Patienten den Spieleifer wecken.
  Die als notwendig erachteten Veränderungen im Bewegungsverhalten sollen derart und so lange geübt werden, bis der Patient sie automatisch reproduzieren kann. Allerdings muß die Steuerung der Bewegungsabläufe vorübergehend - während des Lernprozesses - durch geeignete Wahrnehmungssignale bewußt gemacht werden. Es ist wichtig, daß der didaktische Appell Bewegungsreaktionen betrifft, die anlagemäßig vorhanden sind und deshalb „abgerufen" werden können.
  Wieweit das gelingt, hängt von der Fähigkeit des Therapeuten ab, Wahrnehmungsvermögen, Phantasie und Gefühl für Melodie und Rhythmus beim Patienten anzusprechen.

- Eine erfolgreiche Normalisierung im Bewegungsverhalten des Patienten gibt sich ihm als eine Art „Antistreßzustand" zu erkennen. Diesen Zustand kann man nur dann mit Entspannung bezeichnen, wenn man darunter *so viel* oder *so wenig* Aktivität versteht, wie für eine bestimmte Haltung oder Bewegung gerade nötig ist. Dies ist der Zustand der ökonomischen Aktivität.
- Das Erleben eines Zustands des Wohlbefindens, den wir soeben mit ökonomischer Aktivität bezeichnet haben, und die Fähigkeit, diesen Zustand hervorzurufen, weckt immer dann das Bedürfnis nach Reproduktion, wenn sein Verlust sich durch Spannungen, Verkrampfungen, Schmerzen, Kraftlosigkeit und grundlose Müdigkeit dem Bewußtsein aufdrängt. Die Motivation eines Patienten zur Selbsterziehung im Bewegungsverhalten gelingt am sichersten, wenn mit Hilfe des kinästhetisch-taktilen Wahrnehmungspotentials das Erleben einer ökonomischen Aktivität in Haltung und Bewegung vermittelt werden kann.

Therapeutische Übungen

Voraussetzung für erfolgreiches therapeutisches Üben ist die Wahl einer geeigneten Übung als Modell für die Lösung des bestehenden funktionellen Problems und die Anpassung dieses Modells an den Patienten in bezug auf *Kondition, Konstitution, Statik* und *Beweglichkeit.*

Ein funktionell geschulter Therapeut wird immer geeignete Modelle für therapeutische Übungen kennen oder erfinden können, wenn er erst einmal das bestehende funktionelle Problem erkannt hat.

Die *Kondition* eines Patienten in ihrem somatischen und psychischen Bereich verändert sich im zeitlichen Ablauf der Behandlungen. Man muß deshalb ständig bereit sein, neue Anpassungen vorzunehmen.
Kurz nach chirurgischen Eingriffen, im akuten Schmerzstadium, in einer depressiven Stimmung gestaltet sich die funktionelle Bewegungstherapie anders als zu einem späteren Zeitpunkt mit veränderten konditionellen Bedingungen. Auch eine deutliche Veränderung des Körpergewichts, das Wachstum eines Kindes bzw. Jugendlichen oder der Alterungsprozeß beeinflussen Bewegungsabläufe erheblich.

Die *Konstitution* ist eine Konstante. Sie erfordert eine einmalige gründliche Anpassung einer therapeutischen Übung an den betreffenden Patienten.

Die *Statik* des Patienten zeigt in ihrem Abweichen von der Norm das „Defizit" des Bewegungsverhaltens. Dieses „Defizit" ist das sichtbare funktionelle Problem, welches behandelt werden soll.

Die *Beweglichkeit* hat konstitutionelle und konditionelle Aspekte, die man gesondert registrieren muß.
Konstitutionell ist das allgemeine Ausmaß der Beweglichkeit. *Konstitution* und *konstitutionelle Beweglichkeit* bestimmen bei der Anpassung des Modells einer therapeutischen Übung die optimale Variante.
Konditionell sind die vielen möglichen krankheitsbedingten Veränderungen der Beweglichkeit.

Kondition, Statik und *konditionell bedingte Beweglichkeit* bzw. Bewegungseinschränkung bestimmen die Dosierung, den rhythmischen Ablauf und die Größe der Lernschritte bei einer therapeutischen Übung. Diese Kriterien sind auch ausschlaggebend bei der Auswahl verbal-didaktischer und manipulierender Hilfen.

Das Erarbeiten therapeutischer Übungen

In diesem Buch wird ein Weg gezeigt, wie man
- therapeutische Übungen durch eine Funktionsanalyse definieren kann und
- Anleitungen für therapeutische Übungen gestalten muß, damit sie von jedem Interessierten nachgemacht werden können.

■ LERNZIEL

Lösung oder Teillösung des definierten funktionellen Problems und Einverleiben der angepassten Übung in das Bewegungsverhalten des Patienten

■ LERNWEG

▶ FUNKTIONSANALYSE IN THERAPEUTENSPRACHE

● **Konzeption der Übung**

● **Position und Aktivierung der Ausgangsstellung**

räumliche Lage der kritischen Achsen, Kontaktstellen des Körpers mit der Umwelt

Bewegungskomponenten in bezug auf die Nullstellung der Gelenke

Bewegungstoleranzen in den kritischen Gelenken in bezug auf die geplante Primärbewegung

Verteilung des Körpergewichts auf einer Unterlage, an einer Abstützungs- oder Hängevorrichtung, über einer Unterstützungsfläche und die daraus resultierenden Aktivitätszustände der Muskulatur

Intensität der muskulären Beanspruchung bei ökonomischer Aktivität und Atmung

Potentiell beschleunigende bzw. bremsende Gewichte in bezug auf die geplante Primärbewegung

● **Actio - Reactio des Bewegungsablaufs**

Actio in Form der Primärbewegung
Reactio in Form aktivierter passiver Widerlagerung
Reactio in Form von Veränderung der Unterstützungsfläche

Actio in Form von beschleunigenden Gewichten
Reactio in Form von bremsenden Gewichten

- **Conditio - Limitatio des Bewegungsablaufs**

Conditio der gleichbleibenden Abstände am Körper des Patienten
Limitatio in Form von Stabilisation und aktiver Widerlagerung

Conditio der absoluten und/oder relativen räumlichen Fixpunkte
Limitatio durch Begrenzung der Primärbewegung, der aktivierten passiven Widerlagerung und der Veränderung der Unterstützungsfläche

Conditio des Bewegungstempos
Limitatio der ökonomische Aktivität durch Finden des Idealtempos

- **Position und Aktivierung der Endstellung, Bewegungsablauf zurück zur Ausgangsstellung**

► INSTRUKTIONSREZEPT IN PATIENTENSPRACHE

- **An die Wahrnehmung appellierende Instruktionshilfen**

- **Verbal - perzeptiv didaktische Anleitung**

- **Manipulativ - perzeptiv didaktische Anleitung**

► ANPASSUNG DER ÜBUNG AN KONSTITUTION UND KONDITION DES PATIENTEN

- **Die Rolle der Längen, Breiten, Tiefen und Verteilung der Gewichte bei der konstitutionellen Anpassung**

- **Die Gründe häufig auftretender Fehler bei der konditionellen Anpassung**

Mangel an Leistungsfähigkeit oder Wunsch zur Leistungssteigerung

Während der Übung auftretende Schmerzen als Kontraindikation

Schwäche oder Reaktionsträgheit der Muskulatur, Anpassung der Hubbelastung, des Bewegungsausmaßes und des Bewegungstempos

Bewegungseinschränkung oder Hypermobilität

Zentralnervöse Bewegungsstörungen

1. Die „Frösche", funktionelles Bauchmuskeltraining

Das funktionelle Bauchmuskeltraining lenkt die Aktivität auf die physiologischen Aufgaben der Bauchmuskulatur.

Merke
Das funktionelle Bauchmuskeltraining ist kein Krafttraining durch extreme Steigerung der Hubbelastung - z. B. „Anheben der gestreckten Beine aus Rückenlage" -, sondern ein differenziertes Geschicklichkeitstraining durch ökonomischen Krafteinsatz im richtigen Moment.
Ziel ist die Verkürzung der Bauchmuskulatur nach funktionellen Gesichtspunkten.
- Bei einer Verkürzung der Oberbauchmuskulatur soll sich der epigastrische Winkel verkleinern, während der Abstand DP Bauchnabel-DP Processus xiphoideus unverändert bleibt. Der *Oberbauch wird schmal.* Die Aktivität der schrägen Bauchmuskelzüge senkt die Rippen. Dazu ist die extensorische Stabilisation der Brustwirbelsäule in ihrer Nullstellung im Sinne einer aktiven Widerlagerung notwendig.
- Bei einer Verkürzung der Unterbauchmuskulatur soll sich der Abstand DP Bauchnabel-DP Symphyse verkleinern. Der *Unterbauch wird kurz.* Die Aktivität des Rectus abdominis bewirkt eine flexorische Verformung der Lendenwirbelsäule. Diese verbessert die bewegende Komponente dieser Muskulatur.

Ein funktionelles Bauchmuskeltraining erfordert das Einbeziehen der vielen Schaltstellen der Bewegung, die durch die Aktivität dieser Muskulatur betroffen werden.

Aufgaben der Bauchmuskulatur

Regulation des intraabdominellen Drucks:
- Fähigkeit, auf unterschiedliche Bauchinhalte zu reagieren, wie Schwangerschaft, Adipositas, Verdauung.
- Fähigkeit, auf konstitutionell unterschiedliche Formen von Becken und Lendenwirbelsäule zu reagieren sowie auf statische Varianten der Beckenstellung in den Hüftgelenken.

Beteiligung an der Atmung:
- Während der inspiratorischen Phase bildet der Tonus der Bauchdecke ein Widerlager gegen die sich abflachenden Zwerchfellkuppen.
- Bei einer verlängerten exspiratorischen Phase werden die Bauchmuskeln im Sinne isotonisch konzentrischer Arbeit aktiviert und mit der widerlagernden extensorischen Stabilisation der Brustwirbelsäule koordiniert.

Beteiligung an der Stabilisation der Körperlängsachse bei Gleichgewichtsreaktionen, insbesondere durch rotatorische Bewegungskomponenten der Wirbelsäule.

Beteiligung an Balancebewegungen des Beckens in den Hüftgelenken durch extensorische, flexorische und lateralflexorische Bewegungskomponenten der Wirbelsäule.

Widerlagernde und weiterlaufende Aktivitäten zur Koordination aller Extremitätenbewegungen und ihrer Auswirkungen auf die Körperabschnitte Brustkorb und Becken. Dabei hat die Bauchmuskulatur insbesondere am hüftflexorischen Beinhub Anteil.

Lage der Körperlängsachse im Raum beim Training der Bauchmuskulatur

Bei annähernd vertikal stehender Körperlängsachse wird die Wirbelsäule kompressorisch belastet. Kompressionsbelastung ist für die Wirbelsäule physiologisch.

Von distal ankommende Extremitätenbewegungen sollten von der Bauchmuskulatur automatisch und differenziert koordiniert werden.
Von kaudal kommende Aktivierung: Beim hüftflexorischen Beinhub hängt sich das Bein ventral an das Becken und dieses ventral an den Brustkorb. Zur Erhaltung der vertikalen Lage der Körperlängsachse nimmt die extensorische Stabilisation der Brustwirbelsäule als aktive Widerlagerung des ventral aufgehängten Beingewichts automatisch zu. Dabei nimmt die Kompressionsbelastung der Wirbelsäule zu. Abhängig vom Gewicht des aufgehängten Beins kann sich die Körperlängsachse kompensierend etwas nach hinten neigen.
Von kranial kommende Aktivierung: Flexorische Armbewegungen und extensorische Kopfbewegungen rufen eine aktiv widerlagernde koordinierende Aktivität der Bauchmuskeln hervor. Extensorische Armbewegungen und flexorische Kopfbewegungen lösen eine weiterlaufende koordinierende Aktivität der Bauchmuskeln aus.

Automatische Aktivitäten treten bei Balancebewegungen des Beckens in Hüft- und LWS-Gelenken und bei der Atmung auf.

Viele therapeutische Situationen erfordern das Trainieren der Bauchmuskulatur bei horizontal stehender Körperlängsachse und aus Rückenlage. Ein liegender Körper aber ist nur wenig aktiviert und nicht auf plötzliche Belastungen gefaßt, wenn diese nicht aus dem Bedürfnis erwachsen, sich zu drehen oder aufzustehen.

Bei annähernd horizontal stehender Körperlängsachse wird die Wirbelsäule durch Schub und Abscherung belastet.
Gewichte, die in dieser Ausgangsstellung an die ventrale Muskulatur gehängt werden, trainieren diese nur, wenn sich die in sich bewegliche Wirbelsäule im richtigen Moment stabilisiert. Sind die Gewichte zu groß und die Belastung zu plötzlich, so resultiert daraus eine Abscherbelastung der passiven Haltestrukturen der Wirbelsäule. Von dieser Fehlbelastung betroffen sind die Wirbelgelenke, die Wirbelkörper-Bandscheiben-Gelenke, die potentiellen Bruchpforten an den Leisten, am Rectus abdominis und an Operationsnarben.
Kommt die Belastung von *kaudal* durch Anheben der Beine, und erfolgt die notwendige Stabilisation der Lendenwirbelsäule zu spät, so resultiert daraus eine Extension der Lendenwirbelsäule, die die bewegende Komponente des kaudalen Anteils des Rectus abdominis verschlechtert.
Kommt die Belastung von *kranial* durch Anheben des Kopfs, des Schultergürtels mit den Armen und des Brustkorbs, und erfolgt die extensorische Stabilisation der Brustwirbelsäule nicht, so verkürzt sich der zu schwere Hebelarm durch eine Ventraltranslation des Kopfs und vermehrte Flexion der Brustwirbelsäule. Es findet eine unerwünschte Verkürzung des Oberbauchs statt.

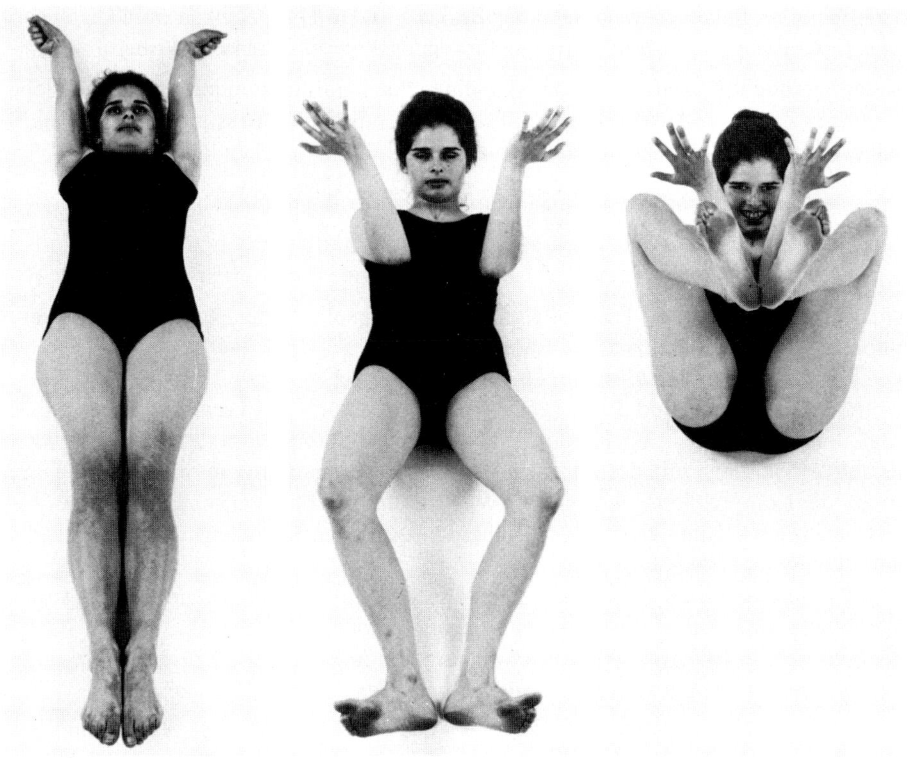
a b c

Abb. 1 a–c. Das Modell „klassischer Frosch". **a** Ausgangsstellung, **b** Mitte des Bewegungsablaufs, **c** Endstellung

1.1 „Der klassische Frosch" (Abb. 1–3)

Der „klassische Frosch" ist ein Phantasiename. Die Endstellung der Übung erinnert an einen umgedrehten Frosch.

■ LERNZIEL

Der Patient soll die Bauchmuskulatur funktionell verkürzen können, d. h.
- den Oberbauch durch Verkleinerung des epigastrischen Winkels verschmälern,
- den Unterbauch durch Annäherung der Symphyse an den Bauchnabel verkürzen,

und die Bauchmuskulatur kraftvoll und geschickt einsetzen können.

▶ FUNKTIONSANALYSE IN THERAPEUTENSPRACHE

Die Übung „klassischer Frosch" eignet sich als funktionelles Bauchmuskeltraining bei normalen Wirbelsäulen und ihren Variationen im Rahmen der Norm. Eine mäßig vermehrte Lendenlordose (wir sprechen von +LWS) und ein thorakaler Rundrücken mit relativ großem sagittotransversalem Brustkorbdurchmesser (wir sprechen von +BWS) sind pathologische Abweichungen von der Norm, die durch das Üben des „klassischen Frosches" günstig beeinflußt werden können.

● Konzeption der Übung

Die physiologische Verkürzung der Bauchmuskulatur wollen wir durch von distal nach proximal weiterlaufende Bewegungen erreichen. Wir wählen dazu eine Ausgangsstellung, die die Bauchmuskulatur dergestalt dehnt, daß der Oberbauch breit und der Unterbauch lang wird. Das gelingt am besten in Rückenlage, wenn die in den Schultergelenken flektierten Arme neben dem Kopf am Boden liegen. Die Aktivierung aus dieser Ausgangsstellung durch Wegstreben der 5 Extremitäten, Kopf, Arme und Beine vom Körpermittelpunkt, verstärkt die funktionelle Dehnung der Bauchmuskulatur.
Ein Ausatmen zu Beginn des Bewegungsablaufs leitet die funktionelle Verkürzung der Bauchmuskulatur ein. Zusätzlich soll der Körperabschnitt, (KA), Arme die Verschmälerung des Oberbauchs und der KA Beine die Verkürzung des Unterbauchs im Sinne weiterlaufender Bewegungen bewirken. Dem KA Kopf fällt die Aufgabe zu, die von den Beinen initiierte Bewegung zu begrenzen, aber auch eine Verkürzung des Oberbauchs zu verhindern.
Kraft und Geschicklichkeit der Bauchmuskulatur werden durch die Rückenlage gefordert. Die Gewichte der Extremitäten müssen wegen der räumlichen Anordnung gehoben und zugleich bewegt werden.

● Position und Aktivierung der Ausgangsstellung

Räumliche Lage der kritischen Achsen, Kontaktstellen des Körpers mit der Umwelt
In Rückenlage stehen die Flexions-/Extensionsachsen der Wirbelsäule und der proximalen Extremitätengelenke horizontal.
Der KA Kopf ist in die horizontal stehende Körperlängsachse eingeordnet.
Am KA Arme liegen die Arme symmetrisch am Boden, annähernd in der Verlängerung der Körperdiagonalen. Der rechte Arm in derjenigen, die das rechte Schultergelenk mit dem linken Hüftgelenk verbindet, der linke Arm in derjenigen, die das linke Schultergelenk mit dem rechten Hüftgelenk verbindet.
Am KA Beine liegen die Beine symmetrisch am Boden. Ihre medialen Seiten berühren sich. Die Beine sind soweit als möglich in die Körperdiagonalen eingeordnet. Das rechte Bein parallel zu derjenigen, die das linke Hüftgelenk mit dem rechten Schultergelenk verbindet, das linke Bein parallel zu derjenigen, die das rechte Hüftgelenk mit dem linken Schultergelenk verbindet.

Bewegungskomponenten in bezug auf die Nullstellung der Gelenke
Am KA Kopf steht der DP Scheitelpunkt in der Körperlängsachse. Die Lordose der Halswirbelsäule ist etwas vermindert. Die oberen Kopfgelenke stehen so weit in Flexion, daß der Blick nach ventral/oben gerichtet ist.
Am KA Arme (Abb. 2) stehen: das Akromion beidseits kranial/medial/dorsal - die

Schultergelenke in Flexion, in so viel Abduktion, daß die Längsachsen der Arme annähernd parallel stehen und in Innenrotation - die Ellbogengelenke in Extension - die Schaltstellen der Unterarme und Hände in Pronation, Flexion und Ulnarabduktion. Die dorsalen Seiten der Handgelenke zeigen nach kranial/medial. Die Fingergelenke bilden eine Patternfaust[1], die Daumen stehen in Opposition, und die Längsachsen der Mittelhand weisen nach lateral/kranial.
Am KA Beine stehen die Hüftgelenke in Extension und so viel Adduktion, daß sich die medialen Seiten der Oberschenkel, der Waden und die medialen Malleolen berühren, sowie in so viel Innenrotation, daß die Kniescheiben nach ventral/oben schauen - die Kniegelenke sind in Nullstellung. Die Schaltstellen der Füße befinden sich in Plantarflexion, Eversion und so weit in Pronation, daß die anatomische Längsachse der Füße eine Verlängerung zur Unterschenkellängsachse bildet. Die Zehen sind flektiert und adduziert.

Bewegungstoleranzen in den kritischen Gelenken, in bezug auf die geplante Primärbewegung

An den KA Arme und Beine sind die Bewegungstoleranzen in die endgradige antagonistische Endstellung maximal. Die Wirbelsäulengelenke haben Bewegungstoleranzen in allen Bewegungskomponenten, die flexorischen Komponenten sind mit maximalem Hub belastet.
Die horizontalen Richtungskomponenten der geplanten Primärbewegungen der 5 Extremitäten heben sich gegenseitig auf, weil die Beine sich nach kranial/lateral, die Arme nach kaudal/medial bewegen und der Kopf ganz wenig nach kaudal geht. Die nach oben gerichteten vertikalen Richtungskomponenten sorgen für die positive Hubbelastung der Bauchmuskulatur.

Verteilung des Körpergewichts auf einer Unterlage, an einer Abstützungs- oder Hängevorrichtung, über einer Unterstützungsfläche und die daraus resultierenden Aktivitätszustände der Muskulatur

In der Ausgangsstellung dient der Boden dem Körper als Unterlage. Die KA Becken, Brustkorb, Kopf, Beine, Arme sind am Boden parkiert[2]. Das Wegdehnen der Extremitäten vom Körpermittelpunkt verbindet die Körperabschnitte durch Dehn-, Abstütz- und Brückenaktivitäten. Es entsteht eine Unterstützungsfläche. Sie ist die kleinste Fläche, die die Kontaktstellen des Körpers mit der Unterlage umschließt. Durch das zentrifugal verlaufende Wegdehnen der Extremitäten vom Körpermittelpunkt wird sie geringfügig vergrößert.
Die kritischen Distanzpunkte, (DP), für das Wegdehnen vom Körpermittelpunkt sind:
- am KA Kopf DP Scheitelpunkt, Dehnrichtung nach kranial,
- am KA Arme DP dorsale Seite des rechten und linken Handgelenks, Dehnrichtung nach kranial/wenig lateral,
- am KA Beine DP rechte und linke Fußspitze, Dehnrichtung nach kaudal.

Die beschriebene richtungsbetonte Aktivierung der Ausgangsstellung bewirkt:
- vom KA Kopf aus weiterlaufend eine Extension der BWS mit mäßiger Verlängerung des Oberbauchs,

---
[1] Siehe Glossar.
[2] Siehe Glossar.

- vom KA Arme aus weiterlaufend ein Heben der Rippen mit Vergrößerung des epigastrischen Winkels und ausgeprägter Verbreiterung des Oberbauchs,
- vom KA Beine aus weiterlaufend eine Flexion des Beckens in den Hüftgelenken, Extension der LWS und damit eine Verlängerung des Unterbauchs. Die extensorische Brückenaktivität im lumbalen Bereich aktiviert insbesondere auch den lumbosakralen Übergang extensorisch und hubarm.

Intensität der muskulären Beanspruchung bei ökonomischer Aktivität und Atmung
Die Dehnung vollzieht sich langsam mit entsprechender Steigerung der Intensität der ökonomischen Aktivität. Die Atmung ist inspiratorisch bis zur Auslösung eines Gähnreflexes, der den Beginn des Bewegungsablaufs signalisiert.

● Actio - Reactio des Bewegungsablaufs

Der „klassische Frosch" ist ein standortkonstanter Bewegungsablauf mit einer konzentrischen Verkleinerung der Unterstützungsfläche in der Endstellung und einer exzentrischen Vergrößerung auf dem Weg zurück zur aktivierten Ausgangsstellung.
In der Ausgangsstellung steht die Körperlängsachse horizontal. Für die von distal kommenden Primärbewegungen sind außer den nach oben gerichteten auch horizontale Richtungskomponenten, die zum Körpermittelpunkt hin verlaufen müssen, vorgesehen. Darum können unerwünschte Gleichgewichtsreaktionen entstehen, die die Wirbelsäule unökonomischen Schubbelastungen aussetzen[3]. Dieser Fall tritt ein, wenn die horizontalen Richtungskomponenten in bezug auf die Orientierung am eigenen Körper nur fuß- oder nur kopfwärts verlaufen. Darum wählen wir beim „klassischen Frosch" 5 Primärbewegungen, nämlich der Arme, der Beine und des Kopfs, deren horizontale Richtungskomponenten sich aufheben, weil sie teils fußwärts, teils kopfwärts und symmetrisch verlaufen. Ihre Resultante ist dann vertikal nach oben gerichtet. Diese Aufhebung der horizontalen Auswirkungen der Primärbewegungen ist die Ursache, daß bei dieser Übung keine dominierende Reactio auftreten wird.

Actio in Form der Primärbewegung
Die 5 koordinierten Primärbewegungen der KA Arme, Beine und Kopf bringen diese in Spielfunktion. Dabei machen Arme und Beine zur Ausgangsstellung antagonistische, bis in die Bauchmuskulatur weiterlaufende Bewegungen, die den Oberbauch verschmälern und den Unterbauch verkürzen. Durch das Gewicht der 5 Extremitäten erfährt die Bauchmuskulatur eine angemessene Hubbelastung.
Am KA Arme bewegen sich die kritischen Distanzpunkte der beiden Primärbewegungen, DP rechtes und DP linkes Olekranon, nach ventral/oben/kaudal/medial in Richtung Symmetrieebene etwa oberhalb des Bauchnabels. Dabei gerät das Ellbogengelenk durch Drehpunktverschiebung in ca. 90° Flexion und der Unterarm in Supination. Die Schaltstellen der Hände haben eine Patternhandöffnung[4] mit Daumenretroposition gemacht. Dabei haben sich die Handflächen zuerst nach medial, dann nach dorsal gedreht. Am Ende des Bewegungsablaufs schauen sie nach kranial, und die Längsachsen

---

[3] Siehe Klein-Vogelbach S (1984) „Funktionelle Bewegungslehre", Rehabilitation und Prävention 1, 3. Aufl. Springer, Berlin Heidelberg New York Tokyo, S. 151 (im folgenden zitiert als Band 1).
[4] Siehe Glossar.

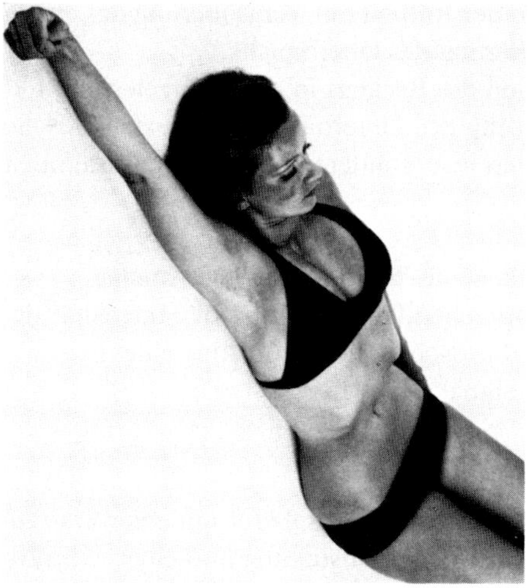

Abb. 2. Armstellung in der Ausgangsstellung des „klassischen Froschs“

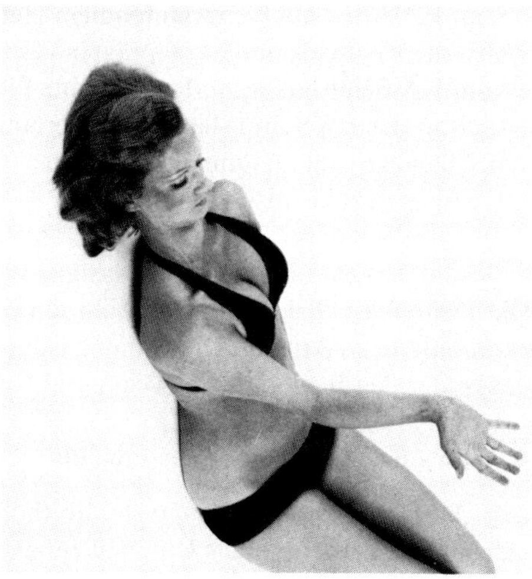

Abb. 3. Armstellung in der Endstellung des „klassischen Froschs“

der Hände zeigen nach ventral/oben. Die Schultergelenke kommen in Extension/Adduktion/Außenrotation, und das Akromion ist nach kaudal/lateral/ventral gewandert. Weiterlaufend haben sich die Rippen gesenkt, und die schrägen Bauchmuskelzüge haben den Oberbauch verschmälert (kritischer Drehpunkt) (Abb. 2 + 3).

Am KA Beine bewegen sich die kritischen Distanzpunkte der beiden Primärbewegungen, DP rechte und DP linke Ferse, in der Symmetrieebene anfänglich am Boden nach kranial, mit der Fersenablösung vom Boden nach kranial/ventral/oben, bis sie etwa über dem Bauchnabel stehen. Dabei geraten die oberen Sprunggelenke in Dorsalextension, die unteren in Inversion und die Zehen in Extension/Abduktion. Der beschriebene Weg der Fersen hat die Kniegelenke in Flexion/Außenrotation, die Hüftgelenke in Flexion/Abduktion/Außenrotation gebracht. Weiterlaufend gerät die LWS in Flexion, der kaudale Teil des Kreuzbeins verliert den Bodenkontakt, und der Unterbauch hat sich verkürzt (kritischer Drehpunkt).

Am KA Kopf bewegt sich der kritische Distanzpunkt der 5. Primärbewegung, DP Scheitelpunkt, durch Flexion in den oberen Kopfgelenken wenig nach ventral/oben/kaudal.

Reactio in Form von aktivierter passiver Widerlagerung

Gegen Ende des Bewegungsablaufs hebt sich der kaudale Teil des Beckens vom Boden ab. Sein Gewicht und das der an ihm hängenden Beine belastet die gerade Bauchmuskulatur so stark, daß der Kopf im Sinne einer aktivierten passiven Widerlagerung reaktiv mit Hilfe der ventralen Halsmuskulatur flexorisch in den oberen Kopfgelenken als Gegengewicht vom Boden abgehoben und an den Rectus abdominis gehängt wird.

Reactio in Form von Veränderung der Unterstützungsfläche

Die zentripetal weiterlaufenden Primärbewegungen, die die Arme, Beine und Kopf in Spielfunktion bringen, verursachen eine Verkleinerung der Unterstützungsfläche.

● **Conditio - Limitatio des Bewegungsablaufs**

Conditio der gleichbleibenden Abstände am Körper des Patienten
Limitatio in Form von Stabilisation und aktiver Widerlagerung
In der Übung „klassischer Frosch" beobachten wir folgende wichtige gleichbleibende Abstände:

Conditio: Abstand DP Bauchnabel-DP Processus xiphoideus verändert sich nicht.
Limitatio: Dieser Abstand kann gleich groß bleiben, weil die Außenrotationskomponente in den Humeroskapulargelenken der Bewegungsrichtung entgegenwirkt, indem sie die Schulterblätter adduktorisch an die BWS zurückstabilisiert. Dadurch wird diese weiterlaufend extensorisch stimuliert. Daraus resultiert eine extensorische Stabilisation der BWS in ihrer Nullstellung, funktionell eine aktive Widerlagerung ihrer Flexionstendenz, hervorgerufen durch die Aktivität der geraden Bauchmuskulatur. Diese wird ja durch die Primärbewegungen der Arme und des Kopfs weiterlaufend aktiviert. Nur dank dieser aktiven Widerlagerung wird die im Lernziel geforderte Verschmälerung des Oberbauchs durch Senken der Rippen möglich.

Conditio: Abstand DP linke Ferse-DP rechte Ferse verändert sich nicht mehr, sobald der Fersenkontakt stattgefunden hat.
Limitatio: Der Fersenkontakt bleibt während des Bewegungsablaufs bestehen, wenn er durch widerlagernde Druckaktivität einer Ferse gegen die andere aufrecht erhalten wird und wenn die Beinbewegungen symmetrisch verlaufen. Der Gegendruck der Fersen aktiviert die Außenrotatoren der Hüftgelenke. Das transversalabduktorische Auseinanderweichen der sich beugenden Kniegelenke in den Hüftgelenken erleichtert deren Flexion.

Conditio der absoluten und/oder relativen räumlichen Fixpunkte
Limitatio durch Begrenzung der Primärbewegung, der aktivierten passiven Widerlagerung und der Veränderung der Unterstützungsfläche
In der Übung „klassischer Frosch" gibt es absolute und relative räumliche Fixpunkte.

Conditio: Die Kontaktstelle der dorsalen Seite des KA Brustkorb mit dem Boden bleibt erhalten, auch wenn die dorsale Seite des Schultergürtels den Bodenkontakt verliert.
Limitatio: Dieser absolute räumliche Fixpunkt begrenzt das Weiterlaufen der Primärbewegung des Kopfs und sorgt dafür, daß der Oberbauch sich nicht von kranial her verkürzen kann. Das rechtzeitige Abheben des Schultergürtels vom Boden bewirkt, daß die kritischen Distanzpunkte der Primärbewegungen der Arme, DP rechtes und DP linkes Olekranon, ihre Bewegungsrichtungen nach ventral/oben/kaudal/medial perfekt einhalten können, womit sich das Gewicht des Schultergürtels frühzeitig mit dem des Arms rechts und links an den Brustkorb hängt und dadurch die schräge Bauchmuskulatur gezielt aktiviert.

Conditio: Die DP rechte/linke Ferse bewegen sich immer in der Symmetrieebene. Sie geben den Bodenkontakt erst auf, wenn sich die Gewichte beider Beine durch Gegendruck der Fersen vereinigt haben.
Limitatio: Dieser relative räumliche Fixpunkt bewirkt eine symmetrische und in den Kniegelenken flexorische Bewegung der Beine. Das vereinigte Beingewicht hängt sich mit Hilfe der Hüftgelenkflexoren an das Becken und dieses im Bereich des DP Proces-

sus xiphoideus an den Brustkorb. Die symmetrische Gewichtsverteilung bewirkt, daß die Wirbelsäule in bezug auf Rotation und Lateralflexion sowohl stabilisiert als auch im Gleichgewicht gehalten wird. Da die Fersen den Bodenkontakt erst aufgeben sollen, wenn sie sich aktiv vereinigt haben, müssen sie anfangs am Boden nach kranial schleifen, bis die Flexion in Knie- und Hüftgelenken und das transversalabduktorische Auseinanderweichen der Knie einen soliden Zusammenhalt der beiden Fersen erlauben. Dann hat sich der Hebelarm so weit verkürzt, daß die Hubbelastung der Bauchmuskulatur beim Abheben der Beine vom Boden ihrer Kraft adäquat ist. Dadurch werden die unerwünschten Abscherbelastungen im LWS-Bereich vermieden.

Conditio: Bei der Verkürzung des Unterbauchs ist der DP Bauchnabel räumlicher Fixpunkt, dem sich der DP Symphyse annähert.
Limitatio: Damit der DP Bauchnabel absoluter räumlicher Fixpunkt bleibt, muß das Becken gleichsinnig weiterlaufend zu den Primärbewegungen der Beine seinen kaudalen Bereich durch Flexion in der LWS vom Boden abheben. Dabei bewegt sich der DP Symphyse nach ventral/oben/kranial.

Conditio des Bewegungstempos
Limitatio der ökonomischen Aktivität durch Finden des Idealtempos
Conditio: Der Bewegungsablauf wird durch das Auslösen eines Gähnreflexes eingeleitet und bleibt bis in die Endstellung exspiratorisch.
Limitatio: Damit mit dem Einsetzen des Gähnens die Primärbewegungen der Arme und Beine harmonisch und simultan beginnen können, besteht die erste Phase des Bewegungsablaufs im langsamen Nachlassen der Dehnspannung der aktivierten Ausgangsstellung. Dabei handelt es sich um isotonisch-exzentrische Muskelarbeit. Bevor das Nachlassen der Spannung aber durch Einwirkung der Schwerkraft die Arme und Beine in den Aktivitätszustand der Parkierfunktion kommen läßt, beginnt die zielgerichtete isotonisch-konzentrische Hubarbeit der koordinierten Primärbewegungen mit Steigerung des Tempos und der Intensität der ökonomischen Aktivität.
Während der isotonisch-exzentrischen Bewegungsphase wird die Exspiration und die Senkung der Rippen durch den elastischen Lungenzug gefördert. In der isotonisch-konzentrischen Bewegungsphase steigert die Verlängerung der Ausatmung die Hubkraft der Bauchmuskulatur und fördert ihre physiologische Verkürzung.

Conditio: Beine und Arme machen ihre Primärbewegungen simultan, während der Kopf sein Wegstreben vom Körpermittelpunkt noch beibehält, bis der Druck seines Gewichts auf dem Boden abnimmt. Das ist das Signal, daß der DP Kinnspitze sich dem DP Incisura jugularis annähern soll.
Limitatio: Das reaktive Abheben des Kopfs vom Boden kann an der Aktivierung des M. sternocleidomastoideus palpiert und gesehen werden. Es erfolgt in dem Augenblick, in dem, während der konzentrischen positiven Hubphase der koordinierten Primärbewegungen von Armen und Beinen, der kaudale Teil des Beckens vom Boden abgehoben wird. Das Kopfgewicht reagiert im Sinne einer aktivierten passiven Widerlagerung. Durch Flexion in den oberen Kopfgelenken greift der KA Kopf von kranial her als 5. Primärbewegung in den Bewegungsablauf ein und begrenzt das ganze Bewegungsgeschehen des „klassischen Froschs".

- **Position und Aktivierung der Endstellung, Bewegungsablauf zurück zur Ausgangsstellung**

Die Endstellung ist erreicht, wenn die 5 Primärbewegungen das Lernziel erfüllt haben und die funktionelle Verkürzung der Bauchmuskulatur unter der ihr angemessenen Hubbelastung stattgefunden hat. Die Endstellung wird einige Sekunden gehalten. Dabei wird durch die Nase doppelhechelnd oberflächlich geatmet oder durch den Mund exspiratorisch und inspiratorisch gepfiffen (s. S. 145).
Der Bewegungsablauf von der Endstellung zurück zur Ausgangsstellung wird wiederum mit einer isotonisch-exzentrischen Phase des Nachlassens der Spannung eingeleitet. Auch die Atmung paßt sich dieser Aktivitätsform an, indem die inspiratorische Phase durch das Nachlassen der exspiratorischen Aktivität und durch die Wirkung des elastischen Lungenzugs initiiert wird. Die isotonisch-konzentrische Aktivität beginnt distal an Händen und Füßen. Die kritischen Distanzpunkte am KA Arme für den Rückweg zur Ausgangsstellung sind die DP Finger der rechten und der linken Hand. Die Aktivität an den Extremitäten nimmt erst dann zu, wenn die Gewichte des Beckens und der Extremitäten durch Bodenkontakt nicht mehr exzentrisch an der Bauchmuskulatur hängen, sondern die Unterstützungsfläche bereits vergrößert haben. Beim KA Arme ist das der Fall, wenn der Schultergürtel den Boden berührt, beim KA Beine, wenn die Fersen am Boden eine Abstützung gefunden haben, beim KA Becken, wenn es wieder dorsalen Bodenkontakt bekommen hat. Der Bodenkontakt der Fersen muß erfolgen, bevor in der LWS der schädliche Ausweichmechanismus einer isotonisch-exzentrischen Extension wegen zu hoher Hubbelastung der Bauchmuskulatur stattfinden kann. Der KA Kopf sorgt dafür, daß die Aktivierung der geraden Bauchmuskelzüge aufrechterhalten bleibt, bis das Beckengewicht nicht mehr am Processus xiphoideus hängt. Dann wird das Kopfgewicht auch nicht mehr als aktiviertes passives Widerlager benötigt. Wenn alle 5 Extremitäten Bodenkontakt gefunden haben, und sich die Arme und Beine isotonisch-konzentrisch in die Ausgangsstellung begeben haben, kann die Aktivierung der Ausgangsstellung wieder beginnen.

► INSTRUKTION IN PATIENTENSPRACHE

- **An die Wahrnehmung appellierende Instruktionshilfen**

Das Erlernen der Armbewegungen gelingt am einfachsten, wenn der Patient in Rückenlage mit geschlossenen Augen die differenzierte Primärbewegung eines Arms nachahmt, während der Therapeut sie mit dem anderen Arm manipuliert. Von Anfang an soll die Atmung mit der Bewegung koordiniert werden.

● **Verbal-perzeptiv didaktische Anleitung**	● **Manipulativ-perzeptiv didaktische Anleitung**
Position und Aktivierung der Ausgangsstellung	
„Lege dich bequem auf den Rücken und lege die Arme neben den Kopf. Mach dich lang - den Bauch - den Nacken - die Beine - die Arme. Wenn der	*Für den KA Arme:* Der Therapeut fordert den Patienten auf, keinen Widerstand zu leisten. Dann manipuliert er z.B. einen Arm behutsam und differenziert in die

Bauch lang wird, bildet der Rücken eine Brücke und es gibt Fältchen im Kreuz. - Wenn du den Nacken lang machst, wird der Hals vorn kurz. Die Augen können spazieren gehen, und der Scheitel strebt weg vom Bauchnabel. Die Hände machen Fäuste, die nach außen winken können. Die Haut spannt am Rücken der Handgelenke. Diese streben auch weg vom Bauchnabel.
Die langen Beine berühren sich innen, aber die Knie schauen nach oben. Die inneren Knöchel sollen sich berühren, wenn es möglich ist. Mit den Zehen machst du auch Fäuste, sonst sind die Füße lang, wie bei einer Balletteuse. Darum schauen jetzt die Fußsohlen zum Boden. Jetzt ist dein Bauch schön lang und oben breit geworden und du streckst dich und reckst dich, bis du gähnen kannst."

Ausgangsstellung. Dabei wird der Handrücken vom Bauchnabel weggedehnt. Damit sichern wir die weiterlaufende Bewegung der Armaktivität in die KA Brustkorb und Becken. Nun läßt man den Patienten die manipulierte Stellung des einen Arms mit dem anderen symmetrisch nachvollziehen.
Da der KA Beine durch den medialen Berührungskontakt vom Patienten als Einheit gespürt werden soll, manipuliert man beide Beine gemeinsam und läßt den Patienten die Armstellung selbst dazu koordinieren.
Den KA Kopf manipuliert man durch einen gezielten, feinen Stauchungswiderstand auf die KLA vom Scheitelpunkt her und läßt dann immer wieder die 5 Extremitäten aktivieren. Zwischendurch fordert man den Patienten auf, sich zu drehen oder aufzustehen, um von neuem und mit zunehmendem Bewegungsgefühl die Ausgangsstellung zu reproduzieren.
Die KA Brustkorb und Becken kommen durch die richtigen Extremitätenaktivitäten in die gewünschte Stellung. Manipulierend kann man am besten durch Berührung zweier Distanzpunkte (z. B. Symphyse und Bauchnabel) eine gewünschte Abstandsveränderung - kürzer/länger - verständlich machen.

Actio, Conditio und Limitatio des Bewegungsablaufs

„Mit dem Gähnen gehen an Händen und Füßen die Fäuste langsam auf und bilden kraftvolle, weite, flache Fächer. Es entstehen 2 Handfächer, bei denen der kleine Finger nach innen dreht, und nur ein großer Fußfächer, der an den Fersen fest zusammenhält und sich dabei aufrichtet.
Hast du bemerkt, daß der Atem nach dem Gähnen von dir wegfließt? Sorge dafür, daß er weiter strömt, dann spürst du deutlich, wie deine Taille schmal und der Bauch unten kurz wird. Das ist das Signal, daß die Ellbogen schnurstraks zur Mitte über den Bauchnabel ziehen sollen. Dabei dre-

Beim manipulierenden Einverleiben des Bewegungsablaufs geht man ähnlich vor, wie bei der ASTE. Da es sich jetzt nicht um das Erlernen einer Stellung, sondern einer Bewegung handelt, verhindert man das Abweichen vom idealen räumlichen Weg durch geschickte Berührungskontakte und entsprechende verbale Informationen. Kommt dann der Augenblick, wo größere Gewichte von der Unterstützungsfläche abgehoben und an den Körper gehängt werden sollen, muß man manipulierend soviel an Gewicht übernehmen, daß der Bewegungsablauf flüssig hen sich die Handfächer so, daß die Daumen nach außen und die Handrücken mit vielen Fältchen zu den Füßen schauen. Gleichzeitig weichen die Knie auseinander, um dem Fußfächer Platz zu machen. Er hebt sich vom Boden ab, die fest vereinigten Fersen ziehen in der Luft einen flachen Bogen, bis sie ungefähr über dem Bauchnabel stehen. Jetzt ist es soweit: der Popo schwebt in der Luft, und wie durch Zauber fängt auch der Kopf an zu schweben. Jetzt machst du den Hals vorn noch etwas kürzer, damit du durch das Loch schauen kannst, das die Beine gebildet haben. Es ist wie ein Fenster. Da kannst du sehen, daß der Fußfächer breit in der Luft schwebt, daß er weit offen ist, während die Handfächer jetzt aufrecht stehen und nach oben geöffnet sind."

und ohne Richtungsabweichung gelingt. Mit fortschreitendem Lernerfolg soll der Patient fähig werden, ohne diese Hilfen auszukommen.

Position und Aktivierung der Endstellung

„Fertig ist der Frosch. Das Atmen macht am meisten Spaß, wenn du leise ein Liedchen durch die Zähne pfeifst. Wenn dir die Luft ausgeht, pfeifst du einfach einatmend weiter, indem du die Luft einsaugst. Dein Bauch ist jetzt angestrengt. Das ist in Ordnung. Gerade so soll es sein."

Die Endstellung kann man wie die Ausgangsstellung in einzelnen Etappen manipulierend erreichen und dann vom Patienten halten lassen, mit der Aufforderung „so bleiben", „keinen Mucks mehr". Ein in die Endstellung manipulierter Arm läßt den Patienten sehr deutlich die Aktivität der schrägen Bauchmuskeln spüren. Der in die Endstellung manipulierte KA Beine bringt die Aktivität der geraden Bauchmuskelzüge. Ein Stauchungswiderstand vom Scheitelpunkt aus in die KLA betont die aktiv widerlagernde stabilisierende Komponente der BWS. Man kann in der Endstellung durch Widerstände, z. B. an den zusammengehaltenen Fersen für den Rectus abdominis und an den Ellbogenspitzen für die Obliqui abdominis die Belastung der Bauchdecken steigern und dem Bewußtsein einprägen.

Bewegungsablauf zurück zur Ausgangsstellung

„Jetzt erinnere dich daran, wie schön der Anfang war, das Strecken und Gähnen. Darüber vergißt du das Pfeifen und die Anstrengung. Die Fächer gehen sachte

In dieser Phase der Übung müssen die manipulierenden Hilfen dafür sorgen, daß der Übergang vom am Körper hängenden zum auf die Unterstützungsfläche abgelazu. Die Hände fallen wie welke Blätter in sich zusammen. Auch der Fußfächer geht zu, beendet seinen Flug und landet vorsichtig am Boden. Jetzt, wo der Bauch weniger arbeiten muß, wenden sich alle Gedanken den schönen langen Beinen, langen Armen und dem langen Bauch zu. Die Fäuste wollen wieder nach außen winken, und die Füße gehören der Balletteuse. Dein langer Nacken hilft dir sehr, wenn du dich mit allen Fünfen vom Bauchnabel weg dehnst. Jetzt mußt du gähnen, und alles kann wieder von vorn beginnen."

denen Gewicht gut mit der Veränderung des Aktivitätszustands der betreffenden Körperabschnitte koordiniert wird.

▸ ANPASSUNG DER ÜBUNG AN KONSTITUTION UND KONDITION DES PATIENTEN

● Rolle der Längen, Breiten, Tiefen und Verteilung der Gewichte bei der konstitutionellen Anpassung

Von der Norm deutlich abweichende vergrößerte Längen, Breiten, Tiefen und Gewichte an den bewegten Hebelarmen können die Hubbelastung unverhältnismäßig steigern. Von der Norm deutlich abweichende verminderte Längen, Breiten, Tiefen und Gewichte können an den bewegten Hebelarmen ein Ungleichgewicht herstellen und die Koordination der 5 Primärbewegungen stören.

● Gründe häufig auftretender Fehler bei der konditionellen Anpassung

- insuffiziente Bauchmuskulatur, die auch die reduzierte Hubbelastung in der Übung der „klassische Frosch" nur mit Ausweichmechanismen bewältigt;
- paretische Bauch- oder Rückenmuskulatur;
- konditionelles Übergewicht, z. B. hypertrainierte Extremitätenmuskulatur, die die Hebel übermäßig belastet, oder übermäßige Ansammlung von Fettgewebe, die die Bewegungsausschläge insbesondere in Hüft- und Schultergelenken behindert;
- konditionelle Beweglichkeitseinschränkungen in den Gelenken, die den Bewegungsablauf stören und die Richtung ablenken, insbesondere an Hüft-, Knie- und Ellbogengelenken mit Flexionsdefiziten;
- während der Übung auftretende Schmerzen.

● Statische Abweichungen, die eine Anpassung verlangen

- Von der Norm stark ins Pathologische abweichende Krümmungen der Wirbelsäule, z. B. schwere Skoliosen, die diese Art von Bauchmuskeltraining nicht ratsam erscheinen lassen;
- von der Norm deutlich ins Pathologische abweichende Formen des Brustkorbs, z. B. eine starke Trichterbrust, oder der Hüftgelenke, die die weiterlaufenden und widerlagernden Bewegungen so verfremden, daß das Lernziel auf diese Weise nicht erreicht werden kann.

In solchen Fällen ist die Übung „Kurz und bündig" zu empfehlen (s. S. 342).

FORMEN DER ANPASSUNG DES „KLASSISCHEN FROSCHS“

Wenn es sich zeigt, daß der weiterlaufende Effekt der Primärbewegungen von Armen und Beinen sich ohne widerlagernde Bewegungskomponente in den proximalen Extremitätengelenken lernzielgerechter auf die Bauchmuskulatur überträgt, werden die Bewegungskomponenten der Primärbewegung von Armen und Beinen entsprechend anpassend verändert. Diese Anpassungen heißen **„Urfrosch“** und **„diagonaler Frosch“**.
Wenn die Gewichte des Beckens, der Arme oder des Kopfs bei horizontaler Lage der Körperlängsachse für die Bauchmuskulatur zu schwer sind, gelingt die Anpassung durch **Lageveränderung der Körperlängsachse im Raum.**

1.2 Anpassung: „Der Urfrosch“ (Abb. 4-6)

Der „Urfrosch“ ist ein Phantasiename. Das „Ur-“ weist darauf hin, daß beim „Urfrosch“ einfachere, primitivere Arm- und Beinbewegungen gebraucht werden.

■ LERNZIEL

Der Patient soll die Bauchmuskulatur bei Flachrücken, insbesondere bei thorakalem Flachrücken und großem frontotransversalem Brustkorbdurchmesser sowie bei ausgeprägter Hyperlordose im Lumbalbereich und bei kleinem Abstand der Hüftgelenke funktionell verkürzen können.

► FUNKTIONSANALYSE IN THERAPEUTENSPRACHE

Der „Urfrosch“ als funktionelles Bauchmuskeltraining eignet sich für Patienten mit Flachrücken und Hyperlordosen im Lumbalbereich, die oft mit Überbreiten, insbesondere am Brustkorb, verbunden sind.

● Konzeption der Übung

Wir wollen die physiologische Verkürzung der Bauchmuskulatur wiederum durch von distal nach proximal weiterlaufende Bewegungen der Extremitäten bewerkstelligen und wählen als Ausgangsstellung die Rückenlage. Wegen der ungenügend ausgebildeten physiologischen Schwingung der Wirbelsäule bei Flachrücken betonen wir die Divergenz der Längsachsen von Armen und Beinen, um bei der Aktivierung der Ausgangsstellung keinen mobilisierenden, sondern einen stabilisierenden Effekt auf die Wirbelsäule ausüben zu können. Bei der Auswahl der Bewegungskomponenten der proximalen Extremitätengelenke für den Bewegungsablauf ist jede Rückstabilisation zu vermeiden, damit die Bein- und Armbewegungen ohne Hindernis weiterlaufend auf die Bauchmuskulatur wirken können.
Abgesehen von den erwähnten Anpassungen läuft die Übung „Urfrosch“ wie der „klassische Frosch“ ab.

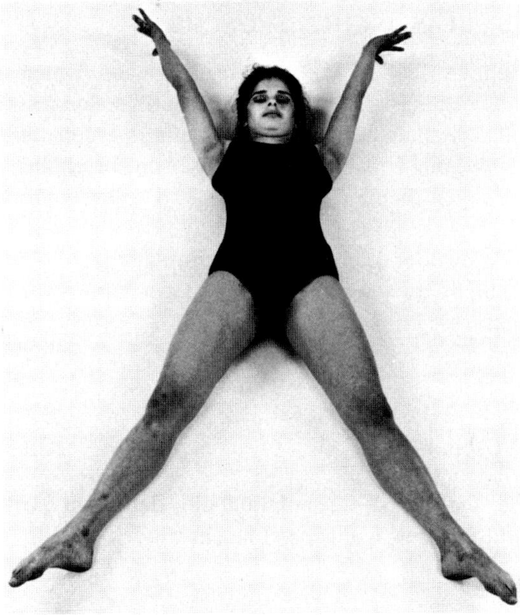

a

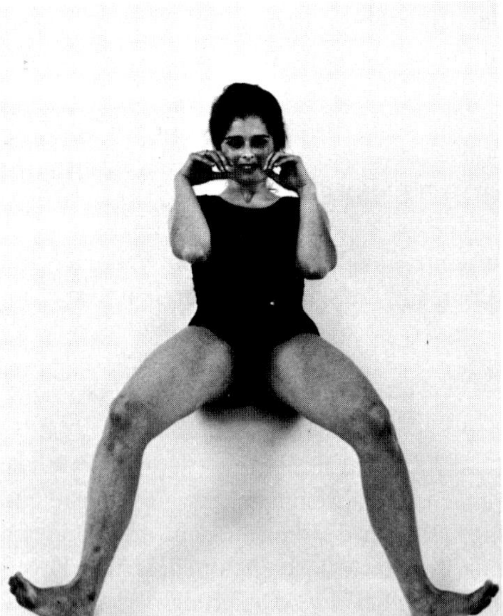

b

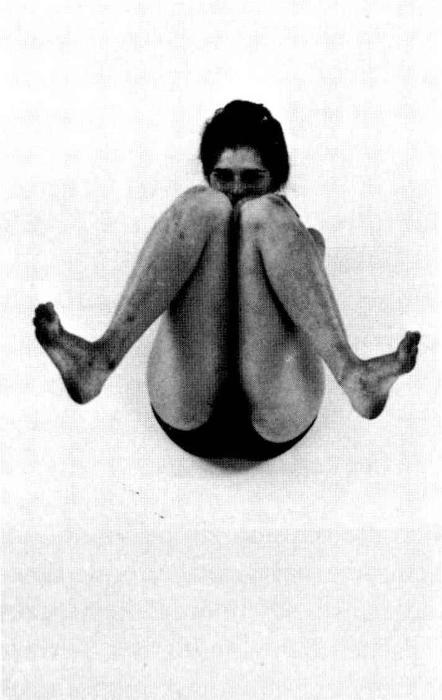

c

Abb. 4 a–c. Der „Urfrosch“, Arm und Beinpattern symmetrisch. **a** Ausgangsstellung, **b** Mitte des Bewegungsablaufs, **c** Endstellung

● **Position und Aktivierung der Ausgangsstellung**

Räumliche Lage der kritischen Achsen, Kontaktstellen des Körpers mit der Umwelt
In der Position der Rückenlage stehen die Körperlängsachse, die Längsachsen der Arme und Beine und die Flexions-/Extensionsachsen der Wirbelsäule horizontal. Die Bauchmuskulatur ist durch ihre räumliche Lage auf positiven Hub eingestellt.
Der KA Kopf ist in die horizontal stehende KLA eingeordnet.
Am KA Arme liegen die Arme symmetrisch am Boden, betont in der Verlängerung der Körperdiagonalen. Der rechte Arm in derjenigen, die das rechte Schultergelenk mit dem linken Hüftgelenk verbindet, der linke Arm in derjenigen, die das linke Schultergelenk mit dem rechten Hüftgelenk verbindet.
Am KA Beine liegen die Beine symmetrisch am Boden. Sie sind betont und deutlich divergierend in die Körperdiagonalen eingeordnet. Das rechte Bein in diejenige, die das rechte Hüftgelenk mit dem linken Schultergelenk verbindet, das linke Bein in diejenige, die das linke Hüftgelenk mit dem rechten Schultergelenk verbindet.

Bewegungskomponenten in bezug auf die Nullstellung der Gelenke
Am KA Kopf steht der DP Scheitelpunkt in der KLA. Die oberen Kopfgelenke sind so weit flektiert, daß der Blick nach ventral/oben gerichtet ist.
Am KA Arme (Abb. 5) stehen: das Akromion beidseits weniger kranial, mehr dorsal, weniger medial - die Schultergelenke in Flexion und ausgeprägter Abduktion/Außenrotation - die Ellbogengelenke in Extension - die Schaltstellen der Unterarme und Hände in Supination - Dorsalextension und Radialabduktion. Die Handflächen zeigen nach kranial/medial. Die Finger sind extendiert/abduziert, der Daumen retroponiert. Die Daumenspitze ist am Boden abgestützt.
Am KA Beine stehen: die Hüftgelenke in Extension/ausgeprägter Abduktion/Außenrotation, so daß die Kniescheiben nach lateral/oben zeigen (Abb. 4a) - die Schaltstellen der Füße in Plantarflexion/Inversion, so daß die anatomische Fußlängsachse in der Verlängerung der Unterschenkellängsachse steht und der laterale Fußrand Bodenkontakt hat.

**Bewegungstoleranzen in den kritischen Gelenken,
in bezug auf die geplante Primärbewegung**
An den KA Arme und Beine sind die Bewegungstoleranzen in die endgradige antagonistische Stellung der Ausgangsstellung maximal. Die Wirbelsäulengelenke haben Bewegungstoleranzen in allen Bewegungskomponenten, die flexorischen Komponenten sind mit maximalem Hub belastet.
Die horizontalen Richtungskomponenten der geplanten Primärbewegungen der 5 Extremitäten heben sich gegenseitig auf. Die Beine bewegen sich nach kranial/medial, die Arme nach kaudal/medial und der Kopf ganz wenig nach kaudal. Die nach oben gerichteten vertikalen Richtungskomponenten sorgen für die positive Hubbelastung der Bauchmuskulatur.

Verteilung des Körpergewichts auf einer Unterlage, an einer Abstützungs- oder Hängevorrichtung, über einer Unterstützungsfläche und die daraus resultierenden Aktivitätszustände der Muskulatur
In der Ausgangsstellung dient der Boden dem Körper als Unterlage. Die Körperabschnitte Becken, Brustkorb, Kopf, Arme, Beine sind am Boden parkiert. Das Wegdeh-

nen der Extremitäten vom Körpermittelpunkt verbindet die Körperabschnitte muskulär. Es entsteht eine Unterstützungsfläche. Sie ist die kleinste Fläche, die die Kontaktstellen des aktivierten Körpers mit der Unterlage umschließt.
Die Aktivierung der Ausgangsstellung bei der Übung „Urfrosch" unterscheidet sich wesentlich von derjenigen der Übung „klassischer Frosch".

Bei den „klassischen Froschbeinen" stehen die Flexions-/Extensionsachsen der Hüft-, Knie- und Großzehengrundgelenke horizontal und parallel. Die kritischen Distanzpunkte der Beine für die Aktivierung der Ausgangsstellung, DP rechte und linke Fußspitze, liegen in bezug auf die Flexions-/Extensionsachsen der Hüftgelenke ventral/oben. Für das Verwirklichen der horizontalen Richtungskomponente nach kaudal, weg vom Körpermittelpunkt, bietet sich im Hüftgelenk der proximale Hebel Becken und sein flexorischer Bewegungsausschlag in den Hüftgelenken an, der die extensorische Verformung der LWS bewirkt und diese in Brückenaktivität bringt. Wollte man diesen weiterlaufenden Effekt der Aktivierung der Ausgangsstellung verhindern, müßte man dem KA Beine die Distanzpunkte rechte und linke Ferse zuordnen. Diese liegen nämlich in bezug auf die Flexion-/Extensionsachsen der Hüftgelenke dorsal/unten. Dann bietet sich für das Verwirklichen der horizontalen Richtungskomponente nach kaudal, weg vom Körpermittelpunkt, im Hüftgelenk der proximale Hebel Becken und sein extensorischer Bewegungsausschlag in den Hüftgelenken an, und die Verformung der LWS wird flexorisch sein. Diese Anpassung ist bei mäßigen Schmerzen in der LWS ausreichend. Bei stärkeren Schmerzen ist die Umstellung auf die Übung „Urfrosch" zwingend.

Am KA Beine ist in der Ausgangsstellung des „Urfroschs" die Innenrotationskomponente der Hüftgelenke durch eine Außenrotation und die Adduktionskomponente durch eine Abduktion ersetzt worden. Die Längsachsen der „Urfroschbeine" weichen deutlich von der Körperlängsachse ab. Bei der Aktivierung der Ausgangsstellung haben die kritischen Distanzpunkte der Primärbewegungen der Beine horizontale, aber innerhalb der Horizontalen divergierende Richtungskomponenten. Der kritische Distanzpunkt, DP rechte Fußspitze, strebt nach kaudal/außen/rechts, DP linke Fußspitze nach kaudal/außen/links. Da zur Abduktionskomponente der Hüftgelenke eine Außenrotation kommt, wirkt die Aktivierung durch eine diskrete extensorische Drehpunktverschiebung nach ventral/oben extensorisch stabilisierend auf die Hüftgelenke. Die LWS stabilisiert sich mit den Hüftgelenken in einer diskreten flexorischen Verformung. Die divergierenden Aktivitäten der Primärbewegungen der Beine treffen die Wirbelsäule im Rotationsniveau der unteren BWS, welches sie widerlagernd stabilisieren. Darum sind die aktivierten Primärbewegungen der Ausgangsstellung der „Urfroschbeine" ganz darauf abgestellt, Hyperlordosen und/oder Läsionen der LWS zu neutralisieren.

Bei den „klassischen Froscharmen" stehen in der Ausgangsstellung die Längsachsen der Arme annähernd parallel und die Schultergelenke in Innenrotation. Bei der Aktivierung der Ausgangsstellung der Arme bietet sich der horizontalen Richtungstendenz der kritischen Distanzpunkte, DP rechtes und linkes Handgelenk, nach kranial, weg vom Körpermittelpunkt, im Sternoklavikulargelenk eine endgradige Bewegung des distalen Hebels Klavikula an, indem sich DP rechtes und linkes Akromion nach kranial/medial bewegen, den Schultergürtel vom Brustkorb wegziehen und die Zangenmäuler schließen. Dabei verschwindet der Hals förmlich zwischen dem rechten und linken Zangenmaul.

Am KA Arme ist in der Ausgangsstellung des „Urfroschs“ die Innenrotationskomponente der Schultergelenke durch eine Außenrotation und die annähernde Parallelstellung der Armlängsachsen durch eine deutliche abduktorische Divergenz von der KLA ersetzt worden. Dazu kommt noch eine Patternhandöffnung. Bei der Aktivierung der Ausgangsstellung haben die kritischen Distanzpunkte der Arme horizontale, aber innerhalb der Horizontalen divergierende Richtungskomponenten. Der kritische Distanzpunkt, DP Spitze des rechten Mittelfingers, strebt nach kranial/außen/rechts, DP Spitze des linken Mittelfingers nach kranial/außen/links. Da zur divergierenden Komponente im Schultergelenk die Außenrotation kommt, wirkt die Aktivierung der Ausgangsstellung rückstabilisierend auf den Schultergürtel, die Zangenmäuler werden geöffnet, die Schulterblätter werden an die BWS adduziert, der Hals erscheint lang, und die BWS wird leicht extensorisch stabilisiert. Die divergierenden Aktivitäten der Primärbewegungen der Arme treffen die Wirbelsäule im Rotationsniveau der unteren BWS, welches sie widerlagernd stabilisieren.

- **Actio - Reactio des Bewegungsablaufs**

Der „Urfrosch“ ist ein standortkonstanter Bewegungsablauf mit einer zentripetalen Verkleinerung der Unterstützungsfläche in der Endstellung und einer zentrifugalen Vergrößerung auf dem Weg zurück zur Ausgangsstellung.
Wir wählen beim „Urfrosch“ 5 Primärbewegungen, nämlich der Arme, der Beine und des Kopfs, deren horizontale Richtungskomponenten sich aufheben, weil sie teils fußwärts, teils kopfwärts und symmetrisch verlaufen. Die Aufhebung der horizontalen Richtungskomponenten erklärt, warum bei dieser Übung keine dominierende Reactio zu erwarten ist.

Actio in Form der Primärbewegung
Reactio in Form von aktivierter passiver Widerlagerung
Reactio in Form von Veränderung der Unterstützungsfläche
Die 5 koordinierten Primärbewegungen der KA Arme, Beine und Kopf bringen diese in Spielfunktion. Dabei machen die Arme und Beine zur Ausgangsstellung antagonistische, bis in die Bauchmuskulatur weiterlaufende Bewegungen, die diese bei Flachrükken und unstabilen Wirbelsäulen pyhsiologisch verkürzen. Durch das Gewicht der 5 Extremitäten erfährt die Bauchmuskulatur eine angemessene Hubbelastung, die im richtigen Augenblick erfolgen muß und darum die Bauchmuskulatur nicht nur auf Kraft sondern auch auf Geschicklichkeit trainiert.

Actio: Am KA Arme bewegen sich die kritischen Distanzpunkte der beiden Primärbewegungen, DP rechtes und DP linkes Olekranon, nach ventral/oben/kaudal/medial, in Richtung Symmetrieebene etwa oberhalb des Bauchnabels. Dabei gerät das Ellbogengelenk durch Drepunktverschiebung in ca. 135° Flexion und der Unterarm in Pronation. Die Schaltstellen der Hände haben eine Patternfaust mit Opposition des Daumens und Ulnarabduktion durch Drehpunktverschiebung gemacht. Dabei überkreuzen sich die Unterarmlängsachsen und die Fäuste schauen nach ventral/oben. Die Schultergelenke sind in Extension, soviel Adduktion, daß sich die Ellbogen medial beinahe berühren und in Innenrotation. DP rechtes und linkes Akromion ist weiterlaufend nach kaudal/weit ventral/medial gewandert. Weil die rückstabilisierende Komponente (s. S. 13) im Schultergürtel wegfällt, läuft die Bewegung „nahtlos“ weiter auf den Brustkorb, die Rip-

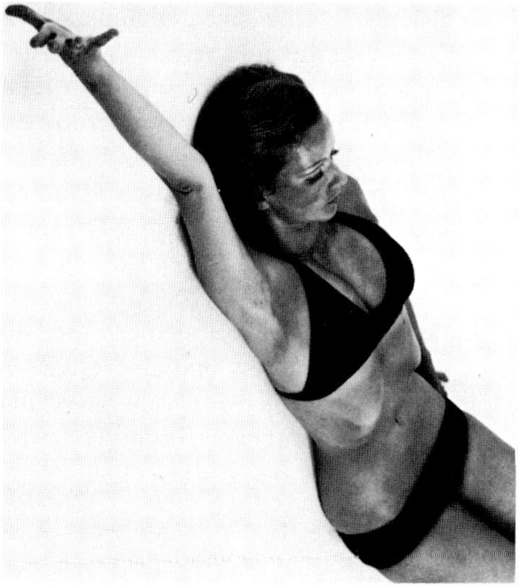

Abb. 5. Armstellung in Ausgangsstellung des „Urfroschs"

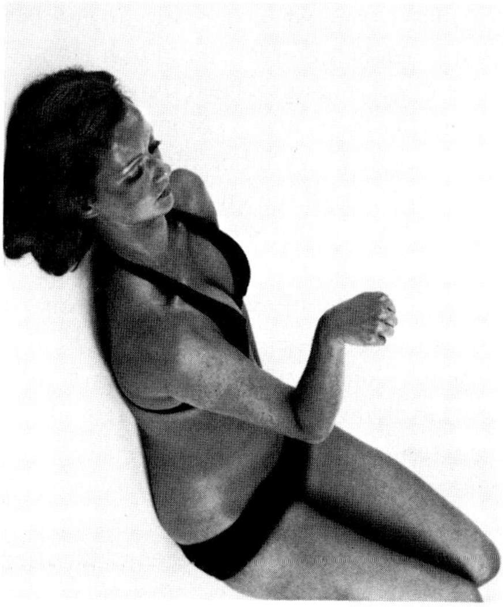

Abb. 6. Armstellung in Endstellung des „Urfroschs"

pen senken sich und die BWS erfährt eine leichte Flexion von distal her, was beim thorakalen Flachrücken erwünscht ist. Der Oberbauch hat sich verschmälert und wenig verkürzt (Abb. 6).

Am KA Beine bewegen sich die kritischen Distanzpunkte der beiden Primärbewegungen, DP rechtes und DP linkes Knie, durch Drehpunktverschiebung flexorisch in den Kniegelenken nach ventral/oben/kranial/medial zur Symmetrieebene und über den Bauchnabel. Dabei geraten die oberen Sprunggelenke in Dorsalextension, die unteren in Eversion und die Zehen in Extension/Abduktion. Die Unterschenkellängsachsen befinden sich in der vertikal stehenden Ebene der zugehörigen Körperdiagonale. Die Oberschenkel bewegen sich in den Hüftgelenken flexorisch/transversaladduktorisch/innenrotatorisch. Gleichsinnig weiterlaufend gerät die LWS in Flexion, der kaudale Teil des Kreuzbeins verliert den Bodenkontakt. Der Unterbauch hat sich deutlich verkürzt, und das Gewicht des Beckens hängt an der geraden Bauchmuskulatur.

Am KA Kopf bewegt sich der kritische Distanzpunkt der 5. Primärbewegung, DP Scheitelpunkt, durch Flexion in den oberen Kopfgelenken und der HWS nach ventral/oben/kaudal.

Reactio: Die von distal nach proximal weiterlaufenden 5 Primärbewegungen verursachen eine zentripetale Verkleinerung der Unterstützungsfläche, weil die KA Arme und Beine den Bodenkontakt verlieren und in Spielfunktion geraten. Wenn sich gegen Ende der Bewegung der kaudale Teil des Beckens vom Boden abhebt, belastet das Gewicht des Beckens und der an ihm hängenden Beine die gerade Bauchmuskulatur so stark, daß der Kopf im Sinne einer aktivierten passiven Widerlagerung reaktiv durch die ventrale Halsmuskulatur und Flexion in den oberen Kopfgelenken und der HWS vom Boden abgehoben wird und am Rectus abdominis hängt.

- **Conditio - Limitatio des Bewegungsablaufs**

Conditio der absoluten und/oder relativen räumlichen Fixpunkte
Limitatio durch Begrenzung der Primärbewegung, der aktivierten passiven Widerlagerung und der Veränderung der Unterstützungsfläche
In der Übung „Urfrosch" gibt es absolute und relative räumliche Fixpunkte.

Conditio: Die Kontaktstelle dorsale Seite des KA Brustkorb von L 1 bis Th 5 bleibt erhalten, auch wenn die dorsale Seite des Schultergürtels den Bodenkontakt verliert.
Limitatio: Dieser absolute räumliche Fixpunkt begrenzt das Weiterlaufen der Primärbewegungen von Armen und Kopf und sorgt dafür, daß sich der Oberbauch trotz geringer Verkürzung von kranial her auch deutlich verschmälern kann. Da in der Übung „Urfrosch" die weiterlaufende Bewegung des Schultergürtels auf dem Brustkorb so mühelos vonstatten geht, ist diese Begrenzung wichtig.

Conditio: Die DP rechte und DP linke Ferse bewegen sich in der vertikalen Ebene, die auf ihrer zugehörigen Körperdiagonalen errichtet werden kann.
Limitatio: Diese Bewegung der relativen räumlichen Fixpunkte in der vertikal stehenden Ebene ihrer Körperdiagonalen, limitiert oder verstärkt die Innenrotationskomponente der Primärbewegungen der Beine in den Hüftgelenken und erleichtert dadurch das Abheben des Beckens von der Unterlage. Bei großem Antetorsionswinkel des Schenkelhalses muß die Innenrotation limitiert, bei kleinem betont werden.

Conditio: Die kritischen Distanzpunkte der Primärbewegungen von Armen und Beinen, DP rechtes und DP linkes Knie bzw. DP rechtes und DP linkes Olekranon, sollen sich in der Symmetrieebene treffen, die als relativer räumlicher Fixpunkt dient.
Limitatio: Wenn sich die beiden Ellbogenspitzen einerseits und die Knie andererseits in der Symmetrieebene treffen, haben wir in den proximalen Extremitätengelenken die ausgiebige Adduktion, die wir für das Bauchmuskeltraining bei Flachrücken und Hyperlordosen benötigen.

Conditio: Die vereinigten Ellbogen sollen die senkrecht stehende Transversalebene des Bauchnabels erreichen.
Limitatio: Dieser relative räumliche Fixpunkt garantiert das optimale Weiterlaufen der Primärbewegung der Arme auf die schrägen Bauchmuskelzüge.

Conditio: Die vereinigten Knie sollen die senkrecht stehende Transversalebene des Bauchnabels mindestens erreichen oder überschreiten.
Limitatio: Dieser relative räumliche Fixpunkt ermöglicht das Abheben des kaudalen Teils des Beckens vom Boden und damit die Verkürzung des Unterbauchs, wobei im Falle des Überschreitens die Knie höher stehen als die Ellbogen.

Conditio des Bewegungstempos
Limitatio der ökonomischen Aktivität durch Finden des Idealtempos
Siehe S. 14, Bewegungsanalyse des „klassischen Froschs".

- **Position und Aktivierung der Endstellung, Bewegungsablauf zurück zur Ausgangsstellung**

Siehe S. 15, Bewegungsanalyse des „klassischen Froschs".

▶ INSTRUKTION IN PATIENTENSPRACHE

● Verbal-perzeptive didaktische Anleitung

Position und Aktivierung der Ausgangsstellung

„Du liegst auf dem Rücken und streckst alle Viere von dir. Du bist auf ein bequemes Rad geflochten. Am rechten Bein wird nach außen rechts gezogen, am linken Arm genau in die Gegenrichtung nach außen links. Am linken Bein zieht es nach außen links, am rechten Arm nach außen rechts. Die Füße sind lang, und die Fußsohlen schauen nach innen. Die Hände sind offene Fächer. Sie stehen auf der Daumenspitze am Boden. Streck' dich, der Kopf macht auch mit, der Hals wird hinten lang. Reck' dich, bis du gähnen mußt. Das ist das Signal, daß der Urfrosch entstehen wird."

Actio und Conditio des Bewegungsablaufs

„Während sich durch die Entspannung des Gähnens die Handfächer schließen, übernehmen die Ellbogenspitzen die Initiative. Sie wollen zusammenkommen, über dem Bauchnabel ist der Treffpunkt. Dabei gehen die Fäuste zu und überkreuzen sich. Jede Faust geht zur gegenüberliegenden Schulter, schaut aber trotzdem nach vorn. Das Atmen darf dabei nicht vergessen werden.

Wir suchen jetzt den Weg zurück. Genau da, wo der offene Handfächer mit der Daumenspitze am Boden gestanden hat endet der Rückweg. Diese Bewegungen hin und her gehen geruhsam vor sich. Aber am Ziel ist keine Ruhe, denn das Streben der Arme, sich in der gleichen Richtung weiter zu bewegen, dauert an, obwohl die Bewegung zu Ende ist.

Die Arme können sich ausruhen. Du wendest deine Aufmerksamkeit den Beinen zu. Mit dem Gähnen hat das Wegstreben der Fußspitzen aufgehört. Die Knie wollen zusammen kommen, und zwar über dem

● Manipulativ-perzeptive didaktische Anleitung

Wenn das wichtige genaue Einstellen der Ausgangsstellung nicht gleich gelingt, manipuliert der Therapeut die genaue Stellung eines Arms und eines Beins und läßt den Patienten die Stellung mit geschlossenen Augen imitieren. Diesen Vorgang wiederholt man, bis sich das „image motrice" dieser Stellung eingeprägt hat. Dann kann der Patient sich am Boden drehen, wieder in Rückenlage kommen und versuchen, ob er die Bewegungsbilder schon gespeichert hat. Kleine Fehler korrigiert der Therapeut, indem er eine Seite manipulierend berichtigt.

Ein behutsames Manipulieren der Bewegung mit einem Arm ist der schnellste Weg, diese ungewohnte Hand- und Armbewegung zu perzipieren. Der Therapeut achtet besonders darauf, daß sich das Schultergelenk, wenn sich der Schultergürtel vom Boden abhebt, nicht nur nach medial, sondern auch ausgiebig nach kaudal verschiebt, damit mit der Aktivierung der Bauchmuskeln auch eine leichte flexorische Verformung der BWS stattfindet. Wenn der räumliche Weg des Ellbogens gut eingehalten und mit dem Schließen einer Patternfaust zeitlich koordiniert wird, während die Hand sich innenrotatorisch im Schultergelenk zur Gegenschulter bewegt, bekommen wir die geforderte ausgiebige Flexion des Ellbogengelenks. Wenn man von Anfang an auch strikt darauf achtet, daß sich die schließende Hand pronatorisch im Unterarm nach ventral/oben dreht, wird die Bewegung vom Patienten als einfach und geradelinig empfunden. Die gewünschte weiterlaufende

Bauchnabel. Eine Zeitlang rutschen die Fersen am Boden, während die Füße zu Fächern werden, die nach außen schauen. Wenn die Knie sich begegnen, müssen die Füße voneinander Abstand halten. Dann hat sich auch der Popo ein wenig vom Boden entfernt. Du spürst, daß der Bauch arbeiten muß. Das ist gut so.

Auf dem Rückweg finden die Fersen in gutem Abstand voneinander, aber noch recht nahe beim Popo den Boden wieder. Jetzt ist es die Aufgabe der Fußspitzen, den kürzesten Weg weg vom Bauchnabel in die Ausgangsstellung zu finden. Dabei schauen die Knie nach außen und die Fußsohlen nach innen. Die geruhsame Bewegung und das Beibehalten der Richtung, wenn die Bewegung zu Ende ist, gilt wie bei den Armen.

Jetzt bist du so weit, daß Arme und Beine zusammenspielen können und zu guter Letzt auch der Kopf noch mitmacht, indem er sich ein wenig später als der Popo vom Boden abhebt. Eigentlich wird er ja abgehoben. Das kannst du spüren. Dann brauchst du nur noch das Kinn einzuziehen.

Jetzt ist der Urfrosch fertig. Der Bauch spürt es, und der Atem geht weiter. Am besten, du hechelst ganz leicht durch die Nase."

Auswirkung auf die Bauchmuskulatur ist optimal.

Bei den Primärbewegungen der Beine achtet der Therapeut darauf, daß beim Nachlassen der Dehnspannung zwar die Kniegelenke sich innenrotatorisch in den Hüftgelenken medialwärts drehen, die Füße sich aber nicht adduktorisch in den Hüftgelenken annähern. Wenn sich die kritischen Distanzpunkte der Primärbewegungen der Beine, DP rechtes und DP linkes Knie, nach ventral/oben/kranial/medial bewegen, sollen die Fersen zur Verkürzung des Hebels Beine am Boden rutschend nach kranial und wenig medial gehen. Sie sollen sich erst vom Boden lösen, wenn das Becken keine, wenn auch nur geringfügige flexorische Ausweichbewegung in den Hüftgelenken macht und die Lendenwirbelsäule extensorisch verformt.

Die größte Mühe bereitet den Patienten, den Abstand der Fersen zu halten, aber die Innenrotation in den Hüftgelenken nicht zu übertreiben.

1.3 Anpassung: „Der diagonale Frosch" (Abb. 7 a–c)

Der „diagonale Frosch" ist ein Phantasiename. Das Attribut „diagonal" zum bereits bekannten „Frosch" deutet darauf hin, daß immer nur ein Arm und das gegenüberliegende Bein gemeinsam zu „Froschextremitäten" werden, während die beiden anderen Extremitäten in ihrer Ausgangsstellung verharren.

■ LERNZIEL

Der Patient soll die Bauchmuskulatur auch bei hypermobiler und/oder unstabiler Wirbelsäule funktionell verkürzen sowie geschickt und kraftvoll einsetzen können.

▶ FUNKTIONSANALYSE IN THERAPEUTENSPRACHE

● Konzeption der Übung

Es gibt sowohl den „diagonalen klassischen Frosch" als auch den „diagonalen Urfrosch". Die Aufgabe beider „Diagonalfrösche" ist, bei hypermobilen und/oder unstabilen Wirbelsäulen ein kraftvolles funktionelles Bauchmuskeltraining durchführen zu können, ohne die Konzeption aller „Froschübungen" aufgeben zu müssen: Die Bauchmuskulatur aktivieren, verkürzen und im richtigen Moment durch aus der Peripherie nach proximal weiterlaufende Bewegungen kraftvoll einsetzen können.
Während der eine Arm und sein Gegenbein die Primärbewegung nach Plan korrekt durchführen, bleiben der andere Arm und sein Gegenbein in der aktivierten Ausgangsstellung und wirken somit als aktive Widerlagerung der stattfindenden Primärbewegungen. Der Kopf kann die Primärbewegung des einen Arms oder die aktivierte Ausgangsstellung des anderen verstärken. Nun kann das Rotationsniveau in der BWS von kranial oder kaudal genutzt werden. Immer aber findet eine widerlagernde Bewegung der Rotation zwischen Brustkorb und Becken statt. In LWS und BWS besteht nur wenig flexorische Bewegungstoleranz, gerade ausreichend für eine geringe flexorische Verformung. Ausgiebige flexorische Bewegungsausschläge können wegen der extensorischen aktiven Widerlagerung nicht entstehen. Solange diese Gegenkräfte sich im Gleichgewicht halten, ist sogar eine große Kraft- und Gegenkraftentfaltung für die hypermobile und/oder unstabile Wirbelsäule völlig gefahrlos.
Wir werden in der nun folgenden Analyse für den „diagonalen klassischen Frosch" und den „diagonalen Urfrosch" nur auf die notwendigen geringfügigen Veränderungen aufmerksam machen.

● Position und Aktivierung der Ausgangsstellung

Räumliche Lage der kritischen Achsen, Kontaktstellen des Körpers mit der Umwelt, Bewegungskomponenten in bezug auf die Nullstellung der Gelenke
Veränderung beim „Urfrosch":
Am KA Beine kann ein Bein dem anderen adduktorisch im Hüftgelenk angenähert werden, bis sich die medialen Seiten der Beine berühren. Damit erreichen wir, daß das in der ursprünglichen Position liegende Bein mühelos im Alleingang seine Primärbewegung durchführen kann, weil sich die Veränderung der Unterstützungsfläche in Grenzen halten läßt.

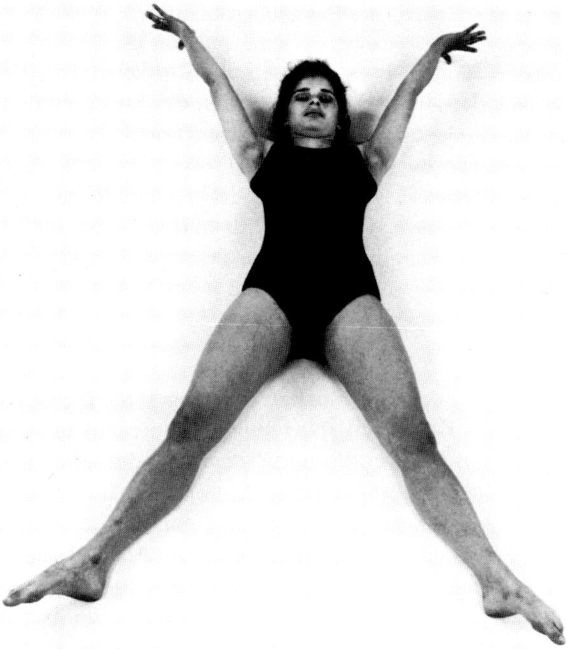

a

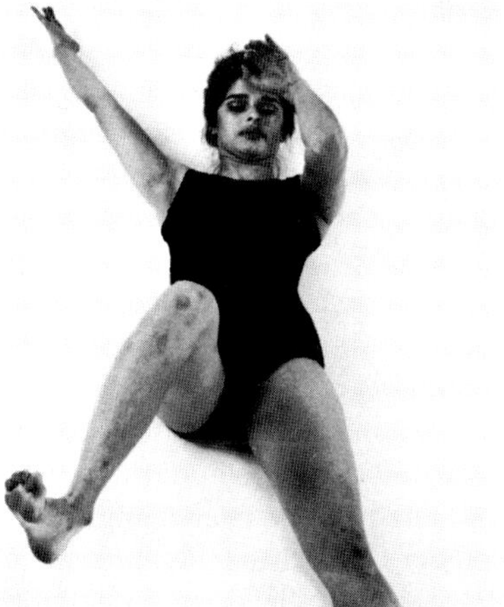

b

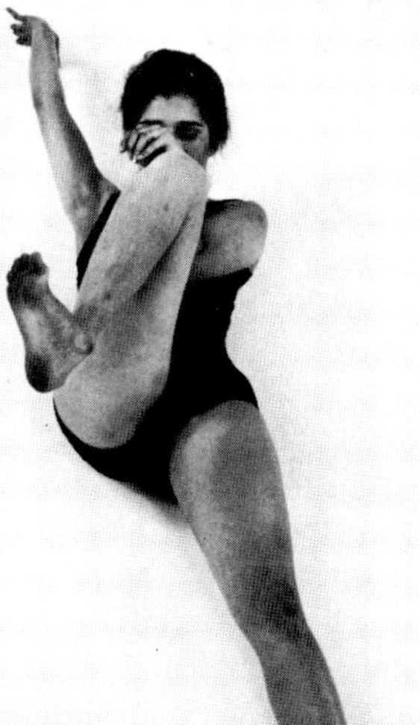

c

Abb. 7 a–c. „Der diagonale Frosch" (Urfrosch). **a** Ausgangsstellung, **b** Mitte des Bewegungsablaufs, **c** Endstellung

● Actio – Reactio des Bewegungsablaufs

Der „diagonale Frosch" ist ein standortkonstanter Bewegungsablauf mit einer Verkleinerung der Unterstützungsfläche in der Endstellung und einer Vergrößerung beim Weg zurück in die aktivierte Ausgangsstellung.
Wir wählen beim „diagonalen Frosch" 3 Primärbewegungen, die eines Arms, des Gegenbeins und des Kopfs, deren horizontale Richtungskomponenten sich aufheben, weil sie teils fußwärts, teils kopfwärts und in bezug auf die Symmetrieebene gegeneinander verlaufen. Wir analysieren die Primärbewegungen des rechten Arms und des linken Beins.

Actio in Form der Primärbewegung
Reactio in Form von aktivierter passiver Widerlagerung
Reactio in Form von Veränderung der Unterstützungsfläche
Die 3 koordinierten Primärbewegungen des „diagonalen Froschs" bringen einen Arm, sein Gegenbein und den Kopf in Spielfunktion. Dabei machen der Arm und sein Gegenbein zur Ausgangsstellung antagonistische, bis in die Bauchmuskulatur weiterlaufende Bewegungen. Durch das Gewicht der 3 Extremitäten erfährt die Bauchmuskulatur eine angemessene unwuchtige Hubbelastung, die im richtigen Augenblick besonders die schrägen Bauchmuskelzüge sich verkürzen läßt und sie auf Kraft und Geschicklichkeit trainiert.

Actio: Am linken Arm bewegt sich der kritische Distanzpunkt der Primärbewegung, DP linkes Olekranon, nach ventral/oben/kaudal/medial.
Die Armbewegung des „klassischen Froschs" ist im Detail beschrieben (S. 11). Weiterlaufend senken sich die Rippen der rechten Seite, und der schräge Bauchmuskelzug von kranial/rechts nach kaudal/links hat den rechten Oberbauch verschmälert und im Bewegungsniveau der unteren BWS den Brustkorb negativ rotiert.
Die Armbewegung des „Urfroschs" ist im Detail beschrieben (S. 23). Weiterlaufend senken sich die Rippen der rechten Seite, und der schräge Bauchmuskelzug von kranial/rechts nach kaudal/links hat den rechten Oberbauch verschmälert und im Bewegungsniveau der unteren BWS den Brustkorb negativ rotiert. Aber es geschieht auch eine geringe Verkürzung des Oberbauchs von kranial her, und zwar flexorisch in der BWS.
Am rechten Bein bewegt sich der kritische Distanzpunkt der Primärbewegung, DP linkes Knie, nach ventral/oben/kranial/medial etwa in Bauchnabelhöhe die Symmetrieebene überkreuzend: das Kniegelenk kommt durch Drehpunktverschiebung in Flexion. Beim „diagonalen klassischen Frosch" bewegt sich der Oberschenkel im linken Hüftgelenk nicht flexorisch/abduktorisch/außenrotatorisch sondern flexorisch/adduktorisch/außenrotatorisch. Weiterlaufend bewegt sich das Becken im rechten Hüftgelenk extensorisch/innenrotatorisch. In der Wirbelsäule wirkt die Beckenbewegung von kaudal her auf die LWS flexorisch und auf die untere BWS Becken positiv rotatorisch. Dabei verkürzt sich der Unterbauch. Die Verkürzung der schrägen Bauchmuskulatur von kaudal/links nach kranial/rechts wird betont.
Die Beinbewegung des „Urfrosch" ist auf S. 24 beschrieben. Der weiterlaufende Effekt des Beckens hat im rechten Hüftgelenk neben der extensorisch/innenrotatorischen auch eine abduktorische Komponente. Von den schrägen Bauchmuskelzügen werden diejenigen, die im Bereich der linken Spina iliaca ansetzen, besonders deutlich verkürzt.

Am KA Kopf bewegt sich der kritische Distanzpunkt, DP Nasenspitze, nach ventral/oben/kaudal/links flexorisch/rotatorisch in den oberen Kopfgelenken und der HWS.

Reactio: Weil sich die horizontalen Richtungskomponenten der Primärbewegungen beim „diagonalen Frosch" aufheben und der Kopf die Primärbewegung des Arms verstärkt, tritt keine Reactio im Sinne aktivierter passiver Widerlagerung auf.

Die Unterstützungsfläche verkleinert sich durch das Abheben der 3 primär bewegten Körperteile linkes Bein, rechter Arm und KA Kopf von der Unterlage. Die Unterstützungsfläche der Endstellung ist die kleinste Fläche, die die Kontaktstellen des rechten Beins, linken Arms und der KA Becken und Brustkorb mit dem Boden umschließt.

● Conditio - Limitatio des Bewegungsablaufs

Conditio der gleichbleibenden Abstände am Körper des Patienten
Limitatio in Form von aktiver Widerlagerung und Stabilisation
Conditio: Der Abstand DP linkes Akromion - DP linkes Handgelenk bleibt gleich groß.
Limitatio: Wenn sich der Abstand Akromion - Handgelenk des in der Ausgangsstellung verharrenden Arms nicht verändert, müssen das Humeroskapular-, das Ellbogen- und die Unterarmgelenke durch aktive Widerlagerung in den Gelenkstellungen der Ausgangsstellung gegen den nichtgewollten weiterlaufenden Effekt der Primärbewegungen gehalten werden. Beim „diagonalen klassischen Frosch" ist diese aktive Widerlagerung im Schultergelenk flexorisch/innenrotatorisch, im Ellbogengelenk extensorisch, in den Unterarmgelenken pronatorisch. Beim „diagonalen Urfrosch" ist sie im Schultergelenk flexorisch/abduktorisch/außenrotatorisch, im Ellbogengelenk extensorisch, in den Unterarmgelenken supinatorisch.

Conditio: Der Abstand DP rechter Trochanterpunkt am Femur - DP rechter Malleolus lateralis bleibt gleich groß.
Limitatio: Wenn sich der Abstand Trochanterpunkt - Malleolus lateralis des in der Ausgangsstellung verharrenden Beines nicht verändert, muß das Kniegelenk durch aktive Widerlagerung in der Gelenkstellung der Ausgangsstellung gegen den nicht gewollten weiterlaufenden Effekt der Primärbewegungen gehalten werden. Die aktive Widerlagerung im Kniegelenk ist extensorisch.

Conditio der absoluten und/oder relativen räumlichen Fixpunkte
Limitatio durch Begrenzung der Primärbewegung, der aktivierten passiven Widerlagerung und der Veränderung der Unterstützungsfläche
Conditio: Beim „diagonalen klassischen Frosch" sind die Kontaktstellen rechte Ferse/Boden und ulnare Seite des linken Handgelenks Boden in der Druckaktivität der aktivierten Ausgangsstellung absolute räumliche Fixpunkte.
Limitatio: Die unverminderte Druckaktivität garantiert die extensorische Stabilisation von LWS und BWS im Sinne einer aktiven Widerlagerung, die die flexorischen weiterlaufenden Bewegungstendenzen der Primärbewegungen limitiert. Diese aktive Widerlagerung ist die Auswirkung der Druckaktivitäten an den Kontaktstellen linker Arm und rechtes Bein/Boden. Durch sie werden die proximalen Extremitätengelenke in Brükkenaktivität aktiviert. Diese verursacht weiterlaufend die extensorische widerlagernde Stabilistation von LWS und BWS.

Conditio: Beim „diagonalen Urfrosch“ sind die Kontaktstellen laterale Seite rechte Ferse/Boden und linke Daumenspitze/Boden in der Druckaktivität der Ausgangsstellung absolute räumliche Fixpunkte.
Limitatio: Wie beim „diagonalen klassischen Frosch“.

Conditio: Beim „diagonalen klassischen Frosch“ ist die nach oben gerichtete rechte Patella ein absoluter räumlicher Fixpunkt.
Limitatio: Dadurch wird die weiterlaufende innenrotatorische Primärbewegung des Beckens im rechten Hüftgelenk limitiert. Weiterhin wird die Verlagerung der Unterstützungsfläche nach rechts, auf die laterale Seite des rechten Beins limitiert. Dadurch bleibt die positive Hubbelastung der Bauchmuskulatur erhalten.

Conditio: Beim „diagonalen Urfrosch“ ist die nach rechts/oben gerichtete rechte Patella ein absoluter räumlicher Fixpunkt.
Limitatio: Dieser Fixpunkt limitiert die weiterlaufende innenrotatorische Primärbewegung des Beckens im rechten Hüftgelenk durch eine innenrotatorische aktive Widerlagerung des rechten Beins im rechten Hüftgelenk. Die innenrotatorische Bewegungstoleranz des Beckens ist wegen der Außenrotation des rechten Beins im rechten Hüftgelenk in der Ausgangsstellung zwar größer als beim „diagonalen klassischen Frosch“, trotzdem bleibt die positive Hubbelastung der Bauchmuskulatur erhalten, weil sich die Unterstützungsfläche nicht weiter nach rechts verschieben kann.

Conditio des Bewegungstempos
Limitatio der ökonomischen Aktivität durch Finden des Idealtempos
Siehe S. 14, Analyse des „klassischen Froschs“.

- **Position und Aktivierung der Endstellung, Bewegungsablauf zurück zur Ausgangsstellung**

Siehe S. 15, Analyse des „klassischen Froschs“.
Anmerkung: Beim „diagonalen klassischen Frosch“ kann man die Diagonalen alternierend wechseln, ohne die Ausgangsstellung zu verändern. Schließlich kann man auch zu diagonalen Gegenbewegungen übergehen, indem die Bauchmuskeln simultan auf der einen Diagonalen isotonisch konzentrisch verkürzt werden und positiven Hub leisten und auf der anderen Diagonalen sich isotonisch exzentrisch verlängern und negativen Hub leisten.

Kombinationsmöglichkeiten des „klassischen Froschs“, „Urfroschs“ und des „diagonalen Froschs“

- Primärbewegungen der Arme und Beine „klassischer Frosch“
- Primärbewegungen der Arme und Beine „Urfrosch“
- Primärbewegungen der Arme „klassischer Frosch“, Primärbewegungen der Beine „Urfrosch“
- Primärbewegungen der Arme „Urfrosch“, Primärbewegungen der Beine „klassischer Frosch“
- „Diagonaler klassischer Frosch“
- „Diagonaler Urfrosch“
- „Diagonaler Frosch“: Primärbewegung des Arms „klassischer Frosch“, Primärbewegung des Beins „Urfrosch“

- „Diagonaler Frosch“: Primärbewegung des Arms „Urfrosch“, Primärbewegung des Beins „klassischer Frosch“, adduktorisch im Hüftgelenk

Kombinationen der Bewegungsrichtungen „in die Endstellung“ und „in die Ausgangsstellung“

- Primärbewegungen der Arme und der Beine symmetrisch aus der Ausgangsstellung in die Endstellung.
- Primärbewegung der Arme symmetrisch aus der Ausgangsstellung in die Endstellung, simultan Primärbewegungen der Beine symmetrisch aus der Endstellung in die Ausgangsstellung und umgekehrt.
- Primärbewegung des rechten Arms und rechten Beins aus der Ausgangsstellung in die Endstellung und wieder zurück zur Ausgangsstellung und umgekehrt. Das „klassische Froschbein“ hat in der Endstellung im Hüftgelenk eine Adduktion. Das „Urfroschbein“ startet bei der angepaßten Ausgangsstellung des „diagonalen Froschs“ (s. S. 28).
- Primärbewegung des rechten Arms von der Ausgangsstellung in die Endstellung und zurück in die Ausgangsstellung. Simultan Primärbewegung des linken Beins von der Endstellung in die Ausgangsstellung und wieder zurück in die Endstellung und umgekehrt

Anwendung der „Frösche“ am Beispiel häufiger statischer Abweichungen von der hypothetischen Norm

Typus Hohlrundrücken bei + Flexion des Beckens in den Hüftgelenken / + LWS / + BWS / + HWS[5]: Primärbewegungen der Arme „klassischer Frosch“, Primärbewegung der Beine „Urfrosch“.

Typus Flachrücken bei + Flexion des Beckens in den Hüftgelenken / + LWS / − BWS / − HWS: „Urfrosch“ und „diagonaler Urfrosch“.

Typus Flachrücken bei + Extension des Beckens in den Hüftgelenken / − LWS / − BWS / − HWS: Primärbewegungen der Arme „Urfrosch“, auch diagonal, Primärbewegungen der Beine „klassischer Frosch“, auch diagonal, mit Adduktionskomponente im Hüftgelenk.

Typus thorakaler Rundrücken bei + Extension des Beckens in den Hüftgelenken / − LWS / + BWS / + HWS: Primärbewegung der Arme und Beine „klassischer Frosch“ und „diagonaler klassischer Frosch“.

Typus totaler Rundrücken bei + Flexion der Kniegelenke / + Flexion der Oberschenkel in den Hüftgelenken / − LWS / + BWS / + HWS: „diagonaler klassischer Frosch“.

[5] Zur Notation s. Band 1, S. 212 ff.

1.4 Anpassung der „Frösche" durch Lageveränderung der Körperlängsachse im Raum (Abb. 8–14)

Wenn die Kombinationsmöglichkeiten des „klassischen Froschs" und die Anpassungen „Urfrosch" und „diagonaler Frosch" bei der stets vorhandenen horizontalen Lage der Körperlängsachse ein funktionelles Bauchmuskeltraining ohne unökonomische Belastung der Wirbelsäule aus was für Gründen auch immer nicht erlauben, haben wir eine weitere Möglichkeit zur Anpassung der „Frösche". Wir behalten die Primärbewegungen der Arme und Beine mit den Varianten „klassischer Frosch", „Urfrosch" und „diagonaler Frosch" bei, verändern aber die räumliche Lage der KLA. Damit können wir die Auswirkung relativer Übergewichtigkeit einzelner Körperabschnitte neutralisieren.

Anpassung bei + LWS / schwachen, atonischen Bauchmuskeln / + Gewicht an den Beinen, besonders an den Oberschenkeln / + Gewicht am Becken (Abb. 8 a + b)

● Position und Aktivierung der Ausgangsstellung

Der KA Becken wird mit Hilfe eines Kissens oder zusammengelegten Tuchs in bezug auf den KA Brustkorb so viel höher gelagert, wie nötig ist, um den kritischen Wirbelsäulenabschnitt LWS in Nullstellung oder in leichte Flexion zu bringen. Das Beingewicht wird durch Flexion der Oberschenkel in den Hüftgelenken in eine solche Lagebeziehung zum übrigen Körper und im Raum gebracht, daß die Bauchmuskeln keine fallverhindernde Aktivität einsetzen müssen. Die Kniegelenke sind so weit flektiert, daß die „Ischiokruralbremse" bereit ist, das Beckengewicht von der Unterlage abzuheben. So wird die bewegende Komponente der geraden Bauchmuskeln von kaudal her verbessert. Der KA Arme ist in der Ausgangsstellung des „klassischen Froschs".

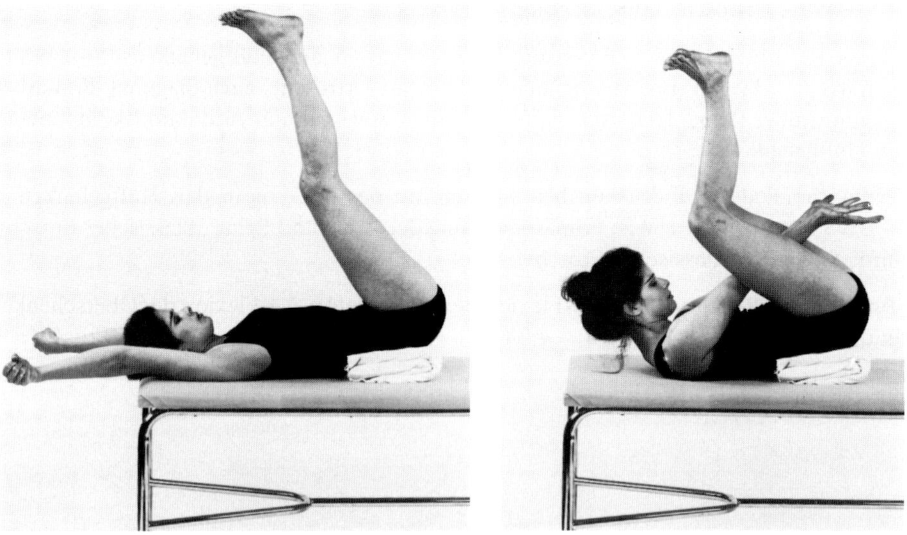

a b

Abb. 8 a, b. Anpassung des „klassischen Froschs", **a** Ausgangsstellung, **b** Endstellung

- **Actio und Conditio des Bewegungsablaufs**

Der kritische Distanzpunkt der Primärbewegung der Beine, DP vereinigte rechte und linke Ferse, bewegt sich nach dorsal/unten/kranial, wobei die LWS vom kaudalen Hebel aus flektiert wird und der DP Symphyse sich unterbauchverkürzend dem Bauchnabel annähert.
Der kritische Distanzpunkt der Primärbewegung des Kopfs, DP Scheitelpunkt, bewegt sich nach ventral/oben/kaudal, von kranial her die gerade Bauchmuskulatur gleichsinnig weiterlaufend aktivierend. Wegen der räumlichen Lage wird die BWS nicht von der Unterlage abgehoben, und die Kontaktstelle dorsale Seite des KA Brustkorb/Boden ist ein absoluter räumlicher Fixpunkt, der die Verkürzung des Oberbauchs limitiert. Wenn die Schwäche der Bauchmuskulatur ausgeprägt ist und die Arme innerhalb der Oberlänge kurz sind, passen wir die Primärbewegung der Arme dadurch an, daß wir die kritischen Distanzpunkte in die Hände verlegen und während des Bewegungsablaufs die Conditio einhalten, daß der Abstand DP Schultergelenk - DP Handgelenk unverändert bleibt. Dann stabilisieren sich die Ellbogengelenke in Extension. Der Hebel Arme wird verlängert, und es wird in bezug auf die Flexions-/Extensionsachsen der Wirbelsäule mehr Gewicht nach kaudal gebracht. Die Außenrotationskomponente der Schultergelenke sorgt weiterlaufend für die Verschmälerung des Oberbauchs.

Anpassung bei + Länge und + Gewicht des KA Brustkorb / + Länge und + Gewicht des KA Kopf / + Gewicht des KA Arme, insbesondere am Schultergürtel (Abb. 9 a + b).

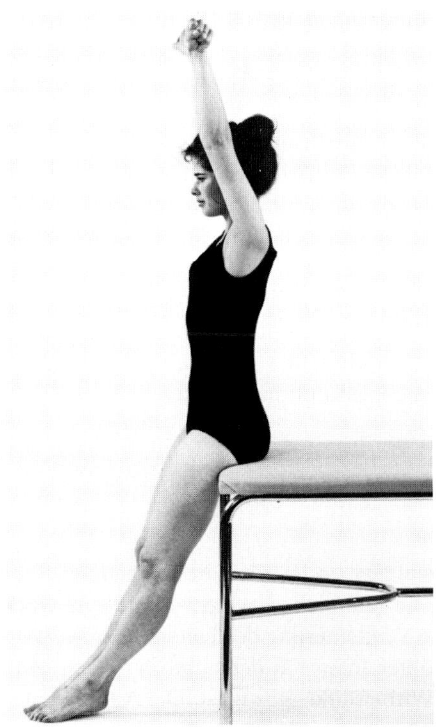

a

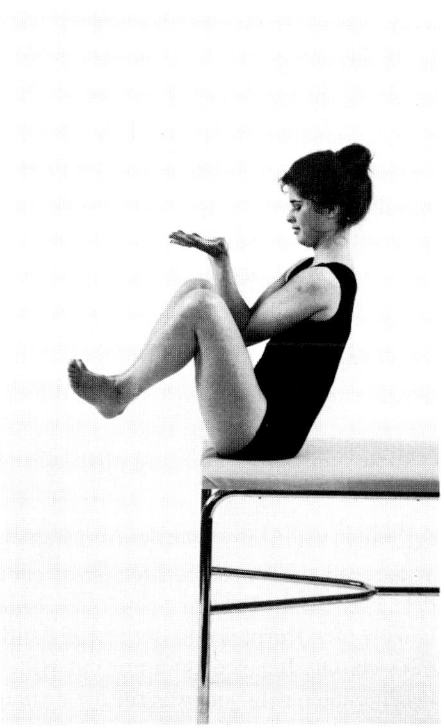

b

Abb. 9 a, b. Anpassung des „klassischen Froschs", **a** Ausgangsstellung, **b** Endstellung

● Position und Aktivierung der Ausgangsstellung

Tubersitz auf relativ hoher Behandlungsbank. Am KA Beine haben die Fußsohlen Bodenkontakt. Die Kniegelenke befinden sich in Nullstellung, die oberen Sprunggelenke in angepaßter Plantarflexion. Die Beine befinden sich im Aktivitätszustand der Parkierfunktion. Die KA Becken, Brustkorb und Kopf sind in die vertikal stehende KLA bei Nullstellung ihrer Gelenke eingeordnet. Der KA Arme nimmt die Ausgangsstellung des „klassischen Froschs" ein. Die Längsachsen der Arme sind leicht nach vorn geneigt. Die Anordnung ihres Gewichts stimuliert die dynamische extensorische Stabilisation der BWS in ihrer Nullstellung. Sie befinden sich im Aktivitätszustand der Spielfunktion.

● Actio und Conditio des Bewegungsablaufs

Aus der Ausgangsstellung sucht man die Startposition, um den „klassischen Frosch" durch die Primärbewegung der Arme und Beine zu bewerkstelligen.

Simultan mit einer Neigung der KLA nach hinten, extensorisch in den Hüftgelenken durch isotonisch-exzentrische bremsende Aktivität der Flexoren, wird mit hoher Intensität der ökonomischen Aktivität das Becken in den Hüftgelenken isotonisch-konzentrisch durch die Extensoren extendiert und der lumbosakrale Übergang flektiert. Dabei werden die Füße am Boden etwas nach hinten geschleift, so daß zuerst die Fersen den Bodenkontakt verlieren, dann auch der Vorfuß. Die Beine werden zum aktivierten passiven Widerlager der nach hinten geneigten KLA mit den Gewichten der KA Becken, Brustkorb, Kopf und Arme. Sie sollen sich die Waage halten. Die Stützschneide, auf der der Waagebalken ruht, ist die Kante der Behandlungsbank. Die Bauchmuskulatur, am Unterbauch bereits verkürzt, am Oberbauch gedehnt, hat eine gute bewegende Komponente, ist aber in höchster Intensität der fallverhindernden Aktivität beansprucht. Ist das Primärgewicht zu groß, kann man durch Lageveränderung der Arme eine Anpassung vornehmen. Wir lassen ihre Längsachsen in Vorneigung oder verstärken diese extensorisch in den Schultergelenken.

Aus dieser „Startposition" machen Arme und Beine die Primärbewegungen des „klassischen Froschs". Zeitlich und räumlich werden diese Primärbewegungen so koordiniert, daß die KLA als virtuelle Körperachse (s. S.44) erhalten bleibt und ihre Rückneigung auch in der Endstellung der Primärbewegungen der Arme den Beinen, die das Gegengewicht darstellen, die Waage halten kann.

Diese Anpassung des „klassischen Froschs" ist ein Selbsterfahrungstraining mit den eigenen Körpergewichten. Darum kann es keine Vorschriften für den Neigungswinkel der KLA nach hinten geben, wohl aber muß die *Conditio* erfüllt werden, daß die Einordnung der KA Becken, Brustkorb und Kopf in die KLA optimal erhalten bleibt.

Anpassung bei unstabiler Wirbelsäule (Abb. 10a + b).

● Position und Aktivierung der Ausgangsstellung

Wenn man aus dem aufrechten Stand bei vertikal bleibender KLA die Ausgangsstellung des „klassischen Froschs" einnimmt, bringen die räumliche Lage der Arme eine Überlängung des Körpers und der Zehenstand eine Verkleinerung der Unterstützungsfläche mit sich. Die Balance kann nur mit Hilfe erhöhter Intensität der stabilisierenden Muskelaktivitäten gelingen, was für die unstabile Wirbelsäule günstig ist. Die Ausgangsstellung dient also auch dem Geschicklichkeitstraining.

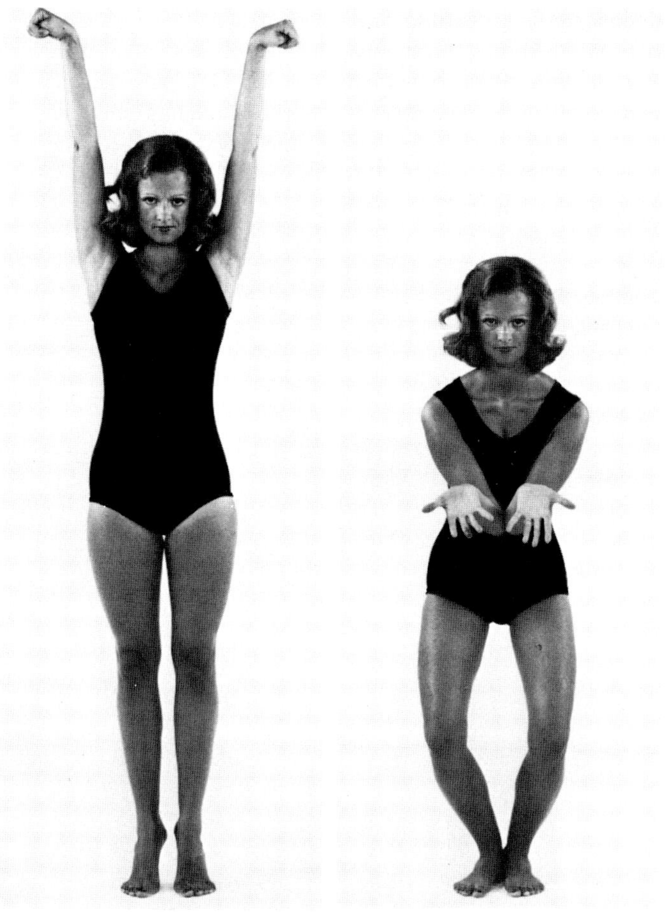

a b

Abb. 10 a, b. Anpassung des „klassischen Froschs“, **a** Ausgangsstellung, **b** Endstellung

● Actio und Conditio des Bewegungsablaufs

Aus der beschriebenen Ausgangsstellung bringen die Primärbewegungen der Arme eine besonders gute Verschmälerung des Oberbauchs mit sich. Da die Flexionsstellung der Hüftgelenke aus Gleichgewichtsgründen durch eine Drehpunktverschiebung nach hinten erfolgt, kommt die KLA in eine leichte Vorneigung, welche die extensorische aktive Widerlagerung der BWS lagebedingt verstärkt. Dafür ist die Hubbelastung von der Bauchmuskulatur weggenommen. Die weiterlaufende oberbauchverschmälernde Aktivität der schrägen Bauchmuskelzüge muß durch das permanente Richtungsstreben der kritischen Distanzpunkte der Primärbewegung der Arme, DP rechtes und DP linkes Olekranon, nach kaudal/unten/medial/hinten aufrecht erhalten werden. Die Primärbewegung der Beine ist durch den Aktivitätszustand der Stützfunktion ganz verändert. Mit der Verschiebung der Flexions-/Extensionsachse der Hüftgelenke flexorisch nach hinten/unten und Dorsalextension in den oberen Sprunggelenken durch Drehpunktverschiebung nach hinten/unten bewirken die Fersen den Fußsohlen-Boden-Kontakt und damit eine Vergrößerung der Unterstützungsfläche nach hinten. Automatisch verschiebt sich die Flexions-/Extensionsachse der Kniegelenke nach vorn/unten und bewirkt als Reactio den notwendigen horizontalen Gewichtsausgleich. Die Flexionsstellung der Hüftgelenke gibt dem Becken als proximalem Hebel genügend extensorische Bewegungstoleranz, so daß zur Perfektionierung der Endstellung eine Extension des Beckens in den Hüftgelenken die LWS von kaudal her flexorisch verformt und damit eine Verkürzung des Unterbauchs bewirkt.

Anpassung bei +Breiten / −Tiefen /unstabiler Wirbelsäule / hypermobiler Wirbelsäule (Abb. 10 a und 11).

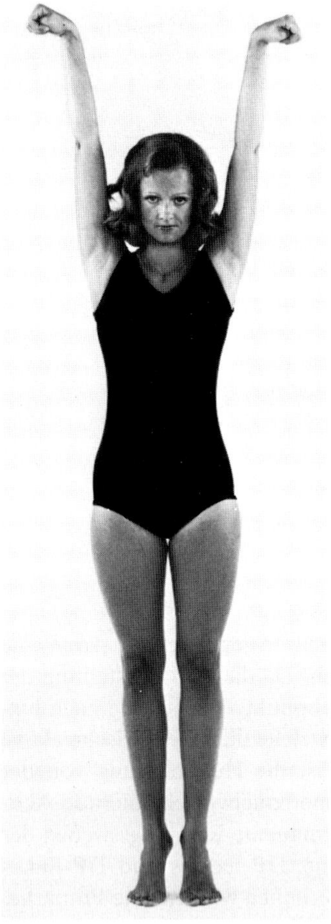

Abb. 10 a

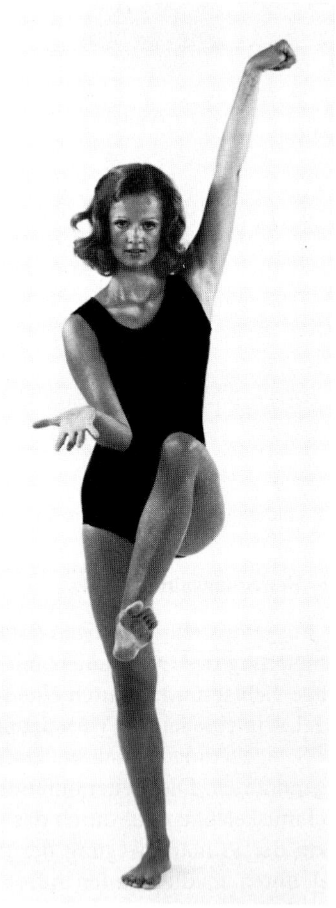

Abb. 11. Anpassung des „diagonalen Froschs", stehend diagonal. Endstellung

● **Position und Aktivierung der Ausgangsstellung**

Dieselbe Ausgangsstellung wie bei der vorigen Anpassung beschrieben, diesmal als Startposition für den „diagonalen klassischen Frosch".

● **Actio und Conditio des Bewegungsablaufs**

Mit dem Einsetzen der Primärbewegungen des rechten Arms und linken Beins bewegt sich die rechte Ferse nach hinten/medial zum Boden, das obere Sprunggelenk bewegt sich durch Drehpunktverschiebung dorsalextensorisch und das linke Hüftgelenk vom distalen Zeiger aus außenrotatorisch. Durch die Medialisierung der Ferse ist für den Einbeinstand rechts keine Gewichtsverschiebung nach rechts nötig, weil sich die Ferse unter den Schwerpunkt geschoben hat und die sich primär bewegenden Extremitäten ihr Gewicht zur Symmetrieebene und nach vorn bringen. Durch die Conditio, daß die KLA als räumlicher Fixpunkt in der Vertikalen bleibt, zwingt das Gewicht des linken Beins die Bauchmuskulatur zur Hubarbeit, während der rechte Arm an der extensorisch stabilisierten Wirbelsäule eine aktive Widerlagerung als Widerstand für die Verkürzung der schrägen Bauchmuskelzüge von rechts/oben nach links/unten findet. Verstärkt wird diese extensorische aktive Widerlagerung durch die dorsaltranslatorische Bewegungstendenz des KA Kopf. Sie hält den Oberbauch lang. Zudem unterstützt der linke Arm die extensorische Stabilisation der Wirbelsäule. Die Primärbewegung des linken Beins bringt das Becken als letzten Hebel in die weiterlaufende Bewegung, die im rechten Standhüftgelenk extensorisch und in der LWS von kaudal her flexorisch verläuft, den Unterbauch verkürzend. Die abduktorische Bewegungskomponente des Beckens im rechten Hüftgelenk wird durch die Außenrotation im linken Hüftgelenk vom distalen Zeiger aus neutralisiert.

Anpassungen bei Flachrücken und unstabilen Wirbelsäulen (Abb. 12a–c und 12a, 13a+b).

● **Position und Aktivierung der Ausgangsstellung**

Wir arbeiten mit den Armen im „Urfrosch" und im „diagonalen Urfrosch", während das Bein sich dem „diagonalen klassischen Frosch" entsprechend bewegt.
Die Ausgangsstellung hat die größere Unterstützungsfläche. Für den „diagonalen Frosch" senken wir nur die rechte Ferse nach hinten/medial und bekommen dadurch die Einbeinbelastung rechts.

● **Actio und Conditio des Bewegungsablaufs** s. S. 12 + 23.

Anpassung bei +Länge und +Gewicht an den KA Brustkorb und Kopf / beim Wunsch, aus Rückenlage ohne Ausweichmechanismen und Fehlbelastungen der Wirbelsäule aufzusitzen (Abb. 14a–c)

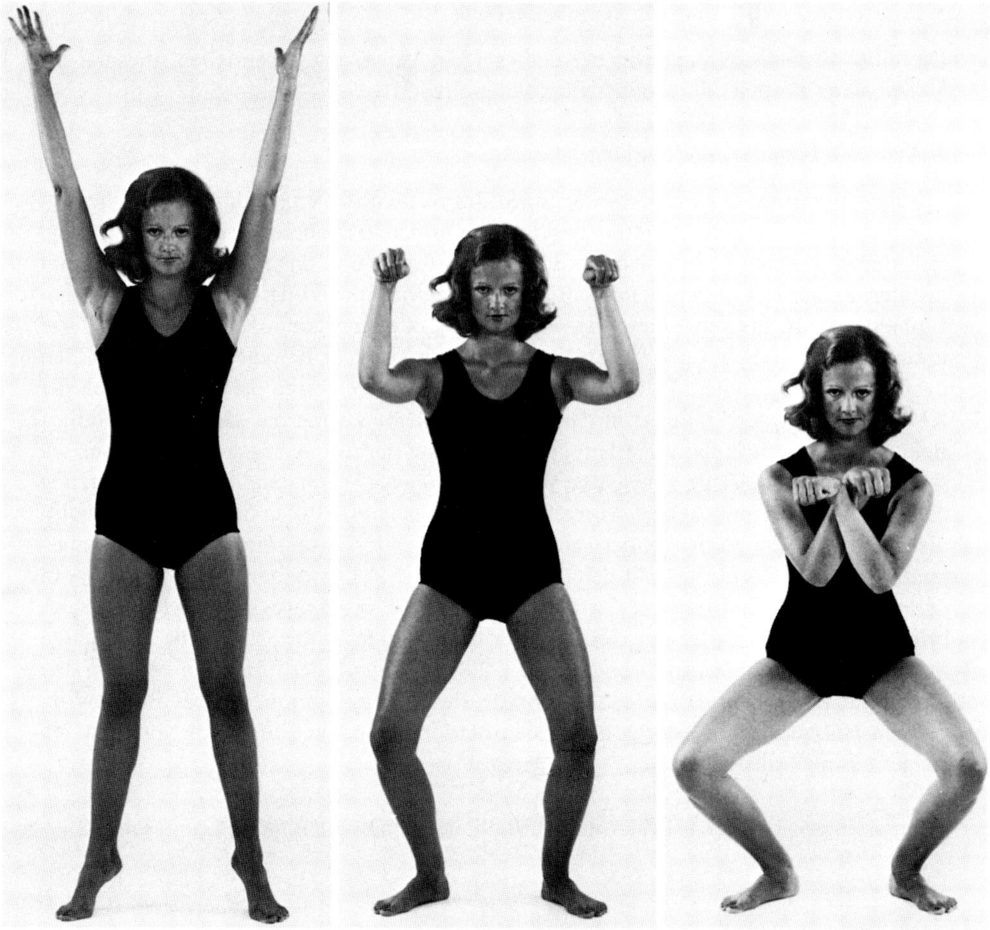

a b c

Abb. 12 a–c. Anpassung des „Urfroschs“, **a** Ausgangsstellung, **b** Mitte des Bewegungsablaufs, **c** Endstellung

● Position und Aktivierung der Ausgangsstellung

Die konstitutionellen vermehrten Längen und Gewichte an den KA Brustkorb und Kopf machen es unmöglich, aus der Rückenlage ohne fußwärts beschleunigte Gewichte aufzusitzen. Um die Wirbelsäule zu schonen und die virtuelle KLA zu erhalten, verlegen wir die Beschleunigung in die Arme und Beine. Für eine gute Startposition der Arme und Beine wählen wir den „klassischen Frosch“. Die KA Becken, Brustkorb und Kopf sind in die horizontal stehende KLA eingeordnet, ihre dorsalen Seiten bilden den Kontakt mit der Unterlage.

Der KA Arme ist in der Ausgangsstellung „klassischer Frosch“, aber mit Ellbogenflexion vom distalen Hebel aus.

Der KA Beine befindet sich beinahe in der Endstellung des „klassischen Froschs“, aber ohne Abheben des Beckens von der Unterlage. Die KA Brustkorb, Kopf und Arme sind

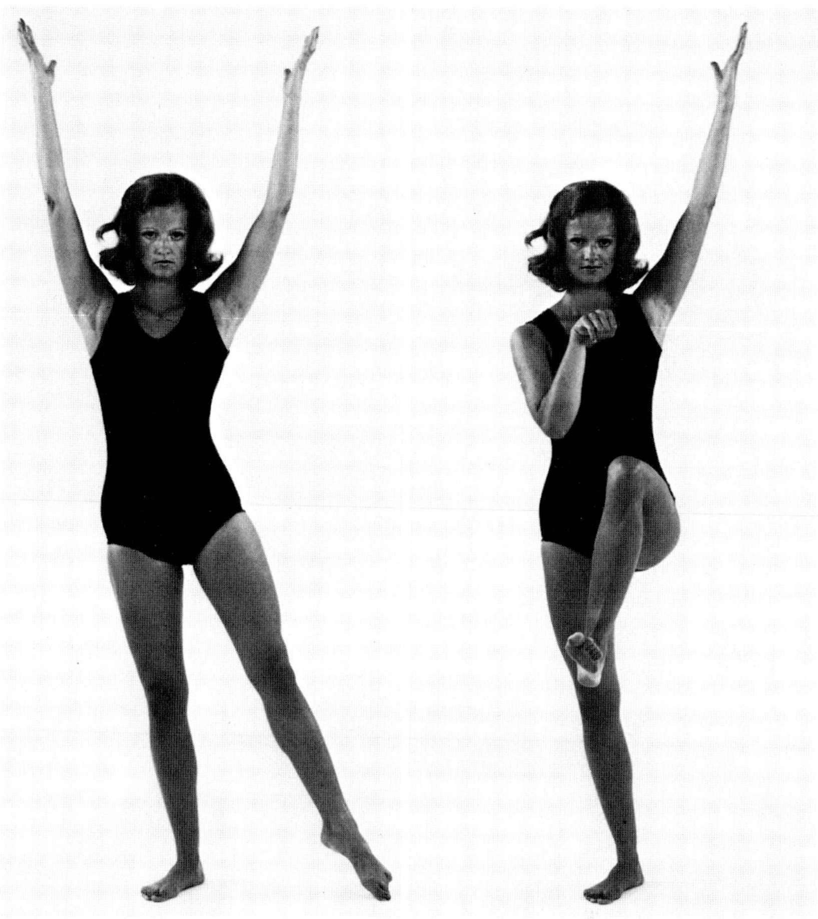

a b

Abb. 13a, b. Anpassung des „diagonalen Froschs", **a** Mittelstellung, **b** Endstellung

auf der Behandlungsbank parkiert. Die Beine befinden sich im Aktivitätszustand der Spielfunktion und hängen in den Hüftgelenken extensorisch am Becken.

● Actio und Conditio des Bewegungsablaufs

Die kritischen Distanzpunkte der Primärbewegung der Arme sind wegen der bestehenden Ellbogenflexion bei dieser Anpassung die DP rechte und DP linke Hand. Sie bewegen sich fußwärts und etwas nach ventral/oben, weiterlaufend extensorisch in den Ellbogengelenken und extensorisch/adduktorisch/außenrotatorisch in den Schultergelenken. Durch die Lageveränderung der KLA im Raum, die sich aus der Horizontalen aufrichten soll, werden die Längsachsen der Arme in der Endstellung annähernd horizontal, wenig nach unten geneigt sein.
Die kritischen Distanzpunkte der Primärbewegungen der Beine, DP rechte und DP linke Fußspitze, bewegen sich nach unten/dorsal/kaudal. Sie wirken wegen ihrer ausgeprägten horizontalen Richtungskomponente als beschleunigendes Gewicht. Das tut

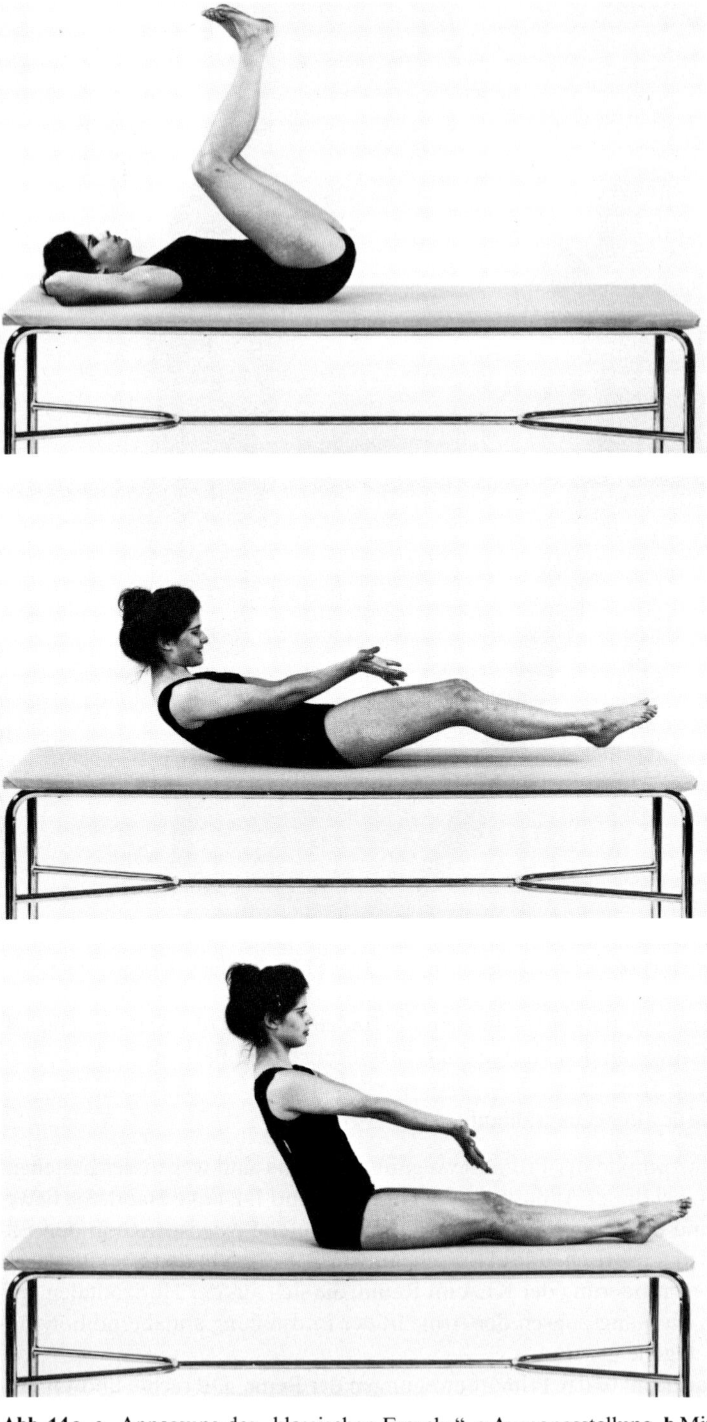

a

b

c

Abb. 14a–c. Anpassung des „klassischen Froschs“, **a** Ausgangsstellung, **b** Mitte des Bewegungsablaufs, **c** Endstellung

auch das Gewicht der Arme. Beide horizontalen Richtungskomponenten gehen fußwärts und kumulieren die Wirkung. Die in der KLA eingeordneten KA Becken, Brustkorb und Kopf werden flexorisch in den Hüftgelenken hochgehoben, wobei der Bauchmuskulatur fallverhindernd die Stabilisation der KLA obliegt.
In Abb. 14 b hätte eine mäßige Beschleunigung der Primärbewegungen der Arme den Ausweichmechanismus, den der KA Kopf macht, indem er flexorisch in HWS und oberer BWS eine Hebelarmverkürzung vornimmt und damit den Oberbauch verkürzt, vermeiden können. Bei richtiger Instruktion passiert dieser Fehler nicht.

Schlußfolgerung

Wir haben gesehen, wieviele Anpassungen bei den „Fröschen" möglich sind, so daß für jeden Patienten der passende „Frosch" gefunden werden kann, es sei denn, die Bauchmuskulatur ist aus irgendwelchen pathologischen Ursachen nicht funktionsfähig. Ist eine angepaßte „Froschübung" einmal ins Bewegungsverhalten des Patienten einverleibt worden, kann der Patient mit Einzelheiten der Übung die physiologische Verkürzung seiner Bauchmuskulatur in allen Lebenslagen bewerkstelligen, solange die Einordnung der KA Becken, Brustkorb und Kopf in die KLA die Wirbelsäule in die optimale Ausgangsstellung gebracht hat. Eine verlängerte Ausatmung mit einer aktiven extensorischen Widerlagerung der BWS in ihrer Nullstellung ist beispielsweise eine solche leicht zu praktizierende Bauchmuskelübung.
Wenn das „image motrice" geprägt ist, bereitet ein nahtloses Zusammenfügen der verschiedenen Bewegungselemente zu einem Ganzen so viel Freude, daß der Patient eine solche Übung auch gerne reproduziert.

2. Die „Vierfüßler“, funktionelles Rückenmuskeltraining

Das funktionelle Rückenmuskeltraining lenkt die Aktivität auf die physiologischen Aufgaben der Rückenmuskulatur.

Merke

Weil die Körperlängsachse (KLA) bei der für den Menschen typischen Haltung vertikal im Raum steht und weil die KLA eine virtuelle Achse ist, die durch das in sich bewegliche System der Wirbelsäule erst gebildet werden muß, ist Haltung in erster Linie eine Auseinandersetzung mit der Schwerkraft. Darum muß die kyphotisch gekrümmte BWS fallverhindernd extensorisch stabilisiert werden.

Wir wollen insbesondere die BWS einem Krafttraining durch positive Hubbelastung unterwerfen.

Bei aufrechter Haltung ist das reaktive Verhalten der Wirbelsäulenabschnitte zur Schwerkraft unterschiedlich. Die lordotischen Abschnitte sind wegen ihrer indifferenten Lagebeziehung zur Schwerkraft potentiell beweglich, und zwar das Becken in den Hüft- und LWS-Gelenken, der Kopf in den oberen Kopfgelenken und in der HWS.

Sobald sich aber die KLA nach vorn neigt oder ein Bein extensorisch in den Hüftgelenken vom Boden abhebt, müssen auch die lordotischen Wirbelsäulenabschnitte fallverhindernd extensorisch aktiviert werden oder positiven Hub leisten.

Ein funktionelles Rückenmuskeltraining strebt außerdem eine in allen Bewegungskomponenten gut bewegliche Wirbelsäule an.

Denn die gute Beweglichkeit der Wirbelsäule erlaubt erst die optimale Einstellung der virtuellen KLA und die ökonomische Mischung von dynamischer Stabilisation und Bewegung oder Verformung durch Veränderung der Gelenkstellungen innerhalb einzelner Wirbelsäulenabschnitte.

Aufgaben der genuinen Rückenmuskulatur

Dynamische Stabilisation der BWS in ihrer Nullstellung bei vertikal stehender KLA:
- Freigabe der potentiellen Rotationstoleranzen um die KLA zwischen Becken und Brustkorb und im Bereich der HWS;
- Verwirklichung der potentiellen Beweglichkeit des Beckens und des Kopfs;
- Realisation der aktiven Widerlagerungen der Atem- und der Extremitätenbewegungen;
- Schutz der passiven Strukturen der Wirbelsäule bei positiven und negativen Hubbelastungen.

Stabilisation der gesamten Wirbelsäule bei Neigung der KLA aus der Vertikalen, insbesondere nach vorn.

Anpassende Verkürzung des Körpers beim Ducken, Durchschlüpfen, Niederkauern usw.

Lage der Körperlängsachse im Raum beim Rückenmuskeltraining

Bei annähernd vertikal stehender KLA wird die Wirbelsäule kompressorisch belastet. Kompressionsbelastung ist für die Wirbelsäule physiologisch und auch die bereits diskutierte extensorische Aktivität der BWS.
Stauchungsimpulse der annähernd vertikal stehenden KLA, wie sie beim Laufen, Springen oder Tragen von Gewichten auf dem Kopf entstehen, verstärken diese extensorisch gerichtete Aktivität.
Alle von distal ankommenden Bewegungsimpulse der Extremitäten aktivieren die Rükkenmuskulatur automatisch und differenziert.
Von kranial kommende Aktivierung: Translationsbewegungen des Kopfs in der Symmetrieebene nach hinten verstärken die extensorische Aktivität der BWS, diejenigen nach vorn aktivieren die extensorische Muskulatur der HWS; Translationsbewegungen in der Frontalebene sind ohne extensorische Aktivität der gesamten Wirbelsäule nicht möglich.
Bewegungen der Arme spielen sich hauptsächlich im räumlichen Bereich vor der mittleren Frontalebene ab und benötigen die Aktivität der Rückenmuskulatur im Sinne der WB und der AW.
Von kaudal kommende Aktivierung: Erstrangig wird die LWS beim Gehen durch ständige flexorische, extensorische, lateralflexorische Impulse aktiviert. Bewegungen der Beine im Bereich hinter der mittleren Frontalebene beanspruchen die extensorische Aktivität der Rückenmuskulatur.
Die Stabilisation der Wirbelsäule ist eine Hauptaufgabe der Rückenmuskulatur bei kraftvollen Extremitätenbewegungen, bei aktiver Widerlagerung von Extremitätenbewegungen und zur aktiven Widerlagerung von Rippenbewegungen bei verstärkter Ausatmung. Bei der Stabilisation zeigt die Rotationskomponente eine große Versatilität. Sie wird freigegeben, wenn in der Peripherie eine Vergrößerung des Aktionsbereichs gebraucht wird (große Armbewegungen, große Schritte), sie wird in die Stabilisation einbezogen, wenn der periphere Bewegungsanspruch begrenzt ist. Aber auch bei totaler Stabilisation erzeugen die Bewegungen der Extremitäten und der Atmung so viele Tonusschwankungen, daß die Toleranzgrenze für Ermüdungserscheinungen erstaunlich lange nicht erreicht wird.

Bei nach vorn geneigter KLA wird die automatische Aktivierungsrichtung einfacher und primitiver, weil sie für die ganze Wirbelsäule extensorisch ist. Wenn aber die nach vorn geneigten Gewichte und die Länge des Hebelarms in bezug auf die Unterstützungsfläche zu groß und zu lang sind, geschieht ein nicht zu vermeidender Ausweichmechanismus zur Verkürzung des Hebelarms: Das Becken wird in den Hüftgelenken extendiert und die LWS flektiert. Das ist eine unökonomische Belastung der Wirbelsäule.

Bei nach hinten geneigter KLA liegt die Hauptmuskelaktivität ventral.

2.1 „Der klassische Vierfüßler“ (Abb. 15a + b)

Der Name der „klassische Vierfüßler“ ist ein Phantasiename. „Vierfüßler“ bezieht sich auf die Ausgangsstellung, „klassisch“ bedeutet, daß die Übung der Schlüssel für das physiologische Rückenmuskeltraining ist.

■ LERNZIEL

Der Patient soll die Rückenmuskulatur funktionell trainieren können, d. h.

- die BWS dynamisch in ihrer Nullstellung extensorisch stabilisieren,
- die Hubbelastung auf die BWS zentrieren durch aktive Widerlagerung der Rotation um die KLA zwischen Brustkorb und Becken,
- die Wirbelsäule soweit erforderlich mobilisieren,
- die Hubbelastung der LWS reduzieren,
- die Rückenmuskulatur durch den Einsatz rotatorischer Gleichgewichtsreaktionen um die stabilisierte KLA auf Geschicklichkeit trainieren.

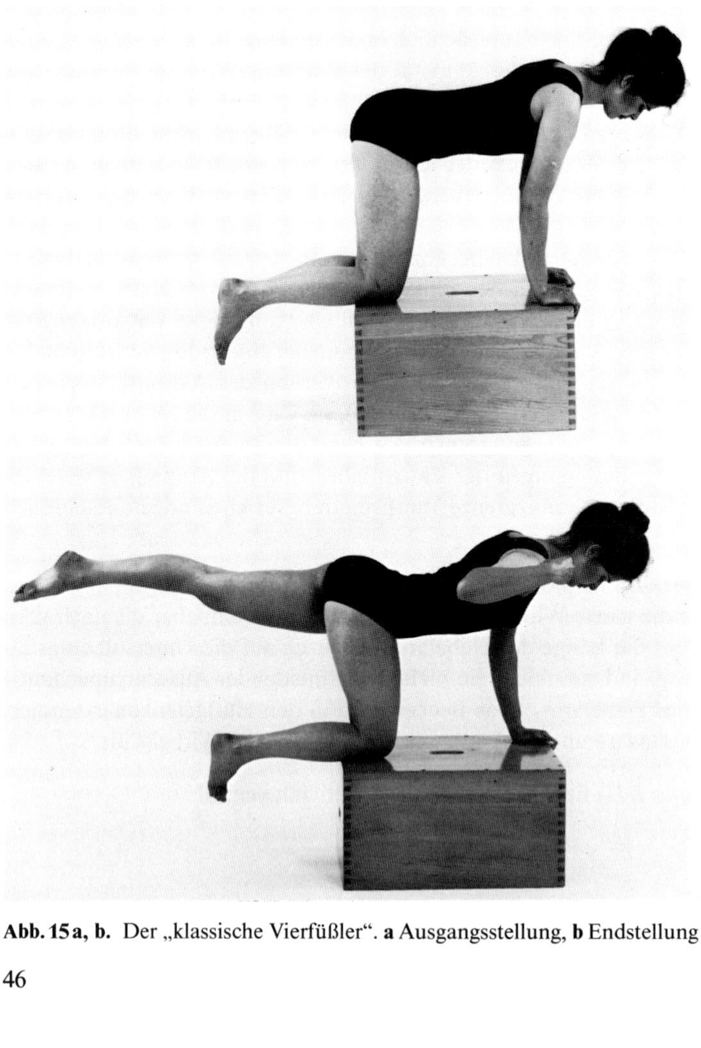

a

b

Abb. 15a, b. Der „klassische Vierfüßler“. **a** Ausgangsstellung, **b** Endstellung

▶ FUNKTIONSANALYSE IN THERAPEUTENSPRACHE

Der „klassische Vierfüßler" eignet sich als Rückenmuskeltraining für normale Wirbelsäulen und ihre Variationen im Rahmen der Norm. Ein thorakaler Rundrücken (wir sprechen von einer + BWS), ein vermehrter sagittotransversaler Brustkorbdurchmesser und eine verminderte Lendenlordose (wir sprechen von einer – LWS) werden durch diese Übung günstig beeinflußt.

● Konzeption der Übung

Um die extensorische Muskulatur der Wirbelsäule durch Hub belasten zu können, bringen wir die in die KLA eingeordneten KA Becken, Brustkorb und Kopf in eine horizontale Lage. Sie sollen keinen Kontakt mit einer Unterlage haben, der Rücken muß nach oben schauen. Darum wählen wir als Ausgangsstellung den Vierfüßlerstand auf einer Kiste. Knie und Handflächen bilden die Kontaktstellen mit der Unterlage. Die proximalen Extremitätengelenke befinden sich in Mittelstellung und die Längsachsen der Arme und Oberschenkel stehen annähernd vertikal. Aus dieser Ausgangsstellung läßt sich das Lernziel erreichen. Wir nutzen Extremitätenbewegungen, die von distal kommend weiterlaufend die Wirbelsäule stabilisieren, soweit erforderlich mobilisieren und durch ihr Gewicht belasten. Der KA Kopf hängt bereits in der Ausgangsstellung mit seinem Gewicht an der BWS. Weil er seine Lagebeziehung zur BWS nicht verändern darf wirkt er auf diese belastend und stabilisierend.

Sobald eine Hand und ihr Gegenknie den Kontakt mit der Unterlage verlieren, setzt das Geschicklichkeitstraining der Wirbelsäule ein. Im Augenblick des Abhebens von der Unterlage hängen sich die Gewichte von Spielbein und Spielarm an die Wirbelsäule und in den proximalen Extremitätengelenken an das Standbein und den Standarm. Diese müssen auch noch einen Teil des Becken- und Brustkorbgewichts halten. Da das Spielbein mit dem Becken und der Spielarm mit dem Brustkorb so ungleich in Form und Gewicht sind und von rechts und links die KLA treffen, werden die Rotationskomponenten der Wirbelsäule unwuchtig belastet und dadurch labilisiert. Da Spielbein und Spielarm in ihren proximalen Gelenken genügend Bewegungstoleranzen besitzen, um ihre Längsachsen in die Horizontale zu bringen, wird ihr Gewicht genutzt, um die Hubbelastung der Extensoren der Wirbelsäule zu steigern.

Das Spielbein hat zusätzlich die Aufgabe, die Frontalebene des Beckens im Sinne einer weiterlaufenden Bewegung aus der Horizontalen zu drehen. Dadurch wird einerseits die extensorische Hubbelastung der LWS verringert, andererseits wird die rotatorische Bewegungstoleranz der BWS mobilisiert und das Gleichgewicht wiederhergestellt.

Der Spielarm hat dafür zu sorgen, daß die Frontalebenen des Brustkorbs horizontal bleiben und nicht wie das Becken gedreht werden. Im Sinne einer aktiven Widerlagerung bleibt der Brustkorb am Ort, die Rotationstoleranz der BWS kann voll ausgeschöpft werden. Mit Hilfe der dorsaltranslatorischen Tendenz des Kopfs ist auch die dynamische Stabilisation der BWS gewährleistet.

● Position und Aktivierung der Ausgangsstellung

Räumliche Lage der kritischen Achsen, Kontaktstellen des Körpers mit der Umwelt
Ausgangsstellung ist der Vierfüßlerstand auf einer Kiste (Abb. 15 a). Die KA Becken, Brustkorb und Kopf sind in die horizontal stehende KLA eingeordnet. Es handelt sich um eine Brückenkonstruktion. Die KA Becken und Brustkorb bilden den Brückenbo-

gen. Der Bauch zeigt nach unten. Der KA Kopf ragt als Tentakel über den Brückenbogen hinaus in die Luft. Der Blick ist nach unten gerichtet.
Der KA Arme bildet den kranialen Pfeiler mit soviel Flexion in den Ellbogengelenken, daß die Armlänge der Oberschenkellänge entspricht. Die Hände stehen unter den Schultergelenken, ihre Längsachsen zeigen nach kranial. Die Handflächen sind Kontaktstellen mit der Unterlage. Die Ellbogenspitzen sind nach kaudal gerichtet. Der Brükkenbogen hängt mit seinem Brustkorbteil am Schultergürtel.
Am KA Beine bilden die Oberschenkel den kaudalen Pfeiler. Die ventralen Seiten des Tibiakopfs sind die Kontaktstelle mit der Unterlage. Die Knie stehen unter den Hüftgelenken. Die Unterschenkel ragen als Tentakel über die Kiste hinaus. Ihre Längsachsen stehen zueinander und zur KLA annähernd parallel. Der Brückenbogen hängt mit seinem Beckenteil im Hüftgelenk extensorisch an den Oberschenkeln.

Bewegungskomponenten in bezug auf die Nullstellung der Gelenke
Am KA Beine sind Zehen- und Fußgelenke annähernd in Nullstellung, die Kniegelenke in ca. 90° Flexion/rotationsneutral, die Hüftgelenke in ca. 90° Flexion vom distalen Hebel aus/so daß die Knie unter den Hüftgelenken stehen/rotationsneutral, so daß die Unterschenkellängsachsen in der Sagittalebene ihres Hüftgelenks stehen.
Der KA Becken steht in ca. 90° Flexion in den Hüftgelenken, die LWS ist in Nullstellung.
Am KA Arme sind die Finger über die Kante der Kiste flektiert. Die Fingerspitzen schauen nach unten, die Daumen nach kranial/medial, die Handgelenke stehen in etwa 90° Dorsalextension, die Unterarme in Pronation, die Ellbogengelenke in soviel Flexion, daß die Armlänge etwa der Oberschenkellänge angepaßt ist und die KLA horizontal stehen kann. Die Schultergelenke befinden sich in 75–85° Flexion, entsprechend der erforderlichen Armlänge und soviel Adduktion/Außenrotation, daß Unter- und Oberarmlängsachsen in der Sagittalebene des Schultergelenks stehen können. Die Skapulaebene hat eine annähernd horizontale Lage und das Schulterblatt einen möglichst guten Kontakt mit dem Brustkorb, der am Schultergürtel hängt.
Am KA Brustkorb befindet sich die BWS in Nullstellung, während sich die Rippen inspiratorisch/exspiratorisch bewegen.
Am KA Kopf steht die HWS in Nullstellung, während die oberen Kopfgelenke so viel Flexion aufweisen, daß der Blick nach unten gerichtet ist.

Bewegungstoleranzen in den kritischen Gelenken in bezug auf die geplante Primärbewegung
Da die Wirbelsäule sich in Nullstellung befindet, hat sie Bewegungstoleranzen in allen Komponenten. Aktuell gebraucht wird die Rotation im Bereich der unteren BWS. Ausgiebige Bewegungsausschläge finden im Spielarm, im Spielbein und im Standhüftgelenk statt.
Der Spielarm braucht diejenigen Bewegungstoleranzen, die zulassen, daß der Arm mit flektiertem Ellbogengelenk in die horizontal stehende Frontalebene des Brustkorbs gebracht werden kann, also Supination im Unterarm, Flexion im Ellbogengelenk, Extension/Abduktion/Außenrotation im Schultergelenk, Annäherung des medialen Schulterblattrands an die BWS im Sternoklavikulargelenk durch Öffnen des Zangenmauls.

Das Spielbein braucht diejenigen Bewegungstoleranzen, die zulassen, daß die Längsachse des Beins in die Horizontale gebracht werden kann, und zwar in annähernde Parallelstellung zur KLA. Im Standhüftgelenk muß das Becken als proximaler Hebel transversalabduktorisch, als kaudaler Hebel in der unteren BWS rotatorisch aus der Horizontalen nach oben gedreht werden.

Verteilung des Körpergewichts auf einer Unterlage, an einer Abstützungs- oder Hängevorrichtung, über einer Unterstützungsfläche und die daraus resultierenden Aktivitätszustände der Muskulatur

Die Unterstützungsfläche der Ausgangsstellung ist die kleinste Fläche, die die Kontaktstellen Handflächen/Unterlage und Knie/Unterlage - in unserem Fall bildet eine Kiste die Unterlage - umschließt.

Der KA Arme und die Oberschenkel befinden sich in Stützfunktion. Unterschenkel und Füße sind in Spielfunktion. Sie hängen flexorisch im Kniegelenk an den Oberschenkeln.

Der KA Kopf ist in Spielfunktion. Eingeordnet in die KLA hängt er dorsaltranslatorisch/extensorisch in der HWS am Brustkorb.

Die KA Becken und Brustkorb sind in ihrer ventralen unteren Muskulatur in Brückenaktivität. Das Becken hängt als kaudaler Teil des Brückenbogens extensorisch in den Hüftgelenken an den Oberschenkeln. Der Brustkorb, als kranialer Teil des Brückenbogens, hängt in den Muskelschlingen des M. trapezius, der Mm. rhomboidei und des M. serratus anterior am Schultergürtel.

Intensität der muskulären Beanspruchung bei ökonomischer Aktivität und Atmung

In der Ausgangsstellung des „klassischen Vierfüßlers" ist die Intensität der ökonomischen Aktivität allgemein niedrig, für den KA Kopf wegen der horizontalen Lage der KLA etwas erhöht und für den KA Arme wegen der ungewohnten Stützfunktion hoch. Die Ruheatmung erfährt durch die Brückenaktivität der Bauchmuskulatur einen inspiratorischen Widerstand.

● Actio - Reactio des Bewegungsablaufs

Der Bewegungsablauf des „klassischen Vierfüßlers" hat 2 Teile. Am Anfang steht die vorbereitende Trippelphase, dann erst folgt der eigentliche Bewegungsablauf aus einer Trippelschrittstellung in die Endstellung.

Trippelphase

Actio in Form der Primärbewegung

Die Actio ist nach unten gerichtet. Sie besteht aus 2 simultan einsetzenden Primärbewegungen bzw. Primäraktivitäten.

Die kritischen Distanzpunkte der beiden Primäraktivitäten, DP rechtes Knie und DP linke Handfläche bzw. DP linkes Knie und DP rechte Handfläche, üben alternierend zusätzlichen Druck auf die Unterlage aus. Infolge dieser Druckmehrung erhöht sich die Intensität der ökonomischen Aktivität der Stützfunktion des rechten Beins und linken Arms bzw. des linken Beins und rechten Arms.

Reactio in Form von aktivierter passiver Widerlagerung
Obwohl die Actio nach unten gerichtet ist, ruft sie eine nach oben gerichtete Reactio hervor. Das erklärt sich einerseits aus der Tatsache, daß die Actio nicht eine Veränderung der Gelenkstellungen, sondern der Aktivitätszustände innerhalb des Körpers darstellt, andererseits daraus, daß die Actio simultan an 2 Orten des Körpers ausgelöst wird, die asymmetrisch rechts und links von der horizontal stehenden KLA liegen.
Die kritischen Distanzpunkte der Reactio in Form aktivierter passiver Widerlagerung, DP linkes Knie und DP rechte Handfläche bzw. DP rechtes Knie und DP linke Handfläche, verlieren alternierend den Kontakt mit der Unterlage. Durch diese Reactio geraten das linke Bein und der rechte Arm bzw. das rechte Bein und der linke Arm in Spielfunktion.

Reactio in Form von Veränderung der Unterstützungsfläche
Die Reactio ist die drastische Verkleinerung der Unterstützungsfläche um mehr als die Hälfte. Die Unterstützungsfläche der Ausgangsstellung ist ein Viereck, gebildet durch die Kontaktstellen von Händen und Knien mit der Unterlage. Die Unterstützungsfläche in einer Trippelschrittstellung ist die kleinste Fläche, die die Kontaktstellen der Stützhand und des Stützknies mit der Unterlage umschließt, also nur ein schmales Viereck. Projiziert auf die ventralen Seiten der KA Becken und Brustkorb ist es ein diagonales Band, vom Hüftgelenk des Standbeins zum Schultergelenk des Stützarms reichend. Die dergestalt verkleinerte Unterstützungsfläche labilisiert die Rotationskomponenten der Wirbelsäule.

Actio in Form von beschleunigenden Gewichten
Reactio in Form von bremsenden Gewichten
Wegen der fehlenden horizontalen Richtungskomponente der Primäraktivitäten können wir nicht von beschleunigenden und bremsenden Gewichten sprechen. Aber wir sollten die Gleichgewichtsleistung beachten, die durch Veränderung der Aktivitätszustände den Ungleichgewichten des Spielbeins mit dem Becken und des Spielarms mit dem Brustkorb ohne horizontale Gewichtsverschiebungen im Sinne von Ausweichbewegungen die Waage halten muß.
Beim Wechsel eines Trippelschritts zum anderen können horizontale Ausweichbewegungen der KA Becken, Brustkorb und Kopf vermieden werden, weil die simultanen Druckverstärkungen von Standarm und Standbein rechts und links lateral von der KLA stattfinden. Das geschieht bei horizontaler Lage der Frontalebenen der KA Becken, Brustkorb und Kopf. Sollen diese Körperabschnitte in der KLA eingeordnet bleiben, darf kein Gewicht über das Standbein und/oder den Standarm verschoben werden. Darum muß durch Muskelaktivität seitlich medial liegendes Gewicht mit der jeweiligen Standextremität verbunden werden. Beim Modell „klassischer Vierfüßler" ist dies für das Standbein das Gewicht des Beckens, das sich im Standhüftgelenk transversalabduktorisch am Oberschenkel des Standbeins verankern muß, das das Gewicht des am Bekken hängenden Spielbeins mitbringt und für Druckzunahme sorgt. Für den Standarm ist es das Gewicht des Brustkorbs mit dem Spielarm und einem Teil des Kopfgewichts, das sich an den Schultergürtel der Standarmseite hängt und damit die Druckzunahme auf der Unterlage bewirken kann.
Wir können darum nicht von beschleunigenden und bremsenden Gewichten sprechen, wohl aber von drückenden und hängenden. Der Verzicht auf eine Horizontalverschie-

bung der Gewichte erhöht die Intensität der ökonomischen Aktivität in den proximalen Gelenken der Stützextremitäten beträchtlich.

Aus der Trippelschrittstellung in die Endstellung
Dieser Bewegungsablauf ist standortkonstant. Im folgenden wird von der Schrittstellung rechtes Standbein/linker Standarm ausgegangen (Abb. 15b).

Actio in Form der Primärbewegung
Die Actio des Bewegungsablaufs ist durch 3 simultan weiterlaufende Primärbewegungen des linken Spielbeins, rechten Spielarms und des KA Kopf gekennzeichnet. Die dominierende Richtungskomponente der kritischen Distanzpunkte ist vertikal und geht nach oben. Die horizontalen Richtungskomponenten dürfen die dominierende Komponente nicht ablenken, damit die positive Hubbelastung der BWS durch das Gewicht der Extremitäten voll zum Tragen kommt.
Der kritische Distanzpunkt der Primärbewegung des linken Spielbeins, DP linke Patella, bewegt sich nach kaudal oben und wenig lateral links. Das Kniegelenk bewegt sich durch Drehpunktverschiebung extensorisch, der linke Fuß im oberen Sprunggelenk plantarflexorisch, im unteren inversorisch. Der linke Oberschenkel dreht sich als distaler Hebel im Hüftgelenk extensorisch/kaum abduktorisch/außenrotatorisch. Weiterlaufend dreht sich das Becken mit dem Spielbein als proximaler Hebel des rechten Standhüftgelenks transversalabduktorisch. Dies ist der erste kritische Drehpunkt der weiterlaufenden Bewegung des linken Spielbeins. In bezug auf den Brustkorb ist die Verbindungslinie der Spinae iliacae der kaudale Rotationszeiger für das Rotationsniveau untere BWS. Wenn sich das Becken mit dem linken Spielbein aus der horizontalen Lage der Ausgangsstellung nach oben dreht, ist das in der unteren BWS eine Becken-negative-Rotation. Dies ist der zweite kritische Drehpunkt der weiterlaufenden Bewegung des linken Spielbeins. Die weiterlaufende Bewegung wird vom kranialen Zeiger des Rotationsniveaus untere BWS, dem frontotransversalen Brustkorbdurchmesser, der seine horizontale Lage nicht aufgeben darf, Brustkorb-positiv-rotatorisch aktiv widerlagert.

Der kritische Distanzpunkt der Primärbewegung des rechten Spielarms, DP Processus styloides radii, bewegt sich nach dorsal/oben/wenig lateral. Dabei dreht sich die Extensions-/Flexionsachse des Handgelenks als distaler Zeiger supinatorisch im Unterarm in die Vertikale. Finger und Handgelenk stehen in leichter Flexion, die Handfläche zeigt zur Schulter, die Längsachse der Hand wird fallverhindernd radialabduktorisch in der Horizontalen gehalten. Um das zu ermöglichen, hat sich DP Olekranon nach dorsal/oben/lateral rechts/kaudal in die mittlere Frontalebene des Brustkorbs begeben, dabei wurde das Ellbogengelenk durch Drehpunktverschiebung flektiert.
Bei dieser gegensinnig weiterlaufenden Bewegung dreht sich der Oberarm im Schultergelenk als distaler Hebel extensorisch/abduktorisch/außenrotatorisch. Gleichsinnig weiterlaufend begibt sich DP Akromion als distaler Distanzpunkt des Sternoklavikulargelenks nach dorsal/oben/lateral rechts, den medialen Schulterblattrand adduktorisch zur BWS führend. Das ist der kritische Drehpunkt der Primärbewegung des Spielarms. Dabei öffnet sich das Zangenmaul im Akromioklavikulargelenk.
Der nächste Hebel oder Zeiger, der in die Bewegungsrichtung der weiterlaufenden Bewegung des Spielarms gerät, ist der frontotransversale Brustkorbdurchmesser als kaudaler Zeiger des Rotationsniveaus der HWS und als kranialer der unteren BWS. Er bleibt

aber stehen. Eine Brustkorb-positiv-rotatorische Aktivierung wird zur aktiven Widerlagerung im zweiten kritischen Drehpunkt der weiterlaufenden Bewegung des linken Spielbeins.
Die kritischen Distanzpunkte der Primärbewegung des Kopfs, DP rechtes und linkes Auge tendieren nach dorsal/oben, und zwar flexorisch in den oberen Kopfgelenken und dorsaltranslatorisch in der HWS, weiterlaufend die BWS extensorisch stimulierend. Diese extensorische Stimulation ist selektiv; ihre Auswirkung beschränkt sich auf die BWS. Die Becken-negative Drehung in der unteren BWS bringt die LWS aus der Schußlinie des weiterlaufenden Effekts der Primärbewegung des Kopfs. Bei einwandfreier Haltung des Kopfs in der Ausgangsstellung brauchen sich die Gelenkstellungen in den oberen Kopfgelenken und in der HWS nicht zu verändern. Die Primärbewegung des Kopfs ist dann nur eine Erhöhung der Intensität der Aktivität durch eine Richtungstendenz.

Reactio in Form von aktivierter passiver Widerlagerung
Reactio in Form von Veränderung der Unterstützungsfläche
Eine Reactio im Sinne einer aktivierten passiven Widerlagerung findet nicht statt, weil die 3 Primärbewegungen als widerlagernde Bewegungen zu definieren sind.
Eine Reactio im Sinne einer Veränderung der Unterstützungsfläche findet ebenfalls nicht statt. Die Standortkonstanz des Bewegungsablaufs aus der Trippelschrittstellung ist vielmehr eine Conditio dieses Bewegungsablaufs.

● Conditio - Limitatio des Bewegungsablaufs

Conditio der gleichbleibenden Abstände am Körper des Patienten
Limitatio in Form von aktiver Widerlagerung und Stabilisation
Conditio: Der Abstand DP Schultergelenk - DP Handgelenk am Standarm bleibt gleich groß.
Limitatio: Wenn dieser Abstand sich nicht verändert, ist die einwandfreie Stützfunktion des Standarms gewährleistet. Die fallverhindernde Aktivität liegt beim Trizeps brachii. Die sich aktiv widerlagernden Rotationskomponenten sind im Unterarm pronatorisch, im Schultergelenk außenrotatorisch. Weiterlaufend wird das Zangenmaul geöffnet und das Schulterblatt an die BWS adduziert. Dadurch bekommt die Skapulaebene eine gute Lagebeziehung zum Brustkorb, der sich, wie bereits besprochen, durch Hängeaktivität mit dem Schultergürtel verbindet.

Conditio: Der Abstand DP Kinnspitze - DP Inzisura jugularis bleibt gleich groß.
Limitatio: Dieser Abstand verändert sich nicht, wenn der KA Kopf in der KLA eingeordnet bleibt und die mittlere Frontalebene des Brustkorbs ihre horizontale Lage beibehält.

Conditio: Der Abstand DP Transversalebene durch den Bauchnabel - DP Transversalebene durch den Processus xiphoideus bleibt gleich groß.
Limitatio: Dieser Abstand bleibt unverändert, auch wenn sich das Becken im Rotationsniveau der unteren BWS dreht, solange diese in bezug auf Flexion/Extension in ihrer Nullstellung stabilisiert bleibt.

► ANPASSUNG DER ÜBUNG AN KONSTITUTION UND KONDITION DES PATIENTEN

● Rolle der Längen, Breiten, Tiefen und Verteilung der Gewichte bei der konstitutionellen Anpassung

Ein vergrößerter Abstand der Trochanterpunkte am Femur und vermehrtes Gewicht am Becken erschweren die Primärbewegung des Spielbeins.
Ein vergrößerter frontotransversaler Brustkorbdurchmesser und vermehrtes Gewicht am KA Brustkorb erschweren die Primärbewegung des Spielarms.

● Notwendigkeit einer konditionellen Anpassung

Eine schlechte Kondition des KA Arme, häufig verbunden mit einem statischen Flachrücken und Cubitus valgus et recurvatus, kann durch den „klassischen Vierfüßler" verbessert werden.
- Kontraindiziert ist die Übung dagegen für Patienten mit
- differenzierter Beanspruchung der Hände, z. B. Musiker, Chirurgen, oder bei Arthrosen etc.;
- Hypermobilität der Wirbelsäule, verbunden mit unstabilem statischem Flach- oder Hohlrundrücken;
- Bewegungseinschränkungen, Teilsteifigkeiten der Wirbelsäule (Anpassung durch „mobilisierende Vierfüßler").

Bei Schwäche oder Reaktionsträgheit der Muskulatur kann man die Primärbewegungen in einer Entlastungsstellung üben (Anpassung durch Unterlagern des Brückenbogens mit Kissen oder einem Ball).

● Statische Abweichungen, die eine Anpassung verlangen

Siehe „klassischer Frosch", S. 18.

FORMEN DER ANPASSUNG DES „KLASSISCHEN VIERFÜSSLERS"

Wenn Bewegungseinschränkungen und Teilsteifigkeiten der Wirbelsäule die Einordnung der Körperabschnitte in die virtuelle KLA nicht erlauben, versucht man durch entsprechende Anpassungen die Wirbelsäule zu mobilisieren. Diese Anpassungen heißen **„mobilisierender Vierfüßler in Flexion/Extension"** und **„mobilisierender Vierfüßler in Lateralflexion"**.
Wenn in den proximalen Extremitätengelenken Unstabilität einerseits und Muskelverkürzungen andererseits bestehen und z. B. den Brückenbogen der „Vierfüßler" nicht als gute Pfeiler tragen können, begegnen wir diesen Defiziten durch die Anpassungen **„Vierfüßler zur Mobilisation der proximalen Extremitätengelenke"** und **„Vierfüßler zur Stabilisation der proximalen Extremitätengelenke"**.
Wenn die Gewichte des Beckens, des Brustkorbs, des Spielbeins oder des Kopfs bei horizontaler Lage der KLA für die Wirbelsäule zu schwer sind, geschieht die Anpassung durch **Lageveränderung der KLA im Raum**.

2.2 Anpassung: „Mobilisierender Vierfüßler in Flexion/Extension"
(Abb. 16a–c)

Der Name „Mobilisierender Vierfüßler in Flexion/Extension" ist ein sachbezogener Name.

■ LERNZIEL

Der Patient soll die Wirbelsäule in allen Bewegungssegmenten in bezug auf Flexion und Extension endgradig bewegen können, d.h.
- die Extensoren der Wirbelsäule unter Hubbelastung maximal verkürzen,
- die Flexoren der Wirbelsäule hubarm maximal kontrahieren.

▶ FUNKTIONSANALYSE IN THERAPEUTENSPRACHE

● Konzeption der Übung

Wenn der „klassische Vierfüßler" wegen eines flexorischen oder extensorischen Beweglichkeitsdefizits oder wegen Insuffizienz der entsprechenden Muskulatur nicht gelingt, wählen wir die Anpassung „mobilisierender Vierfüßler in Flexion/Extension". Da die Extensoren der Wirbelsäule positiven Hub leisten sollen, während für die Flexoren Hubarmut geplant ist, kann der Vierfüßler als optimale Ausgangsstellung bezeichnet werden. Als Unterlage dient der Boden und nicht eine Kiste, weil wir die Rotationskomponenten der Wirbelsäule während des Bewegungsablaufs nicht labilisieren möchten. Wir nutzen wieder Extremitätenbewegungen, die von distal nach proximal weiterlaufend die Wirbelsäule durch widerlagernde Bewegungen endgradig flektieren und extendieren. Der KA Kopf eignet sich dazu besonders gut, weil dieser in der Symmetrieebene liegt. Aus Gründen des Gleichgewichts wählen wir zum Spielarm das Gegenbein als Spielbein. Da die proximalen Gelenke der Spielextremitäten lateral und unsymmetrisch zu der Symmetrieebene, in der die Mobilisation stattfinden soll, liegen, müssen die Bewegungskomponenten von Spielarm und Spielbein so gewählt werden, daß die Flexions-/Extensionsachsen der Wirbelsäule in die Schußlinie der weiterlaufenden Bewegungen geraten. Die frontotransversalen Bewegungsachsen müssen horizontal stehen, damit die Extensoren der Wirbelsäule eine volle Hubbelastung erfahren.

● Position und Aktivierung der Ausgangsstellung

Position und Aktivierung der Ausgangsstellung des „mobilisierenden Vierfüßlers in Flexion/Extension" ist identisch mit derjenigen des „klassischen Vierfüßlers" (s. S. 47), allerdings mit folgenden Veränderungen:

Räumliche Lage der kritischen Achsen, Kontaktstellen des Körpers mit der Umwelt, Bewegungskomponenten in bezug auf die Nullstellung der Gelenke
Ausgangsstellung ist der Vierfüßlerstand am Boden (Abb. 16a). Die Handflächen und die volaren Seiten der Finger einerseits und die ventralen Seiten der Unterschenkel und der Fußrücken andererseits bilden die Kontaktstellen des Körpers mit der Unterlage.

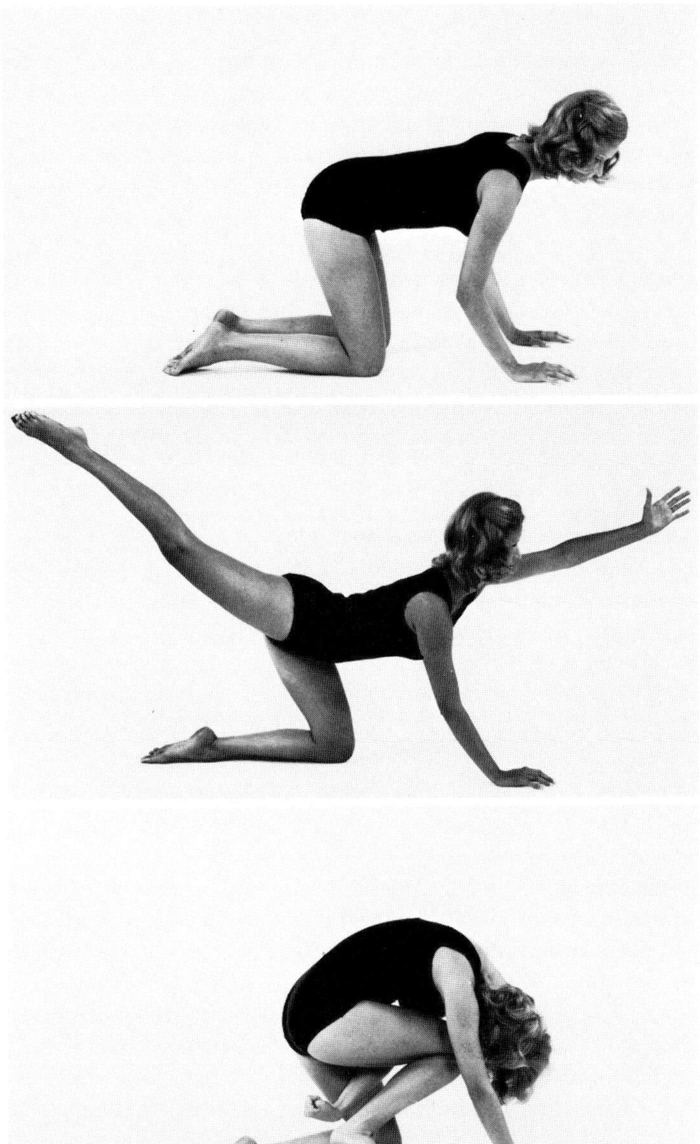

a

b

c

Abb. 16a–c. „Mobilisierender Vierfüßler in Flexion/Extension“. **a** Ausgangsstellung, **b** Endstellung in Extension, **c** Endstellung in Flexion

● Actio – Reactio des Bewegungsablaufs

Der Bewegungsablauf des „mobilisierenden Vierfüßlers in Flexion/Extension" hat 3 Teile. Am Anfang steht wieder die vorbereitende Trippelphase wie beim „klassischen Vierfüßler". An zweiter Stelle folgt die Mobilisation der Wirbelsäule in Extension, beginnend aus einer Trippelschrittstellung. An dritter Stelle kommt die Mobilisation der Wirbelsäule in Flexion direkt aus der Endstellung der Mobilisation der Wirbelsäule in Extension.
Die bewegten Hebel Kopf und Spielarm einerseits sowie Spielbein andererseits bewegen sich auf ihren räumlichen Wegen gegeneinander. Es handelt sich dabei um eine Widerlagerung durch Gegenbewegung. Ihre Begrenzung geschieht durch die Ausschöpfung der vorhandenen Bewegungstoleranzen der Wirbel- und Bandscheibengelenke in Extension und in Flexion.
Der Bewegungsablauf aus der Trippelschrittstellung linkes Standbein/rechter Standarm in die extensorische Endstellung und dann in die flexorische Endstellung ist standortkonstant (Abb. 16 b, c).

Actio in Form der Primärbewegung

Die Actio des Bewegungsablaufs ist durch 3 simultan weiterlaufende Primärbewegungen des rechten Spielbeins, linken Spielarms und des KA Kopf gekennzeichnet. Die dominierende Richtungskomponente der kritischen Distanzpunkte ist vertikal und geht nach oben. Die horizontalen Richtungskomponenten müssen sich kompensieren und dürfen die dominierende Komponente nicht ablenken, damit sich die positive Hubbelastung der Rückenmuskulatur durch das Gewicht der Extremitäten voll auswirken kann.

Extensorische Endstellung: Der kritische Distanzpunkt der Primärbewegung des rechten Spielbeins, DP Großzehengrundgelenk, bewegt sich nach oben/dorsal/kaudal, und zwar eversorisch im unteren Sprunggelenk vom distalen Hebel aus, dabei gehen die Zehengelenke in leichte Flexion. Nach proximal weiterlaufend kommt das obere Sprunggelenk in Plantarflexion, das Kniegelenk in Extension durch Drehpunktverschiebung. Der Oberschenkel dreht sich als distaler Hebel im rechten Hüftgelenk extensorisch und so weit adduktorisch, daß die Oberschenkellängsachse in der vertikal stehenden Sagittalebene des rechten Hüftgelenks bleibt, sowie so weit innenrotatorisch, daß die Patella nach unten und die Fußsohle nach oben zeigen. Als letzter Hebel, der an der weiterlaufenden Bewegung des Spielbeins teil hat, bewegt sich das Becken als proximaler Hebel flexorisch im linken Standhüftgelenk, (erster kritischer Drehpunkt) und als kaudaler Hebel extensorisch in der LWS (zweiter kritischer Drehpunkt).
Der kritische Distanzpunkt der Primärbewegung des Spielarms, DP linke Daumenspitze, bewegt sich nach dorsal/oben/kranial, und zwar supinatorisch im Unterarm und radialabduktorisch im Handgelenk. Dabei hat sich dieses volarflexorisch in die Nullstellung begeben, während die Finger abduktorisch gespreizt und extendiert sind, so daß die Handfläche nach medial zur Symmetrieebene und die Daumenspitze nach oben/dorsal zeigen. Weiterlaufend hat sich das Ellbogengelenk durch Drehpunktverschiebung extendiert. Der Oberarm als distaler Hebel dreht sich im linken Humeroskapulargelenk flexorisch und so weit abduktorisch, daß die Oberarmlängsachse in der vertikal stehenden Sagittalebene des Schultergelenks bleibt, sowie außenrotatorisch. ImSternoklavikulargelenk wird das linke Zangenmaul geöffnet und auf dem Brustkorb rückstabi-

lisiert, so daß sich der mediale Schulterblattrand adduktorisch der BWS nähert und es möglich macht, daß sich die Primärbewegung des Spielarms weiterlaufend nur extensorisch auf die BWS auswirkt (1. kritischer Drehpunkt). Wenn der Brustkorb gut im rechten Zangenmaul hängt, bewegt sich dieses im rechten Standschultergelenk extensorisch vom proximalen Hebel aus (2. kritischer Drehpunkt).
Der kritische Distanzpunkt der Primärbewegung des Kopfs, DP Nasenspitze, bewegt sich in der vertikal stehenden Symmetrieebene nach dorsal/oben/kaudal, und zwar extensorisch in den oberen Kopfgelenken. Weiterlaufend verformt sich die HWS extensorisch, die BWS ebenfalls extensorisch (kritischer Drehpunkt). Da die Primärbewegung des Kopfs und diejenige des Spielarms denselben kritischen Drehpunkt haben, wird die extensorische Mobilisation der oberen BWS verstärkt.

Flexorische Endstellung: Die Actio des Bewegungsablaufs ist wieder durch 3 simultan weiterlaufende Primärbewegungen des rechten Spielbeins, linken Spielarms und des KA Kopf gekennzeichnet. Die dominierende Richtungskomponente der kritischen Distanzpunkte ist vertikal und geht nach unten. Die horizontalen Richtungskomponenten müssen sich kompensieren und dürfen die dominierende Komponente nicht ablenken, damit sich die negative Hubbelastung der Rückenmuskulatur durch das Gewicht der Extremitäten und die konzentrische Arbeit der Bauchmuskulatur optimal auswirken kann.
Der kritische Distanzpunkt der Primärbewegung des Spielbeins, DP rechte Fußspitze, geht nach ventral/unten/kranial/medial. Die Bewegung verläuft weiter extensorisch/abduktorisch in den Zehengelenken, inversorisch im unteren, dorsal-extensorisch im oberen Sprunggelenk, flexorisch/außenrotatorisch im Kniegelenk und flexorisch/adduktorisch/außenrotatorisch im Hüftgelenk vom distalen Hebel aus (Abb. 16 c, mit unbeabsichtigter Abweichung in Eversion im unteren Sprunggelenk und Innenrotation im Hüftgelenk). Als letzter Hebel, der an der weiterlaufenden Bewegung des Spielbeins teil hat, bewegt sich das Becken als proximaler Hebel extensorisch im linken Standhüftgelenk (erster kritischer Drehpunkt) und als kaudaler Hebel flexorisch in der LWS (zweiter kritischer Drehpunkt).
Die kritischen Distanzpunkte der Primärbewegung des Spielarms, DP 2.-4. Fingerspitze der linken Hand, gehen nach ventral/unten/medial. Die Bewegung verläuft weiter flexorisch in den Fingergelenken, flexorisch im Handgelenk, pronatorisch im Unterarm, nötigenfalls flexorisch und wieder extensorisch im Ellbogengelenk durch Drehpunktverschiebung, extensorisch/adduktorisch/innenrotatorisch im Schultergelenk. Im Sternoklavikulargelenk wird das linke Zangenmaul geschlossen, der DP Akromion bewegt sich nach ventral/kaudal, den medialen Schulterblattrand von der BWS entfernend, so daß sich die Primärbewegung des Spielarms weiterlaufend rein flexorisch auf die BWS auswirkt (erster kritischer Drehpunkt). Wenn der Brustkorb gut im rechten Zangenmaul hängt, bewegt sich dieses im rechten Standhumeroskapulargelenk flexorisch vom proximalen Hebel aus (zweiter kritischer Drehpunkt).
Der kritische Distanzpunkt der Primärbewegung des KA Kopf, der DP Nasenspitze, bewegt sich in der vertikal stehenden Symmetrieebene nach ventral/unten/kaudal, durch Flexion in den oberen Kopfgelenken. Weiterlaufend verformt sich die HWS flexorisch, die BWS ebenfalls flexorisch (kritischer Drehpunkt). Da die Primärbewegung des Kopfs und diejenige des Spielarms denselben kritischen Drehpunkt haben, wird die flexorische Mobilisation der oberen BWS verstärkt.

Reactio in Form von aktivierter passiver Widerlagerung
Reactio in Form von Veränderung der Unterstützungsfläche
Eine Reactio im Sinne einer aktivierten passiven Widerlagerung findet nicht statt, weil die 3 Primärbewegungen als widerlagernde Bewegungen definiert sind und in vertikal stehenden Ebenen verlaufen.
Eine Reactio im Sinne einer Veränderung der Unterstützungsfläche findet ebenfalls nicht statt. Die Standortkonstanz des Bewegungsablaufs aus der Trippelschrittstellung ist vielmehr eine Conditio des Bewegungsablaufs.

- **Conditio - Limitatio des Bewegungsablaufs**

Conditio der gleichbleibenden Abstände am Körper des Patienten
Limitatio in Form von aktiver Widerlagerung und Stabilisation
Conditio: Der Abstand DP Schultergelenk - DP Handgelenk am Standarm verändert sich nicht.
Limitatio: Siehe „klassischer Vierfüßler" (S. 52).

Conditio: Der Abstand DP Hüftgelenk - DP Ferse am Standbein verändert sich nicht.
Limitatio: Wenn dieser Abstand sich nicht verändert, muß das Standkniegelenk durch flexorische bzw. extensorische aktive Widerlagerung in der Ausgangsstellung gehalten werden. Dabei ist die extensorische aktive Widerlagerung besonders wichtig, weil aus Bequemlichkeitsgründen der Schwerpunkt durch Flexion im Standkniegelenk nach kaudal verschoben wird.

Conditio der absoluten und/oder relativen räumlichen Fixpunkte
Limitatio durch Begrenzung der Primärbewegung, der aktivierten passiven Widerlagerung und der Veränderung der Unterstützungsfläche
Im Bewegungsablauf „mobilisierender Vierfüßler in Flexion/Extension" gibt es absolute und relative räumliche Fixpunkte.

Conditio: Die Kontaktstellen des Körpers mit der Unterlage und die Druckverteilung an diesen Kontaktstellen sind absolute räumliche Fixpunkte.
Limitatio: Diese Fixpunkte limitieren die Tendenz, Druckverschiebungen innerhalb der Unterstützungsfläche vorzunehmen, d.h. an der Kontaktstelle ventrale Seite des Unterschenkels und des Fußrückens mit der Unterlage den Druck zu verstärken. Der Fuß bleibt in Parkierfunktion.

Conditio: Die horizontale Parallelstellung aller Flexions-/Extensionsachsen der Wirbelsäule und proximalen Extremitätengelenke ist ein relativer räumlicher Fixpunkt.
Limitatio: Dieser Fixpunkt garantiert die Hubbelastung der Extensoren der Wirbelsäule durch die Extremitätengewichte. Die Parallelstellung dieser Achsen ermöglicht erst die extensorisch oder flexorisch weiterlaufende Mobilisation der Wirbelsäule und die Ausschöpfung der Bewegungstoleranzen durch die sich widerlagernden Primärbewegungen. Das Einbeziehen der Flexions-/Extensionsachsen der proximalen Extremitätengelenke zwingt zur richtigen Mischung ihrer Bewegungskomponenten. Obwohl die proximalen Gelenke von Spielbein und Spielarm lateral von der KLA und der vertikal stehenden Symmetrieebene liegen, wird eine rein extensorisch oder flexorisch weiterlaufende Bewegung in der Wirbelsäule möglich gemacht.

Conditio: Der folgende relative räumliche Fixpunkt gilt nur für die extensorische Endstellung:
Obwohl sich Spielhand und Spielfuß in ihrer horizontalen Richtungskomponente voneinander entfernen, weil der Fuß sich nach kaudal und die Hand nach kranial bewegen, müssen sie sich in der Endstellung wieder angenähert haben.
Limitatio: Dieser Fixpunkt ist abhängig von der Größe der extensorischen Verformbarkeit der Wirbelsäule. Sie ist gleich groß wie die Abstandsverkürzung DP Schwanzbeinspitze - DP C 7 in der Nullstellung der Wirbelsäule und in der extensorischen Endstellung des „mobilisierenden Vierfüßlers in Extension".

Conditio des Bewegungstempos
Limitatio der ökonomischen Aktivität durch Finden des Idealtempos
Conditio: Siehe „klassischer Vierfüßler" (S. 54).
Limitatio: Im Bewegungsablauf zur flexorischen Endstellung des mobilisierenden Vierfüßlers in Flexion/Extension" beachten wir beim Einpendeln des Idealtempos, daß beim initialen Bewegungsablauf der negative Hub der Extensoren der Wirbelsäule zum Tragen kommen muß. Das Ende des Bewegungsablaufs ist nur optimal, wenn die Bauchmuskulatur sich in betonter Brückenaktivität maximal verkürzt und die extensorische Muskulatur reflektorisch entspannt wird. Unter günstigen konstitutionellen Bedingungen und bei guten flexorischen Bewegungstoleranzen berühren sich Kopf und Spielknie.

2.3 Anpassung: „Mobilisierender Vierfüßler in Lateralflexion"
(Abb. 17 a–c)

Der Name „Mobilisierender Vierfüßler in Lateralflexion ist ein sachbezogener Name.

■ LERNZIEL

Der Patient soll die Wirbelsäule in allen Bewegungssegmenten in bezug auf Lateralflexion endgradig bewegen können, d. h. die Lateralflexoren der Wirbelsäule maximal verkürzen und dehnen.

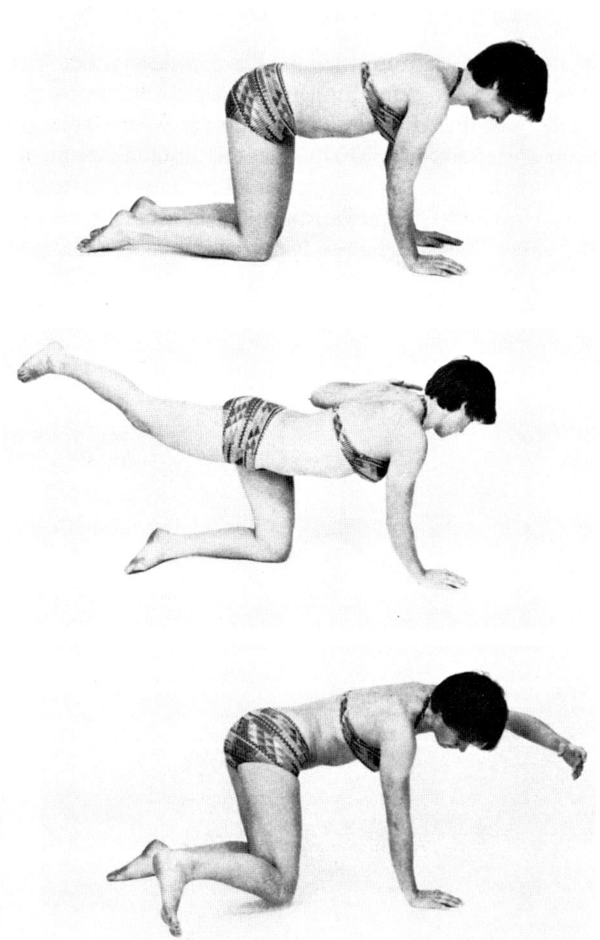

a

b

c

Abb. 17 a–c. „Mobilisierender Vierfüßler in Lateralflexion. **a** Ausgangsstellung, **b** linkskonkave lateralflexorische Endstellung, **c** rechtskonkave lateralflexorische Endstellung

▶ FUNKTIONSANALYSE IN THERAPEUTENSPRACHE

● Konzeption der Übung

Wenn der „klassische Vierfüßler" wegen eines lateralflexorischen Beweglichkeitsdefizits oder wegen Insuffizienz der entsprechenden Muskulatur nicht gelingt, wählen wir die Anpassung „mobilisierender Vierfüßler in Lateralflexion". Da die Lateralflexion der Wirbelsäule einerseits für die potentielle Beweglichkeit der lordotischen Wirbelsäulenabschnitte eine große Rolle spielt, andererseits bei der aktiven Widerlagerung der kostalen Atembewegungen ungestört funktionieren sollte, kann die Ausgangsstellung des „Vierfüßlers" als optimal bezeichnet werden. Die Lateralflexoren arbeiten hubfrei, aber aus einer Ausgangsstellung, in der die virtuelle KLA durch differenzierte flexorische bzw. extensorische Koordination hergestellt werden muß.
Als Unterlage dient der Boden und keine Kiste, damit die Rotationskomponenten der Wirbelsäule während des Bewegungsablaufs nicht extrem labilisiert sind.
Wir nutzen wieder Extremitätenbewegungen, die von distal nach proximal weiterlaufend die Wirbelsäule durch widerlagernde Bewegungen endgradig rechts- und linkskonkav lateralflektieren. Aus Gründen des Gleichgewichts wählen wir zum Spielarm das Gegenbein als Spielbein. Die Primärbewegungen (einschließlich derjenigen des KA Kopf) müssen sich in den horizontal stehenden mittleren Frontalebenen der KA Becken und Brustkorb abspielen. Die sagittotransversalen Bewegungsachsen der Wirbelsäulen- und proximalen Extremitätengelenke müssen vertikal stehen, damit die Lateralflexion hubfrei vonstatten gehen kann.

● Position und Aktivierung der Ausgangsstellung

Position und Aktivierung der Ausgangsstellung des „mobilisierenden Vierfüßlers in Lateralflexion" sind gleich wie die des „klassischen Vierfüßlers" (s. S. 47), jedoch mit folgender Veränderung:

Räumliche Lage der kritischen Achsen, Kontaktstellen des Körpers mit der Umwelt, Bewegungskomponenten in bezug auf die Nullstellung der Gelenke
Ausgangsstellung ist der Vierfüßlerstand am Boden (Abb. 17 a). Die Handflächen und die volaren Seiten der Finger einerseits sowie die ventralen Seiten der Unterschenkel und der Fußrücken andererseits, bilden die Kontaktstellen des Körpers mit der Unterlage.

● Actio - Reactio des Bewegungsablaufs

Der Bewegungsablauf des „mobilisierenden Vierfüßlers in Lateralflexion" hat 3 Teile. Am Anfang steht wieder die vorbereitende Trippelphase wie beim „klassischen Vierfüßler". An zweiter Stelle kommt die Mobilisation der Wirbelsäule in die linkskonkave Lateralflexion. Direkt aus dieser Endstellung folgt die Mobilisation der Wirbelsäule in die rechtskonkave Lateralflexion. Die bewegten Hebel Kopf und Spielarm einerseits sowie Spielbein andererseits bewegen sich räumlich gegeneinander. Es handelt sich dabei um eine Widerlagerung durch Gegenbewegung mit Drehpunktverschiebung etwa in Höhe von Th 9. Ihre Begrenzung geschieht durch Ausschöpfen der vorhandenen Bewegungstoleranzen der Wirbel- und Bandscheibengelenke in Lateralflexion.
Der Bewegungsablauf aus der Trippelschrittstellung linkes Standbein/rechter Standarm

in die linkskonkave lateralflexorische Endstellung, dann in die rechtskonkave lateralflexorische Endstellung ist standortkonstant (Abb. 17 b, c).

Actio in Form der Primärbewegung
Die Actio des Bewegungsablaufs ist durch 3 simultan weiterlaufende Primärbewegungen des rechten Spielbeins, linken Spielarms und des KA Kopf gekennzeichnet. Die dominierenden Richtungskomponenten der kritischen Distanzpunkte sind horizontal fußwärts/kopfwärts und lateral/medial. Die vertikalen Richtungskomponenten dürfen die dominierenden horizontalen nicht ablenken, damit die hubfreie Mobilisation der Wirbelsäule in Lateralflexion durch alternierende isotonisch konzentrische Muskelaktivität bei maximaler Dehnung der Antagonisten ungestört vonstatten gehen kann.

Linkskonkave lateralflexorische Endstellung: Der kritische Distanzpunkt der Primärbewegung des Spielbeins, DP rechte Ferse, bewegt sich erst nach dorsal/oben/kaudal/medial, bis sie die vertikal stehende Symmetrieebene erreicht und das Kniegelenk durch Drehpunktverschiebung in Extension geraten ist. Dann geht DP rechte Ferse nach lateral/links/kranial, weiterlaufend extensorisch/adduktorisch/kaum außenrotatorisch im rechten Hüftgelenk vom distalen Hebel aus. Dabei bewegt sich die Längsachse des Beins in der horizontal stehenden mittleren Frontalebene der KA Becken, Brustkorb und Kopf. Als letzter Hebel, der an der weiterlaufenden Primärbewegung des Spielbeins teilhat, dreht sich das Becken als proximaler Hebel außenrotatorisch im linken Standhüftgelenk (erster kritischer Drehpunkt) und verformt als kaudaler Hebel die LWS linkskonkav lateralflexorisch (zweiter kritischer Drehpunkt). Dabei haben sich am rechten Fuß die Zehen flexorisch/adduktorisch, das untere Sprunggelenk eversorisch, das obere plantarflexorisch verändert. Die Fußsohle weist nun nach kaudal/links lateral/etwas nach oben.
Der kritische Distanzpunkt der Primärbewegung des Spielarms, DP linkes Olekranon, bewegt sich nach dorsal/oben/kaudal/lateral/links bis in die horizontal stehende mittlere Frontalebene der KA Becken, Brustkorb und Kopf. Dabei wird das Ellbogengelenk durch Drehpunktverschiebung flektiert, der Oberarm dreht sich als distaler Hebel im Schultergelenk extensorisch/ um 45° abduktorisch/endgradig außenrotatorisch, so daß die Unterarm- und Handlängsachsen die mittlere Frontalebene erreichen; die Bewegung verläuft weiter supinatorisch im Unterarm, neutral im Handgelenk, wenig flexorisch in den Fingergelenken. Nun zeigt die Handfläche nach medial zur linken Schulter, und die Flexions-/Extensionsachsen des Ellbogen- und Handgelenks stehen vertikal.
Proximal weiterlaufend hat sich das linke Zangenmaul geöffnet, und im Sternoklavikulargelenk hat sich der mediale Schulterblattrand der BWS angenähert. Als letzter Hebel der weiterlaufenden Primärbewegung des Spielarms verformt sich die BWS von kranial her linkskonkav lateralflexorisch (erster kritischer Drehpunkt). Wenn der Brustkorb gut im rechten Zangenmaul hängt, bewegt sich dieses im rechten Standschultergelenk außenrotatorisch vom proximalen Hebel aus (zweiter kritischer Drehpunkt).
Der kritische Distanzpunkt der Primärbewegung des KA Kopf, DP Scheitelpunkt, bewegt sich in der horizontal stehenden mittleren Frontalebene nach lateral/links/kaudal durch linkskonkave Lateralflexion in den oberen Kopfgelenken. Weiterlaufend verformt sich die HWS linkskonkav lateralflexorisch, die BWS ebenfalls linkskonkav lateralflexorisch (kritischer Drehpunkt). Da die Primärbewegung des Kopfs und diejenige des Spielarms denselben kritischen Drehpunkt haben, wird die lateralflexorische Mobilisation der oberen BWS verstärkt.

Reactio in Form von aktivierter passiver Widerlagerung

Der kritische Distanzpunkt der aktivierten passiven Widerlagerung, DP Th 9, bewegt sich nach lateral rechts, durch linkskonkave Lateralflexion in LWS und BWS, die endgradige linkskonkave Lateralflexion im Sinne der widerlagernden Mobilisation reaktiv ausschöpfend. Dabei müssen die DP S 1/L 5 und Th 1/C 7 als kaudaler und kranialer Distanzpunkt und Th 9 als Drehpunkt der widerlagernden Mobilisation im Scharniertypus angenommen werden.

Rechtskonkave lateralflexorische Endstellung. Der kritische Distanzpunkt der Primärbewegung des Spielbeins, DP rechte Ferse, bewegt sich nach ventral/ unten/lateral/ rechts/kranial, und zwar eversorisch im unteren Sprunggelenk. Dabei verändern sich die Gelenkstellungen in den Zehengelenken extensorisch/abduktorisch, im oberen Sprunggelenk dorsalextensorisch. Nach proximal weiterlaufend geht das Kniegelenk in Flexion durch Drehpunktverschiebung und Innenrotation vom distalen Zeiger aus. Der Oberschenkel dreht sich als distaler Zeiger im rechten Hüftgelenk um 90° flexorisch/ wenig abduktorisch/ausgiebig innenrotatorisch. Als letzter Hebel, der an der weiterlaufenden Primärbewegung des Spielbeins teilhat, dreht sich das Becken als proximaler Hebel innenrotatorisch im linken Standhüftgelenk (erster kritischer Drehpunkt) und verformt die LWS als kaudaler Hebel rechtskonkav lateralflexorisch (zweiter kritischer Drehpunkt).
Der kritische Distanzpunkt der Primärbewegung des Spielarms, DP linkes Handgelenk, geht nach kranial/medial bis zur Symmetrieebene, diese überkreuzend nach lateral/ rechts. Das Ellbogengelenk bewegt sich durch Drehpunktverschiebung extensorisch, die Gelenkstellungen der Finger und Handgelenke verändern sich nicht. Dabei bewegen sich die Längsachsen der Hand, des Unterarms und Oberarms in der Frontalebene der Sternoklaviculargelenke. Weiterlaufend dreht sich der Oberarm als distaler Hebel im linken Schultergelenk adduktorisch/wenig innenrotatorisch, das linke Zangenmaul schließt und entfernt sich vom Brustkorb in den Akromio- und Sternoklavikulargelenken, dabei geht der DP Akromion nach kranial/medial/ventral. Als letzter Distanzpunkt, der an der weiterlaufenden Primärbewegung des Spielarms teilhat, bewegt sich C 7 als kranialer Distanzpunkt der BWS nach medial/kranial, dann nach lateral/rechts/ kaudal, diese rechtskonkav lateralflexorisch verformend (erster kritischer Drehpunkt). Wenn der Brustkorb gut im rechten Zangenmaul hängt, bewegt sich dieses im rechten Standschultergelenk innenrotatorisch vom proximalen Hebel aus (zweiter kritischer Drehpunkt).
Der kritische Distanzpunkt der Primärbewegung des KA Kopf, DP Scheitelpunkt, bewegt sich in der horizontal stehenden mittleren Frontalebene nach medial/kranial, dann nach lateral/rechts/kaudal durch rechtskonkave Lateralflexion in den oberen Kopfgelenken. Weiterlaufend verformt sich die HWS rechtskonkav lateralflexorisch, die BWS von kranial her ebenfalls rechtskonkav lateralflexorisch (kritischer Drehpunkt).
Da die Primärbewegung des Kopfs und diejenige des Spielarms denselben kritischen Drehpunkt haben, wird die lateralflexorische Mobilisation der oberen BWS verstärkt.

Reactio in Form von aktivierter passiver Widerlagerung
Reactio in Form von Veränderung der Unterstützungsfläche

Der kritische Distanzpunkt der aktivierten passiven Widerlagerung, DP Th 9, bewegt sich nach lateral links durch rechtskonkave Lateralflexion in LWS und BWS, die end-

gradige rechtskonkave Lateralflexion reaktiv ausschöpfend. Dabei müssen die DP S1/L5 und Th1/C7 als kaudaler und kranialer Distanzpunkt und Th9 als Drehpunkt der widerlagernden Mobilisation im Scharniertypus supponiert werden.
Eine Reactio im Sinne einer Veränderung der Unterstützungsfläche findet nicht statt. Die Standortkonstanz des Bewegungsablaufs aus der linkskonkav lateralflexorischen Endstellung des „mobilisierenden Vierfüßlers in Lateralflexion" ist vielmehr eine Conditio des Bewegungsablaufs.

● **Conditio - Limitatio des Bewegungsablaufs**

Conditio der gleichbleibenden Abstände am Körper des Patienten
Limitatio in Form von aktiver Widerlagerung und Stabilisation
Im Bewegungsablauf aus der Trippelschrittstellung in die linkskonkave lateralflexorische Endstellung und anschließend in die rechtskonkave lateralflexorische Endstellung sind folgende gleichbleibende Abstände zu beachten:

Conditio: Der Abstand DP Schultergelenk - DP Handgelenk am Standarm verändert sich nicht.
Limitatio: Siehe „klassischer Vierfüßler" (S. 52).

Conditio: Der Abstand DP Hüftgelenk - DP Ferse am Standbein verändert sich nicht.
Limitatio: Siehe „mobilisierender Vierfüßler in Flexion/Extension" (S. 62).

Conditio der absoluten und/oder relativen räumlichen Fixpunkte
Limitatio durch Begrenzung der Primärbewegung, der aktivierten passiven Widerlagerung und der Veränderung der Unterstützungsfläche
Im Bewegungsablauf aus der Trippelschrittstellung in die linkskonkave lateralflexorische Endstellung und anschließend in die rechtskonkave lateralflexorische Endstellung gibt es absolute und relative räumliche Fixpunkte.

Conditio: Die Kontaktstellen des Körpers mit der Unterlage und die Druckverteilung an diesen Kontaktstellen sind absolute räumliche Fixpunkte.
Limitatio: Sie limitieren die Tendenz zu Druckverschiebungen und Verlagerungen der Unterstützungsfläche nach lateral zur Standbeinseite im Sinne einer Verschiebung des Trochanterpunkts am Femur des Standoberschenkels nach lateral/unten. Das wäre eine transversaladduktorische Drehpunktverschiebung, die die außenrotatorische Drehung des Beckens im Standhüftgelenk und damit auch die lateralflexorische Verformung der LWS behindern würde. Die Limitatio besteht in einer transversalabduktorischen aktiven Widerlagerung, die den Trochanterpunkt des Standbeins zum absoluten räumlichen Fixpunkt macht.

Conditio: Die vertikale Parallelstellung aller lateralflexorischen Achsen der Wirbelsäule und der Rotationsachsen der proximalen Standextremitätengelenke ist ein relativer räumlicher Fixpunkt.
Limitatio: Er garantiert die hubfreie lateralflexorische Verformung der Wirbelsäule. Die Gewichte der Spielextremitäten aktivieren die Extensoren und Rotatoren der Wirbelsäule fallverhindernd. Die Parallelstellung ermöglicht erst die weiterlaufende lateralflexorische Mobilisation der Wirbelsäule und die Aussschöpfung der Bewegungstoleran-

zen durch die sich widerlagernden Primärbewegungen. Wenn sich die Wirbelsäule und die Extremitäten der Primärbewegungen in derselben horizontal stehenden Frontalebene wie vorgesehen bewegen, ist die lateralflexorische Mobilisation gut zu realisieren.

Conditio: Der Blick ist immer nach unten gerichtet, und der Abstand der Augen vom Boden ist konstant.
Limitatio: Dieser relative räumliche Fixpunkt verlangt ein permanentes dorsaltranslatorisches fallverhinderndes Halten des Kopfs einerseits und eine rotatorische Stabilisation der vertikalen Lage der Symmetrieebene des Kopfs.

Conditio des Bewegungstempos
Limitatio der ökonomischen Aktivität durch Finden des Idealtempos
Conditio: Siehe „klassischer Vierfüßler" (S. 54).
Limitatio: Da die Lateralflexion der Wirbelsäule hubfrei abläuft und dadurch die isotonisch-konzentrische Aktivität der betreffenden Muskulatur gefordert ist, gelingt es durch Erhöhung der Intensität der ökonomischen Aktivität in den Endstellungen ohne Aufgabe der widerlagernden Richtungstendenzen gut, die antagonistische lateralflexorische Muskulatur zu dehnen.

2.4 Anpassung: „Vierfüßler zur Stabilisation der proximalen Extremitätengelenke" (Abb. 18 a + b)

Der Name „Vierfüßler zur Stabilisation der proximalen Extremitätengelenke" ist ein sachbezogener Name.

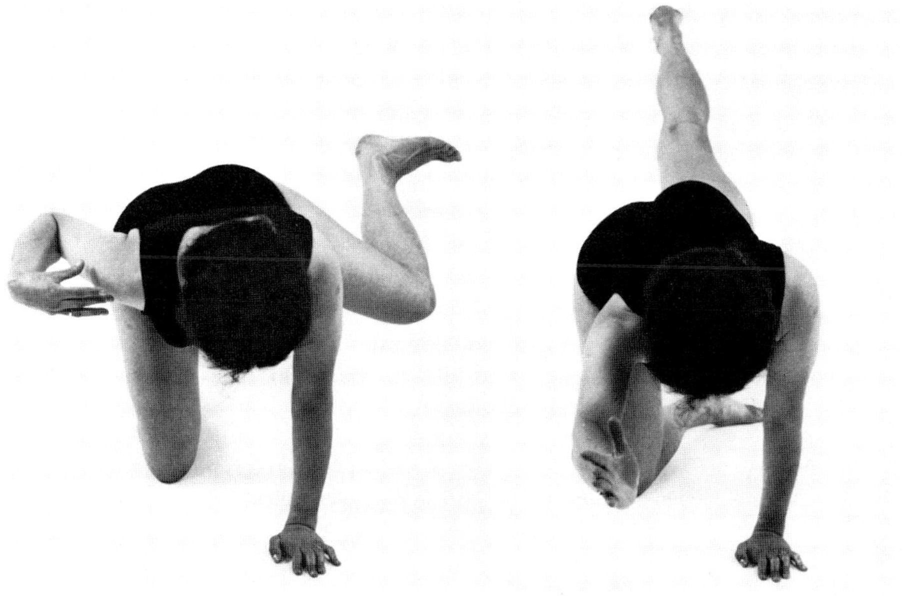

a b

Abb. 18 a, b. „Vierfüßler zur Stabilisation der proximalen Extremitätengelenke". **a** Abduktorische Endstellung, **b** Adduktorische Endstellung

■ LERNZIEL

Der Patient soll die Muskulatur der Hüft- und Schultergelenke, insbesondere der Rotatorenmanschette, bei erhaltener KLA in Belastung stabilisieren können.

▶ FUNKTIONSANALYSE IN THERAPEUTENSPRACHE

● Konzeption der Übung

Wenn die „Vierfüßler“ wegen aktiver und/oder passiver Insuffizienzen der Hüft- und/oder Schultergelenkmuskulatur nicht möglich sind, wird man versuchen, diese funktionell aufzutrainieren, oder man steigt in andere Übungsprogramme um. Die Insuffizienzen zeigen sich schon in den vorbereitenden Trippelphasen, wo das Becken im Standhüftgelenk weder fallverhindernd gehalten, noch durch positiven Hub hochgedreht, oder durch negativen heruntergelassen, noch in der Horizontalen bewegt werden kann. Beim Schultergelenk zeigt sich das Defizit einerseits in der Insuffizienz des Zangenmauls, das als Halterung für den Brustkorb versagt und/oder in der Unmöglichkeit, das Zangenmaul mit dem Brustkorb im Schultergelenk des Standarms zu bewegen, zu heben oder zu senken.

Das hier gestellte Lernziel soll mit einem „Vierfüßler“ und von distal nach proximal weiterlaufenden Extremitätenbewegungen erreicht werden.

Bedingung ist, daß sich die vertikal stehende Symmetrieebene während des ganzen Bewegungsablaufs räumlich weder drehen noch verschieben darf und daß die KLA als räumlicher Fixpunkt in ihrer Nullstellung verharren muß. Der Kopf hat die Aufgabe, die KLA zu stabilisieren. Dem Spielbein und seinem Gegenspielarm geben wir Bewegungskomponenten, die weiterlaufend die KLA einmal im und einmal gegen den Uhrzeigersinn drehen würden, wenn diese Drehung nicht in den proximalen Extremitätengelenken rotatorisch hubfrei aktiv widerlagert würde.

Die rechtskonkav lateralflexorische weiterlaufende Komponente der Spielbeinbewegung auf die LWS und die linkskonkav lateralflexorische weiterlaufende Komponente des Spielarms auf die BWS neutralisieren sich gegenseitig.

Da die Flexions-/Extensionsachsen der Standextremitäten horizontal stehen, sind ihre Muskeln unter Hubbelastung, während die Rotationsachsen der Standextremitäten vertikal stehen, so daß die Rotatorenmanschetten hubfrei arbeiten können.

● Position und Aktivierung der Ausgangsstellung

Position und Aktivierung der Ausgangsstellung des „Vierfüßlers zur Stabilisation der proximalen Extremitätengelenke“ sind gleich wie beim „klassischen Vierfüßler“ (s.S.47), jedoch mit folgender Veränderung:

Räumliche Lage der kritischen Achsen, Kontaktstellen des Körpers mit der Umwelt, Bewegungskomponenten in bezug auf die Nullstellung der Gelenke

Ausgangsstellung ist der Vierfüßlerstand am Boden (Abb. 17 a). Die Handflächen und die volaren Seiten der Finger einerseits sowie die ventralen Seiten der Knie, Unterschenkel und Fußrücken andererseits bilden die Kontaktstellen des Körpers mit der Unterlage.

- **Actio - Reactio des Bewegungsablaufs**

Der Bewegungsablauf des „Vierfüßlers zur Stabilisation der proximalen Extremitätengelenke“ hat 3 Teile. Am Anfang steht wieder die vorbereitende Trippelphase wie beim „klassischen Vierfüßler“. An zweiter Stelle folgt aus einer Trippelschrittstellung der Bewegungsablauf in die abduktorische Endstellung, an dritter Stelle, direkt anschließend kommt der Bewegungsablauf in die adduktorische Endstellung der Spielextremitäten.
Der Bewegungsablauf aus der Trippelschrittstellung rechtes Standbein/linker Standarm in die abduktorische Endstellung, dann in die adduktorische Endstellung ist standortkonstant (Abb. 18a + b).

Actio in Form der Primärbewegung
Die Actio des Bewegungsablaufs ist durch 3 simultane weiterlaufende Primärbewegungen von rechtem Spielbein, linkem Spielarm und KA Kopf gekennzeichnet. Die dominierenden Richtungskomponenten der kritischen Distanzpunkte sind horizontal fußwärts/kopfwärts und lateral/medial. Die vertikalen Richtungskomponenten dürfen die dominierenden horizontalen nicht ablenken, damit die hubfreie Stabilisation der Rotatorenmanschette des Standhüft- und Standschultergelenks und die fallverhindernde Aktivität der übrigen Bewegungskomponenten der proximalen Extremitätengelenke optimal vonstatten gehen kann.

Abduktorische Endstellung (Abb. 18a allerdings stehen hier linkes Knie und Ferse viel zu hoch): Der kritische Distanzpunkt der Primärbewegung des linken Spielbeins, DP linke Ferse, bewegt sich wenig nach oben, und zwar dorsalextensorisch im oberen Sprunggelenk durch Drehpunktverschiebung und flexorisch im Kniegelenk, dann um vom Boden freizukommen, nach lateral links/kranial, schließlich eversorisch im unteren Sprunggelenk und extensorisch/abduktorisch in den Zehengelenken. Nach proximal weiterlaufend dreht sich der Oberschenkel im linken Hüftgelenk kaum flexorisch/wenig transversalabduktorisch/innenrotatorisch (kritischer Drehpunkt).
Der kritische Distanzpunkt der Primärbewegung des Spielarms, DP rechtes Olekranon, bewegt sich nach dorsal/oben/kaudal/lateral rechts bis in die horizontal stehende mittlere Frontalebene der KA Becken, Brustkorb und Kopf. Das Ellbogengelenk bewegt sich durch Drehpunktverschiebung flexorisch, der Oberarm dreht sich als distaler Hebel im Schultergelenk extensorisch/um 45° abduktorisch/endgradig außenrotatorisch so, daß Unterarm- und Handlängsachse die mittlere Frontalebene erreichen, die Bewegung ist weiter supinatorisch im Unterarm, neutral im Handgelenk, wenig flexorisch in den Fingergelenken. Nun zeigt die Handfläche nach medial zur rechten Schulter, und die Flexions-/Extensionsachsen des Ellbogen- und Handgelenks stehen vertikal. Proximal weiterlaufend hat sich das Zangenmaul geöffnet und der mediale Schulterblattrand im Sternoklavikulargelenk der BWS angenähert (kritischer Drehpunkt).
Der kritische Distanzpunkt der Primäraktivität des KA Kopf, DP Scheitelpunkt, strebt nach dorsal/oben, und zwar flexorisch in den oberen Kopfgelenken weiterlaufend dorsaltranslatorisch in der HWS, extensorisch in der BWS (kritischer Drehpunkt).

Adduktorische Endstellung (Abb. 18b): Der kritische Distanzpunkt der Primärbewegung des Spielbeins, DP linke Ferse, bewegt sich nach dorsal/oben/medial, die Symmetrieebene in der horizontal stehenden mittleren Frontalebene treffend. Dabei bewegt sich das Kniegelenk extensorisch, der Oberschenkel dreht sich im Hüftgelenk extensorisch/

adduktorisch/außenrotatorisch, so daß die Patella nach unten/kaum lateral links zeigt (kritischer Drehpunkt). Die Gelenkstellungen des Fußes haben sich plantarflexorisch im oberen, inversorisch im unteren Sprunggelenk und flexorisch in den Zehengelenken verändert.
Der kritische Distanzpunkt der Primärbewegung des Spielarms, DP rechtes Handgelenk, geht nach kranial/medial/kaum ventral/unten bis zur vertikal stehenden Symmetrieebene. Das Ellbogengelenk bewegt sich durch Drehpunktverschiebung extensorisch, dabei haben sich die Gelenkstellungen der Finger wenig extensorisch in die Nullstellung begeben. Die Längsachse des Arms ist kaum nach unten geneigt, die der Hand steht horizontal/frontosagittal, das Handgelenk in Extension/Radialabduktion, der Unterarm in Supination. Proximal weiterlaufend dreht sich der Oberarm extensorisch/adduktorisch/mäßig innenrotatorisch als distaler Hebel im Schultergelenk, das Zangenmaul schließt sich im Akromioklavikulargelenk, und DP Akromion bewegt sich nach ventral/kranial/medial im Sternoklavikulargelenk, dabei dreht sich das Schulterblatt in der Skapulaebene (kritischer Drehpunkt).
Der kritische Distanzpunkt der Primäraktivität des KA Kopf, DP Scheitelpunkt, strebt vermehrt nach dorsal/oben. Dabei kommen die oberen Kopfgelenke in Flexion und weiterlaufend die HWS in Dorsaltranslation, die BWS in Extension (kritischer Drehpunkt).

Reactio in Form von aktivierter passiver Widerlagerung
Eine Reactio im Sinne einer aktivierten passiven Widerlagerung findet nicht statt, weil die horizontalen Komponenten der Primärbewegungen des Spielbeins und des Spielarms sich neutralisieren.
Reactio in Form von Veränderung der Unterstützungsfläche
Eine Reactio im Sinne einer Veränderung der Unterstützungsfläche findet nicht statt, weil die Standortkonstanz des Bewegungsablaufs aus der Trippelschrittstellung in die abduktorische und anschließend in die adduktorische Endstellung eine Conditio des Bewegungsablaufs ist.

- **Conditio - Limitatio des Bewegungsablaufs**

Conditio der gleichbleibenden Abstände am Körper des Patienten
Limitatio in Form von aktiver Widerlagerung und Stabilisation
Conditio: Der Abstand DP Symphyse — DP Bauchnabel bleibt gleich groß.
Limitatio: Dieser Abstand verändert sich nicht, wenn in der Primärbewegung des linken Spielbeins das Becken als proximaler Hebel des rechten Standhüftgelenks nicht mehr an der weiterlaufenden Bewegung teilnimmt, sondern in der Endstellung des linken Spielbeins transversaladduktorisch aktiv widerlagert wird. In der abduktorischen Endstellung kommen flexorische/außenrotatorische, in der adduktorischen Endstellung extensorische/innenrotatorische widerlagernde Komponenten dazu. Dann bleibt auch die LWS in Nullstellung stabilisiert.

Conditio: Der Abstand DP Bauchnabel — DP Incisura jugularis bleibt gleich groß.
Limitatio: Der Abstand verändert sich nicht, wenn die Primärbewegung des Spielarms den Brustkorb nicht weiterlaufend in Bewegung versetzt, sondern im Standschultergelenk die Bewegung des Zangenmauls mit dem Brustkorb transversal-flexorisch/flexorisch/bei abduktorischer Endstellung außenrotatorisch, bei adduktorischer Endstellung

innenrotatorisch vom distalen Hebel aktiv widerlagert wird. Dann bleibt auch die BWS in Nullstellung stabilisiert.

Conditio: Der Abstand DP Kinnspitze — DP Incisura jugularis — DP Bauchnabel bleibt gleich groß.
Limitatio: Diese Abstände verändern sich nicht, wenn die dorsaltranslatorische Tendenz des Kopfs nicht zu einer weiterlaufenden Bewegung, die den Oberbauch durch Extension in der BWS verlängern würde, sondern flexorisch aktiv widerlagert wird.

Conditio: Der Abstand DP Schultergelenk — DP Handgelenk am Standarm verändert sich nicht.
Limitatio: Siehe „klassischer Vierfüßler" (S. 52).

Conditio: Der Abstand DP Hüftgelenk — DP Ferse am Standbein verändert sich nicht.
Limitatio: Siehe „mobilisierender Vierfüßler in Flexion/Extension" (S. 62).

Conditio der absoluten und/oder relativen räumlichen Fixpunkte
Limitatio durch Begrenzung der Primärbewegung, der aktivierten passiven Widerlagerung und der Veränderung der Unterstützungsfläche
Im Bewegungsablauf des „Vierfüßlers zur Stabilisation der proximalen Extremitätengelenke" aus der Trippelschrittstellung gibt es absolute räumliche Fixpunkte.

Conditio: Die in der Nullstellung stabilisierte horizontal stehende KLA ist ein absoluter räumlicher Fixpunkt.
Limitatio: Dieser Fixpunkt verlangt die Begrenzung der weiterlaufenden Bewegungen des Spielbeins im Hüftgelenk der Spielbeinseite und des Spielarms im Bewegungsniveau Zangenmaul/Brustkorb der Spielarmseite. Das gelingt durch die aktive Widerlagerung in den proximalen Standextremitätengelenken. Der distale Rotationszeiger limitiert die außenrotatorische Tendenz des proximalen Zeigers durch eine außenrotatorische aktive Widerlagerung und umgekehrt. Da die Rotationsachsen der Standextremitäten vertikal stehen, ist diese stabilisierende aktive Widerlagerung hubfrei. Die aktive Widerlagerung limitiert aber auch die von den Spielextremitäten ausgehenden lateralflexorischen Tendenzen in der Wirbelsäule.

Conditio: Der Femurkopf des Standhüftgelenks und der Humeruskopf des Standarms sind absolute räumliche Fixpunkte. Die Kontaktstellen Unterschenkel des Standbeins/Boden und Handfläche des Standarms/Boden sind absolute räumliche Fixpunkte
Limitatio: Diese räumlichen Fixpunkte sind relational miteinander verbunden. Wenn sich das Standhüftgelenk transversal-adduktorisch nach lateral/unten bewegt, verlagert sich die Kontaktstelle Unterschenkel/Boden nach lateral, dabei würde das Becken lateraltranslatorisch in der Wirbelsäule zur Standbeinseite verschoben. Wenn sich das Standschultergelenk transversalflexorisch nach lateral/unten bewegt, verlagert sich der Belastungsdruck an der Kontaktstelle Handfläche/Boden zu sehr auf die Kleinfingerseite, dabei würde der Brustkorb lateraltranslatorisch in der Wirbelsäule zur Standarmseite verschoben. Beides würde die Wirbelsäule aus ihrer Nullstellung bringen und die virtuelle KLA zerstören.

Conditio des Bewegungstempos
Limitatio der ökonomischen Aktivität durch Finden des Idealtempos
Conditio: Siehe „klassischer Vierfüßler" (S. 54).
Limitatio: Wenn die alternierenden Bewegungen von Spielbein und Spielarm sich eingeprägt haben, kann das Bewegungstempo gesteigert werden. Das gelingt, weil die weiterlaufenden Bewegungen der Extremitäten nur bis zu den proximalen Gelenken gehen und weil der Kopf und die Wirbelsäule als räumliche Fixpunkte stehen bleiben.

► INSTRUKTION IN PATIENTENSPRACHE

● An die Wahrnehmung appellierende Instruktionshilfen

Der räumliche Fixpunkt der Wirbelsäule prägt sich dem Patienten gut ein, wenn er sich einen am Boden liegenden Spiegel vorstellt. Die ventralen Seiten des Beckens, Brustkorbs und das Gesicht werden im Spiegelbild sichtbar. Sie dürfen kein bißchen verrückt werden.

● Verbal-perzeptive didaktische Anleitung

● Manipulativ-perzeptive didaktische Anleitung

Position und Aktivierung der Ausgangsstellung

„Knie' am Boden und stütze dich auf die Hände. Die Handflächen berühren den Boden, die Fingerspitzen schauen nach vorn. Die Schultern stehen genau über den Händen, der Popo über den Knien. Der Bauch schaut nach unten und ist waagrecht. Du siehst den Boden unter dir und läßt den Kopf nicht hängen."
Weiter wie beim „klassischen Vierfüßler" (S. 55).

Kleine manipulierende Korrekturen, um die Stellung und Aktivität zu präzisieren, gelingen am besten, wenn man den Patienten auch über den Grund dieser Korrekturen informiert.

Actio und Conditio des Bewegungsablaufs

Trippelphase wie beim „klassischen Vierfüßler" (S. 55).
„Du trippelst allmählich langsamer und bleibst jetzt auf der linken Hand und dem rechten Knie stehen. Deine rechte Hand und dein linkes Knie schweben über dem Boden, den du ein wenig abtastest. Wenn du dich sicher fühlst, schaust du nach unten und entdeckst unter dir am Boden einen Spiegel, in dem sich dein Bauch und Gesicht spiegeln. Während der ganzen Übung darf sich dieses Spiegelbild nicht verrücken. Jetzt spaziert deine rechte Hand neben die rechte Schulter und

Wenn das Bild mit dem Spiegel keinen Anklang findet, legt man einen Stab auf den Boden, genau unter die KLA. Man achtet streng darauf, daß diese Lagebeziehung erhalten bleibt. Zur Manipulation der Armstellung faßt der Therapeut mit einer Hand die rechte Hand und mit der anderen den Ellbogen des Patienten und bringt beide ohne Hast und Gewalt und unter Ausschaltung jeglichen Widerstands von seiten des Patienten in die gewünschte Position. Beim linken Spielbein faßt der Therapeut das Knie und die Ferse des Patienten und bringt sie in Position. Abduktion/In-

schaut sie an, während gleichzeitig dein linkes Knie einen Spaziergang zur Seite macht, nicht weit weg vom Boden. Natürlich macht der Fuß auch mit, er geht sogar weiter zur Seite. Wenn der Ellbogen so hoch steht wie die rechte Hand, und das Spiegelbild dich unverrückt ansieht, sind wir am Ziel.
Jetzt mach' dich stark, den Rücken und Hals lang und unverrückbar. Nichts bewegt sich mehr, nur das linke Knie und die Ferse streben zur Seite weg, ebenfalls der rechte Ellbogen, nur will der gerade zur anderen Seite. Der Atem geht leicht und schnell, du brauchst fast keine Luft.

nenrotation des Hüftgelenks sollen nicht übertrieben sein, wohl aber auf die 90° Flexion geachtet werden.
Die Atmung soll keinesfalls blockiert werden; besteht eine solche Tendenz, läßt man den Patienten exspiratorisch und inspiratorisch leise pfeifen.

In dieser Endstellung läßt sich die Stabilisation der proximalen Gelenke sehr gut durch Widerstand steigern. Der Therapeut drückt den rechten Ellbogen nach medial und, wenn es geht, nach kranial, also in die negative Drehrichtung. Gleichzeitig die linke Ferse, nahe am Boden, nach medial/kaudal. Dazu gibt es nur erhöhte Aktivität und keinerlei Bewegungsausschläge in den Schaltstellen der Bewegung.

Noch geschieht keine Bewegung, aber du brauchst weniger Kraft, gerade so viel, daß sich die Statue nicht verändert. Das Einzige, was Bewegung bringt, ist der Atem, denn du bist ja eine lebendige, zur Salzsäule erstarrte Figur, die auch denken kann. Sie denkt an den Spiegel am Boden, aus dem heraus eine gläserne Wand wächst, und weil es ein Zauber ist, wächst die gläserne Wand mitten durch die Figur. Die gläserne Wand wirkt wie ein Magnet und zieht die rechte Hand an, bis die Handfläche auf ihr liegt, vor dem Kopf. Du hast nicht bemerkt, daß auch die linke Fußsohle an der Glaswand klebt, ziemlich hoch über dem Boden, etwa so hoch wie der Kopf, aber natürlich ganz weit hinten. Rechte Hand und linker Fuß kleben fest an der Glaswand.
Jetzt wirst du wieder stark. Du bist wieder zur Salzsäule erstarrt, nur ist die Figur diesmal lang und schmal, die letzte war ja kurz und breit. Atmen nicht vergessen."

Manipulierend zeigt man vielleicht die „gläserne Wand".
Später führt man behutsam Handfläche und Fußsohle in die richtige Position und achtet besonders auf die fixe Raumlage der KLA, die sich in diesem Teil der Übung besonders leicht negativ in der mittleren Frontalebene drehen möchte, weil Hand und Fuß in der Verlängerung der KLA liegen und ihr Druck auf die vorgestellte Glaswand dieselbe negative Drehrichtung betont.

Kräftiger Widerstand an Handfläche und Fußsohle in positiver Drehrichtung mit der Aufforderung, sich nicht zu rühren, betont die Stabilisation der proximalen Gelenke.

2.5 Anpassung: „Vierfüßler zur Mobilisation der proximalen Extremitätengelenke" (Abb. 19a–c, 20a–c, 21a–d und 22a–d)

Der Name „Vierfüßler zur Mobilisation der proximalen Extremitätengelenke" ist ein sachbezogener Name.

■ LERNZIEL

Der Patient soll die Beweglichkeit der Hüftgelenke verbessern können, d. h.
- im Standhüftgelenk die transversale und frontale Abduktion endgradig ausschöpfen,
- im Spielhüftgelenk die flexorische/abduktorische/innenrotatorische Muskulatur maximal dehnen und verkürzen.

Der Patient soll die Beweglichkeit der Schultergelenke verbessern können, d. h.
- im Standschultergelenk die transversale Extension und Flexion/Abduktion endgradig ausschöpfen,
- im Spielschultergelenk die extensorische/ab- und adduktorische/außenrotatorische Muskulatur maximal dehnen und verkürzen.

Der Patient soll die Stabilisation zwischen Zangenmaul und Brustkorb verbessern können, d. h.
- im Standschultergelenk den Brustkorb im offenen Zangenmaul halten,
- im Spielschultergelenk das Zangenmaul am Brustkorb optimal verankern.

▶ FUNKTIONSANALYSE IN THERAPEUTENSPRACHE

● Konzeption der Übung

Wenn bei einem „Vierfüßler" wegen Bewegungseinschränkungen in den proximalen Extremitätengelenken die von distal nach proximal weiterlaufenden Extremitätenbewegungen nicht planmässig auf die Wirbelsäule übertragen werden können, wählen wir eine Anpassung, die dieses Defizit beseitigt oder doch mindert.
Die Ausgangsstellung eines „Vierfüßlers" am Boden wird angepaßt und die Trippelphase verändert. Standbein und Standarm liegen auf derselben Körperseite. Diese Veränderung der Unterstützungsfläche zwingt zur Verringerung der horizontalen Ausdehnung der Hebelarme. Das gelingt, wenn im Standhüft- und im Standschultergelenk Becken und Brustkorb mit den daran hängenden Extremitäten hochgeklappt werden, und zwar transversalabduktorisch im Standhüft- und transversalextensorisch im Standschultergelenk. Den Spielextremitäten ordnet man die Primärbewegungen des „mobilisierenden Vierfüßlers in Lateralflexion" zu. Da die mittlere Frontalebene durch das erwähnte Hochklappen in eine annähernd vertikale Lage im Raum gerät, werden die Extremitäten einmal durch positiven Hub nach oben bewegt, und die betreffende Muskulatur verkürzt sich, einmal durch negativen Hub nach unten bewegt, und die entsprechende Muskulatur wird gedehnt (Abb. 19–22).

● Position und Aktivierung der Ausgangsstellung

Position und Aktivierung der Ausgangsstellung des „Vierfüßlers zur Mobilisation der proximalen Extremitätengelenke" ist identisch mit derjenigen des „klassischen Vierfüßlers" (s. S. 47), jedoch mit folgenden Veränderungen:

Räumliche Lage der kritischen Achsen, Kontaktstellen des Körpers mit der Umwelt
Ausgangsstellung ist der Vierfüßlerstand am Boden.
Der KA Arme bildet den kranialen Pfeiler. Die Hände stehen in der vertikal stehenden Transversalebene der Schultergelenke symmetrisch im ca. doppelten Schultergelenkabstand am Boden. Die Handflächen und die volaren Seiten der Finger bilden die Kontaktstellen des Körpers mit dem Boden.

Bewegungskomponenten in bezug auf die Nullstellung der Gelenke
Am KA Arme sind die Schultergelenke in ca. 80° Flexion/transversaler Extension/leichter Innenrotation. Die Längsachsen der Arme sind nach medial geneigt.

- **Actio - Reactio des Bewegungsablaufs**

Der Bewegungsablauf des „Vierfüßlers zur Mobilisation der proximalen Extremitätengelenke" hat 3 Teile. Am Anfang steht die veränderte Trippelphase. An zweiter Stelle geht es aus der Trippelschrittstellung rechts in die positive Hubstellung, an dritter Stelle aus der positiven Hubstellung in die Dehnstellung.

Trippelphase
Die Trippelphase in der Übung „Vierfüßler zur Mobilisation der proximalen Extremitätengelenke" ist eine standortkonstante Hin- und Herbewegung mit geringfügiger Verschiebung der Unterstützungsfläche in die Bewegungsrichtung.

Actio in Form der Primärbewegung
Die Actio ist alternierend nach rechts und links gerichtet. Sie besteht aus 2 simultan einsetzenden Primärbewegungen. Wegen der dominierenden horizontalen Richtungskomponenten ist mit einer deutlichen Reactio zu rechnen.
Die kritischen Distanzpunkte der beiden Primärbewegungen, DP rechter Trochanterpunkt und DP rechtes Akromion bzw. DP linker Trochanterpunkt und DP linkes Akromion, bewegen sich nach rechts bzw. nach links, transversaladduktorisch in den Hüftgelenken, transversalflexorisch in den Schultergelenken durch Drehpunktverschiebung.

Reactio in Form von aktivierter passiver Widerlagerung
Die kritischen Distanzpunkte der aktivierten passiven Widerlagerung bei Primärbewegungen nach rechts, DP ventrale Seite des linken Unterschenkels und Fußrückens sowie DP linke Handfläche und ventrale Seiten der Finger, üben anfänglich keinen Druck mehr auf die Unterlage aus und verlieren nach einigen Hin- und Herbewegungen den Kontakt mit der Unterlage. Dann geraten das linke Bein und der linke Arm in Spielfunktion und hängen sich an das Becken bzw. den Brustkorb. Sie sind zum aktivierten passiven Widerlager geworden.

Reactio in Form von Veränderung der Unterstützungsfläche
In der Trippelschrittstellung nach rechts hat sich die Unterstützungsfläche nach rechts ausgeweitet. Reaktiv hat sich DP rechter lateraler Malleolus durch Innenrotation im Standhüftgelenk nach rechts verschoben, und die Kontaktstelle von Unterschenkel und Fuß zum Boden hat sich etwas auf die laterale Seite verschoben (Abb. 21 a–c und 22 a–c).

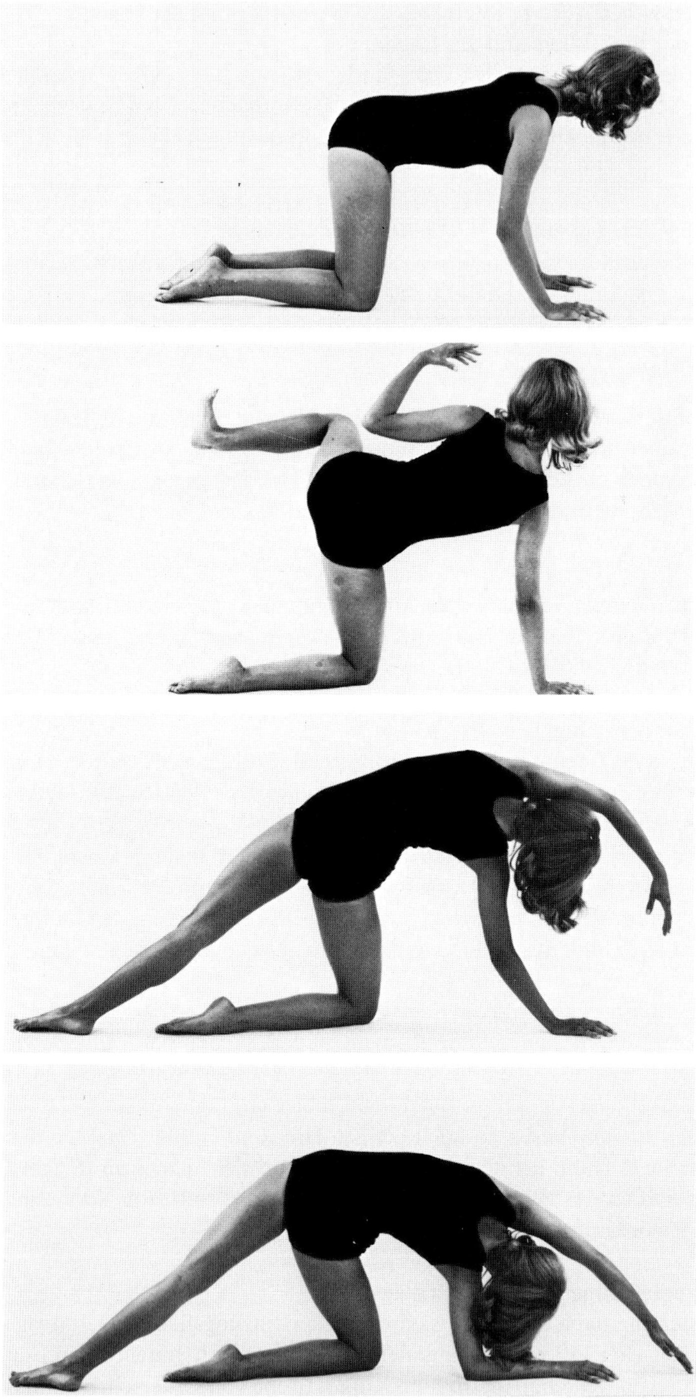

a

b

c

d

Abb. 19a–d. „Vierfüßler zur Mobilisation der proximalen Extremitätengelenke“ von hinten. **a** Ausgangsstellung, **b** positive Hubstellung, **c** Dehnstellung, **d** vermehrte Dehnstellung

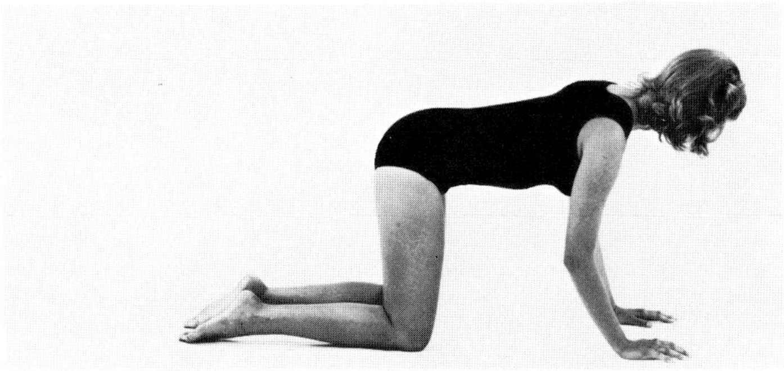

a

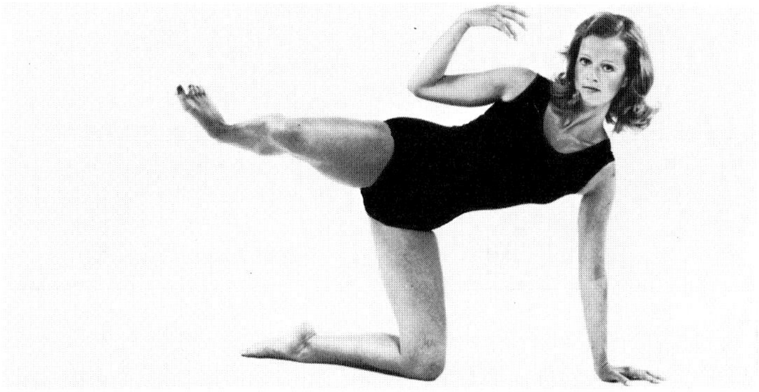

b

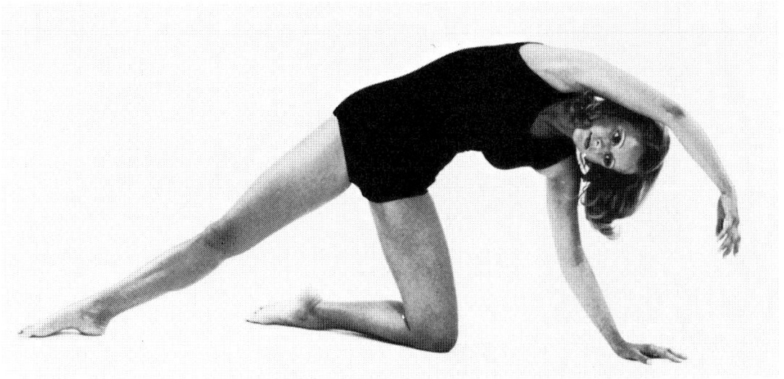

c

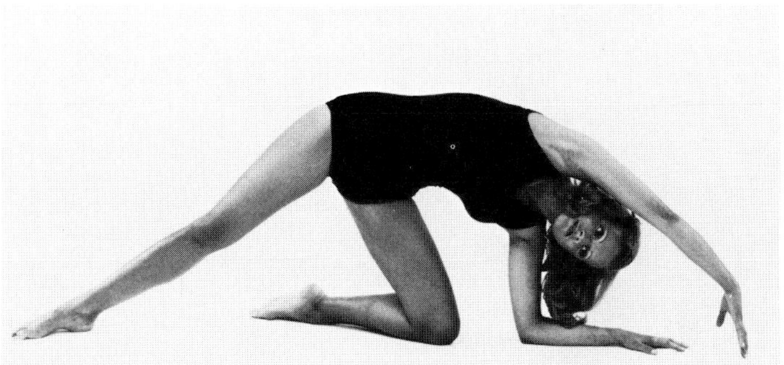

d

Abb. 20 a–d. „Vierfüßler zur Mobilisation der proximalen Extremitätengelenke“. Wie Abb. 19 a–d, jedoch von vorn

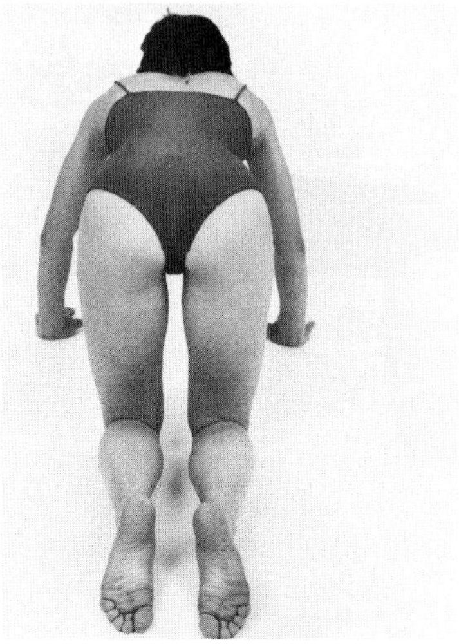

a

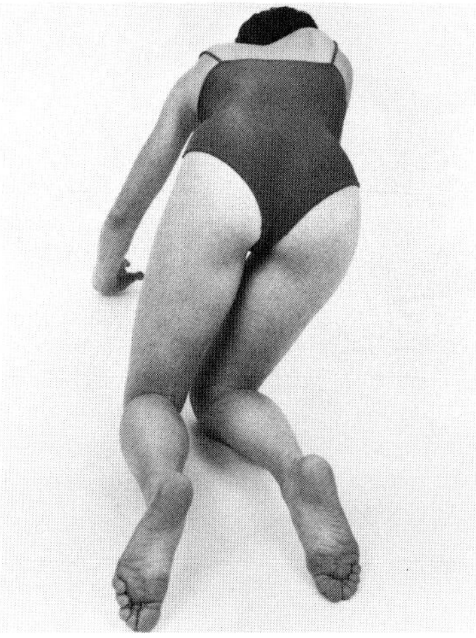

b

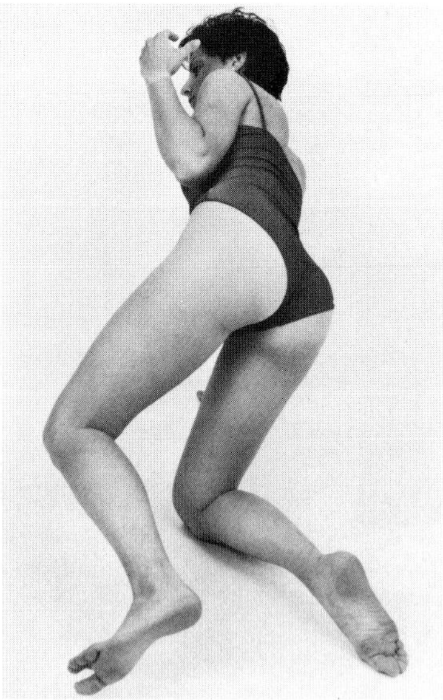

c

Abb. 21 a–c. „Vierfüßler zur Mobilisation der proximalen Extremitätengelenke.“
a Ausgangsstellung von kaudal. **b** Linker Arm und linkes Bein sind in Spielfunktion geraten, die Unterstützungsfläche ist durch das rechte Bein nach rechts ausgeweitet. **c** Das Aufklappen in die positive Hubstellung wird durch die Ventralverschiebung des Hüft- und Schultergelenks unterstützt

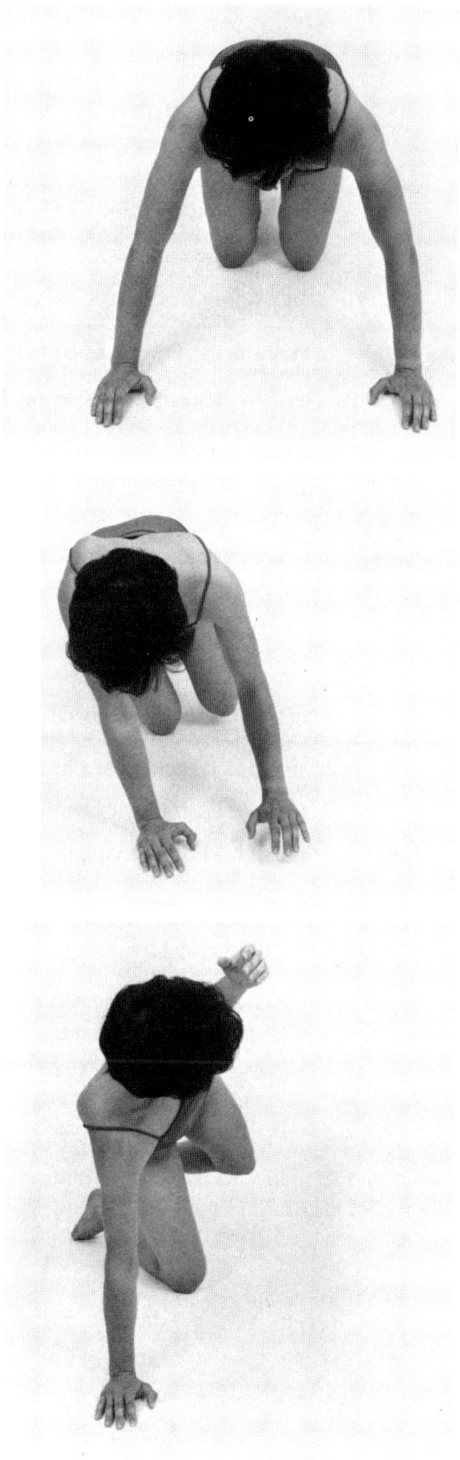

a

b

c

Abb. 22 a–c. „Vierfüßler zur Mobilisation der proximalen Extremitätengelenke." Wie Abb. 21 a–c, jedoch von kranial

Actio in Form von beschleunigenden Gewichten
Reactio in Form von bremsenden Gewichten
Wenn die Primärbewegungen nach rechts gerichtet sind, verschiebt sich die Trennebene, die in der Ausgangsstellung identisch mit der vertikal stehenden Symmetrieebene war, nach rechts. In der Trippelschrittstellung rechts geht die Trennebene durch das rechte Hüftgelenk und das rechte Daumengrundgelenk.
Alle Körperabschnitte oder Teile davon, die rechts von der Trennebene liegen, wirken beschleunigend, diejenigen, die links von der Trennebene liegen, bremsend auf den Bewegungsablauf.
Für die Primärbewegung nach links gilt jeweils das Umgekehrte.

- **Conditio - Limitatio des Bewegungsablaufs**

Conditio der gleichbleibenden Abstände am Körper des Patienten
Limitatio in Form von aktiver Widerlagerung und Stabilisation
Conditio: Der Abstand DP rechtes Akromion — DP rechtes Ohrläppchen bleibt gleich groß.
Limitatio: Wenn sich dieser Abstand in der Standarmphase nicht verändert, muß sich das Bewegungsniveau rechtes offenes Zangenmaul/Brustkorb stabilisieren. Dann erst kann sich die transversal-flexorische Mobilisation im rechten Schultergelenk endgradig auswirken. (In Abb. 21 b nicht eingehalten).

Conditio: Der Abstand DP Symphyse — DP Inzisura jugularis bleibt gleich groß.
Limitatio: Dieser Abstand verändert sich nicht, wenn die kritischen Distanzpunkte der Primärbewegungen, DP rechter Trochanterpunkt und DP rechtes Akromion, sich parallel und gleich weit nach rechts verschieben und die Wirbelsäule sich im Bewegungsniveau obere LWS/untere BWS lateraltranslatorisch und rotatorisch stabilisiert.

Conditio: Der Abstand DP Kinnspitze — DP Incisura jugularis bleibt gleich groß.
Limitatio: Dieser Abstand verändert sich nicht, wenn sich die Wirbelsäule im Bewegungsniveau obere BWS/HWS/obere Kopfgelenke lateralflexorisch/-translatorisch/rotatorisch stabilisiert.

Conditio der absoluten und/oder relativen räumlichen Fixpunkte
Limitatio durch Begrenzung der Primärbewegung, der aktivierten passiven Widerlagerung und der Veränderung der Unterstützungsfläche
In der Trippelschrittphase gibt es absolute und relative räumliche Fixpunkte.

Conditio: Bei nach rechts gerichteten Primärbewegungen sind die Kontaktstellen rechtes Standbein/Boden und rechter Standarm/Boden absolute räumliche Fixpunkte.
Limitatio: Sie limitieren die Primärbewegungen und verhindern dadurch einen Sturz auf die rechte Seite.

Conditio: Bei nach rechts gerichteter Primärbewegung bewegt sich DP Knie des linken Spielbeins in der vertikal stehenden Transversalebene des rechten Standkniegelenks.
Limitatio: Dieser relative räumliche Fixpunkt verhindert ein Abweichen der Primärbewegung des rechten Trochanterpunkts nach kaudal/unten. Die nicht gewollte Verschiebung der Unterstützungsfläche nach kaudal wird durch extensorische aktive Widerlagerung im rechten Standkniegelenk begrenzt.

Conditio des Bewegungstempos
Limitatio der ökonomischen Aktivität durch Finden des Idealtempos
Conditio: Das Bewegungstempo beginnt langsam, ca. 2 Sekunden für jeden Bewegungsausschlag und steigert sich auf ca. 1 Sekunde pro Bewegungsausschlag.
Limitatio: Beim langsamen Initialtempo bleibt der Berührungskontakt des werdenden Spielbeins und Spielarms mit dem Boden erhalten. Dadurch wird die transversaladduktorische und -flexorische Mobilisation im Standhüft- und Standschultergelenk optimal. Bei Temposteigerung entfernen sich Spielbein und Spielarm immer mehr vom Boden, die Primärbewegungen werden kleiner und das „Hochklappen" des Beckens und des Brustkorbs mit Spielbein, Spielarm und Kopf leitet die transversalabduktorische und -extensorische Mobilisation im Standhüft- und Standschultergelenk ein.

Aus der Trippelschrittstellung rechts in die positive Hubstellung, anschließend in die Dehnstellung

● **Actio - Reactio des Bewegungsablaufs**

Actio in Form der Primärbewegung
Die kritischen Distanzpunkte der Primärbewegungen in die positive Hubstellung und anschließend in die Dehnstellung und die Primärbewegungen entsprechen genau denjenigen des „mobilisierenden Vierfüßlers in Lateralflexion". Wegen der veränderten räumlichen Lage werden die 3 simultan ablaufenden Primärbewegungen vom Spielarm und Spielbein derselben Seite und vom Kopf ausgeführt.

Primärbewegungen in die positive Hubstellung: Der kritische Distanzpunkt der Primärbewegung des Spielbeins, DP linke Ferse, bewegt sich aus der Trippelschrittstellung nach oben durch Innenrotation/Transversalabduktion im linken, 90° flektierten Hüftgelenk. Nach proximal weiterlaufend dreht sich das Becken als proximaler Hebel im Standhüftgelenk transversalabduktorisch/innenrotatorisch (erster kritischer Drehpunkt) und verformt als kaudaler Hebel die LWS linkskonkav lateralflexorisch (zweiter kritischer Drehpunkt). Dabei haben sich am Fuß die Zehen extensorisch/abduktorisch, das untere Sprunggelenk eversorisch, das obere dorsalextensorisch bewegt (vgl. S. 66).
Der kritische Distanzpunkt der Primärbewegung des Spielarms, DP linkes Olekranon, bewegt sich nach dorsal/oben/kaudal/lateral/links bis in die annähernd vertikal stehende mittlere Frontalebene der KA Becken, Brustkorb und Kopf. Dabei wird das Ellbogengelenk durch Drehpunktverschiebung flektiert, der Oberarm dreht sich als distaler Hebel im Schultergelenk extensorisch/45° abduktorisch/endgradig außenrotatorisch, so daß Unterarm- und Handlängsachse die mittlere Frontalebene erreichen. Die Bewegung verläuft weiter supinatorisch im Unterarm, neutral im Handgelenk, wenig flexorisch in den Fingergelenken. Nun zeigt die Handfläche nach medial/unten zur linken Schulter und die Flexions-/Extensionsachsen des Ellbogen- und Handgelenks stehen horizontal. Proximal weiterlaufend hat sich das linke Zangenmaul geöffnet und im Sternoklavikulargelenk hat sich der mediale Schulterblattrand der BWS angenähert. Als letzter Hebel der weiterlaufenden Primärbewegung des Spielarms verformt sich die BWS von kranial her linkskonkav lateralflexorisch (erster kritischer Drehpunkt). Wenn der Brustkorb gut im geöffneten rechten Zangenmaul steht, bewegt sich dieses als proximaler Hebel adduktorisch im rechten Standschultergelenk (zweiter kritischer Drehpunkt).

Der kritische Distanzpunkt der Primärbewegung des KA Kopf, DP Scheitelpunkt, bewegt sich in der vertikal stehenden mittleren Frontalebene nach oben/lateral links/kaudal durch linkskonkave Lateralflexion in den oberen Kopfgelenken. Nach proximal weiterlaufend verformt sich die HWS linkskonkav lateralflexorisch, die BWS ebenfalls (kritischer Drehpunkt). Da die Primärbewegung des Kopfs und diejenige des Spielarms denselben kritischen Drehpunkt haben, wird die lateralflexorische Mobilisation der oberen BWS verstärkt (vgl. S. 66).

Merke
Da die sagittotransversalen Lateralflexionsachsen der Wirbelsäule, und bei den Spielextremitäten die Abduktionsachse im Schultergelenk, die Flexions-/Extensionsachsen im Ellbogen- und Handgelenk, die Transversalabduktions- und Rotationsachse im Hüftgelenk horizontal stehen, hat sich die entsprechende Muskulatur unter positiver Hubbelastung verkürzt.

Primärbewegungen in die Dehnstellung: Der kritische Distanzpunkt der Primärbewegung des Spielbeins, DP linke Ferse, bewegt sich nach unten/kaudal/dorsal/medial bis ihre mediale Seite den Boden in der annähernd vertikal stehenden mittleren Frontalebene erreicht hat. Dabei haben sich am Fuß die Zehengelenke flexorisch/adduktorisch, das untere Sprunggelenk inversorisch, das obere plantarflexorisch bewegt, und die Fußsohle hat Bodenkontakt bekommen. Proximal ist das Kniegelenk durch Drehpunktverschiebung extensorisch in die Nullstellung geraten. Dabei bewegt sich der Oberschenkel als distaler Hebel extensorisch/adduktorisch/außenrotatorisch im Hüftgelenk und das Becken als proximaler Hebel im rechten Standhüftgelenk transversalabduktorisch/außenrotatorisch (erster kritischer Drehpunkt). Als kaudaler Hebel verformt das Becken die LWS rechtskonkav lateralflexorisch (zweiter kritischer Drehpunkt).
Der kritische Distanzpunkt der Primärbewegung des Spielarms, DP linkes Handgelenk, bewegt sich in der annähernd vertikal stehenden mittleren Frontalebene nach kranial/unten/medial bis zur Symmetrieebene, das Ellbogengelenk bewegt sich durch Drehpunktverschiebung extensorisch. Dabei haben sich die Gelenkstellungen der Finger- und Handgelenke nicht verändert, und die Handfläche zeigt nach kaudal. Nach proximal weiterlaufend dreht sich der Oberarm als distaler Hebel im linken Schultergelenk flexorisch/adduktorisch/wenig innenrotatorisch, das linke Zangenmaul schließt sich und entfernt sich in den Akromio- und Sternoklavikulargelenken vom Brustkorb, DP Akromion geht dabei nach kranial/medial/wenig ventral. Als letzter Distanzpunkt, der an der weiterlaufenden Bewegung des Spielarms teilhat, bewegt sich C 7 als kranialer Distanzpunkt der BWS nach unten, erst medial dann lateral rechts/kaudal, die BWS rechtskonkav lateralflexorisch verformend (erster kritischer Drehpunkt). Wenn der Brustkorb gut im geöffneten rechten Zangenmaul liegt, bewegt sich dieses als proximaler Hebel abduktorisch im rechten Standschultergelenk (zweiter kritischer Drehpunkt).
Der kritische Distanzpunkt der Primärbewegung des KA Kopf, DP Scheitelpunkt, bewegt sich in der vertikal stehenden mittleren Frontalebene nach unten, erst medial, dann lateral rechts/kaudal durch rechtskonkave Lateralflexion in den oberen Kopfgelenken. Nach proximal weiterlaufend verformt sich die HWS rechtskonkav lateralflexorisch, die BWS ebenfalls (kritischer Drehpunkt). Da die Primärbewegung des Kopfs und diejenige des Spielarms denselben kritischen Drehpunkt haben, wird die lateralflexorische Mobilisation der oberen BWS verstärkt.

Merke
Da die sagittotransversalen Lateralflexionsachsen der Wirbelsäule, und bei den Spielextremitäten die Adduktionsachse im Schultergelenk, die Flexions-/Extensionsachsen im Ellbogen- und Handgelenk und die Adduktionsachse im Hüftgelenk horizontal stehen, hat sich die entsprechende Muskulatur unter negativer Hubbelastung gedehnt. Zugleich hat sich die rechtskonkav lateralflexorische Muskulatur von LWS und BWS in Brückenaktivität konzentrisch maximal verkürzt. Zur Steigerung der Dehnung kann der Hand-Boden-Kontakt durch flexorische Drehpunktverschiebung im Standellbogengelenk in einen Unterarmstütz verwandelt werden.

● **Conditio - Limitatio des Bewegungsablaufs**
Conditio der absoluten und/oder relativen räumlichen Fixpunkte
Limitatio durch Begrenzung der Primärbewegung, der aktivierten passiven Widerlagerung und der Veränderung der Unterstützungsfläche
Conditio: In der Übung „Vierfüßler zur Mobilisation der proximalen Extremitätengelenke“ ist während des Bewegungsablaufs aus der Trippelschrittstellung in die positive Hubstellung und in die Dehnstellung ein absoluter räumlicher Fixpunkt wichtig: die Kontaktstellen des Standbeins und Standarms mit dem Boden.
Limitatio: Diese räumlichen Fixpunkte verlangen eine gute Koordination der Extremitätenbewegungen, deren horizontale Richtungskomponenten sich neutralisieren, so daß das Heben und gebremste Senken der Gewichte von Körperabschnitten oder Teilen davon über unveränderter Unterstützungsfläche stattfinden kann.

2.6 Anpassung der „Vierfüßler“ durch Lageveränderung der Körperlängsachse im Raum (Abb. 23-29)

Wenn die Kombinationsmöglichkeiten des „klassischen Vierfüßlers“ und die Anpassungen „Mobilisierender Vierfüßler in Flexion/Extension“, „Mobilisierender Vierfüßler in Lateralflexion“, „Vierfüßler zur Stabilisation der proximalen Extremitätengelenke“ und „Vierfüßler zur Mobilisation der proximalen Extremitätengelenke“ bei horizontaler Lage der KLA in der Ausgangsstellung und Stützfunktion der Arme und Beine im Sinne von Brückenpfeilern ein funktionelles Rückenmuskeltraining - aus welchen Gründen auch immer - ohne unökonomische Belastung der Wirbelsäule nicht erlauben, nutzen wir eine weitere Möglichkeit zur Anpassung der „Vierfüßler“. Wir behalten die Primärbewegungen der Extremitäten der verschiedenen „Vierfüßler“ bei, aber verändern die räumliche Lage der KLA. Damit kann die Auswirkung relativer Übergewichte einzelner Körperabschnitte oder von Teilen davon neutralisiert werden. Hände und Unterarme lassen sich entlasten, wenn ihre Belastung nicht erwünscht ist.

Merke
Die virtuelle KLA verlangt eine Wirbelsäule in Nullstellung. Die angestrebten Verformungen der WS bei den „Mobilisierenden Vierfüßlern“ müssen ohne Ausweichbewegungen stattfinden, auch wenn die KLA de facto nicht mehr besteht.

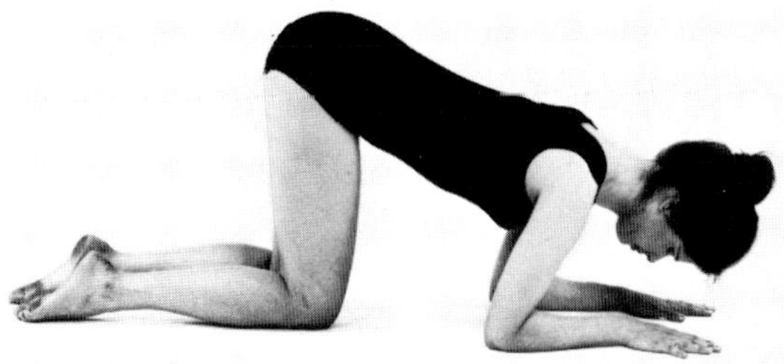

Abb. 23. Ausgangsstellung für die Anpassungen bei nach unten geneigter KLA

Anpassungen bei nach unten geneigter Körperlängsachse (Abb. 23–26)

Position und Aktivierung der Ausgangsstellung

Die Ausgangsstellung ist wie beim „Mobilisierenden Vierfüßler in Flexion/Extension" (s. S. 58) mit folgenden Veränderungen: Vierfüßlerstand am Boden mit Unterarmstütz. Dabei stehen die Längsachsen der Unterarme und Hände parallel, schultergelenkbreit voneinander entfernt und nach kranial/dorsal gerichtet. Die Ellbogengelenke stehen unter und kaudal von den Schultergelenken, die in ca. 60° Flexion/geringer Adduktion/Außenrotation stehen. Die Unterstützungsfläche ist die kleinste Fläche, die die Kontaktstellen der ventralen Seiten der Unterschenkel, Fußrücken und Flexorenseite der Unterarme, die Handflächen und Volarseite der Finger mit dem Boden umschließt (Abb. 23).

Anpassung bei – BWS/+ frontotransversalem Brustkorbdurchmesser/inkompletter Kongruenz des Zangenmauls mit der Brustkorbwand (Abb. 24a + b).

Actio und Conditio des Bewegungsablaufs

Der Bewegungsablauf der Anpassung in Abb. 24a verläuft wie beim „klassischen Vierfüßler". Der Bewegungsablauf der Anpassung in Abb. 24b verläuft ebenfalls wie beim „klassischen Vierfüßler", aber die Primärbewegung des Spielbeins hat ihren kritischen Drehpunkt im Spielhüftgelenk, während die Primärbewegung des Spielarms weiterlaufend zu einer brustkorbpositiven Rotation in der unteren BWS und der HWS führt (erster kritischer Drehpunkt). Bei gut stabilisiertem linkem Zangenmaul hat dieses als proximaler Hebel im linken Schultergelenk eine transversale Extension gemacht (zweiter kritischer Drehpunkt).

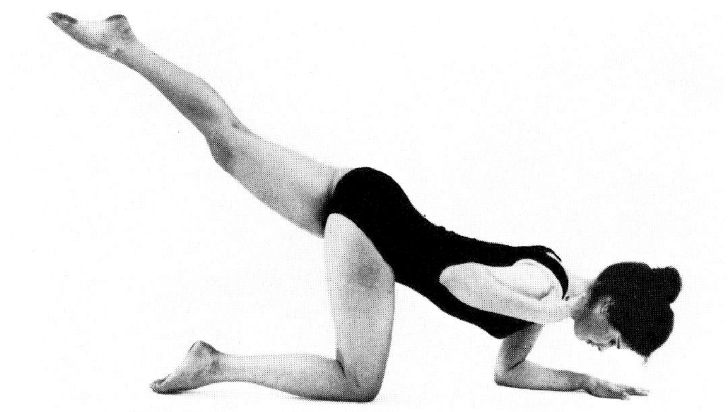

a

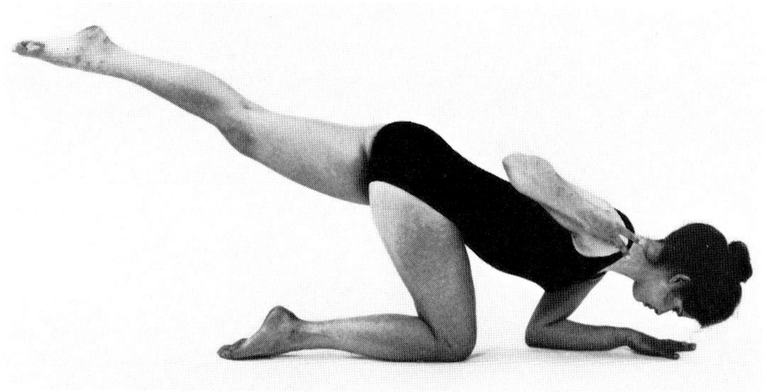

b

Abb. 24a, b. Anpassung bei − BWS / + frontotransversalem Brustkorbdurchmesser / inkompletter Kongruenz des Zangenmauls mit der Brustkorbwand

Anpassung bei nicht erwünschter Belastung der Handgelenke und Hände/instabilem überstreckbarem Ellbogen/ausgeprägtem Cubitus valgus/insuffizientem Trizeps brachii/+ Breiten und + Gewicht am KA Becken/+ Länge und + Gewicht am KA Beine/insuffizienter lumbaler Muskulatur/+ Gewicht am KA Brustkorb (Abb. 25a + b).

Actio und Conditio des Bewegungsablaufs

Wegen des schweren und breiten Brustkorbs wird der Doppelunterarmstütz beibehalten und nur die Primärbewegung des Spielbeins des „klassischen Vierfüßlers" und eine betonte dorsaltranslatorische Aktivität der Primärbewegung des Kopfs durchgeführt (Abb. 25a).

Durch eine Gewichtsverlagerung nach kranial hebt sich der Unterschenkel des Standbeins leicht von der Unterlage ab, die Unterstützungsfläche wird kleiner und in den Schultergelenken geht die Flexionsstellung auf etwa 45° zurück (Abb. 25b). Die Rotationskomponenten der Wirbelsäule in der unteren BWS sind labilisiert und Spiel- und Standhüftgelenk werden vermehrt auf Kraft und Geschicklichkeit trainiert, wenn das Spielbein die Primärbewegung des „klassischen Vierfüßlers" ausführt (s. S. 51).

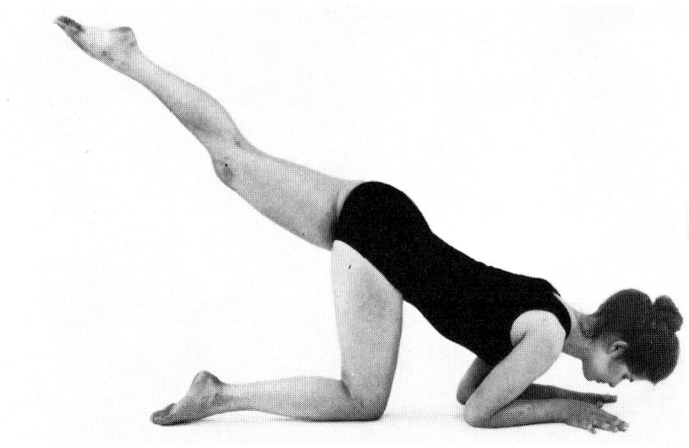

a

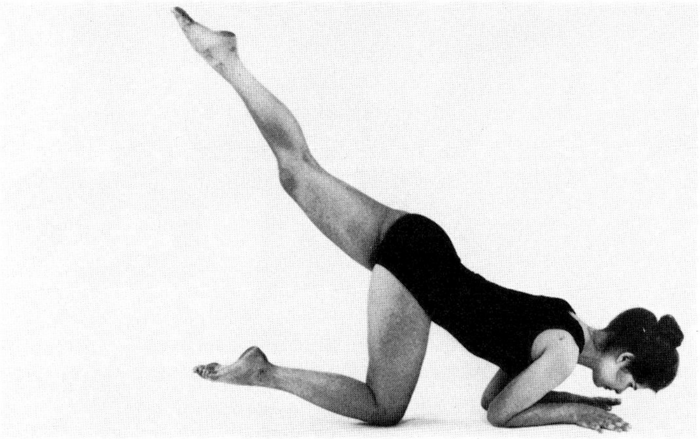

b

Abb. 25 a, b. Anpassung bei nicht erwünschter Belastung der Handgelenke und Hände / ausgeprägtem Cubitus valgus / insuffizientem Triceps bracchii / + Breiten und + Gewicht am KA Bekken / + Länge und + Gewicht am KA Beine / insuffizienter lumbaler Muskulatur / + Gewicht am KA Brustkorb

Anpassung bei ausgeprägter – – BWS/– sagittotransversalem Brustkorbdurchmesser/Skoliose der BWS/– – HWS/funktioneller Nackenkyphose (Abb. 26 a + b).

Actio und Conditio des Bewegungsablaufs

Eine Gewichtsverlagerung nach kranial und ein Ablegen des Kopfs auf dem Boden bringt den KA Kopf in Parkierfunktion und entlastet die Nackenmuskulatur. Die Aktivierung der Rückenmuskulatur geht jetzt nur noch vom Spielbein aus, dessen Primärbewegung in Sinne des „klassischen Vierfüßlers" ausgeführt wird (Abb. 26 a). Diese Art der Aktivierung ist besonders schonend für die passiven Strukturen der Wirbelsäule, weil der Hebelarm durch die räumliche Schräglage verkürzt ist und eine leichte Stauchungsbelastung auf die KLA ausgeübt wird.

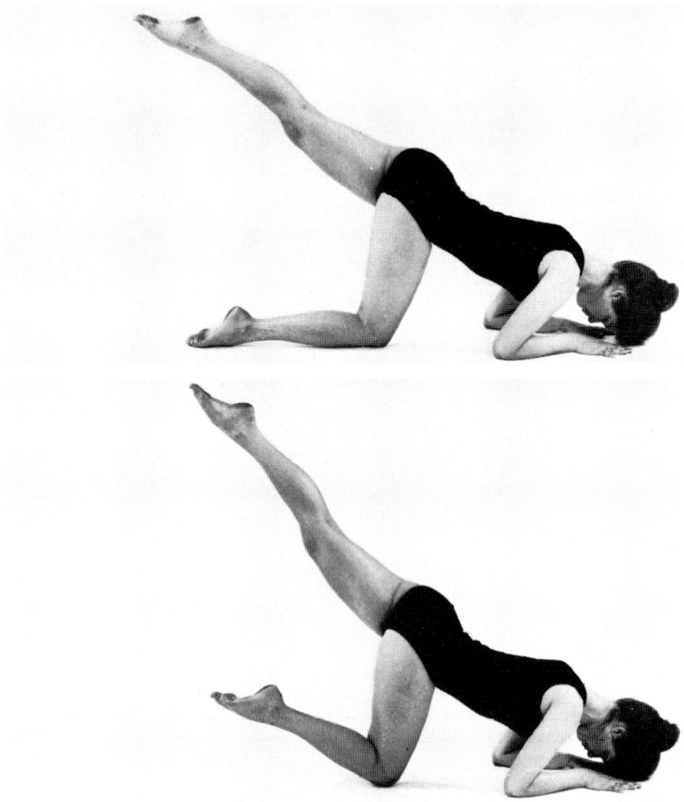

a

b

Abb. 26 a, b. Anpassung bei ausgeprägter - - BWS / - sagittotransversalem Brustkorbdurchmesser / Skoliose der BWS / - - HWS / funktioneller Nackenkyphose

Das Anheben des Standbeinunterschenkels labilisiert die KLA in bezug auf die Rotation (Abb. 26 b). Die Intensität der ökonomischen Aktivität wird erhöht, die Schräglage und Stauchung der KLA nimmt zu und mildert die Belastung, erhöht aber den Anspruch an die Geschicklichkeit. Allerdings nimmt der retropatelläre Druck stark zu.

Anpassung durch Neigung der Körperlängsachse nach vorn (Abb. 27)
Diese Anpassung eignet sich zur Entlastung des KA Arme, insbesondere des Schultergürtels, zur Entlastung der Nackenmuskulatur, zur Vermeidung einer Tieflagerung des KA Kopf sowie bei Breiten und Gewichten an den KA Brustkorb und Becken.

Position und Aktivierung der Ausgangsstellung
Ausgangsstellung ist der Vierfüßlerstand mit Unterarmstütz. Die ventralen Seiten der Unterschenkel und Fußrücken haben Bodenkontakt. Die Flexorenseiten der Unterarme, die Handflächen und Volarseiten der Finger haben Kontakt mit einer Kiste in der Höhe, die eine Vorneigung der KLA um ca. 40° bedingt. Die Unterschenkel- und Unterarmlängsachsen stehen untereinander annähernd parallel.
Die Primärbewegungen von Spielbein, Spielarm und Kopf sind identisch mit denen des „klassischen Vierfüßlers" (s. S. 51).

Actio und Conditio des Bewegungsablaufs
Abbildung 27a zeigt die Ausholbewegung für die Endstellung der Primärbewegung des „klassischen Vierfüßlers". Das Spielbein wird aus der Trippelschrittstellung transversal-abduktorisch/innenrotatorisch im Hüftgelenk angehoben, dabei bleibt das Kniegelenk in 90° Flexion, während die Gelenkbewegung im unteren Sprunggelenk eversorisch, im oberen dorsalextensorisch ist. Im Spielarm dreht sich die Handfläche supinatorisch im Unterarm nach medial, und das Schultergelenk bewegt sich flexorisch/adduktorisch. Die Wirbelsäule bleibt annähernd in ihrer Nullstellung bei leichter Betonung der Lendenlordose.
Die Endstellung des „klassischen Vierfüßlers" ist in Abb. 27b dargestellt. Vor einem Wechsel der Diagonalen sollten mehrere Hin- und Herbewegungen ausgeführt werden.

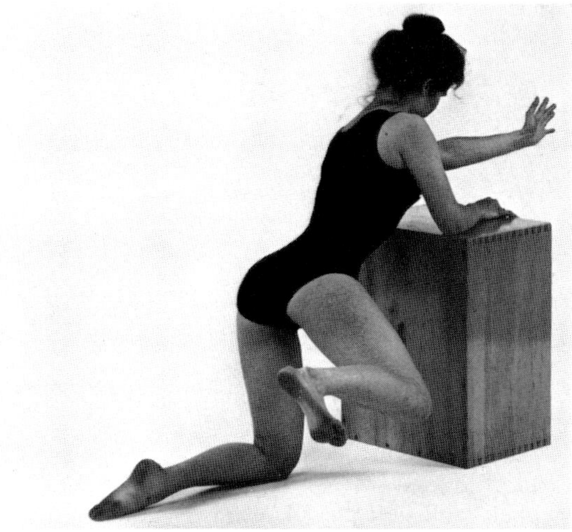
a

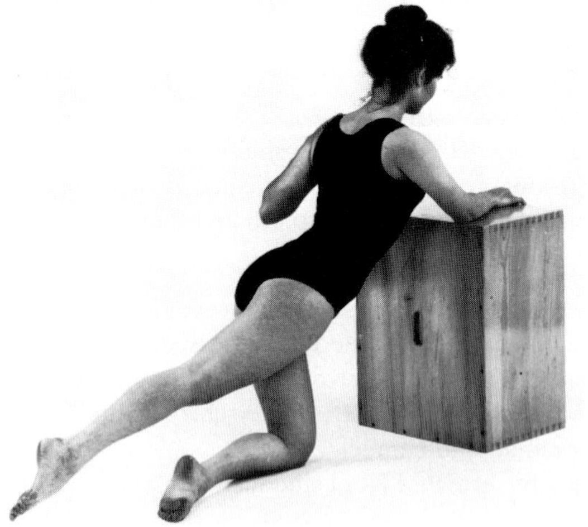
b

Abb. 27a, b. Anpassung durch Neigung der KLA nach vorn. **a** Aushohlbewegung, **b** Endstellung

Anpassung durch vertikal stehende Körperlängsachse (Abb. 28 a + b)

Diese Anpassung eignet sich für hypermobile, unstabile Wirbelsäulen, zum Gleichgewichtstraining bei in ihrer Nullstellung dynamisch stabilisierter BWS, wenn eine physiologische Belastung der Kniegelenke wichtig ist, wenn ein Rückenmuskeltraining bei funktioneller Beinachsenbelastung durchgeführt werden soll.
Ausgangsstellung ist der aufrechte Stand in Einbeinbelastung.

Actio und Conditio des Bewegungsablaufs
Das Kniegelenk des rechten Standbeins ist durch Drehpunktverschiebung in so viel Flexion, daß die fallverhindernde Aktivität des Quadrizeps gefordert ist. Bringt man das Standbein in Zehenstand, soll diese Flexion etwas zunehmen, damit eine funktionelle Beinachsenbelastung gewährleistet ist. Der „Standarm" kann an einer Wand eine leichte Abstützung finden. Die Abstützstelle sollte etwa in Höhe der mittleren Transversalebene und in der Symmetrieebene liegen. Der „Standarm" kann aber auch in Spielfunktion, ohne Kontakt mit einer Wand stabilisiert werden.
Die Primärbewegung von linkem Spielbein, rechtem Spielarm und Kopf sind identisch mit denjenigen des „klassischen Vierfüßlers". Wenn die Fußspitze des Spielbeins Bodenkontakt hat, dreht der DP linke Ferse nach medial, sobald die weiterlaufende Bewegung des Spielbeins ihre kritischen Drehpunkte erreicht und das Becken im rechten Hüftgelenk als proximalem Hebel außenrotatorisch dreht, während die Rotation in der unteren BWS beckennegativ verläuft. Die Längsachsen des Spielarms bleiben in der vertikal stehenden mittleren Frontalebene und veranlassen die brustkorbpositive aktive Widerlagerung der Beckendrehung in der unteren BWS (Abb. 28 a).
Jetzt kann man zur Endstellung des „mobilisierenden Vierfüßlers in Lateralflexion" (Abb. 28 b) wechseln, indem man die Primärbewegung von Spielbein und Spielarm in eine rein antagonistische Gegenbewegung führt und diese weiterlaufend auf die Wirbelsäule wirken läßt.
Wir können nun statt in die Endstellung des „klassischen Vierfüßlers" zurückzugehen, die Bewegungen des Spielbeins und Spielarms in der mittleren Frontalebene weiterlaufen lassen und kommen in die rechtskonkave lateralflexorische Endstellung. Allerdings muß der linke Spielfuß am Boden den rechten Standfuß deutlich überkreuzen, dabei neigt sich das Becken im rechten Standhüftgelenk flexorisch nach vorn und mit ihm die in der mittleren Frontalebene sich bewegenden KA Brustkorb, Kopf und Arme.

a

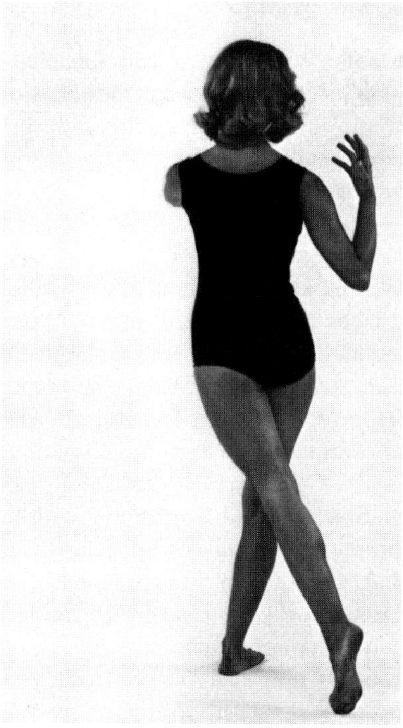

b

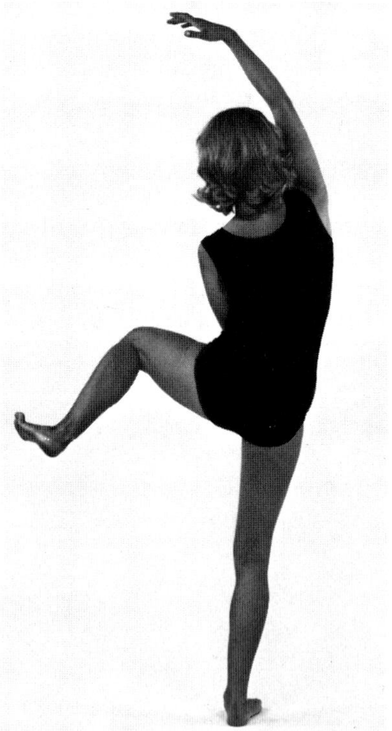

Abb. 28 a, b. Anpassung durch vertikal stehende KLA

Anpassung mit direkter, seitlicher Unterstützung der KA Becken und Brustkorb durch eine Unterlage (Abb. 29 a–c)

Diese Anpassung eignet sich bei nicht erwünschter Belastung der Stützextremitäten, bei alten Patienten, zur Reduktion der kardialen Belastung, bei schlechtem Allgemeinzustand, bei Schmerzen, insbesondere im lumbalen Bereich, als Startübung morgens im Bett.

Position und Aktivierung der Ausgangsstellung

Ausgangsstellung ist die Seitenlage links, in Abb. 29 a. Die KA Becken, Brustkorb und Kopf, deren Frontalebenen vertikal stehen, sind in die horizontale KLA eingeordnet.
Am KA Beine stehen die Oberschenkellängsachsen sagittotransversal, die der Unterschenkel frontosagittal. Am KA Arme bildet der linke Arm eine Unterlage für den Kopf. Die rechte Unterarmlängsachse steht frontosagittal, der Unterarm liegt mit der Flexorenseite auf dem Boden. Dabei steht der DP Ellbogen in der Transversalebene der Schultergelenke.
Die KA Becken, Brustkorb und der rechte Arm sind am Boden, der Kopf auf dem linken Arm und das rechte Bein auf dem linken Bein parkiert.

Actio und Conditio des Bewegungsablaufs

Die Primärbewegungen von Spielbein, Spielarm und Kopf entsprechen denen des „Vierfüßlers zur Mobilisation der proximalen Extremitätengelenke" (s. S. 83, 84).
Wenn bei der positiven Hubstellung (Abb. 29 b) Nackenbeschwerden auftreten, kann der Kopf von der linken Hand unterstützt werden.
In der Dehnstellung (Abb. 29 c) kann durch Druckaktivität von rechter Fußsohle, rechter Handfläche und linker Kopfseite am Boden und Außenrotation im linken Schultergelenk (vom distalen Zeiger Flexions-/Extensionsachse des linken Ellbogengelenks), die Dehnung der oberen Körperseite dank Brückenaktivität der unteren verstärkt werden. Zusätzlich wird man auf diese Weise einen Gähnreflex auslösen können, um die Atmung gut in Gang zu bringen.
Ein guter Bewegungsablauf entsteht, wenn man aus der Dehnstellung auf der linken Seite über die Rückenlage in eine Dehnstellung auf der rechten Seite dreht und die Extremitätenbewegungen während der Drehung entsprechend wechselt. Dabei braucht sich der Kopf nie von der Unterlage abzuheben, sondern dreht sich am Boden.

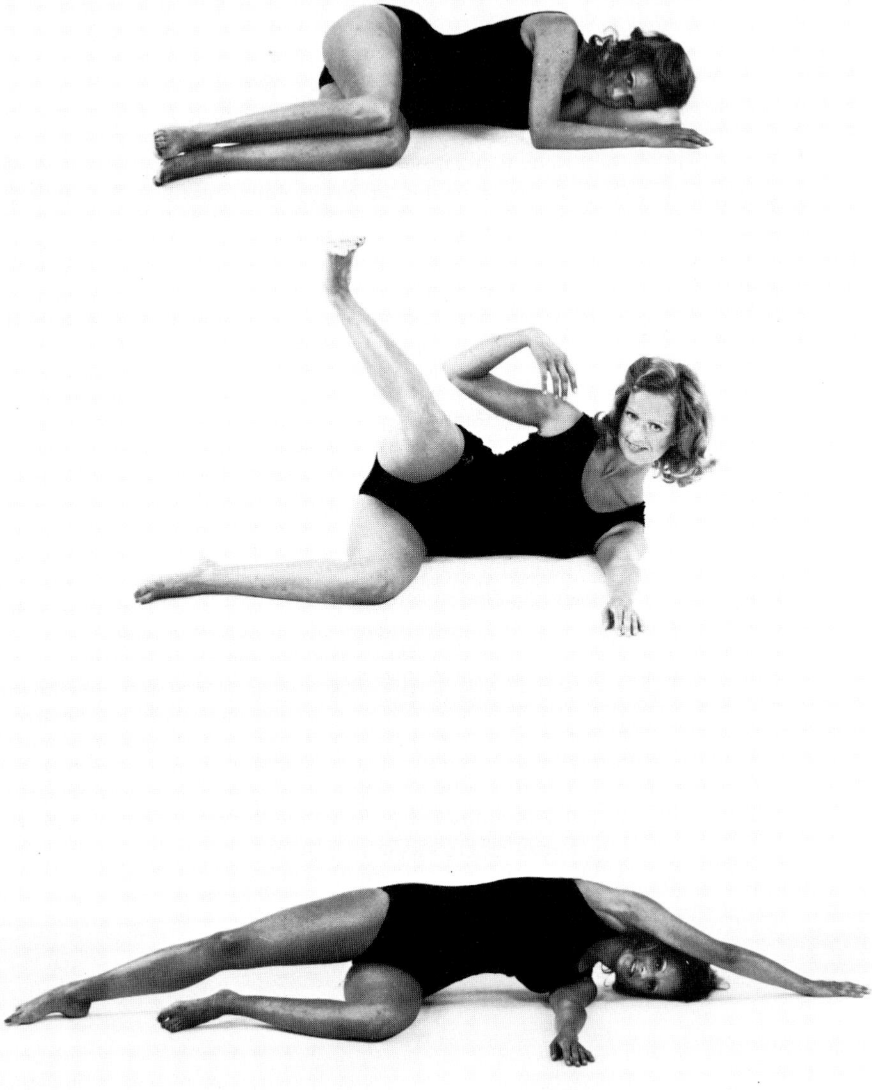

Abb. 29a–c: three photo panels, labelled a, b and c

Abb. 29 a–c. Anpassung mit seitlicher Unterstützung der KA Becken und Brustkorb. **a** Seitenlage, **b** positive Hubstellung, **c** Dehnstellung

3. Funktionelles Rotationstraining um die Körperlängsachse und um die Oberschenkellängsachsen

Das funktionelle Rotationstraining um die KLA und um die Oberschenkellängsachsen übt die Aktivität und Mobilisation dieser Bewegungskomponenten im Sinne eines ökonomischen Bewegungsverhaltens.

Merke
Weil die KLA und die Oberschenkellängsachsen bei der für den Menschen typischen aufrechten Haltung vertikal stehen, sind Rotationen um diese Achsen unentbehrlich für eine ökonomische Fortbewegung und für den differenzierten Gebrauch der Hände.
Weil die KLA die Rotationsachse der in sich beweglichen Wirbelsäule ist, müssen sich die Bewegungssegmente, die das Rotationsniveau bilden, in ihrer Nullstellung dynamisch stabilisieren lassen. Sonst kann die Rotation nicht optimal stattfinden. Da die KLA eine virtuelle Achse ist, wird die dynamische Stabilisation der Rotationsniveaus zu einer wichtigen Aufgabe, weil der rotatorische Bewegungsausschlag diejenige Verformung der Wirbelsäule ist, bei der die virtuelle KLA erhalten bleibt.
Bei Rotationen in den Hüftgelenken um die frontosagittal stehende funktionelle Oberschenkellängsachse als Rotationsachse können sich beide Zeiger oder nur der distale oder nur der proximale drehen. Da die Rotation des proximalen Zeigers, verkörpert durch die Verbindungslinie der rechten und linken Spina iliaca, für die ökonomische Belastung der Hüftgelenke beim Gehen und Stehen von großer Wichtigkeit ist, wird die Rotation des Beckens im Hüftgelenk ausführlich berücksichtigt.

Räumliche Lage der Körperlängsachse und der Oberschenkellängsachsen beim funktionellen Rotationstraining

Bei vertikaler Lage der KLA und der Oberschenkellängsachsen sind Rotationen um diese Achsen hubfrei. An der Wirbelsäule befinden sich die Rotationsniveaus im Bereich der oberen Kopfgelenke, der HWS und normalerweise in der unteren BWS. Diese muß durch dynamische Stabilisation rotationsfähig gemacht werden.
Dynamische Stabilisation im Bereich der Wirbelsäule ist vornehmlich Aufgabe der genuinen Wirbelsäulenmuskulatur. Sie besitzt die Koordinationsfähigkeit, den stets wechselnden Anforderungen der Haltung zu entsprechen. Somit ist die hubfreie Rotation der Wirbelsäule nicht von der Erhaltung der virtuellen KLA zu trennen.
Daß wir trotzdem das funktionelle Rotationstraining in der Modellübung „Wer dreht, gewinnt" mit horizontaler KLA durchführen, bei der die aus der Rotation resultierende ökonomische Fortbewegung durch Drehen des Körpers auf der Unterlage stattfinden muß, hat folgende Gründe: Einerseits trainieren wir die Rotationen mit Hubbelastung, die wegen der Drehung am Boden ständig wechselt; andererseits können wir durch langsames Tempo die verschiedenen Bewegungsphasen trotz vermehrter Belastung unter Kontrolle bringen. So kommt ein Geschicklichkeits- und Krafttraining zustande.

3.1 „Wer dreht, gewinnt" (Abb. 30 und 31)

Die Übung „Wer dreht, gewinnt" eignet sich als Rotationstraining für normale Wirbelsäulen und Hüftgelenke und ihre Varianten im Rahmen der Norm. Beginnende und mittlere Bewegungseinschränkungen in diesen Bereichen sind pathologische Abweichungen, die durch die Übung günstig beeinflußt werden können.
Der Name „Wer dreht, gewinnt" ist ein Phantasiename mit suggestivem Charakter.

■ LERNZIEL

Der Patient soll die rotatorischen Bewegungen und/oder die muskulären Aktivitäten der Rotation der Hüftgelenke mit denen der Wirbelsäule im Hinblick auf das Gehen koordinieren können durch Kräftigung und Geschicklichkeitstraining der rotatorischen Muskulatur in Hüft- und Wirbelsäulengelenken.
Er soll seinen Körper durch Drehen auf einer Unterlage fortbewegen und dabei unkontrollierte Beschleunigungen und Verzögerungen des Bewegungsablaufs unter Kontrolle bringen können.

▶ FUNKTIONSANALYSE IN THERAPEUTENSPRACHE

● Konzeption der Übung (Abb. 30 a–c)

Um die rotatorisch arbeitende Muskulatur der Wirbelsäulen- und Hüftgelenke durch Hubbelastung zu kräftigen und um durch Labilisierung der Gleichgewichtslage ihre Reaktionsfähigkeit zu trainieren, wählen wir eine liegende Ausgangsstellung.
Damit beim Drehen des Körpers auf seiner Unterlage für die Wirbelsäule optimale Rotationsbeanspruchungen entstehen, muß diese sich annähernd in Nullstellung befinden.
Da die geplanten Drehbewegungen des Körpers auf seiner Unterlage ohne unkontrollierte Beschleunigungen und/oder Verzögerungen vonstatten gehen sollen, werden die Arme und Beine als potentielle beschleunigende und bremsende Gewichte genutzt, ohne daß dabei die Einordnung der KA Becken, Brustkorb und Kopf in der virtuellen KLA aufgegeben werden muß. Darum müssen Arme und Beine in der Ausgangsstellung potentiell beweglich und in der Anordnung ihrer Gewichte voneinander unabhängig sein.
Als Ausgangsstellung wählen wir die Rückenlage, heben Arme und Beine vom Boden ab und ordnen ihre Gewichte über den zugehörigen proximalen Gelenken neutral ein. Da das Lernziel die gangtypische Koordination der Rotationen anstrebt, müssen sich die KA Becken und Kopf gleichsinnig, der KA Brustkorb gegensinnig drehen. Bei einer Drehung nach rechts erfolgt die positive Drehung des Beckens im Sinne einer weiterlaufenden Bewegung der Beinbewegungen, die negative Drehung des Brustkorbs im Sinne einer weiterlaufenden Bewegung der Armbewegungen. Solange die Drehung in Gang ist und bis die Endstellung über der neuen Unterstützungsfläche erreicht worden ist, wirken das linke Bein und der rechte Arm als beschleunigende Gewichte, das rechte Bein und der linke Arm als bremsende Gewichte. Dabei hat sich der Körper am Boden aus Rückenlage in Seitenlage auf rechts gedreht.

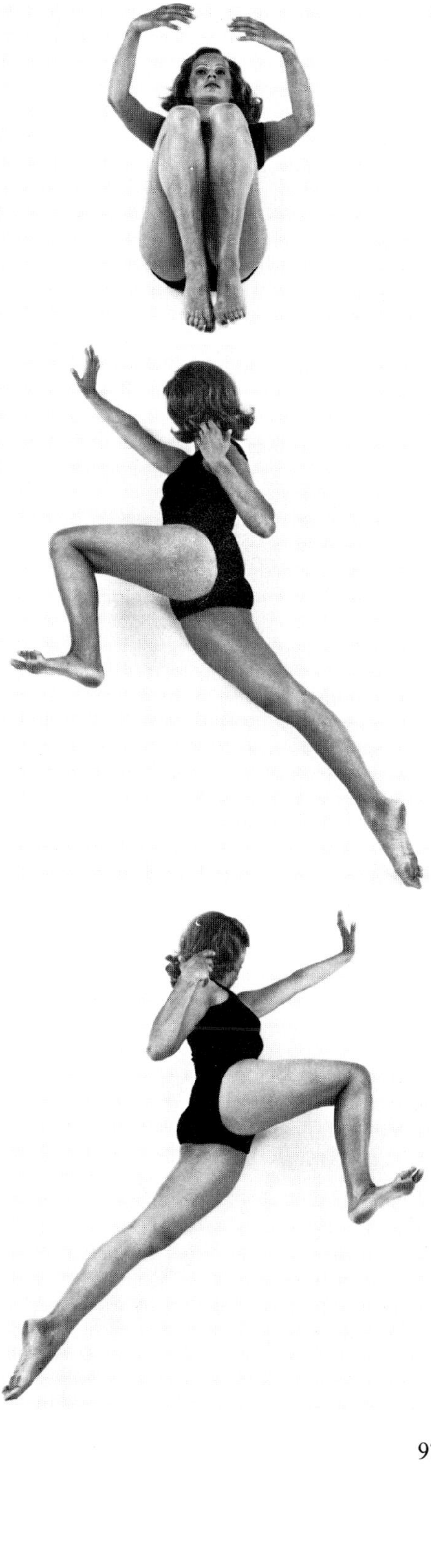

a

b

c

Abb. 30a–c. „Wer dreht, gewinnt.“ **a** Ausgangsstellung, **b** Endstellung der Drehung nach rechts, **c** Endstellung der Drehung nach links

● **Position und Aktivierung der Ausgangsstellung**

Räumliche Lage der kritischen Achsen, Kontaktstellen des Körpers mit der Umwelt
Ausgangsstellung ist die Rückenlage am Boden (Abb. 30 a). Die KA Becken, Brustkorb und Kopf sind in die horizontale KLA eingeordnet. Die dorsalen Seiten der KA Becken, Brustkorb und Kopf und die der Schulterblätter bilden die Kontaktstellen mit der Unterlage. Der Blick ist nach oben gerichtet.
Arme und Hände befinden sich in der vertikal stehenden Transversalebene der Schultergelenke. Ihre medialen Seiten bilden ein stehendes Oval, ohne daß sich die Finger berühren.
Die Beine befinden sich annähernd in den vertikal stehenden Sagittalebenen ihrer Hüftgelenke. Die Knie stehen etwa über dem Bauchnabel, die Fersen über den Hüftgelenken, die Füße haben keinen Bodenkontakt. Die medialen Seiten der Beine können sich berühren.

Bewegungskomponenten in bezug auf die Nullstellung der Gelenke
Am KA Kopf steht der DP Scheitelpunkt in der KLA. Die Lordose der HWS ist mäßig vermindert. Die oberen Kopfgelenke stehen so weit in Flexion, daß der Blick nach ventral/oben gerichtet ist.
An den KA Brustkorb und Becken ist die Kyphose der BWS und die Lordose der LWS so weit vermindert, daß die beiden Körperabschnitte lückenlosen dorsalen Bodenkontakt haben.
Am KA Arme haben die dorsalen Seiten der Schulterblätter Bodenkontakt, daher stehen die DP rechtes und linkes Akromion dorsal. Die Schultergelenke haben so viel transversale Flexion/Innenrotation, die Ellbogengelenke so viel Flexion - die Unterarme stehen in Supination -, die Hand- und Fingergelenke so viel Flexion, daß die Beugeseiten der Ober- und Unterarme nach medial, diejenigen der Finger und die Handflächen nach unten zeigen und das gewünschte stehende Oval bilden.
Am KA Beine stehen die Hüftgelenke so weit in Flexion, daß die Bauchmuskulatur nicht durch das Gewicht der Beine fallverhindernd aktiviert wird und so weit in Adduktion, daß sich die medialen Seiten der Beine berühren. Die Kniegelenke sind so weit flektiert, daß die Unterschenkel ohne Quadrizepsaktivität an den Oberschenkeln hängen, die Fuß- und Zehengelenke sind nicht willkürlich gegen die Schwerkraft aktiviert.

Bewegungstoleranzen in den kritischen Gelenken in bezug auf die geplante Primärbewegung
Da sich die Wirbelsäule annähernd in Nullstellung befindet, sind die rotatorischen Bewegungstoleranzen in vollem Ausmaß gegeben.
Auch die Ausgangsstellung der Extremitäten bietet, sowohl was ihre räumliche Lage betrifft als auch in bezug auf die Stellung ihrer Gelenke, das nötige Beweglichkeitspotential.
Für eine Drehung am Boden nach rechts benötigt man:
- in der HWS die kopfpositive, für die BWS die beckenpositive Rotation,
- im rechten Hüftgelenk volle Extension/Innenrotation/etwas Adduktion, im Kniegelenk Extension,
- im linken Hüftgelenk Flexion/Außenrotation, im Kniegelenk Flexion,
- im rechten Schultergelenk Flexion/Innenrotation, im Ellbogengelenk Extension,

- im linken Schultergelenk Extension/Abduktion/Außenrotation, im Ellbogengelenk Flexion.

Verteilung des Körpergewichts auf einer Unterlage, an einer Abstützungs- oder Hängevorrichtung, über einer Unterstützungsfläche und die daraus resultierenden Aktivitätszustände der Muskulatur
Die Unterstützungsfläche der Ausgangsstellung ist die kleinste Fläche, die die Kontaktstellen des Beckens, des Brustkorbs, des Kopfs und des Schultergürtels mit dem Boden umschließt. Die muskuläre Aktivität, die die KA Becken, Brustkorb und Kopf miteinander verbindet und ihre Unterlage erst zur Unterstützungsfläche werden läßt, ist das Auseinanderstreben der Distanzpunkte DP Scheitelpunkt und DP Schwanzbeinspitze. Die WS befindet sich im Aktivitätszustand der Stabilisation. Der KA Beine hingegen ist in Spielfunktion. Am KA Arme hat der Schultergürtel eine Abstützung am Boden gefunden, während die Arme sich in Spielfunktion befinden.

Intensität der muskulären Beanspruchung bei ökonomischer Aktivität und Atmung
In der Ausgangsstellung der Übung „Wer dreht, gewinnt" ist die Intensität der ökonomischen Aktivität in den Extremitäten gering, in den KA Becken, Brustkorb und Kopf wenig erhöht. Wenn der Stabilisationsauftrag die Atmung behindert, ist ein leises inspiratorisches und exspiratorisches Pfeifen angezeigt.

Potentiell beschleunigende bzw. bremsende Gewichte in bezug auf die Trennebene einer geplanten Primärbewegung
Da eine Drehung des Körpers am Boden aus der Rücken- in die Seitenlage geplant ist, fällt die Trennebene in der Ausgangsstellung mit der vertikal stehenden Symmetrieebene zusammen.
Steht der Beobachter zu Füßen des Patienten, so wird sich die Trennebene bei einer Drehung nach rechts ebenfalls nach rechts, für den Beobachter aber nach links verschieben. Für den Beobachter liegen darum die beschleunigenden Gewichte links, die bremsenden rechts von der Trennebene. Der Patient wird die beschleunigenden Gewichte als vordere, die bremsenden als hintere Gewichte wahrnehmen (s.S. 111).

● Actio - Reactio des Bewegungsablaufs

Die Übung „Wer dreht, gewinnt" ist ein standortverändernder Bewegungsablauf.
Als Auftakt wird der Kopf gerade eben von der Unterlage abgehoben. Er gerät dadurch in Spielfunktion und hängt mit der ventralen Halsmuskulatur am Brustkorb. Dieser verbindet sich mit Hilfe der Bauchmuskulatur mit dem Becken.

Actio in Form der Primärbewegung
Die Actio ist durch die simultan einsetzenden Primärbewegungen aller 5 Extremitäten gekennzeichnet, die die Drehung aus der Rückenlage in die rechte Seitenlage durch widerlagernde Bewegungen in Gang setzen. Dabei bewirken die widerlagernden Bewegungen der Spielbeine eine Becken-positive-Rotation in der BWS, diejenigen der Spielarme eine Brustkorb-negative-Rotation in BWS und HWS, und der Kopf macht eine positive Rotation in der HWS.
Der kritische Distanzpunkt der Primärbewegung des rechten Spielbeins, DP rechte Patella, bewegt sich nach dorsal/kaudal/in bezug auf die Rückenlage unten/in bezug auf

die Seitenlage rechts aus der Bewegungsrichtung, extensorisch im Kniegelenk durch Drehpunktverschiebung. Dabei bewegen sich die Fuß- und Zehengelenke plantarflexorisch, inversorisch, flexorisch. Nach proximal weiterlaufend dreht der Oberschenkel als distaler Hebel im rechten Hüftgelenk extensorisch/kaum adduktorisch/außenrotatorisch. Weiterlaufend drehen Becken und Brustkorb am Boden auf die rechte Körperseite, das Becken mehr, Becken positiv rotatorisch in der unteren Brustwirbelsäule (kritischer Drehpunkt).
Simultan wird der kritische Distanzpunkt der Primärbewegung des linken Spielbeins, DP linke Patella, nach rechts/unten/in bezug auf den Körper nach ventral/wenig lateral links transportiert. Dabei dreht der Oberschenkel als distaler Hebel im linken Hüftgelenk etwas transversalabduktorisch/außenrotatorisch, nach proximal weiterlaufend bewegt sich das Beckens als proximaler Zeiger im rechten Hüftgelenke innenrotatorisch (1. kritischer Drehpunkt) und als kaudaler Zeiger Becken positiv rotatorisch in der unteren Brustwirbelsäule (2. kritischer Drehpunkt). Dabei haben sich die Fuß- und Zehengelenke dorsalextensorisch/inversorisch/extensorisch/abduktorisch bewegt. Die Flexionsstellung des Hüft- und Kniegelenks verändert sich nicht. In der Seitenlage steht die linke Ferse fast am Boden.

Der kritische Distanzpunkt der Primärbewegung des Kopfs, DP Nasenspitze, bewegt sich nach lateral rechts/dorsal/unten, rotatorisch in den oberen Kopfgelenken, nach kaudal weiterlaufend Kopf positiv rotatorisch in der Halswirbelsäule (kritischer Drehpunkt).
Der kritische Distanzpunkt der Primärbewegung des linken Spielarms, DP Processus styloideus radii bewegt sich nach lateral links/dorsal, in bezug auf die Rückenlage nach unten und in bezug auf die rechte Seitenlage aus der Bewegungsrichtung; der Unterarm bewegt sich supinatorisch und das Ellbogengelenk durch Drehpunktverschiebung flexorisch. Dabei dreht der Oberarm als distaler Hebel im linken Humeroskapulargelenk extensorisch/abduktorisch bis ca. 40°/außenrotatorisch so, daß in der rechten Seitenlage die Handfläche zur linken Schulter zeigt und Hand- und Fingergelenke ihre Stellungen kaum verändert haben. Weiterlaufend hat sich das Zangenmaul im Akromioklavikulargelenk geöffnet, während der mediale Schulterblattrand sich im Sternoklavikulargelenk den Dornfortsätzen der BWS annähert, so daß der frontotransversale Brustkorbdurchmesser als kranialer Zeiger in der unteren BWS und als kaudaler Zeiger in der HWS Brustkorb-negativ-rotatorisch die weiterlaufenden Bewegungen des Spielbeins und des Kopfes aktiv widerlagert.
Simultan wurde der kritische Distanzpunkt der Primärbewegung des rechten Spielarms, DP Daumenballen, nach rechts/unten, in bezug auf den Körper nach ventral/kranial transportiert; der Unterarm kommt in Pronation, das Ellbogengelenk durch Drehpunktverschiebung in Extension. Dabei dreht sich der Oberarm als distaler Hebel im rechten Humeroskapulargelenk flexorisch/innenrotatorisch, weiterlaufend schließt sich das Zangenmaul im Akromioklavikulargelenk und der DP Akromion bewegt sich im Sternoklavikulargelenk nach kranial/ventral/medial. Inzwischen hat die Extensorenseite des Oberarms Kontakt mit dem Boden bekommen. Die Handgelenke haben sich extensorisch verformt, während in den Fingern keine relevante Veränderung der Gelenkstellungen stattzufinden braucht.

Reactio in Form von aktivierter passiver Widerlagerung
Bei der Übung „Wer dreht, gewinnt“ entsteht aktivierte passive Widerlagerung in der ökonomischen Form standortverändernder Bewegungsabläufe, indem sich Teile von Körperabschnitten von der Unterlage abheben. Sobald die linken Seiten der KA Becken und Brustkorb bei der Drehung in die rechte Seitenlage den Bodenkontakt verlieren, werden sie zu aktivierten passiven Widerlagern. Sobald ihre Frontalebenen die Vertikale erreichen, können nur noch Teile des linken Arms und des rechten Beins im Sinne aktivierter passiver Widerlager wirken. Wenn sich die Frontalebene des Beckens in die Bewegungsrichtung neigt, wirken Teile des Beckengewichts beschleunigend auf den Bewegungsablauf.

Reactio in Form von Veränderung der Unterstützungsfläche
Da es sich bei der Übung „Wer dreht, gewinnt“ um einen standortverändernden Bewegungsablauf handelt, wird die Unterstützungsfläche der Ausgangsstellung ganz aufgegeben und nach rechts verlagert. In der Endstellung der rechten Seitenlage ist es die kleinste Fläche, die die Kontaktstellen rechte Becken- und Brustkorbseite sowie rechter Oberarm bei aktivierten Schultergelenken mit dem Boden umschließt.

Actio in Form von beschleunigenden Gewichten
Reactio in Form von bremsenden Gewichten
Da alle Extremitäten Primärbewegungen ausführen, entstehen wegen der Drehung des Körpers auf der Unterlage bremsende oder aktivierte passiv widerlagernde und beschleunigende Gewichte. Die Trennebene, die in der Ausgangsstellung mit der Symmetrieebene zusammenfällt, verschiebt sich mehr oder weniger nach rechts. Wenn der rechte Oberarm Bodenkontakt bekommt und in Parkierfunktion gerät, wirkt er nicht mehr als beschleunigendes Gewicht. In diesem Fall und auch dann, wenn der rechte Arm in der Endstellung in Spielfunktion bleiben kann und als beschleunigendes Gewicht weiter wirkt, geht die Trennebene in der Endstellung annähernd durch die mittlere Frontalebene der KA Becken und Brustkorb. Findet aber eine Abstützung des rechten Oberarms auf der Unterlage mit entsprechender Brückenaktivität im Schultergelenk statt, verschiebt sich die Trennebene entsprechend weiter nach rechts, und es werden weniger bremsende Gewichte benötigt.
Alle Gewichte vor/ventral der Trennebene sind beschleunigende, alle Gewichte hinter/dorsal der Trennebene sind bremsende Gewichte.

● Conditio - Limitatio des Bewegungsablaufs
Conditio der gleichbleibenden Abstände am Körper des Patienten
Limitatio in Form von aktiver Widerlagerung und Stabilisation

Conditio: Der Abstand der transversalen Ebene, in der sich der kräniale Rotationszeiger der HWS dreht, und der transversalen Ebene, in der sich der kaudale Rotationszeiger der HWS dreht verändert sich nicht.
Limitatio: Wenn die Verbindungslinie der Augen und der frontotransversale Brustkorbdurchmesser sich in parallelen Ebenen drehen, muß die virtuelle KLA im Bereich von HWS und BWS in dynamischer Stabilisation gehalten werden. Das gelingt, wenn der Kopf dorsaltranslatorisch/linkskonkav lateralflexorisch/linkslateral translatorisch in der HWS aktiv widerlagernd in der KLA gehalten wird.

Conditio: Der Abstand der transversalen Ebene, in der sich der kraniale Rotationszeiger der BWS dreht, und der transversalen Ebene, in der sich der kaudale Zeiger der BWS dreht, verändert sich nicht.
Limitatio: Wenn der frontotransversale Brustkorbdurchmesser und die Verbindungslinie der rechten und linken Spina iliaca sich in parallelen Ebenen drehen, muß die virtuelle KLA im Bereich von BWS und LWS in dynamischer Stabilisation gehalten werden. Das gelingt, wenn das Becken rechtskonkav lateralflexorisch/dorsaltranslatorisch/rechtslateral translatorisch/flexorisch in der LWS in der KLA gehalten wird.

Conditio: Der Abstand DP C 2-C 1/DP S 1-L 5 verändert sich nicht.
Limitatio: Wenn sich die Gesamtlänge der Wirbelsäule nicht verändert, müssen sich die stattfindenden Bewegungsausschläge innerhalb der Wirbelsäule auf Rotationen beschränken. Alle anderen Abweichungen von der Nullstellung der Wirbelsäule müssen durch aktive Widerlagerung verhindert werden. Da in der Ausgangsstellung die physiologischen Krümmungen der Wirbelsäule alle etwas vermindert sind, ist die Rückkehr der Wirbelsäulenabschnitte in ihre Nullstellung erwünscht.

Conditio der absoluten und/oder relativen räumlichen Fixpunkte
Limitatio durch Begrenzung der Primärbewegung, der aktivierten passiven Widerlagerung und der Veränderung der Unterstützungsfläche
Conditio: Die kritischen Distanzpunkte der Primärbewegungen der Beine, DP linke und DP rechte Patella, die während des Bewegungsablaufs ihren Abstand kontinuierlich vergrößern, müssen den erreichten Abstand in der Endstellung halten; dabei muß der DP rechte Patella mindestens die mittlere Frontalebene des Beckens erreichen.
Limitatio: Diese räumlichen Lagebeziehungen können nur eingehalten werden, wenn das rechte Hüftgelenk die endgradige Extension erreicht, der rechte Fuß bei extendiertem Kniegelenk die mittlere Frontalebene nach dorsal überkreuzt und wenn die Aktivität der gegenläufigen Spielbeinbewegungen auch in der Endstellung fortdauert. Dann behält die LWS ihre potentielle Beweglichkeit und wird in ihrer Nullstellung stabilisiert, so daß die weiterlaufende positive Rotation des Beckens in der unteren BWS optimal begrenzt werden.

Conditio: Bei der Drehung des Körpers auf der Unterlage darf die ventrale Seite der KA Becken und Brustkorb keinen Bodenkontakt bekommen.
Limitatio: Dieser relative räumliche Fixpunkt limitiert die Veränderung der Unterstützungsfläche. Er kann nur eingehalten werden, wenn beim Überhandnehmen der ventralen/vorderen beschleunigenden Gewichte entweder die Unterstützungsfläche in der Bewegungsrichtung mit Hilfe des Oberarm-Boden-Kontakts vergrößert wird oder wenn die aktiv widerlagernde Aktivität aus der Bewegungsrichtung durch den linken Spielarm und die negative Rotation des Brustkorbs intensiviert wird und/oder das rechte Spielbein in seiner Endstellung durch innenrotatorische Aktivität die Innenrotation des Beckens im rechten Hüftgelenk reduziert und/oder wenn das linke Spielbein durch vermehrte transversale Abduktion des Oberschenkels im linken Hüftgelenk das beschleunigende Gewicht des linken Beins durch Hebelarmverkürzung reduziert.

Conditio: In der Endstellung der Übung „Wer dreht, gewinnt" ist der Blick nach unten gerichtet, aber der Abstand der Augen vom Boden darf sich keinesfalls verkleinern.
Limitatio: Dieser relative räumliche Fixpunkt verlangt eine permanente dorsaltranslato-

rische Tendenz des Kopfs in der HWS und bewirkt, daß trotz Rotationen in BWS und HWS die virtuelle KLA erhalten bleibt.

Conditio des Bewegungstempos
Limitatio der ökonomischen Aktivität durch Finden des Idealtempos
Conditio: Das Tempo der Übung soll langsam bleiben. Die Bewegung muß fließend sein, es dürfen keine Stockungen auftreten. Die Endstellung soll gehalten werden und der Atem unbehindert bleiben.
Limitatio: Als Richttempo kann man von 3 Sekunden aus der Ausgangsstellung in die rechte Seitenlage, 2 Sekunden Verharren in der Endstellung, 2 Sekunden zurück in die Ausgangsstellung oder 5 Sekunden für die Bewegung aus der rechten in die linke Seitenlage ausgehen.

- **Position und Aktivierung der Endstellung, Bewegungsablauf zurück zur Ausgangsstellung**

Wenn die Endstellung erreicht ist, sind die Lernziele der Übung erfüllt.
Der Weg zurück zur Ausgangsstellung gelingt durch koordiniertes Senken der Intensität der ökonomischen Aktivität. Aus der rechten Seitenlage muß nur das rechte Bein hereingeholt werden.
Will man den Körper aus der rechten Seitenlage am Boden in die linke Seitenlage drehen, muß der KA Kopf in Spielfunktion bleiben und kontinuierlich seine Drehbewegung fortsetzen. Sobald das rechte Bein eingeholt worden ist, setzen die Primärbewegungen der Arme und Beine mit vertauschten Rollen ein. Wählt man diese Übungsform, kann das Bewegungstempo allmählich gesteigert werden.

► INSTRUKTION IN PATIENTENSPRACHE

- **An die Wahrnehmung appellierende Instruktionshilfen**

Der anspruchsvolle Einsatz der 5 Primärbewegungen gelingt relativ schnell, wenn man vor Beginn der Übung die 5 kritischen Distanzpunkte spürt und sich ihre gegenläufigen Richtungen vorstellt, und zwar rechtes Knie zum linken Knie und rechte Hand zur linken Hand, dann welches Knie und welche Hand sich mit dem Kopf, welche sich gegen ihn bewegt.

• Verbal-perzeptive didaktische Anleitung	• Manipulativ-perzeptive didaktische Anleitung
Position und Aktivierung der Ausgangsstellung	
„Leg' dich auf den Boden wie ein Käfer, der auf dem Rücken liegt und alle Beine in die Luft streckt. Auch der Kopf liegt auf dem Boden.	Man kann bereits bei Einnahme der Position die KA Kopf, Arme und Beine zurechtrücken.
Mach' einen breiten und vor allen Dingen einen langen Rücken. Spür' den Boden, auch mit dem Hinterkopf, dem Nacken	Bei dieser Aktivierung achtet der Therapeut auf die ökonomische Aktivität und darauf, daß die Intensität im Bereich der

und der Taille. Mit den Armen hältst du ein Luftballonei. Die Beine berühren sich innen, es macht gar keine Mühe, sich so zu halten."

WS am höchsten ist, was durch einen diskreten Stauchungswiderstand am Scheitelpunkt stimuliert werden kann. Auch achte man auf die Atmung.

Actio und Conditio des Bewegungsablaufs

„Heb' den Kopf wenig vom Boden und schaue über die rechte Schulter. Wenn du den Boden siehst, dann bleibe mit deiner Nasenspitze weg davon. Du wirst wie auf einem Kugellager zur rechten Seite rollen, wenn du den rechten Fuß unter dem linken Bein durchfädelst und einen großen Schritt rückwärts machst, bis das rechte Bein lang und gestreckt ist. Gleichzeitig spannt die linke Hand einen Pfeilbogen. Wenn du meinst, du rollst bis auf den Bauch, ziehe mit der linken Hand die Handbremse oder die Fußbremse, indem du mit der rechten Ferse gegen den Boden steuerst. Du hast sogar noch eine Kopfbremse, sie reagiert, wenn du mit der Nase vom Boden wegbleibst. Wenn alles gut funktioniert, verwandelst du dich in eine atmende Statue."

Soll dieser Bewegungsablauf lernzielgerecht funktionieren, müssen die Gewichte der Körperabschnitte und die Aktivitäten in ihrer zeitlichen Koordination auf jeden Patienten abgestimmt werden. Die manipulierende Hilfe des Therapeuten wird darum Teilgewichte heben oder aufhalten und Aktivitäten durch Führungswiderstände stimulieren.

Wenn das nicht genügt, ist es günstig, kleinere Lernschritte zu machen. Der Therapeut gibt erst einmal gesondert widerlagernde Widerstände, die der Patient in der Endstellung erlebt, z.B. Stauchungswiderstand am rechten Arm und Zugwiderstand am linken oder Stauchungswiderstand am rechten Bein und Zugwiderstand am linken oder Zugwiderstand am linken Arm und linken Bein oder Stauchungswiderstand am rechten Arm und rechten Bein oder positiver Rotationswiderstand am Becken und negativer Rotationswiderstand am Brustkorb usw.

Endstellung und Bewegungsablauf zurück zur Ausgangsstellung

„Die Statue hält jetzt gut. Wenn es dir gelingt, laß' den Atem frei gehen oder pfeife leise eine Melodie. Zum Beispiel ‚Mit dem Pfeil dem Bogen' beim Ausatmen; ‚durch Gebirg und Tal' beim Einatmen usw.

Der Blick wendet sich zurück. Die Spannung des Bogens läßt nach, und das rechte Bein kehrt zum linken zurück. Es ist wieder wie am Anfang. Der Käfer liegt auf auf dem Rücken, der Kopf auch. Du schaust nach oben, und die Beine hängen bequem. Sie berühren sich innen. Mit den Armen hältst Du den Luftballon. Er ist oval und sehr leicht."

In der Endstellung kann der Therapeut kleine Verbesserungen durch Hintippen anbringen und sagen: „Hier ein wenig kürzer, dort länger. Die Hände leicht bewegen" usw.

Der Therapeut achtet darauf, daß auch jetzt nicht zuviel Beschleunigung in die Bewegung kommt. Zurückhalten muß man meistens den KA Becken, besonders, wenn der Trochanterpunktabstand konstitutionell groß ist. Durch feine Führungswiderstände an den Armen und Beinen dirigiert der Therapeut den Patienten ohne Umwege zur Ausgangsstellung zurück.

Wechsel von der rechten in die linke Seitenlage

„Der Blick wendet sich nach links. Schaue über die linke Schulter, bis du den Boden wieder siehst, aber die Nasenspitze strebt vom Boden weg. Die Arme haben die Spannung des Bogens gemindert, aber nur, um ihn nach links zu spannen. Jetzt mußt Du noch den linken Fuß unter dem rechten Bein durchfädeln und mit dem linken Bein den großen Schritt rückwärts machen, bis das Bein gestreckt ist. Die Bremsen sind dieselben, nur bremsen jetzt die rechte Hand und die linke Ferse. Natürlich funktioniert auch die Kopfbremse."

Auch hier muß der manipulierende Therapeut auf das Gewicht des KA Becken achten. Bei mehreren Hin- und Herbewegungen kommt es leicht zu einer Drehung der KLA in der Horizontalen. Man achte darauf, daß die KLA eine Parallelverschiebung im Raum macht. Die Ursache der Horizontaldrehung liegt meistens im aktiviert passiv widerlagernden Bein, das im Hüft- und Kniegelenk die volle Extension nicht erreicht. Dann liegen Knie und Fuß in bezug auf die mittlere Frontalebene nicht mehr dorsal.

▶ ANPASSUNG DER ÜBUNG AN KONSTITUTION UND KONDITION DES PATIENTEN

● Rolle der Längen, Breiten, Tiefen und Verteilung der Gewichte bei der konstitutionellen Anpassung

Vermehrtes Gewicht am Becken und an den Beinen und vermehrte Breiten am KA Becken, insbesondere ein vergrößerter Abstand der Trochanterpunkte am Femur, verlangen oft eine entsprechende Höherlagerung der KA Brustkorb und Kopf. Das Lagerungsmaterial muß so breit sein, daß die Drehung des Körpers in die Seitenlage nicht behindert wird.

● Konditionelle Anpassung

Mangel an Leistungsfähigkeit oder Wunsch zur Leistungssteigerung

Sehr häufig mangelt es an der muskulären Kondition, um bei erhaltener virtueller KLA während der Drehung die Hubbelastung der Beine, die in Form von Gegengewichten auf die Wirbelsäule einwirken, zu leisten.

Man beginnt in Seitenlage und bringt die Extremitäten ohne die Bewegungskomponenten, die positiven Hub leisten müßten, soweit möglich in die benötigten Gelenkstellungen. Die unteren Extremitäten sind also auf der Unterlage parkiert. Dann bringt man den Kopf und das linke Bein in die Endstellung, wobei das letztere mit der Ferse eine Abstützung am Boden haben soll. Man aktiviert die Gegenschraube des Brustkorbs mit Hilfe der Arme und versucht dann, mit den Fersen vom Boden frei zu kommen.

Bewegungseinschränkung und/oder Hypermobilität

Bewegungseinschränkung und/oder Unstabilität in den Rotationsniveaus der Wirbelsäule sind häufig.

Man übt dann die Gegenschraube des Brustkorbs mit Hilfe der Arme im aufrechten Sitz (Abb. 31). Die gegenläufigen Bewegungen der Arme werden gegen einen gedachten oder einen realen, vom Therapeuten an den Händen gegebenen Widerstand durchgeführt.

Die Gegenbewegung der Beine und die Drehung des Beckens in der unteren Brustwir-

belsäule übt man ebenfalls im aufrechten Sitz an der Stuhlkante. Die Beine sind in der Endstellung der Übung „Wer dreht, gewinnt“ angeordnet. Die Aktivierung geschieht wieder gegen einen gedachten oder einen realen, vom Therapeuten an den Knien gegebenen Widerstand. Dabei bleibt der Brustkorb in seiner Nullstellung.
Schließlich kann man beide Übungen kombinieren und noch die Kopfbewegung dazunehmen. Der Bewegungsablauf wird so für die Rotationen der Wirbelsäule hubfrei und für die Extremitäten hubarm.
Diese Übungsanordnung hat außerdem den Vorteil, daß sie tagsüber leicht und oft angewendet werden kann.

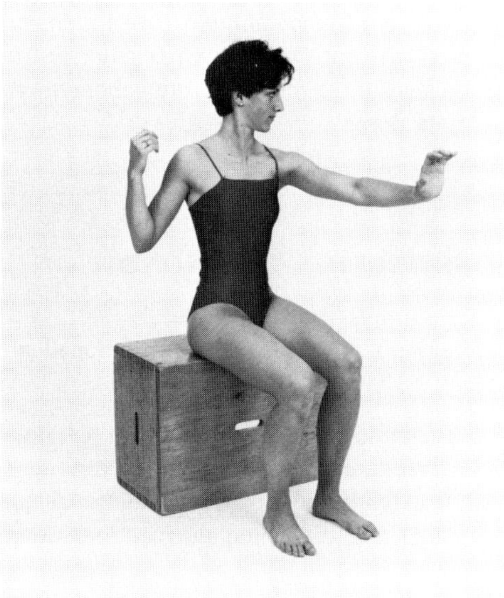

a

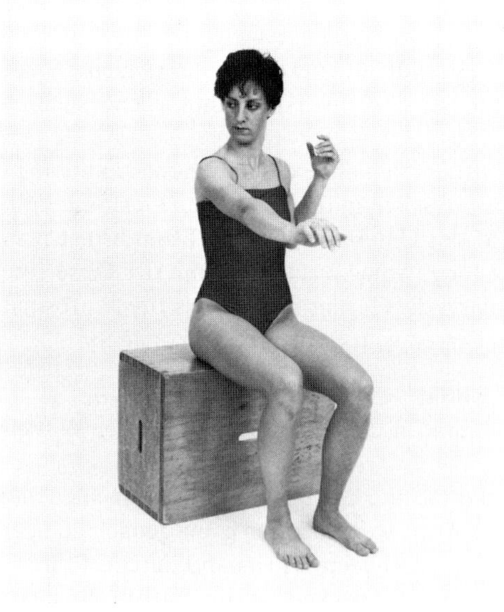

b

Abb. 31 a–d. „Wer dreht, gewinnt“, Übung im Sitzen. Die Hände bewegen sich in der Transversalebene der Schultergelenke bei der Drehung nach rechts **(a)** und links **(b)**.

Schwäche oder Reaktionsträgheit der Muskulatur

Reaktionsträgheit der Muskulatur zeigt sich häufig, wenn dem Körper ein ungewohnter Bewegungsablauf abverlangt wird.

Man legt den Patienten in der Ausgangsstellung der Übung „Wer dreht, gewinnt" mit dem Becken nahe an eine der beiden Schmalkanten einer Behandlungsbank. Während des Bewegungsablaufs und in der Seitenlage schweben die Beine über einem „Abgrund". Die Trägheit wird zur „Gefahr", und die meidet der Körper automatisch.

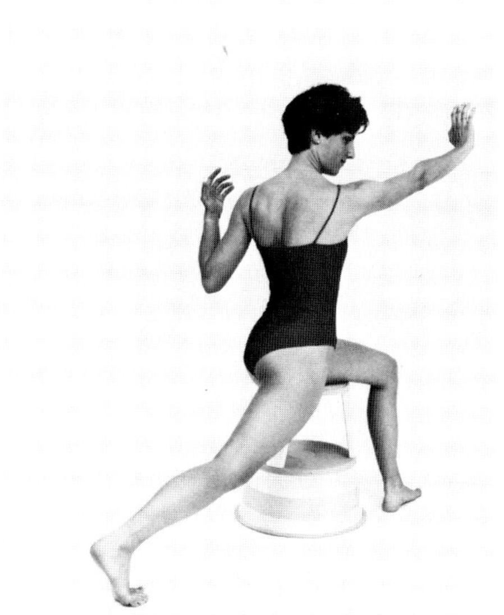

c

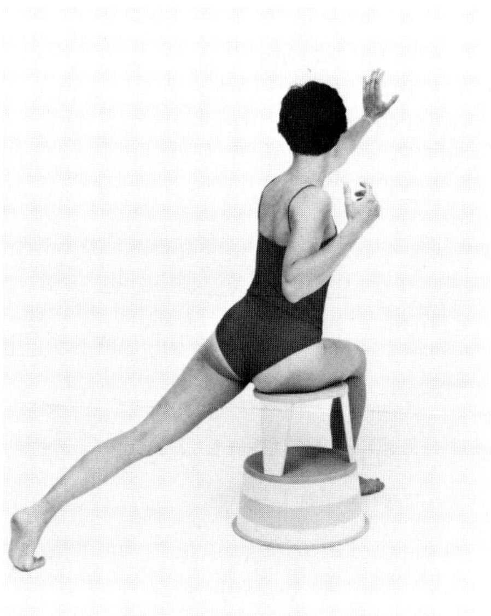

d

Abb. 31 c, d
Koordination der Arm-, Bein- und Kopfbewegungen bei der Drehung nach rechts **(c)** und links **(d)**

● **Probleme, die eine spezielle Anpassung verlangen**

Wenn mit Hilfe der Übung „Wer dreht, gewinnt" das Lernziel nicht erreicht werden kann, weil:
- Schmerzen während der Übung auftreten,
- kritische Beweglichkeitsdefizite durch Muskelverkürzungen in einem oder beiden Hüftgelenken vorhanden sind,
- die virtuelle KLA durch eine entsprechende Einordnung der KA Becken, Brustkorb und Kopf nicht wenigstens annähernd hergestellt werden kann,
- Drehungen des Kopfs in der HWS Schwindel auslösen,

bieten sich folgende Alternativen an:

FORMEN DER ANPASSUNG VON „WER DREHT, GEWINNT"

Wenn der funktionelle Status ergeben hat, daß Rotationen im Bereich der Wirbelsäule, aus welchen Gründen auch immer, kontraindiziert sind, beschränken wir das funktionelle Rotationstraining auf die Hüftgelenke. Diese Anpassung heißt **„Der träumende Verkehrspolizist" oder als Kürzel „TVP"**.
Wenn der funktionelle Status ergeben hat, daß die Rotationsausschläge in der Wirbelsäule betont trainiert werden sollten, blockieren wir die Bewegungsmöglichkeiten der Hüftgelenke. Diese Anpassung heißt **„der Yogi"**.

3.2 Anpassung: „Der träumende Verkehrspolizist" (Abb. 32a–f)

Der „träumende Verkehrspolizist" kurz auch „TVP" genannt, ist ein Phantasiename. Er bezieht sich auf die Haltung der Arme in den Endstellungen, die denen eines Polizisten ähneln, der den Verkehr regelt.

■ LERNZIEL

Der Patient soll bei in der virtuellen KLA annähernd stabilisierter Wirbelsäule
- im Sinne der Fortbewegung die eingeordneten KA Becken, Brustkorb und Kopf im Hüftgelenk kontrolliert drehen können,
- im Sinne der Fortbewegung die Beine in den Hüftgelenken kontrolliert drehen können.

► FUNKTIONSANALYSE IN THERAPEUTENSPRACHE

● **Konzeption der Übung**

Um die im Lernziel geforderte annähernde Stabilisation der Wirbelsäule in ihrer Nullstellung für alle Bewegungskomponenten des in sich beweglichen Systems der Wirbelsäule zu trainieren, bringen wir sie in eine horizontale Lage und drehen den Körper auf

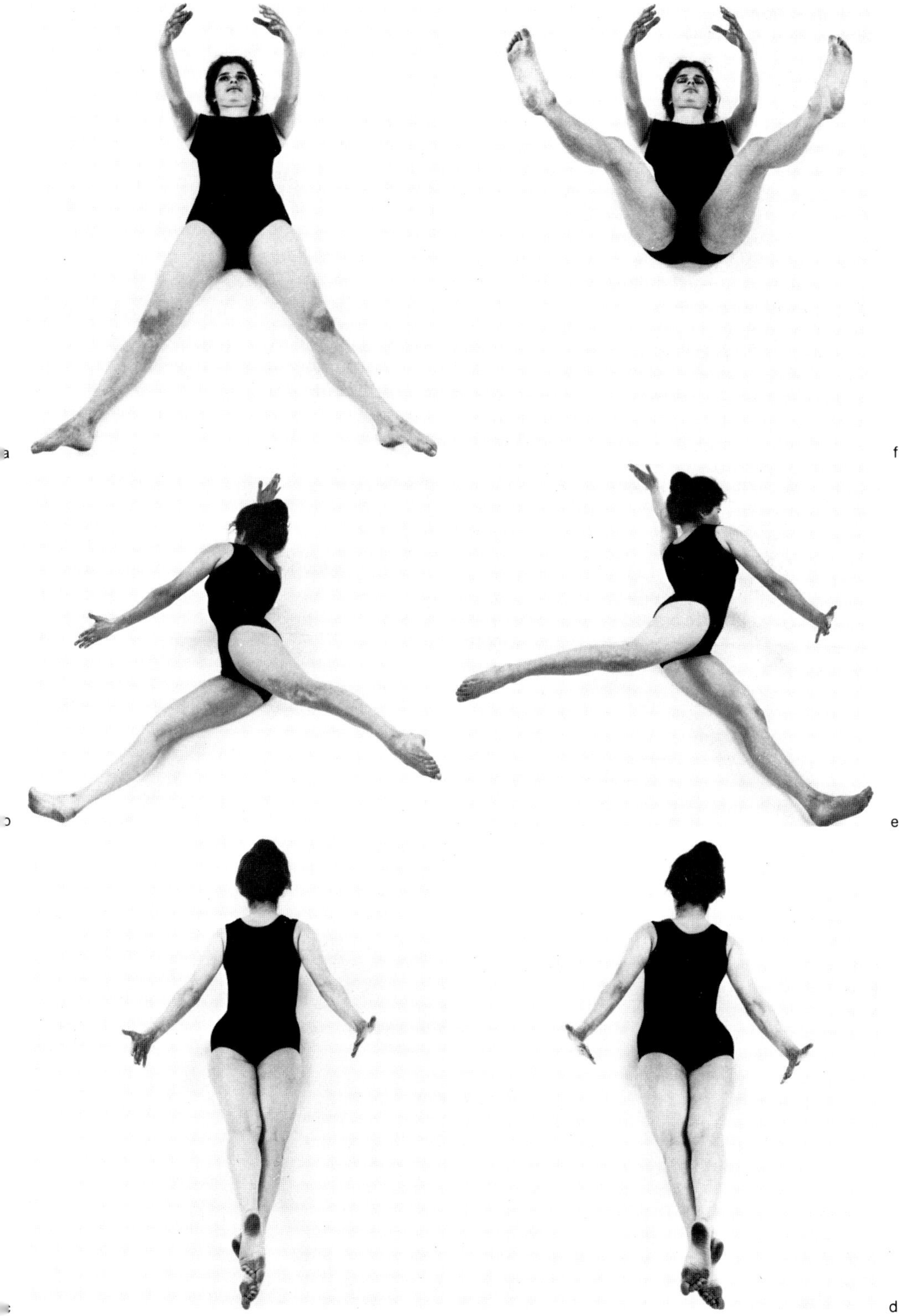

Abb. 32a–f. „Träumender Verkehrspolizist“. a Ausgangsstellung, **b** rechte Seitenlage, **c, d** Bauchlage, **e** linke Seitenlage, **f** Endstellung

dem Boden. So kommen auch ohne wesentliche Veränderung der Gelenkstellungen innerhalb der Wirbelsäule alle zuständigen Muskeln in die Lage, fallverhindernd mögliche Bewegungsausschläge durch stabilisierende Muskelaktivität zu unterdrücken.
Würde man den Versuch machen, eine solche Drehung des Körpers am Boden ohne Hilfe der Arme und Beine zu bewerkstelligen, wäre man nicht in der Lage, die Drehung kontrolliert ohne unerwünschte Beschleunigung und/oder Verzögerung durchzuführen, schon gar nicht mit der Wirbelsäule in annähernder Nullstellung.
Darum nutzen wir Arme und Beine einerseits als beschleunigende und/oder bremsende Gewichte, wenn sie in Spielfunktion sind, andererseits, um durch Abdruckaktivitäten die Drehung in Gang zu bringen oder durch Abstützaktivitäten zu bremsen.
Wir starten in Rückenlage, drehen den Körper am Boden über die Seite und den Bauch auf die andere Seite und landen in der Endstellung wieder auf dem Rücken. Dabei soll sich die KLA parallel verschieben.
Außer der Drehung des Körpers auf der Unterlage dreht sich auch das Becken mit Brustkorb und Kopf en bloc jeweils im unteren Hüftgelenk.

- **Position und Aktivierung der Ausgangsstellung**

Räumliche Lage der kritischen Achsen, Kontaktstellen des Körpers mit der Umwelt
Ausgangsstellung ist die Rückenlage am Boden. Die KA Becken, Brustkorb und Kopf sind in die horizontale KLA eingeordnet. Die dorsalen Seiten der KA Becken, Brustkorb und Kopf und diejenigen der Schulterblätter haben Kontakt mit der Unterlage. Der Blick ist nach oben gerichtet (Abb. 32 a).
Arme und Hände befinden sich in der vertikal stehenden Transversalebene der Schultergelenke. Ihre medialen Seiten bilden ein stehendes Oval, ohne daß sich die Finger berühren.
Die Beine liegen in großer frontaler Grätsche symmetrisch auf dem Boden mit dorsalem und etwas lateralem Bodenkontakt.

Bewegungskomponenten in bezug auf die Nullstellung der Gelenke
Am KA Kopf steht der DP Scheitelpunkt in der KLA. Die Lordose der HWS ist mäßig vermindert. Die oberen Kopfgelenke sind kompensatorisch so weit flektiert, daß der Blick nach oben gerichtet ist.
Am KA Brustkorb ist die Kyphose der BWS lagebedingt vermindert. Am KA Becken befindet sich die LWS in Nullstellung.
Am KA Arme haben die dorsalen Seiten der Schulterblätter Bodenkontakt. Die Schultergelenke befinden sich soweit in transversaler Flexion, die Ellbogengelenke so weit in Flexion, die Unterarme in Supination, die Hand- und Fingergelenke so weit in Flexion, daß die medialen Seiten der Arme und Hände das gewünschte stehende Oval bilden, ohne daß sich die Finger berühren.
Am KA Beine stehen die Hüftgelenke in Extension/fast maximaler Abduktion/mäßiger Außenrotation, die Kniegelenke in Nullstellung, die Fußgelenke in Plantarflexion, Inversion, die Zehengelenke in Flexion so, daß die DP rechte und linke Patella nach lateral/oben und die Fußsohlen nach medial/unten schauen.

Bewegungstoleranzen in den kritischen Gelenken in bezug auf die geplante Primärbewegung
Da sich die Wirbelsäule in ihrer Nullstellung befindet, hat sie Bewegungstoleranzen in allen Komponenten. Dies erfordert ein hohes Maß an Stabilisationsfähigkeit, da in der Übung „TVP" eine Dauerstabilisation in Nullstellung gefordert ist.
Die Hüftgelenke stehen in bezug auf Extension und Abduktion endgradig in der Ausgangsstellung und sind leicht außenrotiert. Somit genügt die innenrotatorische Bewegungstoleranz der Hüftgelenke sowohl vom distalen als auch vom proximalen Zeiger aus für den Beginn des Bewegungsablaufs.

Verteilung des Körpergewichts auf einer Unterlage, an einer Abstützungs- oder Hängevorrichtung, über einer Unterstützungsfläche und die daraus resultierenden Aktivitätszustände der Muskulatur
Zur Aktivierung der Ausgangsstellung streben die Distanzpunkte DP Scheitelpunkt, DP rechte Fußspitze und DP linke Fußspitze weg vom Körpermittelpunkt. Darum ist die Unterstützungsfläche die kleinste Fläche, die die Kontaktstellen der aktivierten KA Beine, Becken, Brustkorb und Kopf mit der Unterlage umschließt. Der Schultergürtel ist am Boden parkiert, und die Arme befinden sich in Spielfunktion.

Intensität der muskulären Beanspruchung bei ökonomischer Aktivität und Atmung
In der Ausgangsstellung der Übung „träumender Verkehrspolizist" ist die Intensität der ökonomischen Aktivität nur wenig erhöht. Die funktionelle Ruheatmung soll kontrolliert werden.

Potentiell beschleunigende bzw. bremsende Gewichte in bezug auf die Trennebene einer geplanten Primärbewegung
Die geplante Drehbewegung des Körpers auf der Unterlage geht in bezug auf die Ausgangsstellung und auf den beobachtenden Therapeuten, wenn er zu Häupten des Patienten steht, kontinuierlich nach rechts oder links.
Wenn wir uns auf eine Drehung nach rechts beziehen, wird sich die Trennebene mit der Drehung nach rechts verschieben und in Rücken- und Bauchlage mit der vertikal stehenden Symmetrieebene, in Seitenlage in etwa mit der vertikal stehenden mittleren Frontalebene identisch sein. Für den Beobachter sind dann die Gewichte links von der Trenneben bremsende, diejenigen rechts davon beschleunigende Gewichte.

● Actio - Reactio des Bewegungsablaufs

Die Übung „Träumender Verkehrspolizist" ist ein standortverändernder Bewegungsablauf. Die dominante horizontale Richtungskomponente aus der Ausgangsstellung in Rückenlage geht nach rechts. Darum ist eine deutliche Reactio zu erwarten.
Wir unterscheiden für die Analyse 4 Bewegungsetappen. Therapeutisch sind die erste und vierte am wichtigsten.
1. Etappe: aus der Ausgangsstellung in Rückenlage in die rechte Seitenlage
2. Etappe: aus der rechten Seitenlage in die Bauchlage
3. Etappe: aus der Bauchlage in die linke Seitenlage
4. Etappe: aus der linken Seitenlage in die Endstellung in Rückenlage

1. Etappe: aus der Ausgangsstellung in die rechte Seitenlage (Abb. 32a, b)

- **Actio – Reactio des Bewegungsablaufs**

Actio in Form der Primärbewegung

Die Actio ist durch 3 koordiniert einsetzende Primärbewegungen gekennzeichnet. Bei der Drehrichtung nach rechts bringt das linke Bein durch Abdruckaktivität die Drehbewegung in Gang, während der linke Arm in Spielfunktion beschleunigendes Gewicht in die Bewegungsrichtung bringt. Der rechte Arm bewegt sich zwar aus der Bewegungsrichtung, aber sein Gewicht wirkt neutral, weil er sich parallel zur kranialen Verlängerung der KLA einstellt und durch seine Richtungstendenz nach dorsal ihre extensorische Stabilisation verstärkt.

In Seitenlage ist aus der großen frontalen Grätsche der Ausgangsstellung eine große Schrittstellung in bezug auf die Frontalebene entstanden, wobei das untere rechte Bein im Idealfall nur auf seine laterale Seite gedreht wird.

Die Primärbewegung des linken Beins beginnt als Auftakt mit einer im Hüftgelenk innenrotatorischen mäßigen Medialrotation der Patella. Dann bewirkt die nach unten/links gerichtete Abdruckaktivität des kritischen Distanzpunkts, DP linke Ferse, vom Boden das Abheben der linken Beckenseite von der Unterlage. Dabei bewegt sich das obere Sprunggelenk plantarflexorisch, das Kniegelenk extensorisch, das Hüftgelenk extensorisch/abduktorisch/innenrotatorisch, das rechte Hüftgelenk innenrotatorisch vom proximalen Hebel aus (kritischer Drehpunkt). Das Becken dreht sich auf der Unterlage auf seine rechte Seite.

Simultan hat der kritische Distanzpunkt der Primärbewegung des linken Spielarms, DP Handkante der Kleinfingerseite, sich nach medial/kaudal und rechts/unten bewegt. Die Finger- und Handgelenke bewegen sich extensorisch bis zur Nullstellung, der Unterarm supinatorisch, das Ellbogengelenk extensorisch. Nach proximal weiterlaufend dreht sich der Oberarm als distaler Hebel extensorisch/wenig adduktorisch/außenrotatorisch im Schultergelenk, DP Akromion geht nach kaudal/dorsal im Sternoklavikulargelenk, während das Zangenmaul sich im Akromioklavikulargelenk geöffnet hat und sich der mediale Schulterblattrand durch die Außenrotationskomponente im Schultergelenk rückstabilisierend den Dornfortsätzen der BWS annähert, diese extensorisch stabilisierend (kritischer Drehpunkt). Dabei dreht sich der Brustkorb mit dem von der Unterlage abgehobenen Kopf zusammen mit dem Becken auf der Unterlage auf die rechte Seite.

Zwischenzeitlich hat sich der kritische Distanzpunkt der Primärbewegung des rechten Spielarms, DP Handkante der Zeigefingerseite, nach dorsal/kranial/unten bewegt, Finger- und Handgelenke kommen in Extension, der Unterarm in Supination, das Ellenbogengelenk in Extension. Nach proximal weiterlaufend dreht sich der Oberarm als distaler Hebel flexorisch/kaum adduktorisch/außenrotatorisch im Schultergelenk, DP Akromion geht nach kranial/medial/dorsal im Sternoklavikulargelenk (kritischer Drehpunkt).

Reactio in Form von aktivierter passiver Widerlagerung

Wenn der kritische Distanzpunkt der aktivierten passiven Widerlagerung, DP linke Ferse, von der Unterlage abhebt, wird das linke Bein zum aktivierten passiven Widerlager. Das ist die ökonomische Form der Bildung eines Gegengewichts bei standortverändernden Bewegungsabläufen. Das linke Bein gerät in Spielfunktion und hängt sich abduktorisch/innenrotatorisch im linken Hüftgelenk an das Becken und dieses im rechten Hüftgelenk als proximaler Hebel innenrotatorisch an den rechten Oberschenkel und als kaudaler Hebel an den Brustkorb. Dabei hat sich das rechte Bein ebenfalls reaktiv von der Unterlage abgehoben, ist in Spielfunktion geraten und hängt flexorisch/adduktorisch am Becken und wird zu einem beschleunigenden Gewicht.

Reactio in Form von Veränderung der Unterstützungsfläche
Die Unterstützungsfläche hat sich von kranial her durch das Abheben des Kopfs, von kaudal her durch das reaktive Abheben der Beine von der Unterlage und durch den Wechsel von der Rücken- in die rechte Seitenlage verkleinert und im Sinne der Standortveränderung nach rechts verlagert.

Actio in Form von beschleunigenden Gewichten
Reactio in Form von bremsenden Gewichten
In der Ausgangsstellung ist bei der geplanten Drehbewegung nach rechts die Trennebene identisch mit der vertikal stehenden Symmetrieebene. Während des Bewegungsablaufs macht sie eine Parallelverschiebung nach rechts. In der rechten Seitenlage geht sie annähernd durch den DP rechter Trochanterpunkt und den DP rechtes Akromion. Alle Gewichte, die links, in bezug auf die Bewegungsrichtung hinter der Trennebene liegen, wirken bremsend, alle, die rechts, in bezug auf die Bewegungsrichtung vor der Trennebene liegen, wirken beschleunigend auf den Bewegungsablauf.

- **Conditio - Limitatio des Bewegungsablaufs**

Conditio der gleichbleibenden Abstände am Körper des Patienten
Limitatio in Form von aktiver Widerlagerung und Stabilisation
Conditio: Der Abstand DP Incisura jugularis und DP Kinnspitze einerseits und DP Bauchnabel andererseits bleibt annähernd gleich groß.
Limitatio: Diese beiden Abstände verändern sich nicht, wenn die Drehung aus der Rükken- in die Seitenlage für die KA Becken, Brustkorb und Kopf en bloc gelingt und z. B. keine Rotation zwischen Becken und Brustkorb stattfindet. Dazu müssen das Abdrükken der linken Ferse vom Boden und die begleitende innenrotatorische Aktivität im linken Hüftgelenk vom distalen Zeiger aus sowie die außenrotatorische im rechten Hüftgelenk vom distalen, die innenrotatorische vom proximalen Hebel aus mit dem Abheben des Kopfs von der Unterlage und der Primärbewegung des linken Arms entsprechend koordiniert werden.

Conditio der absoluten und/oder relativen räumlichen Fixpunkte
Limitatio durch Begrenzung der Primärbewegung, der aktivierten passiven Widerlagerung und der Veränderung der Unterstützungsfläche
In der standortverändernden Übung „Träumender Verkehrspolizist" kann es nur relative räumliche Fixpunkte geben.

Conditio: In der rechten Seitenlage hat das rechte Knie keinen Bodenkontakt.
Limitatio: Dieser relative räumliche Fixpunkt limitiert die Primärbewegung, denn wenn zuviel Gewicht in die Bewegungsrichtung gebracht wird, vergrößert sich die Unterstützungsfläche nach rechts durch die Abstützung des rechten Oberschenkels auf der Unterlage. Damit sich das rechte Bein im Aktivitätszustand der Spielfunktion befinden kann, müssen das Gegengewicht des linken Spielbeins einerseits und die Rückstabilisation des

Zangenmauls durch den linken Spielarm andererseits sich die Waage halten. Dazu verhilft unter anderem die Vertikalstellung der Frontalebenen der KA Becken, Brustkorb und Kopf.

Conditio: In der Seitenlage rechts soll der auf die horizontal stehende Symmetrieebene projizierte Winkel, den die Längsachsen der Beine bilden, nicht kleiner werden.
Limitatio: Dieser relative räumliche Fixpunkt verlangt, daß bei der Drehung aus der Rücken- in die rechte Seitenlage die Abduktionskomponente des rechten Hüftgelenks zu einer Flexion mit Flexionstendenz und diejenige des linken Hüftgelenks zu einer Extension mit Extensionstendenz wird.

Conditio: Der Abstand DP rechter – DP linker Malleolus medialis soll sich während der Drehung in die Seitenlage nicht verkleinern.
Limitatio: Das Einhalten dieses gleichbleibenden Abstands verlangt während der Drehung aus Rückenlage in die Seitenlage eine Schrittvergrößerung um den frontotransversalen Hüftgelenkabstand. Der Grund ist der Folgende:
In Rückenlage liegen die in den Hüftgelenken abduzierten Beinlängsachsen in der horizontal stehenden mittleren Frontalebene. Darum wird der Malleolenabstand um den frontotransversalen Hüftgelenkabstand vergrößert. In Seitenlage liegen die Beinlängsachsen in den horizontal stehenden Sagittalebenen des rechten und linken Hüftgelenks, wobei die eine im Hüftgelenk flektiert, die andere extendiert ist. Auf diesen zwei Sagittalebenen steht der frontotransversale Hüftgelenkabstand rechtwinklig und vertikal. Ohne Schrittvergrößerung würde dann der Malleolenabstand um den frontotransversalen Hüftgelenkabstand verkleinert.

Conditio: In der rechten Seitenlage sollen die Längsachsen des rechten Beins und linken Arms parallel stehen und etwa einen kaudalen Winkel von $\pm 40^\circ$ zur Trennebene bilden.
Limitatio: Diese relativen räumlichen Fixpunkte erleichtern die Stabilisation der KA Becken, Brustkorb und Kopf in der angestrebten Nullstellung. In dieser flexorischen Winkelstellung des linken Arms im Schultergelenk funktioniert die Rückstabilisation des Zangenmauls gut, ohne daß die Hand ihr Streben in die Bewegungsrichtung aufgeben muß. Die gleiche flexorische Winkelstellung des rechten Beins im Hüftgelenk mit dem Streben des rechten Fußes in die Bewegungsrichtung wirkt gegen die Tendenz einer Hyperextension in der LWS. Außerdem wirkt sich diese Winkelstellung günstig auf die Innervation der schrägen Bauch- und Rückenmuskulatur aus.

Conditio: Die frontalen Ebenen der KA Becken und Brustkorb sollen in der Seitenlage vertikal stehen.
Limitatio: Dieser relative räumliche Fixpunkt neutralisiert die Gewichte dieser Körperabschnitte und limitiert darum ihren Einfluß auf die beschleunigende und bremsende Wirkung der Arm- und Beingewichte auf den Bewegungsablauf.

2. Etappe: aus der rechten Seitenlage in die Bauchlage (Abb. 32 b, c)

● **Actio – Reactio des Bewegungsablaufs**

Actio in Form der Primärbewegung
Die Actio ist durch 4 zeitlich koordiniert einsetzende Primärbewegungen gekennzeichnet. Die Bewegungsrichtung geht weiter nach rechts. Das obere linke Bein bringt zusam-

men mit den KA Becken, Brustkorb und Kopf die Drehung aus der Seiten- in die Bauchlage in Gang. Den Armen und dem rechten Bein fällt die Aufgabe zu, die Drehung zum Stillstand zu bringen, indem Bein- und Armgewichte angehoben werden. Die Arme sollen symmetrisch zur Trennebene eingestellt werden. Sie ist identisch mit der Symmetrieebene des Türmchens. Die Aktivierung dieser Endstellung ist nach oben gerichtet. Die horizontale, standortverändernde Richtungskomponente ist vorübergehend aufgegeben. Die Wirbelsäule hat ihre Nullstellung zugunsten einer Totalextension aufgegeben. Wenn der Lagewechsel aus der Seiten- in die Bauchlage mit allen Extremitäten in Spielfunktion nicht fließend gelingt, ist eine vorübergehende Abstützung der linken Hand auf der Unterlage nötig, damit der Bewegungsablauf nicht außer Kontrolle gerät.
Der kritische Distanzpunkt der Primärbewegung des linken Spielbeins, DP linke Ferse, bewegt sich nach rechts in die Bewegungsrichtung; im rechten Hüftgelenk ist die Bewegung innenrotatorisch vom proximalen Hebel aus, dabei dreht sich das Becken mit dem KA Brustkorb auf der Unterlage in die Bauchlage. Der Brustkorb nimmt den Kopf mit, der durch Dorsaltranslation in der HWS und weiterlaufend durch Extension in der BWS das Gesicht in guten Abstand vom Boden bringt. Die Gelenkstellungen des linken Beins und der LWS sollen sich kaum verändern. Aber die Extensoren/Adduktoren/Außenrotatoren der Hüftgelenke und die Extensoren der LWS müssen in teilweise endgradiger Gelenkstellung fallverhindernd in hoher Intensität der ökonomischen Aktivität innerviert werden.
Simultan bewegt sich der kritische Distanzpunkt der Primärbewegung des rechten Spielbeins, DP rechter Großzehenballen, etwas nach links aus der Bewegungsrichtung, durch Extension im Hüftgelenk den linken Fuß unterkreuzend. Dabei hat sich der rechte Fuß im oberen Sprunggelenk plantarflexorisch und im unteren Sprunggelenk eversorisch bewegt.
Sobald die Drehung der KA Becken und Brustkorb mit dem Kopf nach rechts/unten in die Bauchlage beginnt, bewegt sich der kritische Distanzpunkt der Primärbewegung des linken Spielarms, DP linke Daumenspitze, nach links aus der Bewegungsrichtung nach oben, in bezug auf den eigenen Körper nach kaudal/dorsal durch Extension/Adduktion/Außenrotation im Schultergelenk. Nach proximal weiterlaufend bewegt sich der DP linkes Akromion nach kaudal/dorsal/lateral im Sternoklavikulargelenk, indem das Zangenmaul im Akromioklavikulargelenk geöffnet wird und der mediale Schulterblattrand sich den Dornfortsätzen der BWS annähert. Wenn der Bewegungsablauf nicht fließend verläuft, findet die linke Handfläche vorübergehend etwa in Bauchnabelhöhe eine Abstützung auf der Unterlage. Der Unterarm steht dann in Pronation, das Ellbogengelenk in Flexion und das Schultergelenk in wenig Innenrotation. Die Hand kommt damit einer unkontrollierten Bauchlandung auf der Unterlage zuvor, um dann anschließend die vorher analysierte Stellung einzunehmen.
Inzwischen hat sich der kritische Distanzpunkt der Primärbewegung des rechten Arms, DP rechte Daumenspitze, nach links aus der Bewegungsrichtung und in bezug auf den eigenen Körper nach kaudal/lateral/dorsal bewegt. Die Bewegung verläuft supinatorisch im Unterarm, nach proximal weiterlaufend extensorisch/außenrotatorisch im Schultergelenk, bis der rechte Arm symmetrisch zum linken Arm steht.

Reactio in Form von aktivierter passiver Widerlagerung

Während des Bewegungsablaufs aus der Seiten- in die Bauchlage wird das Gegenspiel beschleunigender und bremsender Gewichte aufgehoben. Alle Aktivitäten sind vertikal nach oben gerichtet. Durch den Bezug auf die in Bauchlage vertikal stehende Symmetrieebene haben sich die horizontalen Richtungstendenzen neutralisiert.

Reactio in Form von Veränderung der Unterstützungsfläche
Die Unterstützungsfläche hat sich in bezug auf die Ausgangsstellung weiter nach rechts verlagert im Sinne einer Parallelverschiebung der KLA. Sie hat sich etwas verbreitert, aber von kranial her verkleinert, weil der KA Arme keinerlei Bodenkontakt mehr haben kann.
Hat sich der Patient während des Bewegungsablaufs mit der linken Hand am Boden abgestützt, ist vorübergehend die Unterstützungsfläche vergrößert worden. Diese Hilfe brauchen viele Patienten mit einem Defizit an Extensionstoleranz in der Wirbelsäule und/oder Insuffizienz der extensorischen Rückenmuskulatur.

- **Conditio - Limitatio des Bewegungsablaufs**

Conditio der absoluten und/oder relativen räumlichen Fixpunkte
Limitatio durch Begrenzung der Primärbewegung, der aktivierten passiven Widerlagerung und der Veränderung der Unterstützungsfläche
Hier ist folgender relativer räumlicher Fixpunkt zu beachten:

Conditio: In der Endstellung Bauchlage stehen die Symmetrieebene vertikal, die Arme symmetrisch, die Beine in der Symmetrieebene überkreuzt.
Limitatio: Die Symmetrie dieser Endstellung bei vertikaler Lage der Symmetrieebene hat keine Richtungstendenzen außer der fallverhindernden, nach oben gerichteten Aktivität, deren Intensität darum beliebig gesteigert werden kann.

3. Etappe: aus der Bauchlage in die linke Seitenlage (Abb. 32 c–e)

- **Actio - Reactio des Bewegungsablaufs**

Actio in Form der Primärbewegung
Um die Drehbewegung nach rechts aus der Bauchlage in die linke Seitenlage fortzusetzen, wird zunächst die Überkreuzung der Beine gewechselt, so daß das rechte oben ist.
Die Actio der 3. Phase des „Träumenden Verkehrspolizisten" ist durch 3 zeitlich koordinierte Primärbewegungen gekennzeichnet. Die rechte Hand bringt durch Abdruckaktivität die Drehbewegung in Gang, während das rechte Bein in Spielfunktion beschleunigendes Gewicht in die Bewegungsrichtung bringt. Der linke Arm bewegt sich zwar aus der Bewegungsrichtung, aber sein Gewicht wirkt neutral, weil er sich parallel zur kranialen Verlängerung der KLA einstellt und die Stabilisation der KLA stimuliert.
In Seitenlage ist aus den überkreuzten Beinen in der Bauchlage eine große Schrittstellung in bezug auf die Frontalebene entstanden.

Die Primärbewegung des rechten Arms beginnt mit dem Kontakt der rechten Handfläche mit der Unterlage etwa in Taillenhöhe. Die Fingerspitzen sind nach kranial gerichtet. Dann bewirkt die nach unten/links gerichtete Abdruckaktivität der rechten Handfläche, und zwar extensorisch/radial/abduktorisch im Handgelenk vom proximalen Hebel, pronatorisch im Unterarm, extensorisch im Ellbogengelenk, adduktorisch im Schultergelenk – via Zangenmaul – das Abheben der rechten Brustkorbseite von der

Unterlage und das Drehen des Brustkorbs auf der Unterlage nach rechts in die linke Seitenlage.
Simultan hat der kritische Distanzpunkt der Pirmärbewegung des rechten Spielbeins, DP rechter Kleinzehenballen, sich nach rechts in die Bewegungsrichtung und wenig nach oben bewegt, in bezug auf den Körper nach dorsal/kranial. Dabei dreht sich das Becken als proximaler Zeiger im linken/unteren Hüftgelenk außenrotatorisch und kommt en bloc und zeitlich koordiniert mit dem Brustkorb, der den in Spielfunktion befindlichen Kopf mitnimmt in die linke Seitenlage. Die räumliche Lageveränderung des Kopfs wird durch bewußtes Erleben der veränderten Blickrichtung unterstützt. In der Endstellung steht das rechte Hüftgelenk rotationsneutral in Extension.
Bevor die Drehung der KA Becken und Brustkorb aus der Bauchlage auf die linke Seite beginnt, bewegt sich der kritische Distanzpunkt der 3. Primärbewegung, DP linke Daumenspitze, nach kranial/zuerst lateral, dann medial. Das Schultergelenk bewegt sich flexorisch/erst abduktorisch, dann adduktorisch/außenrotatorisch. Nach proximal weiterlaufend bewegt sich der DP Akromion nach kranial/medial im Sternoklavikulargelenk. Dabei schließt sich das Zangenmaul im Akromioklavikulargelenk (kritischer Drehpunkt), bis die Längsachse des linken Arms annähernd parallel zur kranialen Verlängerung der KLA steht.

Reactio in Form von aktivierter passiver Widerlagerung
Wenn der kritische Distanzpunkt der aktivierten passiven Widerlagerung, DP rechte Handfläche, von der Unterlage abhebt, wird der rechte Arm zum aktivierten passiven Widerlager. Das ist die ökonomische Form der Bildung eines Gegengewichts bei standortverändernden Bewegungsabläufen. Wenn der rechte Arm in Spielfunktion gerät, hängt er sich transversalextensorisch/flexorisch/außenrotatorisch im Schultergelenk an den Schultergürtel und dieser bei geöffnetem Zangenmaul an die rechte Brustkorbseite. Durch die Primärbewegung des rechten Beins und die Drehung des Beckens auf die linke Seite wird das untere linke Bein ebenfalls zum aktivierten passiven Widerlager. Da es sich bereits in Spielfunktion befindet, bewegt es sich flexorisch im Hüftgelenk nach links aus der Bewegungsrichtung. Die Parallelstellung seiner Längsachse mit der Längsachse des rechten aktiv widerlagernden Arms wird angestrebt.

Reactio in Form von Veränderung der Unterstützungsfläche
Die Unterstützungsfläche hat sich durch den Wechsel von der Bauch- in die Rückenlage verkleinert und in die Bewegungsrichtung nach rechts verlagert.

Actio in Form von beschleunigenden Gewichten
Reactio in Form von bremsenden Gewichten
In Bauchlage ist bei einer geplanten Weiterführung der Drehbewegung nach rechts die Trennebene identisch mit der vertikal stehenden Symmetrieebene. Während des Bewegungsablaufs macht sie eine Parallelverschiebung nach rechts. In der linken Seitenlage geht sie annähernd durch den DP linker Trochanterpunkt und den DP linkes Akromion.
Alle Gewichte, die links, in bezug auf die Bewegungsrichtung hinter, in bezug auf den Körper ventral liegen, wirken bremsend, alle, die rechts, in bezug auf die Bewegungsrichtung vor, in bezug auf den Körper dorsal liegen, wirken beschleunigend auf den Bewegungsablauf.

● **Conditio - Limitatio des Bewegungsablaufs**

Conditio der absoluten und/oder relativen räumlichen Fixpunkte
Limitatio durch Begrenzung der Primärbewegung, der aktivierten passiven Widerlagerung und der Veränderung der Unterstützungsfläche
In der standortverändernden Übung „Träumender Verkehrspolizist" kann es nur relative räumliche Fixpunkte geben.

Conditio: In der linken Seitenlage sollen die Längsachsen des linken Beins und rechten Arms parallel stehen und annähernd einen Winkel von $\pm 40°$ zur Trennebene bilden.
Limitatio: Wenn aus der Bauchlage in die linke Seitenlage gedreht wird, gehören diese relativen räumlichen Fixpunkte zu den aktivierten passiven Widerlagern. Der rechte Arm kommt nach seiner Abstoßaktivität durch Extension im Ellbogen- und Außenrotation im Schultergelenk in die räumliche Lagebeziehung, die für den Rückstabilisierungseffekt des Zangenmauls und weiterlaufend für die Stabilisation der BWS in ihrer Nullstellung optimal ist. Das linke Bein wirkt in dieser Stellung als gutes Gegengewicht für das rechte Bein, ohne daß die Gefahr besteht, daß die Ischiokruralbremse weiterlaufend die LWS flexorisch verformt und so die Erhaltung der virtuellen KLA unmöglich macht.

Conditio: Die frontalen Ebenen der KA Becken und Brustkorb sollen in der Seitenlage vertikal stehen.
Limitatio: Dieser relative räumliche Fixpunkt neutralisiert die Gewichte dieser Körperabschnitte und limitiert darum ihren Einfluß auf die beschleunigende und bremsende Auswirkung der Arm- und Beingewichte auf den Bewegungsablauf.

4. Etappe: aus der linken Seitenlage in die Rückenlage (Abb. 32e, f)

● **Actio - Reactio des Bewegungsablaufs**

Actio in Form der Primärbewegung
Die Actio ist duch 3 zeitlich koordiniert einsetzende Primärbewegungen gekennzeichnet. Die Bewegungsrichtung geht weiter nach rechts. Der rechte Arm bewegt sich ebenfalls in diese Richtung und leitet die Drehung des Brustkorbs in die Rückenlage ein. Der linke Arm stellt sich symmetrisch auf den rechten ein. Das rechte Bein koordiniert die Drehung des Beckens in die Rückenlage. Das linke Bein stellt sich reaktiv symmetrisch zum rechten ein.
Der kritische Distanzpunkt der Primärbewegung des rechten Spielarms, DP rechte Daumenspitze, geht nach rechts in die Bewegungsrichtung, in bezug auf den eigenen Körper nach kranial/lateral/ventral flexorisch bis in die Transversalebene durch die Sternoklavikulargelenke/wenig transversalextensorisch/innenrotatorisch bis zur Nullstellung im rechten Schultergelenk. Dabei haben sich die Hand- und Fingergelenke flektierend und der Unterarm wenig pronierend dem stehenden Oval angepaßt, das die Haltung der Arme in der Ausgangsstellung kennzeichnet (s. S. 110). Dabei dreht sich der Brustkorb auf der Unterlage von der linken Seiten- in die Rückenlage.
Simultan bewegt sich der kritische Distanzpunkt der Primärbewegung des rechten Spielbeins, DP Ferse, wenig, räumlich nach unten, in bezug auf den Körper nach ventral/medial. Das rechte Hüftgelenk kommt in Außenrotation, dabei dreht sich die Oberschen-

kellängsachse am Ort. Weiterlaufend gleitet das Becken als proximaler Zeiger im linken Hüftgelenk außenrotatorisch/transversalabduktorisch und dreht sich auf der Unterlage en bloc mit Brustkorb und Kopf in die Rückenlage. Dabei ist das rechte Hüftgelenk durch Drehpunktverschiebung nach dorsal in Flexion geraten.
Inzwischen hat sich der kritische Distanzpunkt der Primärbewegung des linken Arms, DP Handkante der Kleinfingerseite, nach ventral/kaudal/lateral bis in die Transversalebene der Sternoklavikulargelenke begeben und ordnet sich symmetrisch zum rechten Arm ein.

Reactio in Form von aktivierter passiver Widerlagerung
Der kritische Distanzpunkt der aktivierten passiven Widerlagerung des linken Spielbeins, das bereits in der linken Seitenlage flexorisch/adduktorisch im Hüftgelenk am Becken hängt, DP linke Ferse, wird bei der Drehung des Beckens in Rückenlage räumlich nach oben transportiert und bewegt sich dabei in bezug auf den Körper nach kranial/lateral, bis das linke Bein in der vertikal stehenden Transversalebene der Hüftgelenke steht. Die Veränderung seiner räumlichen Lage mindert die Auswirkung seines Gewichts als aktiviertes passives Widerlager.

Reactio in Form von Veränderung der Unterstützungsfläche
Die Unterstützungsfläche hat sich wieder etwas vergrößert und nach rechts verlagert. In der Endstellung bekommt der Kopf Kontakt mit der Unterlage und gerät aus der Spiel- in Parkierfunktion.

Actio in Form von beschleunigenden Gewichten
Reactio in Form von bremsenden Gewichten
Im Bewegungsablauf hat sich die Trennebene weiter parallel nach rechts verschoben und fällt in der Endstellung mit der vertikal stehenden Symmetrieebene zusammen. Die symmetrische Stellung der Arme und Beine und die in die KLA eingeordneten KA Becken, Brustkorb und Kopf stellen eine gute Gleichgewichtslage her, die dank der Aktivität der Transversaladduktoren und Flexoren der Hüftgelenke und der geraden und schrägen Bauchmuskelzüge erhalten bleiben kann.

● **Conditio – Limitatio des Bewegungsablaufs**

Conditio der gleichbleibenden Abstände am Körper des Patienten
Limitatio in Form von aktiver Widerlagerung und Stabilisation
Es gilt das zur 1. Phase der Übung Gesagte (s. S. 113).

Conditio der absoluten und/oder relativen räumlichen Fixpunkte
Limitatio durch Begrenzung der Primärbewegung, der aktivierten passiven Widerlagerung und der Veränderung der Unterstützungsfläche

Conditio: Der Winkel, den die Längsachsen der Beine in der linken Seitenlage projiziert in die Symmetrieebene bilden, und der Winkel, den sie in der Rückenlage der Endstellung in der vertikal stehenden Transversalebene durch die Hüftgelenke bilden, sind gleich groß.
Limitatio: Die Einhaltung dieses räumlichen Fixpunkts verlangt, daß der kritische Distanzpunkt der Primärbewegung des rechten Beins, DP rechte Ferse, sich während des

Bewegungsablaufs nicht nach links aus der Bewegungsrichtung verschiebt. Außerdem muß das Becken im linken Hüftgelenk wirklich eine transversalabduktorische/außenrotatorische Bewegung machen, damit das linke Bein ins Gleichgewicht zum rechten kommen kann.

Conditio des Bewegungstempos
Limitatio der ökonomischen Aktivität durch Finden des Idealtempos
Da im Lernziel gefordert ist, daß der Bewegungsablauf nicht außer Kontrolle geraten darf, ist das Tempo gegeben. Es ist langsam, fließend und führt jeweils zu einem Stopp, wenn eine Etappe ihren Abschluß gefunden hat. Wir wollen die 4 Zwischenstellungen durch anpassende Koordination der muskulären, insbesondere der fallverhindernden Aktivitäten in ein ruhendes Gleichgewicht bringen.
Die Intensität der ökonomischen Aktivität ist, außer in der Ausgangsstellung, relativ hoch, am höchsten in Bauchlage.

▶ INSTRUKTION IN PATIENTENSPRACHE

● An die Wahrnehmung appellierende Instruktionshilfen

In der Ausgangsstellung muß sich der Patient die Bewegungsrichtung nach rechts gut einprägen. Das gelingt am besten durch Orientierung zu einem Gegenstand im Raum, z. B. zum Fenster, zur Tür etc.
Bei den Drehungen in die Seitenlage ist die Vorstellung, einen großen Schritt nach vorn oder hinten zu machen, hilfreich. Obwohl der Kopf sich in bezug auf den Brustkorb nicht dreht, dreht er sich doch um 360° im Raum. Der Patient schaut in Rückenlage nach oben, in Bauchlage nach unten und in den Seitenlagen in entgegengesetzte horizontale Richtungen.

● Verbal-perzeptive didaktische Anleitung	● Manipulativ-perzeptive didaktische Anleitung
Position und Aktivierung der Ausgangsstellung	
„Leg' dich auf den Boden, die Füße weit auseinander. Die Knie zeigen nach außen, aber nicht zuviel. Mach' lange Füße. Die Fußsohlen schauen sich ein bißchen an, aber sie schauen auch nach unten. Im Schritt zwischen den Beinen darf es ein wenig spannen, aber nicht viel. Du schaust nach oben. Mit den Armen umfängst du einen großen ovalen Luftballon. Er steht mit der Spitze auf deinem Brustbein und ist so groß, daß die Handflächen darauf liegen, ohne daß sich die Finger berühren können. Der Atem geht frei und mühelos."	Der Therapeut kontrolliert die Grätsche. Sie soll symmetrisch sein. Bei einer zu großen Adduktorenspannung kann man an beiden Beinen einen abduktorischen Widerstand geben. Die Stellung der Arme kann man, falls nötig, manipulierend korrigieren.
Actio und Conditio des Bewegungsablaufs	
„Das linke Knie dreht ein wenig nach	Wenn der Bewegungsablauf nicht in der

rechts, und du drückst dich mit der linken Ferse vom Boden ab, der linke Arm zieht schräg über den Bauch, und der Kopf kommt mit, wenn du dich auf die rechte Seite drehst und mit den Beinen eine große Schrittstellung machst. Das rechte Bein ist unten und vor dir, die Fußsohle zeigt vorwärts, genau wie die linke Hand. Der rechte Arm ist nach hinten gegangen. Das linke Bein ist oben und hinter dir, die Fußsohle zeigt nach hinten. Beide Beine schweben. Wenn du jetzt auf den Bauch drehst, überkreuzen sich die Beine, das linke ist oben. Du darfst dich mit der linken Hand am Boden stützen, bis du auf dem Bauch liegst. Jetzt brauchst du keine Stütze mehr. Beide Arme schweben neben dem Körper, die Handflächen schauen nach außen, und die Augen haben einen guten Abstand vom Boden. Jetzt wechselst du die gekreuzte Stellung der Beine, so daß das rechte nach oben kommt. Du drückst dich mit der rechten Hand ein wenig vom Boden ab, machst die Beine wieder zu einem großen Schritt auf und liegst auf der linken Seite. Das rechte Bein ist jetzt oben und hinter dir. Der linke Arm macht deinen Rücken lang, der rechte ist jetzt vor dir. Wenn du jetzt weiterdrehst, landest du wieder auf dem Rücken; sorge dafür, daß es gemütlich und ohne Ruck gelingt. Die Beine sind gegrätscht und zeigen nach oben wie die Arme, aber sie schauen gleichzeitig auch nach außen."

richtigen zeitlichen Koordination gelingt, gibt man entweder manuellen Widerstand an der linken Ferse, oder man gibt beiden Beinen einen Abduktionswiderstand, der sich in der Seitenlage in einen Flexions-/Extensionswiderstand für die Hüftgelenke umwandelt. Dazu läßt man den Patienten die Armbewegungen ausführen und die Kopfhaltung einnehmen. So wie wir beim Drehen in die Seitenlage den Abdruck vom Boden mit einem manuellen Widerstand an die Möglichkeiten des Patienten anpassen können, geben wir bei der Drehung in die Bauchlage der linken Handfläche eine manuelle Stütze. Beim Weiterdrehen in die linke Seitenlage wechselt die manuelle Stützung auf die rechte Handfläche und endet beim Weiterdrehen in die Rückenlage an der rechten Ferse.

Eine andere manipulierende Hilfe besteht darin, daß man als Therapeut beide Beine behutsam durch den ganzen Bewegungsablauf führt und das Gewicht anhebt bzw. zurückhält, wo es nötig ist.

3.3 Anpassung: „Der Yogi“ (Abb. 33 a, b)

Der „Yogi“ ist ein Phantasiename. Die erstrebte Stellung erinnert an Yoga (sanskrit, „Anschirrung“).

■ LERNZIEL

Der Patient soll die Wirbelsäule dank der Blockierung der Hüftgelenkbeweglichkeit rotatorisch mobilisieren sowie die Rotatoren im Bewegungsniveau untere BWS und die Extensoren, Abduktoren und Rotatoren der Hüftgelenke maximal dehnen können.

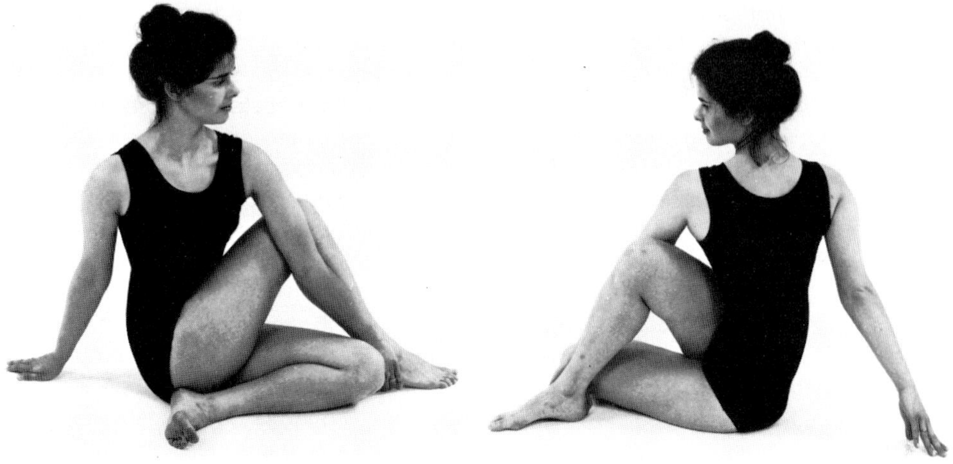

a b

Abb. 33 a, b. Der „Yogi“. Endstellung von vorn **(a)** und hinten **(b)**

▶ FUNKTIONSANALYSE IN THERAPEUTENSPRACHE

● Konzeption der Übung

Wir bringen die Beine in eine solche Lagebeziehung zur vertikal stehenden KLA, daß von kranial kommende Rotationsimpulse um diese Achse keinesfalls in die Hüftgelenke weiterlaufen, d. h. ausweichen können.

● Position und Aktivierung der Ausgangsstellung

Räumliche Lage der kritischen Achsen, Kontaktstellen des Körpers mit der Umwelt, Bewegungskomponenten in bezug auf die Nullstellung der Gelenke
Ausgangsstellung ist der Fersensitz am Boden.
Die KA Becken, Brustkorb und Kopf sind in die vertikal stehende virtuelle KLA eingeordnet.
Am KA Arme stehen die Längsachsen parallel zur KLA. Die Arme sind in leichter Stützfunktion. Die Handflächen bilden den Bodenkontakt. Die Daumen sind nach vorn/lateral, die übrigen Finger nach hinten/lateral gerichtet.
Am KA Beine bilden die ventralen Seiten der Unterschenkel und Füße den Bodenkontakt. Die Kniegelenke stehen in maximaler Flexion, die dorsalen Seiten der Unter- und Oberschenkel werden aufeinandergedrückt. Das Gewicht der KA Becken, Brustkorb und Kopf lastet zum großen Teil auf den Füßen. Wenn die konstitutionelle Armlänge keine Abstützung auf den Handflächen erlaubt, genügt auch ein Stützen auf den Fingerspitzen.

● Actio - Reactio des Bewegungsablaufs

Bei der Analyse der Übung „Yogi“ kann man nicht wie bei einem üblichen Bewegungsablauf vorgehen. Es handelt sich hier darum, etappenweise in eine Endstellung zu gelangen, um die teils endgradigen Gelenkstellungen innerhalb des in sich beweglichen Systems des menschlichen Körpers selbst zu manipulieren und dadurch die Dehnung der überbrückenden Muskulatur zu bewerkstelligen. Ein reaktives Geschehen kann höchstens in der nachträglichen Auswirkung der Übung gesehen werden. Es handelt sich vielmehr um das Aufzeigen der Conditio, die zur Erfüllung des Lernziels führen kann.

● Conditio - Limitatio des Bewegungsablaufs

Diese Anpassung setzt gut bewegliche Hüftgelenke voraus. Sind sie nicht vorhanden, verweisen wir auf die Übung „Korkenzieher" (S. 270).
Bis zur endgültigen „Anschirrung" durchläuft der „Yogi" 3 Etappen.

1. Etappe: Durch Verschiebung der Sitzfläche nach links neben die Fersen nimmt die Stützfunktion des linken Arms zu, die rechte Hand verliert den Bodenkontakt. Das rechte Bein ist entlastet und wird über den linken Oberschenkel geschlagen. Die rechte Fußsohle bekommt Bodenkontakt. Die rechte Ferse steht links vom linken Oberschenkel. Die Fußlängsachse steht annähernd sagittotransversal. Die Hüftgelenke sind blokkiert.

2. Etappe: Die Rotationen um die KLA laufen gleichsinnig weiter. Der Kopf dreht als kranialer Hebel positiv in der HWS nach rechts. Weiterlaufend dreht sich der Brustkorb als kranialer Zeiger positiv in der unteren BWS, dabei nimmt der Druck unter dem rechten Tuber ischii zu. Der Brustkorb hat die Arme mitgenommen. Der linke Arm ist in Spielfunktion geraten, der rechte kommt in Stützfunktion. Die Kontaktstelle der Handfläche oder der Fingerspitzen mit der Unterlage liegt etwas hinter dem rechten Trochanterpunkt. Jetzt überkreuzt der linke Arm den rechten Oberschenkel, diesen flexorisch/transversaladduktorisch im Hüftgelenk gegen das Becken und den Brustkorb drückend. Die linke Hand umfaßt von kranial her den lateralen Malleolus des rechten Beins. Mit dieser Bewegung sind die Hüftgelenke sicher blockiert.

3. Etappe: Der Kopf dreht sich jetzt als kranialer Zeiger negativ in der HWS und macht eine widerlagernde rotatorische Bewegung zum Brustkorb. Beide Rotationsniveaus der Wirbelsäule sind endgradig widerlagernd ausgeschöpft. Die entsprechende Muskulatur ist gedehnt.
Die Stellung wird mehrere Sekunden gehalten, bis es gelingt, trotz der extremen „Anschirrung" die ökonomische Ruheatmung zu finden.

► INSTRUKTION IN PATIENTENSPRACHE

● Verbal-perzeptive didaktische Anleitung

Position und Aktivierung der Ausgangsstellung

„Setz' Dich auf die Fersen. Dein Rücken ist lang, du bist schlank, dein Bauch ist locker, der Atem geht mühelos. Du bist eine Marionette. An deinem Scheitel ist ein Faden festgemacht, an dem immer leicht gezogen wird. Deine Finger stehen am Boden, neben den Füßen. Die Daumen

● Manipulativ-perzeptive didaktische Anleitung

Der Therapeut achtet darauf, daß die Wirbelsäule gerade und vertikal steht. Ein leichter Stauchungsdruck für die KLA, vom Scheitelpunkt aus, erleichtert diese Haltung und hilft bei einer eventuellen Korrektur. Es ist wichtig, dafür zu sorgen, daß die Aktivität der Bauchmuskeln nicht schauen nach vorn, die Zeige- und Mittelfinger nach außen, und die Ring- und Kleinfinger nach außen und hinten."

zu groß ist und die Normalatmung behindert.

Wenn der Fersensitz wegen der Füße Mühe macht, kann man ein Polster unter die Fußgelenke schieben.

Actio und Conditio des Bewegungsablaufs

1. Etappe: Blockierung der Hüftgelenkbewegung

„Der Marionettenspieler zieht stärker am Kopffaden und führt dich nach links, bis du neben den Fersen sitzt. Damit dein Rücken schön lang bleibt, hat sich deine linke Hand gedreht, so daß jetzt die Finger nach vorn zeigen und du dich gut auf den Arm stützen kannst. Jetzt macht das rechte Bein eine kühne Bewegung über das linke. Nach dem Kreuzen steht der rechte Fuß schön am Boden und schaut nach vorn."

Beim seitlichen Absitzen neben die Fersen soll die kompensierende Lateralflexion der Wirbelsäule ökonomisch sein, keinesfalls darf der Patient in sich zusammensinken. Das kann vermieden werden, indem der Therapeut das Ausmaß der Stützfunktion des linken Arms überwacht. Das Drehen der Hand, bis die Finger nach vorn schauen, soll ein pronatorischer Bewegungsausschlag des Unterarms sein und keine Innenrotation im Schultergelenk, dieses bleibt in Außenrotation. So erzielen wir eine normale Stützfunktion, die die Haltung der Wirbelsäule günstig beeinflußt.

2. Etappe: Rotationen um die KLA

„Jetzt wird es spannend. Vergiß nicht, daß während der ganzen Übung an deinem Kopffädchen gezogen wird. Wie sehr man auch an deinem Rücken dreht, er bleibt immer lang. Du schaust über deine rechte Schulter; sobald du spürst, daß die Schulter sich mit nach hinten dreht, mußt du gut auf die rechte Popohälfte sitzen und vielleicht mit dem linken Fuß Platz machen. Stütze dich auf den rechten Arm; er ist bereits nach hinten gegangen und erlaubt dem rechten Knie nicht, daß es bei der Drehung mitmacht. Im Gegenteil, jetzt kreuzt der linke Arm über den rechten Oberschenkel, die Hand legt sich, wenn sie es schafft, auf den rechten äußeren Knöchel. Aber viel wichtiger ist es, daß der linke Oberarm das rechte Knie am Platz hält oder sogar zurückdrängt. Wenn du sehr gut beweglich bist, ist es eine milde Bremse, bist du aber steif, dann braucht das Bremsen recht viel Kraft."

Der Therapeut kann die Rotation der Wirbelsäule vom Kopf aus unter leichtem Zug führen. Oder er führt den rechten Arm außenrotatorisch nach hinten/lateral und setzt die Handfläche auf den Boden. Oder er hilft manipulierend, so daß die rechte Beckenhälfte richtig belastet wird.

Auch das Kreuzen des linken Arms über den rechten Oberschenkel eignet sich gut zur Manipulation, besonders bis der Bewegungsvorgang dem Patienten vertraut geworden ist. Der Therapeut faßt mit seiner linken Hand den linken Patientenarm dorsal von vorn/medial kommend. Gleichzeitig drückt er mit seiner rechten Hand das rechte Patientenknie nach links. Dabei fordert er den Patienten auf, die linke Handfläche auf den rechten äußeren Knöchel zu legen.

3. Etappe: Gegendrehung des Kopfs

„Zu guter Letzt schaust du noch über die linke Schulter und fühlst dich ganz als Yogi.
Versuche, obwohl du dich in einen Schraubstock begeben hast, ohne Verlust an Länge und Drehung den Atem leicht fließen zu lassen und das Gefühl von Anstrengung zu verlieren, als ob du gerne lange so verweilen möchtest."

Der Therapeut achtet besonders darauf, daß der KA Kopf bei der Gegendrehung keine Translation nach vorn macht.
Feiner manipulierender Ausgleich der Endstellung: Je besser die vertikale Einstellung der Wirbelsäule gelingt, um so wirksamer ist die Rotationsbeanspruchung im Sinne der Größe des Bewegungsausschlags und damit auch der Intensität der Dehnung der genuinen Rotatoren der Wirbelsäule.

---

4. Funktionelles Atemtraining

Das funktionelle Atemtraining strebt die ökonomische Koordination von Haltung, Atmung und Bewegung an.

Merke
Das funktionelle Atemtraining wird angewendet bei
- funktioneller Fehlatmung infolge eines Defizits an Haltung und Bewegung;
- funktioneller Fehlatmung infolge statischer Abweichungen von der Norm;
- unökonomischer Verteilung der Aktivität, z. B. bei vegetativer Dystonie, wobei es gleichgültig ist, ob es sich um Symptome von Streß oder von Antriebsarmut handelt;
- funktioneller Aerophagie (Luftschlucken);
- funktioneller Hyperventilation;
- allen spezifischen Krankheitsbildern, die Atemstörungen aufweisen, welche durch Regulierung der Atemfunktion aus günstig beeinflußt werden können.

Wenn wir Atmung funktionell trainieren wollen, müssen wir die vom Therapeuten beobachtbaren Vorgänge der Atmung und die vom Patienten wahrnehmbaren Signale des Körpers übend koordinieren und in einprägsame, einfache „Leittexte" fassen.

Ruheatmung

Beobachtbare Vorgänge der Atmung

Während der Inspiration: Vergrößerung des epigastrischen Winkels; Erweiterung der Interkostalräume; Zunahme des fronto- und sagittotransversalen Brustkorbdurchmessers; Vorwölben des Bauchs, insbesondere des Oberbauchs; *keine* Hyperaktivität der Mm. scaleni.
Während der Exspiration: Verkleinerung des epigastrischen Winkels; Verschmälerung der Interkostalräume; Abnahme des fronto- und sagittotransversalen Brustkorbdurchmessers; Abnahme des Bauchvolumens; *keine* Hyperaktivität der Bauchmuskeln.

Wahrnehmbare Signale des Körpers

Während der Ruhepause vor dem Einsetzen der Inspiration: Zunahme des Speichelflusses; lockere, warme Zunge, die mit ihren Rändern die Innenseite der Zähne des Unterkiefers spürt; lockere, weiche lange Oberlippe; Spüren des Pulsschlags, v. a. im oberen Bauchraum; plötzlich auftretendes Bedürfnis, einzuatmen.

Während der Inspiration: Verdunstungskühle in der Nase, verursacht durch das Vorbeifließen der Einatmungsluft an den feuchten Nasenschleimhäuten; ein helles, durch die einströmende Luft verursachtes Geräusch; spürbare Dehnung der Wände des Brust- und Bauchraums, die den Effekt des Sich-leicht-Fühlens erklärt.

Während der Atempause auf der Höhe der Inspiration: Vermehrter Speichelfluß; Gefühl von Leichtigkeit, von Schweben; angenehmes Kitzeln im Rachen; Lust, zu gähnen.

Während der Exspiration: Zögerndes Wegfließenlassen der Luft; Wärme der wegfließenden Luft in der Nase; dunkles Geräusch der ausströmenden Luft; langsames Zusammensinken des Brustkorbs und Einsinken des Bauchs; unveränderte Länge der Wirbelsäule (die BWS soll nicht rund werden); Versiegen des Luftstroms.

Leittext

Während der Ruhepause vor dem Einsetzen der Inspiration: „Du bist ganz ruhig. - Die Zunge ist warm. - Die Zunge liegt ganz locker im Mund. - Die Zunge schwimmt im Speichel. - Die Zunge spürt die unteren Zähne. - Die Oberlippe ist weich und lang. - Das Herz schlägt ruhig. - Du hast viel Zeit. - Warte, bis dein Körper nach Luft verlangt."

Während der Inspiration: „Rieche die Luft. - Rieche Kaffeeduft (Rotweinduft, Bergluft usw.)! - Die Luft, die in die Nase strömt, ist kühl."

Während der Atempause auf der Höhe der Inspiration: „Du hast jetzt Zeit zum Nachdenken, zum Staunen. - Du mußt fast gähnen! - Du fühlst dich leicht und wohl!"

Während der Exspiration: „Die Luft will wegfließen, laß sie nur ganz langsam gehen! - Jetzt fließt die Luft von ganz alleine. - Laß die Luft wegfließen, bis der Luftstrom versiegt! - Die Luft, die wegfließt, ist warm."

Interpretation des Leittextes
„Du bist ganz ruhig." Hyperventilation wird vermieden.
„Die Zunge liegt locker im Mund. - Die Zunge spürt die unteren Zähne." Der Kehlkopf entspannt sich.
„Die Zunge ist warm. - Die Zunge schwimmt im Speichel." Parasympathische Reaktion.
„Die Oberlippe ist weich und lang." Verlängerung der Nasendüse.
„Das Herz schlägt ruhig. - „Du hast viel Zeit." Keine Hyperventilation.
„Warte, bis dein Körper nach Luft verlangt!" Warten, bis der steigende Kohlensäurespiegel im Blut den Inspirationsreflex auslöst.
„Rieche die Luft!" Beim Riechen werden die Nüstern gebläht, und die Nase, die Einströmungsdüse für die Luft, wird verengt. Damit die Luft durch die verengte Düse einströmen kann, muß der Sog vergrößert werden. Das geschieht reflektorisch durch Senkung des Zwerchfells und Weitstellung des Brustkorbs und den daraus resultierenden Druckabfall im Interpleuralraum.
„Die Luft, die in die Nase strömt, ist kühl." Derselbe Effekt wie beim Riechen, nur wird die Verengung der Nasendüse durch die Aufforderung, die Verdunstungskühle der einströmenden Luft an den feuchten Nasenschleimhäuten zu spüren, erreicht.

„Du hast jetzt Zeit zum Nachdenken, zum Staunen." Die für die Sauerstoffaufnahme günstige Atemphase wird verlängert.
„Du mußt fast gähnen!" Das Schlucken von Luft wird vermieden.
„Du fühlst dich leicht und wohl." Die inspiratorische Weite vermeidet einen Glottisschluß.
„Die Luft will wegfließen, lasse sie nur ganz langsam gehen!" Durch die Verlangsamung der initialen Exspiration erreicht man die isotonisch exzentrische (bremsende) Arbeit der Inspirationsmuskeln und erleichtert das Senken der Rippen.
„Jetzt fließt die Luft von ganz alleine." Der elastische Lungenzug kann sich voll auswirken.
„Laß' die Luft wegfließen, bis der Luftstrom versiegt!" Unbehinderte Ausatmung bis zur Atemmittellage.
„Die Luft, die wegfließt, ist warm." Die Wahrnehmung der Wärme der Ausatmungsluft reguliert und vergrößert die Ausatmungsluftmenge, die im Körper erwärmt worden ist.

Belastungsatmung

Merke
Unter Belastungsatmung verstehen wir im funktionellen Atemtraining die Vergrößerung des Ausatmungs- und folglich auch des Einatmungsvolumens. Wir erreichen die Belastung nicht durch eine Belastung des Kreislaufs, sondern durch eine willkürliche Verlängerung der Ausatmung. Dazu machen wir eine „Zeitlupenatmung", um Hyperventilationseffekte zu vermeiden.

Beobachtbare Vorgänge der Atmung

Während der Inspiration: Vergrößerung des epigastrischen Winkels; Erweiterung der Interkostalräume; Zunahme des fronto- und sagittotransversalen Brustkorbdurchmessers; Vorwölben des Bauchs (insbesondere des Oberbauchs).
Alle diese Bewegungsausschläge sind ausgiebiger als bei der Ruheatmung.
Die Aktivität der Mm. scaleni nimmt zu.

Während der Exspiration: Verkleinerung des epigastrischen Winkels; Verschmälerung der Interkostalräume; Abnahme des fronto- und sagittotransversalen Brustkorbdurchmessers; Abnahme des Bauchvolumens.
Alle diese Bewegungsausschläge sind ausgiebiger als bei der Ruheatmung.
Die Aktivität der Bauchmuskeln tritt bei der Verlängerung der Ausatmung in Erscheinung und bewirkt eine weitere Abflachung des Bauchs, eine Verschmälerung der Taille und die zunehmende extensorische aktive Widerlagerung der BWS in ihrer Nullstellung.

Wahrnehmbare Signale des Körpers

Während der Exspiration: Zunächst wie bei der Ruheatmung beschrieben. Bei der Verlängerung der Ausatmung über die Atemmittellage hinaus: Zunehmende Spannung der Bauchmuskulatur; Aktivität der Stabilisation der BWS in Extension.

Während der Atempause am Ende der Exspiration: Maximale abdominale Spannung; Speichelfluß; deutliches Spüren des Pulsschlags im Brustraum.

Während der Inspiration: Das langsame Nachlassen der Bauchdeckenspannung und das simultane Einströmen der kühlen Luft durch die Nase.

Hinweis: Wird die Bauchmuskelspannung zu rasch losgelassen, so wird die Einatmung eingeschränkt. Das wird vom Patienten ohne Mühe wahrgenommen.
Das Einatmungsgeräusch ist deutlicher; das Einströmen der Luft ist ganz mühelos; im übrigen finden wir dieselben Wahrnehmungssignale wie bei der Ruheatmung.

Leittext

Während der Exspiration: „Die Luft will wegfließen, lasse sie nur ganz langsam gehen! (wie bei der Ruheatmung) - Jetzt fließt die Luft von ganz alleine. (wie bei der Ruheatmung) - Sorge dafür, daß der Luftstrom gleichmäßig weiterfließt! - Im Bauch baut sich eine solide Spannung auf. - Der Rücken bleibt lang. - Stoppe den Luftstrom, ehe er schwächer wird!"

Während der Atempause am Ende der Exspiration: „Die Spannung im Bauch ist normal, sie soll gehalten werden. - Die Kehle ist locker und warm."

Während der Inspiration: „Sachte läßt du die Spannung im Bauch nach. - Ebenso sachte strömt die kühle Luft durch die Nase ein. - Rieche die Luft!" (usw. wie bei der Ruheatmung).

Interpretation des Leittexts
„Sorge dafür, daß der Luftstrom gleichmäßig weiterfließt." Die isotonisch-konzentrische Aktivität der Bauchmuskeln setzt ein. Um die Ausatmungsluftmenge zu vergrößern, verkleinert der Körper den Atemraum.
„Im Bauch baut sich eine solide Spannung auf." Das Senken der Rippen und die Verschmälerung der Taille erfolgen ausgiebig dank der Aktivität der schrägen Bauchmuskeln.
„Der Rücken bleibt lang." Als aktive Widerlagerung des Bauchmuskelzugs stabilsiert sich die BWS extensorisch in ihrer Nullstellung und verhindert damit eine aktive Insuffizienz der Bauchmuskulatur, insbesondere der schrägen.
„Stoppe den Luftstrom, ehe er schwächer wird!" Das forcierte Herauspressen der Luft, das leicht zum Luftschlucken führt, wird vermieden.
„Die Spannung im Bauch ist normal, sie soll gehalten werden." Die lange Atempause umgeht die Gefahr einer Hyperventilation.
„Die Kehle ist locker und warm." Die lockere Kehle vermeidet einen Glottisschluß.
„Sachte läßt die Spannung im Bauch nach." Wenn die Glottis offen ist, koordiniert sich der Einsatz der Inspiration mit dem isotonisch-exzentrischen Nachlassen der Ausatmungsmuskulatur.
„Ebenso sachte strömt die kühle Luft durch die Nase ein." Der Übergang in die konzentrische Phase der Einatmung erfolgt nahtlos.

Merke
Die Inspiration der Ruheatmung bringt die isotonisch-konzentrische Arbeit der Inspirationsmuskulatur mit sich. **Die Inspiration der Belastungsatmung** bringt in der ersten Phase die isotonisch-exzentrische Arbeit der exspiratorischen Muskulatur mit sich und erst in der zweiten Phase die isotonisch-konzentrische der inspiratorischen.
Die Exspiration der Ruheatmung bringt die isotonisch-exzentrische Arbeit der Inspirationsmuskeln mit sich. **Die Exspiration der Belastungsatmung** bringt in der ersten Phase die isotonisch-exzentrische Arbeit der Inspirationsmuskeln mit sich und erst in der zweiten Phase die isotonisch-konzentrische der exspiratorischen.

4.1 Die „Löwenübung" (Abb. 34a–c)

Die „Löwenübung" ist ein Ruheatmungstraining. Es eignet sich für alle Patienten, die aufrecht und ohne Lehne auf einem Stuhl sitzen können.
Der Name „Löwenübung" hat eine Geschichte. Die Übung wurde für eine Madame Lion erfunden. Sie hat ihr so geholfen, daß der „Lion" als „Löwe" zum Namen der Übung erkoren worden ist.

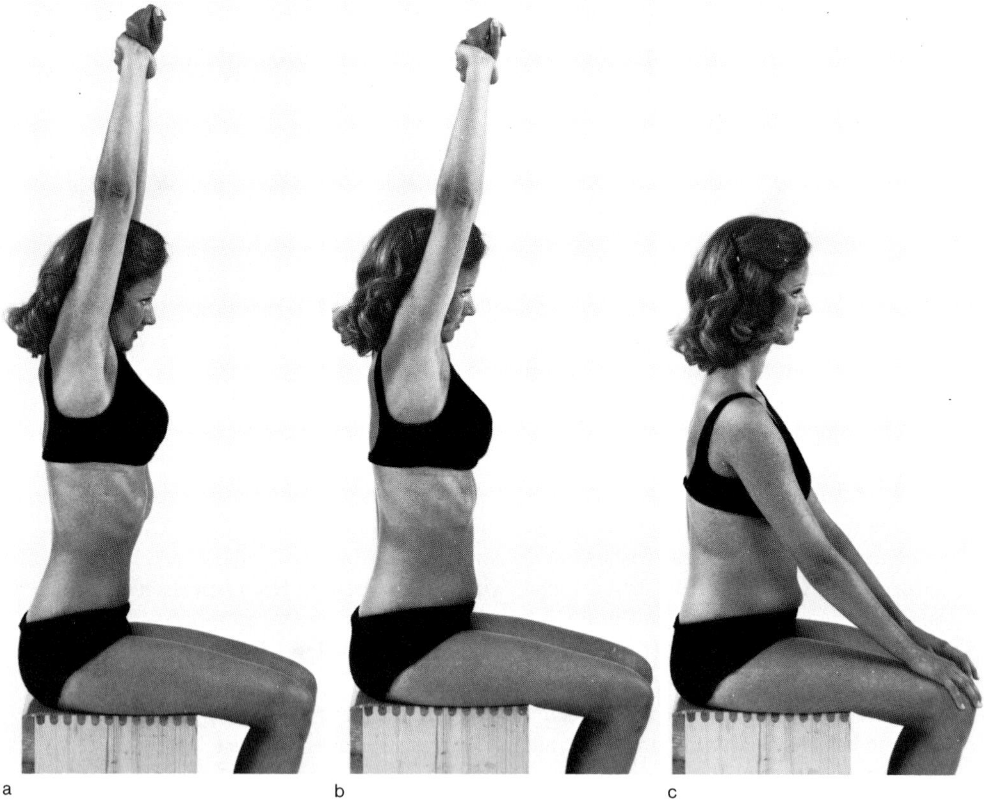

a b c

Abb. 34a–c. Die „Löwenübung". **a** Endstellung der Primärbewegung der Arme. **b** Beginn des Abbaus der Hyperaktivitäten der Primärbewegung durch Entspannung der Bauchmuskeln. **c** Endstellung nach Abbau aller Hyperaktivitäten mit automatisch funktionierender Ruheatmung

■ LERNZIEL

Der Patient soll eine physiologische Ruheatmung bei vertikal stehender KLA durch ökonomische Aktivität auslösen und mit Hilfe einer ökonomischen Koordination von Haltung, Atmung und Bewegung einen Zustand von Wohlbefinden und Entspannung hervorrufen können.

► FUNKTIONSANALYSE IN THERAPEUTENSPRACHE

● Konzeption der Übung

Um mit Hilfe der „Löwenübung" eine physiologische Ruheatmung dank ökonomischer Aktivität der vertikal stehenden Wirbelsäule zu erreichen, muß man folgendes bedenken: Weder das Einsetzen der physiologischen Ruheatmung noch die Aktivität der ökonomischen aufrechten Haltung, können als Aktivität in Form von Anstrengung wahrgenommen werden. Darum können diese Aktivitäten auch nicht als Reaktion auf einen direkten Bewegungsauftrag hervorgerufen werden. Das Lernziel muß auf Umwegen erreicht werden. Wir geben nur bewußt kontrollierbare Bewegungsaufträge, auch wenn sie nur ein Teilstück des Lernziels betreffen. Unvermeidbare Fehler nehmen wir in Kauf, aber wir müssen sie wieder rückgängig machen, ohne dabei das bereits Erreichte zu verlieren. Dieses Hin und Her wird so lange fortgesetzt, bis das Lernziel erreicht ist. Das gelingt immer, weil das Befolgen der verschiedenen, bewußt kontrollierbaren Instruktionen in der Kombination schließlich automatisch zum angestrebten Ziel führt. Es ist für den Patienten leicht wahrnehmbar, nämlich als ein Zustand von allgemeiner Entspannung und müheloser, angenehmer Atmung.

● Position und Aktivierung der Ausgangsstellung

Ausgangsstellung ist der aufrechte Sitz auf einem Hocker. Die KA Becken, Brustkorb und Kopf sind in die vertikal stehende KLA eingeordnet. Der Bereich des Tuber ischii bildet den Kontakt des Körpers mit der Sitzfläche.
Am KA Beine haben die Fußsohlen Bodenkontakt. Die Füße stehen beckenbreit auseinander, die Fersen unter den Knien. Die Fußlängsachsen zeigen etwas nach außen, genau soweit wie die Oberschenkellängsachsen. Die Oberschenkel stehen ca. in 90° Flexion oder weniger/mäßiger Transversalabduktion/Neutralrotation in den Hüftgelenken.
Am KA Arme ist der Schultergürtel auf dem Brustkorb parkiert, die Arme auf den ventralen Seiten der Oberschenkel mit Handflächenkontakt.
Die aufrechte Haltung zeigt eine etwas erhöhte Intensität der ökonomischen Aktivität.

● Actio - Reactio des Bewegungsablaufs

Der Bewegungsablauf der „Löwenübung" bringt nur geringfügige räumliche Veränderungen. Die dominierende Richtungskomponente der Primärbewegung ist vertikal nach oben. Wir erwarten keine ausgeprägte Reactio.

Actio in Form der Primärbewegung
Die Actio ist durch die Primärbewegung der Arme gekennzeichnet, die weiterlaufend eine Überlängung der virtuellen KLA bewirkt, was als notwendiger Umweg zur Erfüllung des Lernziels dient.
Der kritische Distanzpunkt, DP rechte Hand, die die linke von dorsal her um das Hand-

gelenk gefaßt hat, bewegt sich in der Symmetrieebene etwas vor der vertikal stehenden vorderen frontalen Tangentialebene nach oben; dadurch bewegen sich die Hand- und Ellbogengelenke flexorisch, die Unterarme supinatorisch. Die Bewegung verläuft nach proximal gegensinnig weiterlaufend extensorisch in den Ellbogen- und flexorisch/innenrotatorisch in den Schultergelenken; gleichsinnig weiterlaufend bewegt sich das rechte und linke Akromion im Sternoklavikulargelenk nach kranial/medial, und das Zangemaul schließt sich im Akromioklavikulargelenk. Nach kaudal gleichsinnig weiterlaufend heben sich die Rippen inspiratorisch in den kostovertebralen Gelenken, die BWS verformt sich extensorisch von kranial her, in der LWS nimmt die Extension zu und das Becken bewegt sich als proximaler Hebel flexorisch in den Hüftgelenken (kritischer Drehpunkt).
Am Ende der Primärbewegung drehen sich die Handflächenseiten der Hände pronatorisch im Unterarm und extensorisch im Handgelenk nach oben, so daß die Zugwirkung auf den Schultergürtel und die Wirbelsäule verstärkt werden kann.

Reactio in Form von Veränderung der Unterstützungsfläche
Durch die geringfügige Parallelverschiebung der Längsachse der KA Brustkorb und Kopf nach vorn, und zwar flexorisch in den Hüftgelenken und extensorisch in den LWS-Gelenken hat sich die Unterstützungsfläche etwas nach vorn verlagert, und der KA Beine ist in Stützfunktion geraten.

● Conditio - Limitatio des Bewegungsablaufs

In der Actio ist der Umweg beschrieben, der zu überschießenden Reaktionen geführt hat, die neutralisiert werden müssen. Der durch den intensiven Zug der Hände nach oben gezogene Schultergürtel hat den Hals verschwinden lassen. Die potentielle Beweglichkeit der HWS und der oberen Kopfgelenke ist verloren gegangen, mit einem inspiratorischen Glottisschluß tritt die Hyperaktivität der Mm. scaleni auf, die den Brustkorb hochziehen.
Die extensorische Verformung von LWS und BWS ist stets von einem Einziehen des Bauchs begleitet.
Die Conditio muß nun den in der Actio beschriebenen Umweg rückgängig machen, damit in der Limitatio das Lernziel erfüllt wird.

Conditio der gleichbleibenden Abstände am Körper des Patienten
Limitatio in Form von aktiver Widerlagerung und Stabilisation
Conditio: In der Endstellung der „Löwenübung" soll die Wirbelsäule wieder wie in der Ausgangstellung in Nullstellung kommen.
Damit die HWS in den Aktivitätszustand der potentiellen Beweglichkeit zurückkehren kann, soll der Patient mit dem Kopf bejahend leicht nicken, verneinend den Kopf schütteln und ihn fragend nach rechts und links neigen.
Damit die Skaleni den Brustkorb loslassen und der Glottisschluß sich löst, soll der Patient erleichtert seufzen.
Damit die LWS aus der Hyperextension in ihre Nullstellung zurückfindet, muß der Distanzpunkt Schwanzspitze etwas nach unten bewegt werden. In diesem Augenblick löst sich die lumbosakrale extensorische Verankerung des Beckens an der Wirbelsäule. Das Becken macht eine geringfügige Extension in den Hüftgelenken. Mit der flexorischen Rückkehr der LWS in ihre Nullstellung verschiebt sich die Längsachse der KA

Brustkorb und Kopf mit den Armen entsprechend parallel nach hinten, ohne die vertikale räumliche Lage aufzugeben.
Damit die Hyperaktivität der Bauchmuskulatur aufgegeben werden kann, muß der Patient simultan den Bauch „plumpsen lassen".
Damit die BWS in ihre Nullstellung und in den angestrebten Aktivitätszustand der dynamischen Stabilisation zurückkehren kann, muß der Zug mit Hilfe der Hände nach oben aufgegeben werden, weil er die extensorische Verformung der BWS als ein innerhalb einer weiterlaufenden Bewegung betroffenes Bewegungsniveau bewirkt hat. Dazu wird der Zug mit der Richtungstendenz nach oben behutsam aufgegeben. Dabei bewegt sich der kraniale Distanzpunkt der BWS, DP Incisura jugularis, ganz wenig nach vorn/unten durch eine Flexion der BWS bis zur Nullstellung. Der distale Distanzpunkt des Sternoklavikulargelenks, DP Akromion, geht nach unten/kaudal/lateral, das Zangenmaul öffnet sich, und der Schultergürtel kommt in seine Nullstellung in den Aktivitätszustand der Parkierfunktion, vorausgesetzt, die dynamische Stabilisation der Brustwirbelsäule funktioniert. Inzwischen haben sich die noch vereinigten Hände nach unten bewegt, durch Flexion in den Ellbogen-, Extension/Abduktion/Außenrotation in den Schultergelenken. Dann kehren die Hände getrennt zurück in die Ausgangsstellung.
Limitatio: Wenn alle diese Einzelaspekte der Conditio „Zurück in die Nullstellung der Wirbelsäule bei vertikal stehender KLA" zeitlich koordiniert erfüllt worden sind, zeigt die Limitatio aller überschüssigen Reaktionen das Einsetzen der angestrebten physiologischen Ruheatmung an den koordinierten inspiratorischen und exspiratorischen kostalen Hebe- und Senkbewegungen der Rippen mit den diaphragmalen Exkursionen und der sichtbaren inspiratorischen Vorwölbung und Verbreiterung des Oberbauchs. Der Patient fühlt sich wohl und entspannt. Er soll diesen Zustand erleben und genießen, damit er ihn tagsüber oft und gern wieder herstellt.

Conditio des Bewegungstempos
Limitatio der ökonomischen Aktivität durch Finden des Idealtempos
Conditio: Der differenzierte Umgang mit dem Auf- und Abbau von Hyperaktivitäten und dem Finden einer ökonomischen Koordination des Muskeltonus im Bereich der KA Becken, Brustkorb und Kopf erfordert ein behutsames Einspielen aller Vorgänge. Das Tempo ist darum langsam. Der Patient braucht Zeit, die einzelnen Veränderungen wahrzunehmen, damit sie für ihn reproduzierbar werden.
Limitatio: In der Dehnstellung, wenn der „Umweg" beendet ist, hat sich die Intensität der ökonomischen Aktivität deutlich gesteigert. Nach der Erfüllung der Conditio – Rückkehr der Wirbelsäule in ihre Nullstellung – ist sie gering. Die Ruheatmung setzt automatisch ein, wenn die Conditio genau erfüllt worden ist: Die BWS bleibt in ihrer Nullstellung, es besteht keinerlei Hyperaktivität der Bauch-, Hals- und Schultergürtelmuskulatur, die KLA steht vertikal. Wenn das alles zutrifft, ist die BWS dynamisch stabilisiert, und die Normalatmung stellt sich ein.

▶ INSTRUKTION IN PATIENTENSPRACHE

● An die Wahrnehmung appellierende Instruktionshilfen

Siehe Conditio S. 132, 133.

● Verbal-perzeptive didaktische Anleitung

Position und Aktivierung der Ausgangsstellung

„Setz' dich auf den Hocker. Die Beine stehen bequem in kleiner Grätsche. Knie und Fußspitzen schauen in dieselbe Richtung, ein wenig nach außen. Die Hände liegen auf den Schenkeln, du kannst sie auch falten. Der Hocker ist hart, du spürst deine Sitzknochen, die auf den Hocker drücken. Dein Brustkorb steht genau über dem Becken, und der Kopf über dem Brustkorb. Du schaust geradeaus.

Actio und Conditio des Bewegungsablaufs

„Die rechte Hand faßt das linke Handgelenk von oben her und zieht den linken Arm lang. Die durch den Griff vereinigten Hände ziehen nach oben, bis sie über dem Kopf stehen, schön in der Mitte. Du ziehst, bis der Hals zwischen den Schultern verschwunden ist. Du bist lang und schlank. Lang ist auch der Bauch und der Rücken.

Du hast die Luft angehalten, jetzt läßt du den Atem wieder gehen. Auch das Kreuz läßt du los und merkst, wie du etwas nach hinten schwankst. Der Kopf ist natürlich mitgekommen. Auch ihn läßt du los, dann wird es ganz leicht zu nicken, als ob du ‚ja' sagen wolltest, oder den Kopf zu schütteln, als ob du ‚nein' sagen wolltest, oder den Kopf hin und her zu bewegen, als ob du ‚vielleicht' sagen wolltest. Und jetzt kommt das Beste: Merkst du, daß du den Bauch eingezogen hast? Den läßt du ganz langsam los. Wenn er locker ist, spürst du deutlich, wie der Atem den Brustkorb oh-

● Manipulativ-perzeptive didaktische Anleitung

Position und Aktivierung der Ausgangsstellung

Der Therapeut kontrolliert die Sitzhöhe. Der Abstand Hüftgelenke - Boden ist größer als der Abstand Kniegelenk - Boden. Auf alle Fälle muß bei vertikal stehender KLA für die Hüftgelenke ein Bewegungsspielraum in Richtung Flexion vorhanden sein. Oberschenkellängsachse und Fußlängsachse derselben Seite liegen in einer Ebene. Der Kopf steht in der KLA.

Actio und Conditio des Bewegungsablaufs

Der Therapeut kann den Zug an den Armen richtig einstellen und dafür sorgen, daß sich die durch den Griff vereinigten Hände in der Symmetrieebene bewegen. Bei Flexionseinschränkungen im Schultergelenk läßt man besser nur den Schultergürtel aktiv nach oben ziehen. Ist die Extension der BWS nicht befriedigend, kann sie manipulierend unterstützt werden. Dabei fixiert der Therapeut die BWS mit einer Hand von dorsal und hebt mit der anderen Hand von ventral her das Gewicht des Brustkorbs an (Abb. 80a–c).

Beim Lösen der muskulären lumbosakralen Verankerung kann der Therapeut die darüberliegende Haut leicht berühren. Die potentielle Beweglichkeit des KA Becken in den Hüftgelenken wird manipulierend angedeutet, indem man das Becken um die Flexions-/Extensionsachsen hin und her dreht. Die Herstellung der potentiellen Beweglichkeit des KA Kopf können wir ebenfalls sachte manipulierend begünstigen; insbesondere achten wir darauf, daß der Kopf in der KLA steht und der Blick nach vorn gerichtet ist.

Während der Entspannung der Bauchne dein Dazutun bewegt, du fühlst dich wohl und entspannt. Diese Atmung mußt du behalten, wenn du langsam die Arme herunterläßt, bis die Hände wieder auf den Oberschenkeln liegen und der Schultergürtel sich mit einem leisen Plumps auf den Brustkorb gelegt hat."

muskulatur beobachten wir die kostale Atmung und die zurückgehende Aktivität der Skaleni. Wir wiederholen die Aufforderung zum Lockerlassen. Wenn die Ruheatmung nicht richtig einsetzt, kann der Therapeut den Zug an den Armen unterstützen oder, wie vorhin beschrieben, das Gewicht des Brustkorbs halten. Mit dieser Manipulation gelingt es immer, die spontane Ruheatmung hervorzurufen.

4.1.1 Anpassung: „Der Schläfer" (Abb. 35)

Wenn mit Hilfe der „Löwenübung" das Lernziel einer automatisch einsetzenden Ruheatmung verbunden mit einem Zustand des Wohlbefindens nicht spontan erreicht werden kann, müssen wir vorerst auf die vertikale Stellung der KLA bei in der Nullstellung ökonomisch stabilisierter BWS verzichten. Statt dessen werden wir den Patienten so lagern, daß die Ruheatmung automatisch einsetzt und damit ein wichtiger Teil des Lernziels erfüllt ist.
Der Name „Schläfer" ist ein charakterisierender Phantasiename, weil die Position der Ausgangsstellung der Übung eine gute Schlafstellung ist.

■ LERNZIEL

Spontanes Hervorrufen der physiologischen Ruheatmung durch eine adäquate Lagerung mit horizontaler KLA.

► FUNKTIONSANALYSE IN THERAPEUTENSPRACHE

● Konzeption der Übung

Man sucht eine Lagerung, die die Nullstellung der horizontal stehenden Wirbelsäule erlaubt und ihr genügend hubarme Bewegungstoleranzen gibt, so daß sie nirgends in endgradiger Stellung der Gelenke blockiert wird. Da bei einer solchen Lagerung keine fallverhindernden stabilisierenden Muskelaktivitäten nötig sind, interessiert der Einfluß der Lagerung auf die Bauchmuskulatur und auf die Herztätigkeit. Ideal ist eine Halbseitenlagerung rechts mit guter Unterpolsterung der KA Becken und Brustkorb, Wirbelsäule in Nullstellung und entsprechend gelagerten Armen und Beinen.

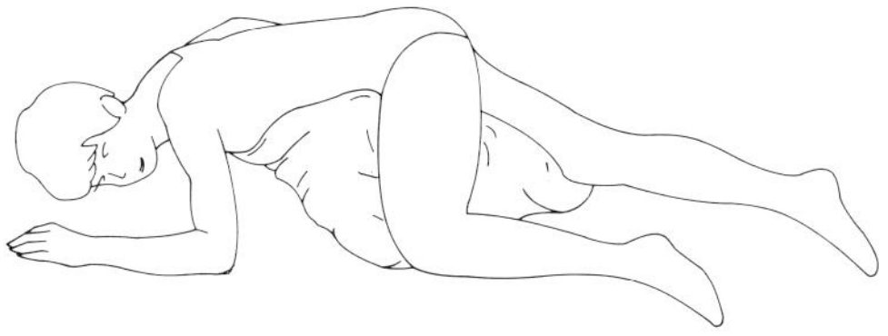

Abb. 35. Der „Schläfer"

● Position und Aktivierung der Ausgangsstellung

Ausgangsstellung ist die Halbseitenlage rechts. Die KA Becken und Brustkorb, deren mittlere Frontalebene einen Winkel von $\pm 45°$ zur horizontalen Unterlage bildet, sind mit Kissen gut unterpolstert, so daß keine Aktivitäten gegen die Schwerkraft ausgelöst werden. Wenn nötig wird die HWS auch etwas unterpolstert. Normalerweise liegt der Kopf ohne Kissen bequem auf der Unterlage. Ein Abweichen des Kopfs nach ventral aus der KLA ist oft unvermeidlich und muß toleriert werden.
Der rechte Arm liegt auf der Unterlage bequem hinter dem Rücken. Die ventrale Unterpolsterung des Brustkorbs muß so liegen, daß kein unangenehmer Druck auf die rechte Schulter entsteht und diese nach dorsal verschiebt. Die KA Becken, Brustkorb und Kopf sind in die horizontal liegende KLA eingeordnet.
Der linke Arm wird auf der medialen Oberarmseite und der ventralen des Schultergelenks ebenfalls unterpolstert, so daß keine Rutschtendenz des linken Ellbogens nach ventral entsteht. Der Unterarm liegt auf der Unterlage, seine Längsachse liegt ungefähr parallel zur KLA.
Das rechte Bein liegt mit seiner ventrolateralen Seite auf der Unterlage und ist in Hüft- und Kniegelenk bequem flektiert.
Das linke Bein ist auf der medialen Seite des Oberschenkels ebenfalls unterpolstert, so daß keine Rutschtendenz des linken Knies nach ventral entsteht. Hüft- und Kniegelenk sind in ausgiebiger, für den Patienten bequemer Flexion.
In dieser Lagerung stellt sich die physiologische Ruheatmung spontan ein, weil die kostalen Atembewegungen nicht erst durch die koordinierten widerlagernden und stabilisierenden Aktivitäten der BWS ermöglicht werden müssen.
Die Unterpolsterung des Bauchs durch Kissen übt eine Kompression aus, die insbesondere bei schlaffen Bauchdecken und/oder Blähbauch den diaphragmalen Atembewegungen das nötige Widerlager gibt. Wenn das nicht genügt, sollte man die Kompression mit einer Schaumgummibandage verstärken.
Die Unterpolsterung des Brustkorbs ist insbesondere bei thorakalem Flachrücken unentbehrlich, damit sich das Brustkorbgewicht nicht aktiv an die Halswirbelsäule hängt und sofort eine „Streßatmung" auslöst.

● Actio und Conditio des Bewegungsablaufs

Das Bewegungsgeschehen in der beschriebenen Ausgangsstellung bei bereits erfülltem Lernziel gilt der Vertiefung der Wahrnehmung und bereitet das selbständige Üben vor.
Anhand der Leitsätze für die Ruheatmung erlebt der Patient die Wahrnehmungssignale, die ihm sein Körper gibt (s. S. 127).
Aus der Halbseitenlagerung können praktisch alle Gelenke des Körpers hubarm mobilisiert werden. Es ist nun Aufgabe des Therapeuten, beliebige Bewegungen zu manipulieren. Dabei teilt er dem Patienten die Richtung mit, in der die Manipulation stattfinden soll. Erst läßt der Patient die Bewegung zu, dann soll er behutsam mitmachen, bis die Bewegung so leicht geht, daß der Therapeut meint, der Patient führe sie aus und der Patient meint, der Therapeut mache sie. Jetzt wird die Bewegung wie von selber vom Patienten allein bewerkstelligt. Nach einigen Varianten, an denen auch die Extremitäten beteiligt werden, beginnt der Therapeut zwei solcher Bewegungen simultan zu manipulieren. Diese Art von Bewegungsabläufen führt den Patienten in eine zunehmende Ent-

spannung. Dabei funktioniert die Atmung ohne besondere Aufforderung. Die unbekannten Bewegungskombinationen beanspruchen das ganze Wahrnehmungspotential des Patienten und lassen keinen Platz mehr für persönliche Überlegungen. Der Patient kommt sehr bald dazu, ganz ohne den Therapeuten den „Schläfer“ als Übung anzuwenden. Damit hat er ein gutes Schlafmittel entdeckt. Außerdem wird er sich beim Schlafen wieder mehr räkeln, wenn der Körper sich unbehaglich fühlt und in der Folge weniger Schmerzen durch eine schlechte Schlaflage haben.

▶ INSTRUKTION IN PATIENTENSPRACHE

● An die Wahrnehmung appellierende Instruktionshilfen

Siehe S. 127.

● Verbal-perzeptive didaktische Anleitung

Actio und Conditio des Bewegungsablaufs

„Du liegst ganz bequem. Mit der Zunge spürst du den inneren Rand deiner unteren Zähne. Der Atem kommt von allein. Du spürst ein kühles Lüftchen in der Nase. Es riecht nach Kaffee. Beinahe mußt du gähnen. Laß' die Luft raus, aber langsam, du hast Zeit. Jetzt fühl' dich wieder bequem und ruhig.“

„Ich führe jetzt deine Schulter auf deinem Brustkorb spazieren. Zuerst geht es zur Nasenspitze und dann wieder weg davon, hin und her, es geht ganz leicht. Jetzt machst du mit, du kennst ja den Weg. Strenge dich nicht an, werde nicht langsamer. Du machst es jetzt ganz allein. Laß' die Bewegung ausklingen. - Jetzt bin ich wieder dran. Ich führe die Schulter spazieren, zum Bauchnabel und wieder weg davon usw.“

● Manipulativ-perzeptive didaktische Anleitung

Die rechte Hand des Therapeuten liegt leicht und flach auf der linken Flanke des Patienten. Die linke Hand des Therapeuten liegt flach auf dem linken Beckenkamm. Mit der Einatmung schiebt der Therapeut die Rippen sanft nach ventral/kranial, gleichzeitig übt er am Becken im Sinne einer widerlagernden Bewegung einen leichten Zug nach dorsal/kaudal aus. Während der Inspirationspause wechselt der Therapeut die Hände (linke Hand zum Brustkorb, rechte Hand in die Mitte der BWS). Wenn die Ausatmung beginnt, drückt der Therapeut die Rippen sanft nach dorsal/kaudal, während er gleichzeitig durch einen sanften Druck nach ventral die BWS extendiert.

Der Therapeut schiebt seine linke Hand unter dem linken Oberarm des Patienten durch und umfaßt das Schultergelenk von ventral. Die rechte Hand des Therapeuten legt sich von dorsal auf das Schulterblatt und schiebt das linke Zangenmaul mit dem Arm, dessen Gewicht auf dem linken Arm des Therapeuten ruht, nach kranial/ventral/medial und auf dem Rückweg nach kaudal/dorsal/lateral. Der andere Weg führt zuerst nach kaudal/ventral/medial und zurück nach kranial/dorsal/lateral.

4.1.2 Anpassung: „Der Pascha" (Abb. 36 und 37)

Wenn die Übung „Schläfer" gut gelingt, aber die „Löwenübung" Schwierigkeiten bereitet, machen wir einen Versuch im Sitzen auf einem Stuhl mit physiologischer Rückenlehne.
Der Name „Pascha" ist ein Phantasiename. Er betont die besondere Bequemlichkeit, die dem Patienten durch Rücken- und Armlehne geboten wird.

■ **LERNZIEL**

Hervorrufen einer physiologischen Ruheatmung durch eine physiologische Rückenlehne und Abstützmöglichkeit für die Arme bei beinahe vertikaler KLA ohne dynamische Stabilisation der BWS.

► **FUNKTIONSANALYSE IN THERAPEUTENSPRACHE**

● **Konzeption der Übung**

Um die im Lernziel geforderten Bedingungen erfüllen zu können, führen wir eine optimale „Lagerung" im Sitzen durch (Abb. 36). Dazu brauchen wir einen Stuhl mit einer modellierten Lehne, die die physiologische Krümmung der LWS abstützt und der BWS in ihrem unteren und mittleren Bereich eine Abstützung mit lückenlosem Körperkontakt bietet. Dann müssen nur noch die Arme eine Unterlage bekommen, damit ihr Gewicht nicht am Körper wuchten kann.
So gelingt es, die Wirbelsäule in Nullstellung und eine annähernd vertikale Lage mit reduziertem Anspruch an die muskuläre fallverhindernde Stabilisation der BWS zu bringen. Die erstrebte physiologische Ruheatmung mit ökonomischer Koordination der kostalen und diaphragmalen Atemexkursionen kann stattfinden.

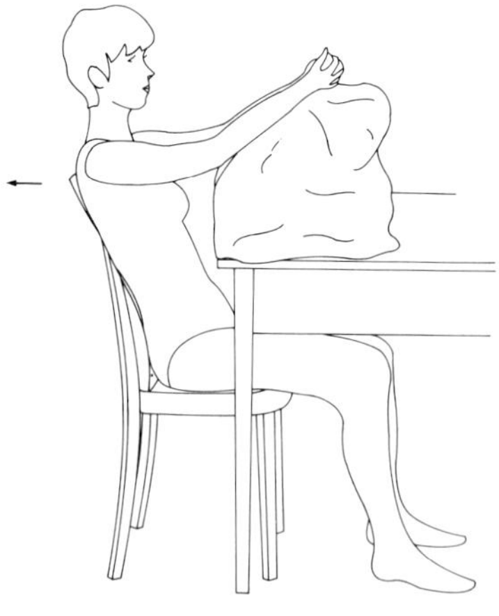

Abb. 36. Der „Pascha". Optimale Lagerung im Sitzen mit modellierter Abo-back-Lehne und Lagerung der Arme

● **Position und Aktivierung der Ausgangsstellung**

Räumliche Lage der kritischen Achsen, Kontaktstellen des Körpers mit der Umwelt, Bewegungskomponenten in bezug auf die Nullstellung der Gelenke
Ausgangsstellung ist der Sitz auf einem Stuhl mit Rücken- und wenn möglich Armlehne. Wenn der Stuhl keine der Rückenform (Wirbelsäule in Nullstellung) angepaßte Lehne hat, kann man sich mit Kissen oder der sehr guten Abo-back-Lehne[6] behelfen. Die Sitzfläche ist eben und horizontal oder wenig nach hinten geneigt. Die Sitzhöhe erlaubt eine 90° oder weniger große Flexionsstellung der Hüftgelenke.
Die Längsachse der KA Becken und Brustkorb ist mäßig nach hinten geneigt. Die des KA Kopf steht vertikal über Th 1. Der Tuberbereich und die dorsalen/kranialen Seiten der Oberschenkel haben Kontakt mit der Sitzfläche. Die dorsalen Seiten der KA Becken und Brustkorb bis ca. Th 4 haben lückenlosen Kontakt mit der Rückenlehne.
Am KA Beine haben die Fußsohlen Bodenkontakt. Sie stehen etwa beckenbreit nebeneinander in bequemer Grätsche der Oberschenkel.
Am KA Arme liegt das Armgewicht auf den Armlehnen des Stuhls, auf einem entsprechend hohen Tisch oder auf den Oberschenkeln.

Verteilung des Körpergewichts auf einer Unterlage, an einer Abstützungs- oder Hängevorrichtung, über einer Unterstützungsfläche und die daraus resultierenden Aktivitätszustände der Muskulatur
Der KA Beine ist in Parkierfunktion. Die Oberschenkel nutzen die Sitzfläche, die Füße mit den Unterschenkeln den Boden als Unterlage.
Der KA Becken hat die Sitzfläche als Unterlage und die Rückenlehne als Abstützvorrichtung, er ist reduziert potentiell beweglich.
Der KA Brustkorb hat die Rückenlehne als Abstützvorrichtung und lastet nur wenig auf dem Becken. Er ist durch das Gewicht des KA Kopf belastet, dessen räumliche Lage die Nullstellung der BWS ermöglicht.
Der KA Kopf balanciert in Spielfunktion über Th 1.
Am KA Arme ist der Schultergürtel auf dem Brustkorb parkiert, die Arme sind auf den Seitenlehnen des Stuhls oder einem Tisch als Unterlage ebenfalls parkiert.

Intensität der muskulären Beanspruchung bei ökonomischer Aktivität und Atmung
Die Intensität der ökonomischen Aktivität ist sehr niedrig. Da die Körpergewichte von Unterlagen und Abstützvorrichtungen gehalten werden, kann die physiologische Ruheatmung ohne große Haltungsleistungen der Wirbelsäule funktionieren.
Sollte das Lernziel in der beschriebenen Weise nicht erreicht werden, stellt sich der Therapeut hinter den Patienten, umfaßt dessen Brustkorb und hebt das Brustkorbgewicht leicht extensorisch in der BWS. Dabei kann der Patient mit gefalteten Händen seine Arme an das Genick des Therapeuten hängen und den Kopf an dessen Bauch lehnen. Jetzt muß der Patient seinen Bauch plumpsen lassen. Nach kurzer Zeit setzen die Ruheatembewegungen mit deutlicher Beteiligung der kostalen Atembewegungen ein (Abb. 37).

---

[6] Bezugsquelle: Thergofit, Bad Ragaz, Schweiz.

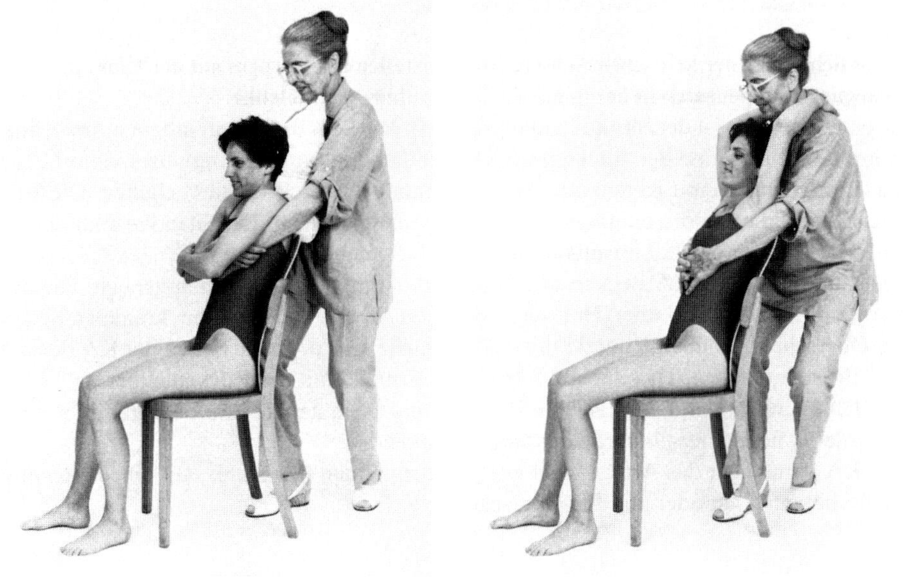

a b

Abb. 37 a, b. Der „Pascha". **a** Die Therapeutin hebt Brustkorb- und Armgewicht an. Der Kopf der Patientin bekommt durch ein Kissen eine Lehne. **b** Die Therapeutin hebt das Brustkorbgewicht an. Die Patientin hängt die Arme an das Genick der Therapeutin und lehnt den Kopf an ihre Brust

● **Actio - Reactio des Bewegungsablaufs**

Einen Bewegungsablauf gibt es bei der Übung „Pascha" nicht, alles hängt von der korrekten Einnahme der beschriebenen Erfolgstellung ab. Aber anhand der Leitsätze für die Ruheatmung (s. S. 127) erlebt der Patient die Wahrnehmungssignale, die ihm sein Körper sendet.

4.2 Die „Zeitlupenatmung"

Die „Zeitlupenatmung" ist ein Belastungsatemtraining. Es eignet sich für alle Patienten, die die Ruheatmung beherrschen.

„Zeitlupenatmung" ist ein Phantasiename. Er weist darauf hin, daß wir die Atemvorgänge einer Vollatmung im Zeitlupentempo verständlich machen möchten.

■ **LERNZIEL**

Die Atemvorgänge, die bei Kreislaufbelastung auftreten, auch ohne diese nachvollziehen und bewußt machen können.

▶ **FUNKTIONSANALYSE IN THERAPEUTENSPRACHE**

● **Konzeption der Übung**

Bei vielen Patienten, die ein Belastungsatemtraining brauchen, ist eine Kreislaufbelastung durch gesteigerte körperliche Hubaktivität kontraindiziert.

Weil außerdem die Kreislaufbelastung zur Auslösung vertiefter Atmung eine vorbestehende funktionelle Fehlatmung kaum verbessern kann, wurde die „Zeitlupenatmung" konzipiert.
Man simuliert die Atemvorgänge, wie sie bei Kreislaufbelastung physiologisch in Erscheinung treten, aber man vermeidet die körperliche Anstrengung, die normalerweise der Auslöser ist.
Da der Körper die vertiefte Atmung nicht braucht, kann, oder besser gesagt, muß man sich sehr viel Zeit lassen, um keine Hyperventilation zu produzieren. Also atmen wir in der Zeitlupe und machen uns die körperlich wahrnehmbaren verschiedenen Phasen der verlängerten Aus- und Einatmung bewußt.

● Position und Aktivierung der Ausgangsstellung

Die Ausgangsstellung unterliegt nur einer Bedingung: Die KA Becken, Brustkorb und Kopf sollen mit ihren Längsachsen die virtuelle KLA optimal verwirklichen. Ihre Aufrechtserhaltung soll der genuinen Wirbelsäulenmuskulatur stabilisierende Aktivitäten abverlangen.
Bei unserer Analyse werden wir die Vertikale oder die Vorneigung der KLA voraussetzen.

● Actio, Conditio - Limitatio des Bewegungsablaufs

Für die Analyse unterscheiden wir 6 Atemphasen:

1. Phase: beginnend in der Atemmittellage isotonisch-konzentrische Einatmung,
2. Phase: Atempause auf dem Höhepunkt der Inspiration,
3. Phase: isotonisch-exzentrische Ausatmung,
4. Phase: isotonisch-konzentrische Ausatmung,
5. Phase: Atempause nach der Exspiration,
6. Phase: isotonisch-exzentrische Einatmung.

1. Phase: Aus der Atemmittellage wartet man geduldig, bis das Bedürfnis einzuatmen vom Körper signalisiert wird. Beim Einatmen durch die Nase nimmt der Patient die Verdunstungskühle in der Nase wahr, den Speichelfluß und das Weiten des Brustkorbs und Oberbauchs. Die Rippen heben sich, die Insterkostalräume werden größer, das Zwerchfell senkt sich, der Bauch weitet sich und die BWS wird flexorisch in ihrer Nullstellung aktiv widerlagert.

2. Phase: Die Atempause auf der Höhe der Inspiration erfordert das Halten der erreichten Weite durch die Interkostalmuskulatur und das Zwerchfell. Die Glottis bleibt offen. Wird sie geschlossen erlischt die Aktivität der inspiratorischen Interkostalmuskulatur. Diese Atempause dauert einige Sekunden.

3. Phase: Die Luft entweicht langsam, gebremst durch die isontonisch-exzentrische Arbeit der Interkostalmuskulatur. Die extensorische Stabilisation der BWS setzt ein. Die Ausatmung geht weiter bis zur Atemmittellage des Patienten. Das heißt so weit, wie die Elastizität seiner Lunge die Exspiration stimuliert. Die Rippen senken sich und der Bauch fällt zusammen.

4. Phase: Damit der Luftstrom nicht versiegt, wird weiter ausgeatmet, und zwar isotonisch-konzentrisch für die Bauch- und exspiratorische Interkostalmuskulatur. Die extensorische aktive Widerlagerung der BWS nimmt zu. Der epigastrische Winkel verkleinert sich, die Bauchmuskulatur verkürzt sich konzentrisch, der Oberbauch wird schmal, der Unterbauch kurz. Es herrscht höchste Intensität der ökonomischen Aktivität.

5. Phase: Die Atempause am Ende der Ausatmung kann beliebig lange gehalten werden. Die Spannung der exspiratorischen Muskulatur muß erhalten bleiben. Ein Glottisschluß darf nicht stattfinden.

6. Phase: Die Inspiration beginnt durch das bremsende, isotonisch-exzentrische Nachlassen der exspiratorischen Bauch- und Interkostalmuskulatur und das simultane Einströmenlassen der Luft durch die Nase. Die extensorische aktive Widerlagerung der BWS hört auf, die flexorische bahnt sich an. Diese Phase endet, wenn die Atemmittellage erreicht ist.

Merke
Wenn die Atempausen lange genug eingehalten werden, ist nicht mit Hyperventilation zu rechnen. Trotzdem ist nach 5 Zeitlupenatmungen eine Unterbrechung der Übung angezeigt.

▶ INSTRUKTION IN PATIENTENSPRACHE

● Verbal-perzeptive didaktische Anleitung

Actio und Conditio des Bewegungsablaufs

1. und 2. Phase:

„Du bist ganz ruhig und wartest, bis dein Körper nach Luft verlangt, die du sachte einströmen läßt und das Weiten des Brustkorbs und Bauchs dir ein Gefühl von Schweben vermittelt. Die einströmende Luft empfindest du kühl in der Nase. In diesem Zustand des Schwebens darfst du verweilen, solange das Wohlbefinden andauert."

3. und 4. Phase:

„Laß' die Luft langsam wegströmen, anfangs mußt du bremsen. Die Luft kitzelt dich ein wenig in der Nase. Jetzt fließt sie leicht dahin, so soll es weiter gehen. Laß' den gleichmäßigen Luftstrom nicht versiegen. Du wirst jetzt immer länger und schlanker, die Spannung, die du im Bauch spürst, ist gut. Wenn der Luftstrom ver-

● Manipulativ-perzeptive didaktische Anleitung

Die 1. und 2. Phase steht am Beginn der Zeitlupenatmung. Während der 5 Atemzüge der Zeitlupenatmung, die als eine Übungseinheit zu empfehlen sind, bestehen dann nur noch aus der 3. 4. 5. 6. Phase.

Es kann sehr hilfreich sein, wenn der Therapeut seine Hände so auf den Brustkorb legt, daß bei Beginn der Ausatmung die Therapeutenhand der Atembewegung der Rippen folgt, um dann bei der Verlängerung der Ausatmung das Senken der Rippen bei gleichzeitigem extensorischem Druck auf die BWS manipulierend zu unsiegt, dann halte die Spannung im Bauch. Deine Zunge ist locker und warm, sie schwimmt im Speichel."

5. und 6. Phase:
„Du hast viel Zeit, zu warten, bis die Lust einzuatmen sich meldet. Ganz sachte läßt du den Bauch los und sorgst dafür, daß die Luft nicht zu schnell durch die Nase einströmt, du mußt noch Zeit haben, das kühle Lüftchen in der Nase zu spüren. Wenn der Körper sich weitet, wirst du ein Luftballon, der schwebt, und die Spannung im Bauch verschwindet ganz; wieder kitzelt es in der Nase, beinahe könntest du gähnen. Laß' die Zunge die Zähne spüren. Wieder hast du Zeit zum verweilen."
3. und 4. Phase 5. und 6. Phase usw.

terstützen. Die Manipulation der Rippensenkung ist bogenförmig und nach kaudal/dorsal gerichtet.

Beim Einsetzen der Einatmung nimmt der Therapeut die berührenden Hände weg, aber nur so wenig, als wollte er den Brustkorb durch einen Magneten mitziehen. Bei der Vergrößerung der Einatmung ist die Manipulation der Rippenhebung nach kranial/ventral gerichtet und wird durch einen diagonalen Gegenzug am Becken nach kaudal/dorsal unterstützt. Die Manipulation soll auf die BWS leicht flektierend einwirken. - Auch ein manipulatives Zusammendrücken und ein Ziehen der Oberlippe nach vorn ist hilfreich.

4.2.1 Anpassung: „Rhythmische Atmung"

Wenn ein Patient ein zu geringes Ausatmungssekundenvolumen aufweist und deshalb bei einer beschleunigten Ausatmung einen zu kleinen Prozentsatz seiner Vitalkapazität reproduziert, ist seine Atmung ineffektiv. Mit der „Zeitlupenatmung" kann man zwar die Vitalkapazität verbessern, wir brauchen aber außerdem noch eine Übungsform, durch die das Ausatmungssekundenvolumen und damit auch das Atemminutenvolumen, der Atemgrenzwert, vergrößert werden können.
Der Name „Rhythmische Atmung" weist darauf hin, daß wir zu Übungszwecken den Atem rhythmisch strukturieren wollen.

■ LERNZIEL

Der Patient soll mit Hilfe rhythmischer Strukturierung der Aus- und Einatmung das Ausatmungssekundenvolumen verbessern können.

► FUNKTIONSANALYSE IN THERAPEUTENSPRACHE

● Konzeption der Übung

Um eine schnelle Abgabe einer möglichst großen Ausatmungsluftmenge zu trainieren, wählen wir eine bestimmte Zeiteinheit, in der die Luft in verschieden vielen und dementsprechend verschieden großen Portionen ausgeatmet wird. Ziel ist, daß schließlich die ganze Luftmenge in einer einzigen Portion schnell abgegeben werden kann.
So lernt der Patient, die gleiche Luftmenge verschieden aufzuteilen und trotz der unvermeidlichen Sakkadierung der Ein- und Ausatmung ohne Stimmritzenverschluß und ohne Zwischenein- und -ausatmung auszukommen. Solche Fehler sind im übrigen mit dem geforderten Tempo auch nicht vereinbar.

● **Position und Aktivierung der Ausgangsstellung**

Ausgangsstellung ist der aufrechte Sitz auf einem Hocker. Die KA Becken, Brustkorb und Kopf sind in die vertikal stehende KLA eingeordnet. Eine andere Möglichkeit ist das Sitzen an einem Tisch mit aufgestützten Armen. Die KA Becken, Brustkorb und Kopf sind in die vertikale oder leicht nach vorn geneigte KLA eingeordnet.
Schließlich kann auch der aufrechte Stand als Ausgangsstellung gewählt werden. Die Füße stehen beckenbreit auseinander. Die KA Becken, Brustkorb und Kopf sind in die vertikal stehende KLA eingeordnet.
In allen 3 Ausgangsstellungen ist die BWS in ihrer Nullstellung dynamisch stabilisiert, die KA Becken und Kopf sind potentiell beweglich. Die Intensität der ökonomischen Aktivität ist gering.

● **Actio und Conditio des Bewegungsablaufs**

Als Grundmetrum für die „rhythmische Atmung" wählen wir einen 4/4-Takt mit 100 Schlägen/min und eine Phrasenlänge von 2 Takten.
Der 1. Takt und das 1. Viertel des 2. Takts sind für die Ausatmung bestimmt, die restlichen 3 Viertel des 2. Takts werden für die Einatmung gebraucht. Zunächst wird durch den Mund ausgeatmet. Dabei stehen die Lippen in Pfeifstellung. Die Tonhöhe entspricht in etwa dem Kammerton a (435 Schwingungen/Sekunde). Der Ton ist sehr leise und wird mit einem Zischlaut zwischen „h" und „ch" hervorgebracht.
Eingeatmet wird immer durch die Nase, wenn diese gut durchgängig ist. Bei einer bestehenden Obstruktion wird in derselben Pfeifstellung und auf demselben Ton wie beim Ausatmen durch den Mund saugend eingeatmet.

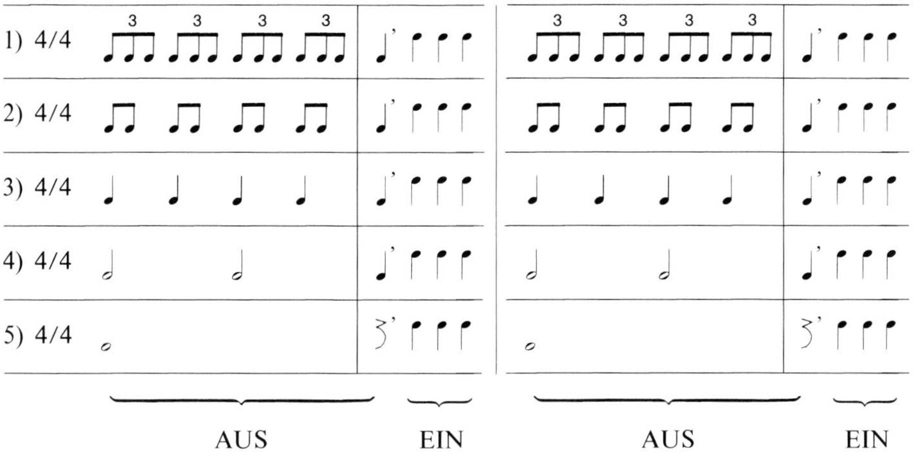

Schema des Grundrhythmus, der beliebig variiert werden kann

Die Phraseneinheiten von 2 Takten sollen mehrmals, etwa 4 bis 5 mal ausgeführt werden, ohne daß der Patient außer Atem gerät. Nach etwa 5 Wiederholungen soll eine Atempause eingeschaltet werden, bis das in der Ruheatmung beschriebene Wahrneh-

mungssignal des Körpers „Bitte Luft“ auftritt (s. S. 127). So können Hyperventilationssymptome vermieden werden.
Es ist ratsam, längere Zeit 1, 2 und 3 des Schemas zu üben, dann 4 dazuzunehmen, und erst wenn diese beherrscht werden, zu 5 zu greifen. Dann ist das Lernziel erfüllt.

4.2.2 Anpassung: „Doppelhecheln“

Wenn die Übung „rhythmische Atmung“ noch verfrüht ist oder wenn der Patient bei der Übung außer Atem gerät, wählen wir eine etwas einfachere Übung als Vorbereitung oder teilweisen Ersatz.
Der Name „Doppelhecheln“ deutet an, daß das bekannte Hecheln mit je 2 Ein- und 2 Ausatmungen bewerkstelligt werden soll.

■ **LERNZIEL**
Funktionelles Training der Muskulatur von Zwerchfell, Kehlkopf, Schlund, Zunge, Bauch und Interkostalbereich durch Geschicklichkeitsübungen.

► **FUNKTIONSANALYSE IN THERAPEUTENSPRACHE**

● **Konzeption der Übung**

Um die an der Atmung beteiligte Muskulatur auf Geschicklichkeit zu trainieren, soll die Atemübung „Doppelhecheln“ während der üblichen Aktivitäten des täglichen Lebens durchgeführt werden.
Dabei wird ein gleichmäßiges Tempo von ca. 120 Einheiten in der Minute angestrebt.
Dynamisch soll das „Doppelhecheln“ in „piano“ vor sich gehen. Rhythmisch muß die Übung in „staccato“ ausgeführt werden.

● **Position und Aktivierung der Ausgangsstellung**

Für die Ausgangsstellung gibt es keinerlei Einschränkungen. Beim Kochen, beim Treppensteigen, beim Gehen, beim Klavier- oder Geigespielen, beim Maschinenschreiben usw. kann man unentwegt „Doppelhecheln“.

● **Actio und Conditio des Bewegungsablaufs**

Als Grundmetrum wählen wir einen 2/4-Takt mit 80 Schlägen/min. Die Koordination des raschen Wechsels von 2 Ausatmungs- und 2 Einatmungsstößen ist ein Geschicklichkeitstraining.
Das geforderte „piano“ vermindert die Gefahr einer „Preßatmung“, weil zum Glottisschluß und/oder zum zu starken Bremsen des Luftstroms durch eine inadäquate Verengung der Stimmritze keine Zeit bleibt.
Das „staccato“ erfordert eine andere anspruchsvolle Geschicklichkeitsleistung, nämlich das Sakkadieren der Atmung. Jedem sakkadierten Ein- oder Ausatmungsluftstoß folgt eine kurze Pause. Während dieser Pause darf nach dem sakkadierten Ausatmungsluftstoß keine Luft wieder einströmen, nach dem sakkadierten Einatmungsluftsog keine Luft wieder ausströmen. Da für das Einhalten der kurzen Pause die Stimmritze nicht geschlossen werden soll und wegen des verlangten Tempos und der geforderten Dynamik auch gar nicht kann, muß die Atemmuskulatur eine Geschicklichkeitsleistung vollbrin-

gen. Bei einer sakkadierten Ausatmung muß mit Hilfe der exspiratorischen Muskulatur die gerade erreichte Enge, bei einer sakkadierten Einatmung mit Hilfe der inspiratorischen Muskulatur die gerade erreichte Weite des Atemraums für die Dauer der Pause gehalten werden.

Ein- und Ausatmung geschehen durch den Mund, der sich wieder in Pfeifstellung befindet. Die Dynamik eines „piano" und der Rhythmus einer in „staccato" ausgeführten Achtelbewegung sind konstant. Tempo, Tonhöhe und Zischlaut können nach Bedarf variiert werden. Es kann aber auch durch die Nase ein- und durch den Mund ausgeatmet oder durch die Nase ein- und ausgeatmet werden.

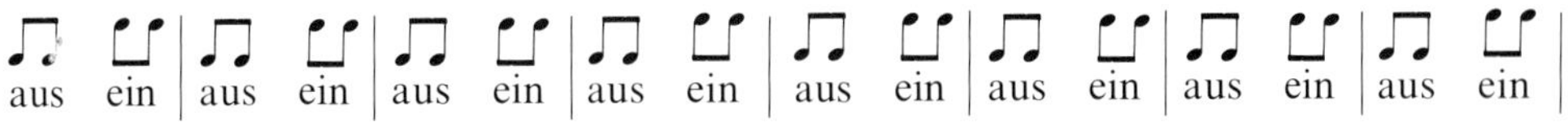

Schema des Grundrhythmus

Das Tempo kann variiert werden.

Das „Doppelhecheln" soll um die Atemmittellage ausgeführt werden. Die Luftmenge, die aus- und einatmend bewegt wird, soll sehr gering sein und stets gleich bleiben. Das „Doppelhecheln" darf weder zu einer Dyspnoe noch zu einer Hyperventilation führen. Tritt einer dieser beiden Zustände auf, wird die Übung unterbrochen und die Normalisierung der Atmung abgewartet. Bei korrektem „Doppelhecheln" muß die Übung zeitlich nicht begrenzt werden.

▶ INSTRUKTION IN PATIENTENSPRACHE

● Verbal-perzeptive didaktische Anleitung

Actio und Conditio des Bewegungsablaufs

„Mache ein spitzes Mäulchen. Sei ganz ruhig und warte, bis dein Körper Lust hat zu atmen. Dann saugst du 2 Fingerhüte voll kühle Luft durch den Mund ein, dieselben 2 Fingerhüte stößt du durch den Mund wieder aus:

ein/ein, aus/aus, ein/ein, aus/aus, ein/ein, aus/aus usw. Viel weniger Luft ist nötig. Mach' weiter, bis du vergessen hast, wie man wieder aufhören könnte. Stehe jetzt auf, hechle immer weiter, indem du dich anziehst und die Treppen raufgehst. Ein Ratschlag: Jedesmal wenn du dich anstrengst, beginnst du gleichzeitig mit dem ‚Doppelhecheln'."

● Manipulativ-perzeptive didaktische Anleitung

Vor dem Beginn des „Doppelhechelns" manipulierend die Oberlippe lockern und dem Patienten zeigen, wie er das selber tun kann und soll, sobald er spürt, daß er außer Atem kommt. Auch Kieferbewegungen gegen leichten Führungswiderstand sind eine gute Hilfe.

Die palpierende Kontrolle ergibt eine deutliche interkostale Rippenbewegung und eine normale Zwerchfellaktivität, die besonders deutlich am Oberbauch fühlbar ist, entspannte seitliche Halsmuskulatur und eine ruhige Pulsfrequenz. Außerdem ist eine reichliche Speichelabsonderung zu bemerken.

4.3 Der „Luftschlucker“ (Abb. 38a-e und 39)

Der Name „Luftschlucker“ bezeichnet eine Gewohnheit, die man los werden möchte.

■ **LERNZIEL**
Der Patient soll bereits geschluckte Luft aus dem Darmtrakt und dem Magen entfernen und das Luftschlucken vermeiden können.

► **FUNKTIONSANALYSE IN THERAPEUTENSPRACHE**

● **Konzeption der Übung**

Die Definition des Lernziels macht bereits deutlich, daß das Problem nicht mit einer einzigen Übung bewältigt werden kann. Wir beschränken uns auf die 3 im Lernziel genannten Probleme und kommen zu 3 verschiedenen Übungen:
- Beseitigung bereits geschluckter Luft aus dem Darmtrakt: „Darmwind“,
- Beseitigung bereits geschluckter Luft aus dem Magen: „Rülpsen“,
- Verhindern des Luftschluckens.

„Darmwind“ (Abb. 38)
Wenn die Gewohnheit des übermäßigen Luftschluckens zu Flatulenz geführt hat, versuchen wir, funktionell den Abgang der Blähungen zu fördern.
Das Procedere muß einfach und vom Patienten jederzeit reproduzierbar sein. Es muß an etwaige Bewegungseinschränkungen, z. B. Koxarthrosen, oder andere pathologische Zustände, z. B. Herzinsuffizienzen, angepaßt werden können. Deshalb müssen verschiedene Ausgangsstellungen angeboten werden, die sich dazu eignen, den Bauchraum von außen zu komprimieren. Anschließend wird durch vertiefte Einatmung das Zwerchfell gesenkt und der Bauchraum von kranial her komprimiert. Dann kann die überschüssige Luft mit etwas Geduld und nach Überwindung etwaiger Hemmungen dem Weg des geringsten Widerstands folgend via Darm nach außen entweichen.

„Rülpsen“ (Abb. 39)
Es ist ganz normal, beim Essen und Trinken außer Nahrung und Getränken auch Luft zu schlucken. Die normale Reaktion ist das „Rülpsen“. Die überschüssige Luft wird auf kürzestem Wege aus dem Magen via Speiseröhre und Mund wieder aus dem Körper entfernt.
Das Aufstoßen des Säuglings nach einer Mahlzeit ist normal und wird von der Mutter geradezu erwartet. Tritt es nicht ein, wird dies als pathologisches Zeichen gewertet und entsprechend behandelt. Beim Erwachsenen zählt das Rülpsen bei Tisch in unserem Kulturkreis zu den sehr schlechten Manieren und wird entsprechend ungünstig beurteilt. In Ostasien dagegen gehört es bei Männern zum guten Ton. Es entspricht dem natürlichen Bedürfnis, ein unangenehmes Völlegefühl im Magen zu beseitigen.
Die Ursachen des pathologischen Luftschluckens sind nicht eindeutig. Sicher ist, daß die Betroffenen auch außerhalb von Mahlzeiten Luft schlucken, manchmal nach jedem Einatmen.
Wir unterscheiden einerseits Patienten mit Verdauungsbeschwerden, bei denen die Flatulenz im Darmtrakt pathologisch entsteht oder auf einen operativen Eingriff im Ma-

gen-Darm-Trakt zurückzuführen ist. Andererseits finden wir in viel größerer Zahl die nervösen Luftschlucker. Hyperaktivität, Nervosität, Unzufriedenheit, Angst führen zu einer bestimmten Art von Streß, der das permanente Luftschlucken fördert.
Alle Luftschlucker zeigen Anzeichen einer funktionellen Fehlatmung im Sinne einer Preßatmung. Diese tritt bei den nervösen Luftschluckern zuerst nur in den sog. Streßsituationen auf, später wird sie zur Gewohnheit. Man kann ruhig sagen, daß die chronischen Luftschlucker sich in einem habituellen „Ministreßzustand" befinden.
Gleichgültig, ob das chronische Luftschlucken ätiologisch zur Symptomatik eines Magenleidens oder zu einer vegetativen Dystonie gehört, neben der spezifischen physiotherapeutischen Behandlung sollte auch eine allgemein wirkende Entspannungsgymnastik durchgeführt werden.

Verhindern des Luftschluckens
Das Luftschlucken ist zur Gewohnheit geworden. Wahrgenommen werden nur die unangenehmen Folgen: das Völlegefühl im Magen, die Beeinträchtigung der Atmung, der geblähte Bauch. Aber der Vorgang des Luftschluckens, die Wurzel des Übels kann man nicht wahrnehmen. Wie soll man sich etwas abgewöhnen, wenn man gar nicht spürt, daß und wie es geschieht?
Zur Lösung dieses und ähnlicher Probleme gibt es ein sicheres Rezept: Man sucht nach einer Aktivität, die mit der Fehlleistung unvereinbar ist. Wir suchen also nach einer einfach auszuführenden Aktivität, die es unmöglich macht, Luft zu schlucken. Gelingt es nämlich, den Patienten über einen längeren Zeitraum am Luftschlucken zu verhindern, kann er sein Fehlverhalten am ehesten wieder verlernen.
Diese einfach auszuführende Aktivität, bei der man nicht gleichzeitig Luft schlucken kann, ist das Pfeifen. Allerdings muß es ohne Unterbrechung sowohl als exspiratorisches übliches Pfeifen als auch als inspiratorisches saugendes Pfeifen betätigt werden. Daneben läßt sich ohne Mühe fast jede andere Tätigkeit durchführen.

● Position und Aktivierung der Ausgangsstellung

„Darmwind" (Abb. 38)
Da die Ausgangsstellung den Möglichkeiten des Patienten angepaßt werden muß, benötigen wir für eine sitzende Ausgangsstellung einen Hocker, eine Kiste, eine Behandlungsbank oder auch nur den Bettrand (Abb. 38 a–c). Oder der Patient kniet vor einer Kiste (Abb. 38 d) oder vor einer Längsseite des Betts, oder er steht einem soliden Tisch zugewendet und braucht dann nicht zu knien. Wenn der Patient eine gut bewegliche Wirbelsäule und freie Hüftgelenke hat, ist die Rückenlage die richtige Ausgangsstellung für die in Abb. 38 e dargestellte Endstellung.

„Rülpsen" (Abb. 39)
Als Ausgangsstellung eignet sich am besten der aufrechte Sitz auf einem Hocker oder der aufrechte Stand. Aber auch im Liegen kann die Übung ohne weiteres gemacht werden.

Verhindern des Luftschluckens
Die Ausgangsstellung ist unerheblich. Am besten ist eine eingefahrene alltägliche Beschäftigung.

● Actio und Conditio des Bewegungsablaufs

„Darmwind"

Zur Kompression des Bauchs von außen benutzen wir ein Federkissen oder eine Schaumgummirolle. Die benötigte Kissengröße hängt von der Dicke des Bauchs ab. Ein großer Bauch erfordert ein kleines Kissen oder bisweilen auch gar keines, ein kleiner Bauch dagegen ein großes. Auch die Flexionstoleranz der Hüftgelenke spielt eine Rolle. Bei einem Flexionsdefizit der Hüftgelenke ist ein größeres Kissen erforderlich.
Das Kissen soll vom unteren Brustkorbrand bis in die Leistenbeuge reichen und die nötige Breite aufweisen.

Möglichkeiten zur Kompression des Bauchs von außen:

Die Stellung, die in Abb. 38 a + b dargestellt ist, kann tagsüber am einfachsten eingenommen werden. Die Hüftgelenke sollten aber eine gute Flexionstoleranz haben. Wenn das Herabhängen des Kopfs kontraindiziert ist, können Kopf und Arme auf einen zweiten Hocker parkiert werden (Abb. 38 b).
Die in Abb. 38 c gezeigte Stellung ist besonders wirksam für eine rasche Entfernung der Luft aus dem Magen. Sie erfordert allerdings eine gute Bewegungstoleranz der Hüftgelenke in Flexion/Adduktion/Außenrotation. Wenn die Oberschenkellänge das Parkieren des Kopfs auf dem hochgestellten Knie nicht mühelos erlaubt, ist es günstig, den Kopf frei zu tragen. Er muß so eingestellt werden, daß HWS und obere Kopfgelenke potentiell beweglich sind. Außerdem sollen die vereinigten Gewichte der KA Becken, Brustkorb, Kopf und Arme und das von den Armen umschlungene Bein in einem labilen Gleichgewicht auf der Sitzfläche stehen und im Hüftgelenk des am Boden stehenden Beines balancieren, dieses nötigenfalls als aktiviertes passives Widerlager oder als Stütze nutzend.
Die in Abb. 38 d gezeigte Stellung empfiehlt sich bei Flexionseinschränkungen der Hüftgelenke. Statt einer Kiste eignet sich auch ein normaler, aber solider Eßtisch. Man braucht dann nicht auf dem Boden zu knien und kann den Kopf auf die Tischplatte legen.

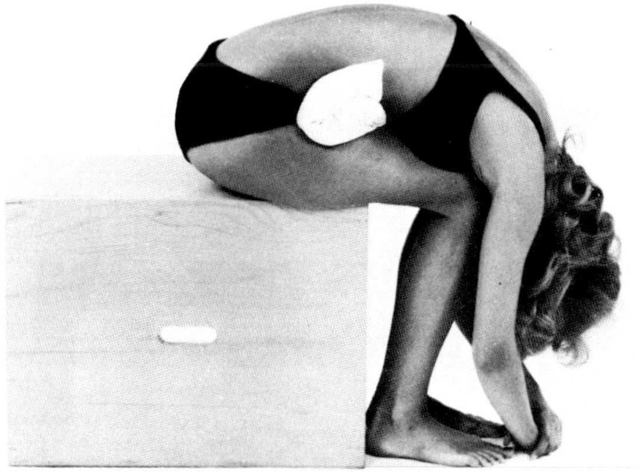

a

Abb. 38 a–e. Der „Luftschlucker". **a** Kompression des Bauchraums

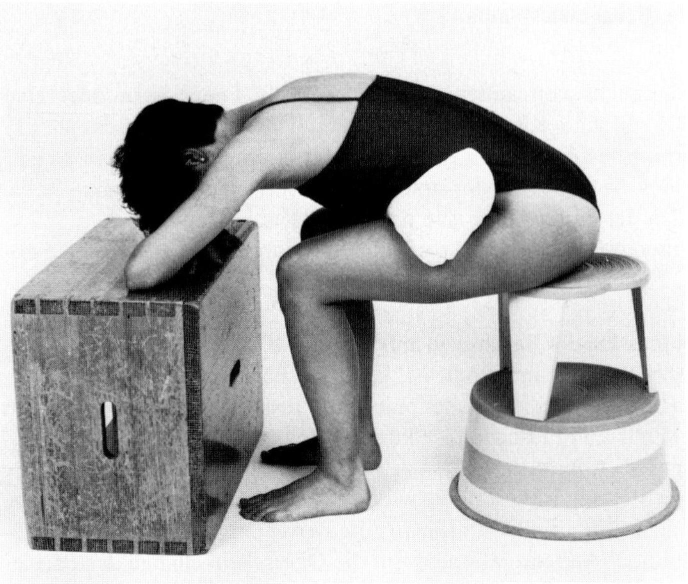

b

Abb. 38 b. Kompression des Bauchraums bei vermehrter Oberlänge oder kurzen Oberschenkeln mit guter Abstützung des Kopfs

Bei gut beweglichen und jüngeren Patienten ist die in Abb. 38 e gezeigte Stellung außerordentlich erfolgreich, besonders für die Entfernung der blähenden Luft aus dem Darm.

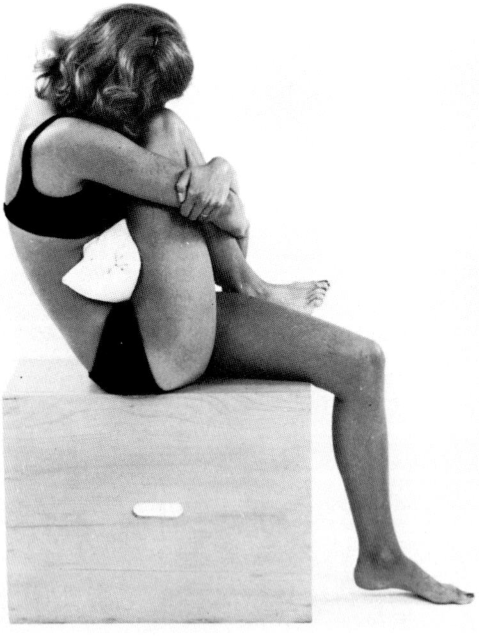

c

Abb. 38 c. Besonders wirksame Kompression des Unter- und Oberbauchs

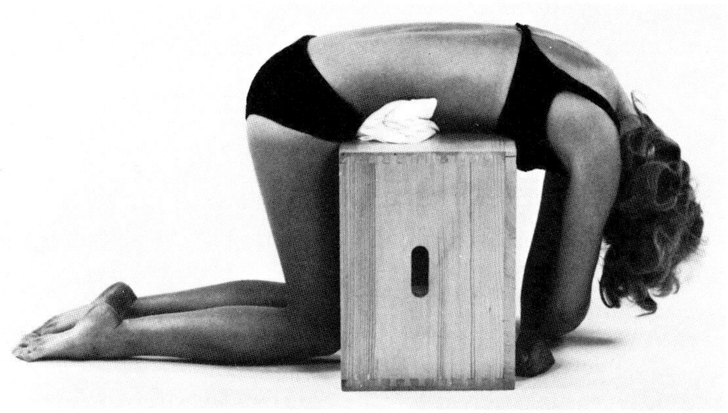

d

Abb. 38 d. Kompression des Bauchraums bei Einschränkung der Hüftflexion

Sobald eine der eben beschriebenen Stellungen eingenommen und das Kissen richtig placiert worden ist, wartet man erst einmal geduldig, bis sich die Ruheatmung einstellt. Das Wahrnehmen des Pulsschlags der Aorta abdominalis ist normal und kein Grund zur Beunruhigung. Wenn die Ruheatmung normal funktioniert, geht man zur „Zeitlupenatmung" über. Die Atempause auf der Höhe der Einatmung wird verlängert. Der Patient nimmt jetzt die Zunahme des intraabdominellen Drucks wahr, der durch die äußere Kompression mit Hilfe des Kissens und die innere durch das Halten des gesenkten Diaphragmas verursacht wird. Mit dem Loslassen des Sphinkter ani und einem leichten Pressen wie bei einer Stuhlentleerung kann der „Darmwind" entweichen.

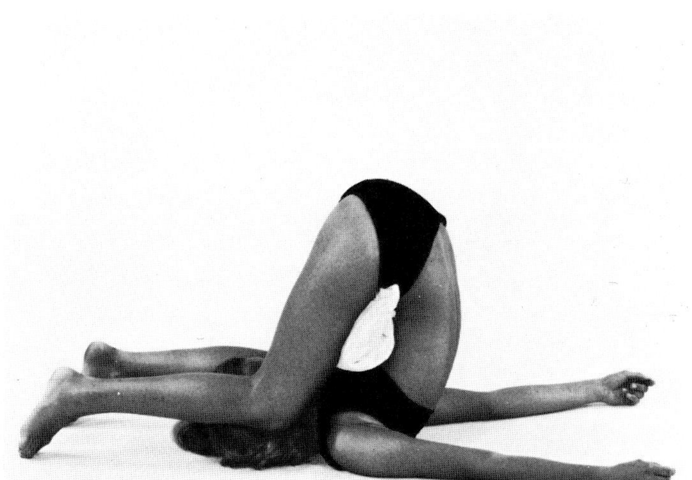

e

Abb. 38 e. Kompression des Unter- und Oberbauchs bei frei beweglichen Wirbel- und Hüftgelenken

„Rülpsen"

Zur Aufmunterung möchte ich vorausschicken, daß ich noch nie einen Patienten erlebt habe, der das Rülpsen nicht lernen konnte.

Um geschluckte Luft aus dem Magen zu entfernen, bedient sich der Körper des Rülpsreflexes. In der Fachsprache wird das Efflation oder Eruktation genannt. Wenn dieser Reflex nicht mehr automatisch auftritt, versuchen wir, ihn auszulösen. Soll die Auslösung funktionell herbeigeführt werden, muß der Patient lernen, die überschüssige Luft aus dem Magen herauszuwürgen. Dazu bieten sich 2 Möglichkeiten an: „Leerschlucken" und „Leerspucken".

„Leerschlucken": Wenn man aus einer Atemmittellage 3mal - ohne Zwischenatmung - leer zu schlucken versucht, macht man die Erfahrung, daß die Schlund- und Bauchmuskulatur dabei ungewöhnlich stark beansprucht wird. Es fehlt nämlich der normale Schluckreiz, der durch den Widerstand des Schluckguts erzeugt wird. Man wird daher versuchen, soviel Speichel wie nur irgend möglich herbei zu schaffen. Die starke Beanspruchung der Schlund- und Bauchmuskulatur bleibt trotzdem bestehen. Sie wird sogar beim zweiten und erst recht beim dritten „Leerschlucken" noch zunehmen. Eine Hilfe für den Patienten sind begleitende Nickbewegungen des Kopfs. Ähnliche Kopfbewegungen kann man bei Tieren, insbesondere bei Vögeln beim Trinken beobachten (Abb. 39).

Diese ungewöhnlich starken konvulsivischen Kontraktionen der Schlundmuskulatur, unterstützt durch die Kontraktionen der Bauchmuskulatur, lösen unter Umständen den Rülpsreflex direkt aus oder steigern wesentlich die Bereitschaft dazu. Die Luft im Magen wird nämlich stark mobilisiert und entweicht, dem Weg des geringsten Widerstands

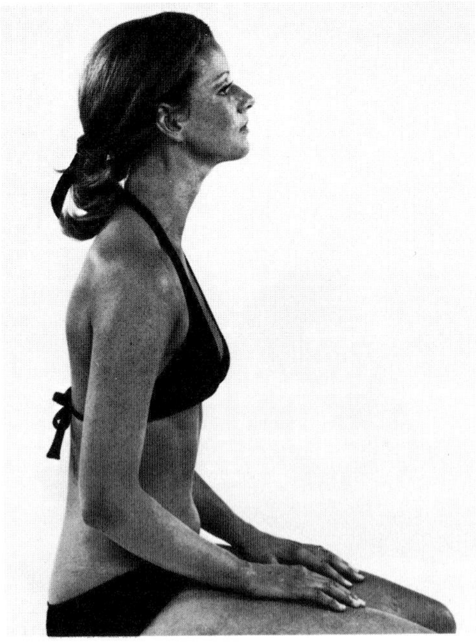

Abb. 39. Bewegungsablauf des „Leerschluckens"

folgend, durch den Mund nach außen. Ist das „Leerschlucken" richtig gelernt, kann es bei Bedarf selbständig angewandt werden. Der Patient versucht in sitzender oder stehender Ausgangsstellung, 3mal ohne Zwischenatmung leer zu schlucken. Dabei machen die Lippen einen „Schmollmund", und die Zungenspitze stützt sich leicht an der Innenseite der vorderen unteren Zähne ab. Dieser Ansatz zu einer schnalzenden Zungenbewegung stimuliert den Speichelfluß und erleichtert das Schlucken, das zunächst von einer Flexion und beim Schluckakt von einer Extension in den oberen Kopfgelenken begleitet wird. Dabei bewegt sich der kritische Distanzpunkt Kinnspitze durch Flexion in den oberen Kopfgelenken nach kaudal/dorsal und durch Extension nach kranial/zuerst ventral, dann dorsal, um dann in die Nullstellung zurückzukehren.
Das Ausmaß und die Intensität der ökonomischen Aktivität dieser begleitenden Kopfbewegungen nimmt bei jedem Schluckakt zu, während das Tempo wegen des wachsenden Widerstrebens zäher und langsamer wird.
Wenn das „Leerschlucken" auf diese Weise nicht gelingen will, verändern wir die Ausgangsstellung.
Der Patient sitzt auf einem Stuhl mit Rücken- und seitlichen Armstützen. Er lehnt sich so an, daß das Becken und der untere Brustkorb eine Abstützung haben. Mit den Unterarmen übt er auf die seitlichen Armstützen so viel Druckaktivität aus, daß der KA Bekken auf der Sitzfläche mit reduziertem Druck lastet, während der Patient spürt, daß sich beträchtliches Gewicht an seinen Schultergürtel gehängt hat. Es ist das Gewicht der KA Brustkorb und Kopf und z. T. des Beckens.
Einleitend reduziert er nun die Aktivität der Bauch- und Lendenmuskulatur, die das Becken noch am Brustkorb hängen ließ, das Becken ist jetzt auf der Sitzfläche parkiert und der Patient kann mit dem Schlucken beginnen.
Nach Beendigung des dritten Schluckakts wird die persistierende Spannung der Schlund- und Bauchmuskulatur langsam vermindert und ebenso langsam wird eine Einatmung zugelassen. In diesem Augenblick stellt sich das „Rülpsen" meist mühelos reflektorisch oder willkürlich ein.

„Leerspucken": Beim normalen, automatisch ablaufenden Spucken atmet man zuerst ein, schließt die Glottis und komprimiert mit der exspiratorischen Muskulatur die eingeatmete Luft, bis die Glottis gesprengt wird. Das wegzuspuckende Objekt benutzt nun den beschleunigten Luftstrom als Vehikel, um aus dem Körper weggeschafft zu werden.

Beispiel: Eine Gruppe Jugendlicher wettet, wer wohl Kirschsteine am weitesten wegspucken kann. Abgesehen vom Spieleifer und etwaigem Training wird derjenige Sieger sein, der mit Zunge und Mund eine gute, nach vorn gerichtete, enge Düse formen kann und dazu eine große Vitalkapazität bei gleichzeitigem optimalem Sekundenvolumen besitzt.
Beim „Leerspucken" atmet man aus der Atemmittellage auf einen Zischlaut „sch" oder „sss" crescendo, also anschwellend, vollkommen aus, dabei macht man einen „Schmollmund". Dann folgt ein kurzer Stopp. Anschließend wird, ohne Zwischenatmung 3mal „leer gespuckt". Man nimmt die extreme Verkürzung der Bauchmuskulatur und die Anspannung der Glottis wahr. Wegen der fehlenden Luft im Atemraum muß dieser beim Spucken durch die maximale Kontraktion der exspiratorischen Muskulatur weiter eingeengt werden. Die im Magen befindliche Luft wird dabei energisch mobilisiert, sucht den Weg des geringsten Widerstands und gelangt mit einem „Rülpser" ins Freie.

Die für den Patienten leicht zu erlernende Übung kann bei Bedarf stets angewendet werden, wenn sich ein unbehagliches Völlegefühl im Magen bemerkbar macht.
Die Ausgangsstellung beim „Leerspucken" ist identisch mit derjenigen beim „Leerschlukken". Man kann aber nach dem „Leerspucken" auf verschiedene Art wieder einatmen:

- Man versucht nach dem Spucken noch in der Ausatmungsstellung, aufzustoßen. Erst anschließend atmet man langsam ein.
- Man macht am Ende des Spuckens eine Pause, aber keinen Glottisschluß. Simultan mit dem langsamen Einströmen der Luft durch die Nase erfolgt am Ende der mäßigen Einatmung das „Rülpsen" spontan oder willkürlich und mühelos.
- Man macht am Ende des Spuckens wieder eine Pause, jedoch diesmal mit Glottisschluß, den man während der Entspannung der Bauchmuskulatur beibehält. Dann wird die Stimmritze nur sehr langsam geöffnet, damit die Einatmungsluft nicht zu schnell einströmt. Nach dieser Inspiration pflegt sich das „Rülpsen" entweder spontan einzustellen oder es gelingt jetzt willkürlich ohne Schwierigkeiten. Diese letzte Form ist etwas schwieriger zu erlernen, aber dafür um so erfolgversprechender.

Verhindern des Luftschluckens
Es ist eine offene Frage, auf welche Weise, außerhalb beim Essen und Trinken, Luft geschluckt wird. Meine hypothetische Antwort ist das Ergebnis praktischer, jahrelanger Erfahrung im Umgang mit luftschluckenden Patienten.
Das Luftschlucken außerhalb der Nahrungsaufnahme beruht auf einer spezifischen funktionellen Fehlatmung. Am Ende einer in der Initialphase zu hastig einsetzenden Einatmung wird die eingeatmete Luft im Atemraum durch einen Glottisschluß festgehalten. Es erfolgt eine reflektorische Detonisierung der inspiratorischen Muskulatur, weil das im Atemraum eingeschlossene Luftpolster ihre Aktivität überflüssig gemacht hat. Normalerweise nämlich sollte die inspiratorische Muskulatur den Atemraum und damit auch den Brustkorb in der inspiratorischen Weite halten, damit die eingeatmete Luft nicht wieder entweicht. Die Atempause auf der Höhe der Einatmung ist für den Gasaustausch und somit für die Sauerstoffaufnahme besonders wichtig. Bei der eben beschriebenen Fehlatmung mit Glottisschluß auf der Höhe der Einatmung gelangt mühelos Luft in den Magen. Für die Ausatmung muß die Stimmritze wieder geöffnet werden. Weil aber die Luft im Atemraum gestaut und die inspiratorische Muskulatur nicht für ihre isotonische Bremsaktivität bei der initialen Ausatmung bereit ist, muß die Öffnung der Stimmritzen explosionsartig erfolgen. Ganz besonders dann, wenn sich die BWS destabilisiert hat, weil ihre Nullstellung auch durch das eingesperrte Luftpolster gehalten worden ist. Also entweicht die Luft initial zu schnell und in zu großer Menge, während in der Endphase nicht mehr genügend Luft ausgeatmet werden kann, u. a. auch darum, weil der schrägen Bauchmuskulatur das aktive Widerlager einer extensorisch stabilisierten BWS fehlt. Die Regulation des Ausatmungsluftstroms obliegt dann fast ausschließlich den Stimmbändern.
Ein Experiment, das man an sich erproben sollte und zu dem man interessierte Patienten ohne weiteres heranziehen kann, beruht darauf, daß man bei offener Stimmritze willkürlich die inspiratorischen Bewegungsvorgänge ausführt. Man senkt das Zwerchfell kräftig und hebt und spreizt simultan die Rippen. Dann kann man deutlich wahrnehmen, wie die Luft eingesogen wird. Schließt man während dieses Bewegungsvorgangs aber die Stimmritzen und öffnet sie wieder, spürt man, wie die Luft inspiratorisch geradezu einschießt.

Nun kommt die Gegenbewegung. Bei in Nullstellung dynamisch stabilisierter BWS und offen gehaltener Stimmritze wird die inspiratorische Muskulatur langsam entspannt. Anschließend werden die Rippen gesenkt, der epigastrische Winkel verkleinert und die Bauchdecken physiologisch verkürzt. Man kann deutlich wahrnehmen, wie die Luft entweicht. Schließt man während dieses Bewegungsvorgangs die Stimmritze, so spürt man die Drucksteigerung unter den Stimmbändern.
Hat der Patient Schwierigkeiten, die Stimmritzen willkürlich zu schließen, muß er sich nur vorstellen, daß er sich räuspern will. Beim Wiederöffnen der Stimmritze entweicht die Luft hustenartig und plötzlich.
Ein weiteres Experiment dient zur Schulung der Wahrnehmung von Atemvorgängen. Man macht eine den Kreislauf belastende Übung, bis man außer Atem geraten ist. Anstatt nun die Atemfrequenz zu erhöhen, stellt man das Zwerchfell tief und den Brustkorb inspiratorisch weit, um bei offener Stimmritze in einer ausgedehnten Atempause zu verweilen. Man wird feststellen, daß die Rückkehr zur Ruheatmung schnell vonstatten geht. Diesen Vorgang kann man beliebig oft wiederholen.
Das Verhindern des Luftschluckens soll nun durch exspiratorisches und inspiratorisches Pfeifen, begleitend zu einer anderen alltäglichen Tätigkeit erreicht werden. Als melodische und rhythmische Grundlage benutzen wir ein dem Patienten vertrautes Volkslied.
Das exspiratorische Pfeifen verursacht wenig Probleme. Es soll leise, gut rhythmisch und sparsam in bezug auf die verbrauchte Luftmenge gepfiffen werden. Das inspiratorische Pfeifen ist anfangs mühsamer. Es ist eigentlich ein saugendes Pfeifen. Besonders bei Patienten mit einer funktionellen Fehlatmung fällt die Untrainiertheit inspiratorischer Geschicklichkeitsbewegungen auf. Die exspiratorische Geschicklichkeit der betreffenden Muskulatur wird schon beim Sprechen ständig geübt. Wenn das Saugen sehr große Mühe bereitet, sind ein enges Trinkröhrchen und ein Glas Wasser ein brauchbares Hilfsmittel. Anfangs beobachtet man, wie ein Patient exspiratorisch bereits ordentlich pfeifen kann, inspiratorisch aber regelrecht nach Luft schnappt.
Man achte darauf, daß die gewählte Melodie beim Übergang von der Ein- in die Ausatmung und von der Aus- in die Einatmung ohne Unterbrechung und ohne Zwischenatmung reproduziert wird.
Dazu kommt die Selbstkontrolle des Patienten. Er darf nicht außer Atem kommen, es darf aber auch nicht zur Hyperventilation kommen. Die beginnende Hyperventilation macht sich als Unbehagen im Sinne eines scheinbaren Luftmangels bemerkbar. Je eifriger der Patient aber atmet, um so unbehaglicher fühlt er sich. Da hilft nur eines: Atempause und Abwarten, bis die Ruheatmung sich wieder eingestellt hat.
Der Therapeut muß dafür sorgen, daß immer nur um die Atemmittellage gepfiffen wird, d. h. man muß oft genug von der Inspiration in die Exspiration und umgekehrt wechseln.
Das Pfeifen zur Verhinderung des Luftschluckens kann beliebig lang, ja stundenlang angewendet werden.

Merke
Bei allen Übungen des funktionellen Atemtrainings muß mit der Möglichkeit einer Hyperventilation gerechnet werden. Der Grund liegt vornehmlich darin, daß die Übungen ohne besondere Belastung des Kreislaufs vor sich gehen. Darum müssen immer genügend Atempausen eingeschoben werden. Im akuten Zustand hält man dem Patienten einfach Nase und Mund zu.

5. Funktionelle Behandlung statisch bedingter Wirbelsäulensyndrome

Die funktionelle Behandlung statisch bedingter Wirbelsäulensyndrome bietet die Möglichkeit, Schmerzen und Irritationen in diesem Bereich durch die Normalisierung der Haltung zu beseitigen oder wenigstens zu mindern.
Diese Schmerzen und Irritationen können durch Fehlbelastung der passiven Strukturen entstehen. Sie können motorischer, sensibler, zirkulatorischer oder trophischer Art sein. Sie können die Kopfnerven, den Plexus cervicalis, den Plexus brachialis, die Thorakalnerven, den Plexus lumbalis, den N. pudendus und das vegetative Nervensystem betreffen.
Schmerzen und Irritationen kommen aber auch durch inadäquate Beanspruchung der Muskulatur infolge einer Fehlhaltung zustande. Sie sind dann ischämischer Natur.
Statisch bedingte Wirbelsäulensyndrome können auch im Zusammenhang mit anderen Erkrankungen auftreten, z. B. rheumatischen oder Stoffwechselerkrankungen, Frakturen, strukturellen Deformitäten, Diskopathien, Abnutzungserscheinungen, Osteoporosen u. a. m. Dadurch verändern sich die Richtlinien der funktionellen Behandlung nur graduell und in bezug auf die Prognose.

Richtlinien für das funktionelle Training statisch und pathologisch bedingter Wirbelsäulensyndrome

Statik im Sinne der funktionellen Bewegungslehre ist der Einfluß, den die Haltung des Menschen auf seinen Bewegungsapparat in Form von Belastung ausübt (s. Band 1, 3. Auflage, S. 243).
Da Schmerzen und Irritationen im Bereich der Wirbelsäule durch Fehlhaltungen entstehen, haben wir eine Bewegungstherapie unter größtmöglicher Reduktion von Belastung konzipiert. Da unsere Muskulatur mit den Gewichten des Körpers umgehen muß, gilt ihnen unsere besondere Aufmerksamkeit, beim Versuch Belastung zu reduzieren.
Nach funktionellen Gesichtspunkten ist der Muskel Effektor von Haltung und Bewegung. Er kann als Beweger von Gewichten, Heber von Gewichten, Bremser fallender Gewichte oder als Verhinderer des Fallens von Gewichten, d. h. als Fallverhinderer in Aktion treten (s. Band 1, 3. Auflage, S. 55).
Von diesen aufgezählten Aktionen bringt das Bewegen die geringste Belastung, wenn es in angemessenem Tempo vor sich geht, und weder positiver noch negativer Hub geleistet werden muß (s. Band 1, 3. Auflage, S. 57–61).

Merke
Durch hubfreie und hubarme Mobilisation der Wirbelsäule soll in Haltung und Bewegung mit einem Minimum an Belastung ein Maximum an differenzierter Koordination von Feinverformungen und dynamischer Stabilisation der Wirbelsäule erreicht werden.

Da die Wirbelsäule funktionell ein in sich antagonistisches System ist, können ihre physiologischen Abschnitte LWS, BWS und HWS weder global noch voneinander unabhängig behandelt werden.
Soll ein Wirbelsäulenabschnitt erfolgreich hubfrei oder hubarm mobilisiert werden, muß das erstrebte Bewegungsgeschehen durch aktive Widerlagerung innerhalb des Körpers oder durch Manipulation des Therapeuten begrenzt werden.

Wir haben bei der funktionellen Wirbelsäulenbehandlung folgende Erfahrungen gemacht:

- Bei Abweichungen im Ausmaß der physiologischen Krümmungen der Wirbelsäule (Lendenlordose, Brustkyphose und Halslordose) erzeugt deren Abnahme Unstabilität und deren Zunahme zunächst Hypermobilität, später oft Steifigkeit.
- Bei Verschiebungen der physiologischen Krümmungen entstehen Teilsteifigkeiten von Bewegungssegmenten und inadäquate Beanspruchungen der Haltungsmuskulatur. Das ist der Fall bei Kyphosen im lordotischen, Lordosen im kyphotischen Bereich und die Wirbelsäulenabschnitte übergreifenden Skoliosen.
- Teilsteifigkeiten innerhalb der Wirbelsäule erlauben keine spontane Normalisierung der Haltung. Als Behandlungstechnik bietet sich neben der hubfreien/hubarmen Mobilisation der Wirbelsäule die mobilisierende Massage an (s. Band 1, 3. Auflage, S. 299). Daneben lernt der Patient, durch Entlastungsstellungen in Ruhe und Arbeit die inadäquate Belastung der passiven Strukturen und der Muskulatur, einschließlich derjenigen des Schultergürtels, der Schulter- und der Hüftgelenke immer wieder zu neutralisieren.

5.1 Hubfreie/hubarme Mobilisation der Wirbelsäule (Abb. 40–56)

Der Name „hubfreie/hubarme Mobilisation" der Wirbelsäule ist ein sachbezogener Name. Patient und Therapeut dürfen nie vergessen, daß die Reduktion der Belastung im Umgang mit Wirbelsäulensyndromen Erfolg verspricht.

■ LERNZIEL

Mit Hilfe der hubfreien und/oder hubarmen Mobilisation soll der Patient lernen:
- Wirbelgelenke, Wirbelkörper-Bandscheiben-Gelenke, Kostovertebralgelenke und Hüftgelenke frei zu bewegen;
- Feinbewegungen und Feinverformungen bestimmter Wirbelsäulenabschnitte mit dynamischer Stabilisation angrenzender Wirbelsäulenabschnitte zu koordinieren, um die ökonomischen Gleichgewichtsreaktionen der Wirbelsäule wieder in Gang zu bringen;
- die trophischen Bedingungen der knöchernen, ligamentären, knorpeligen, muskulären, nervalen und serösen Strukturen im Bereich der Wirbelsäule, des Schultergürtels, des Beckens und der Hüftgelenke durch die Aktivierung der genuinen Rückenmuskulatur günstig zu beeinflussen;
- die Aktivitäten der genuinen Rückenmuskulatur zu stimulieren, um die Toleranz der Wirbelsäule gegen statische Belastungen zu steigern.

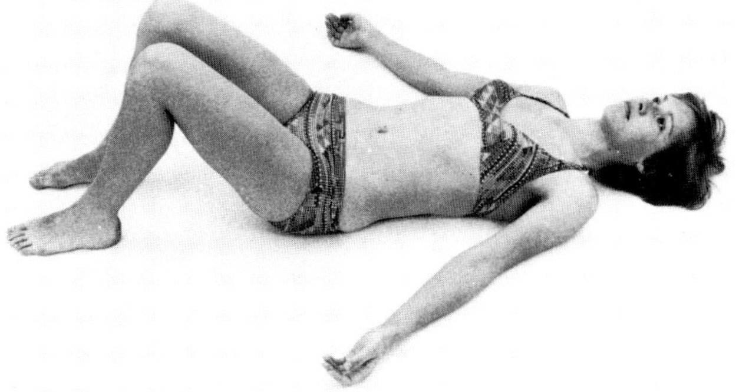

Abb. 40. Hubfreie Mobilisation der Wirbelsäule in Lateralflexion. Ausgangsstellung

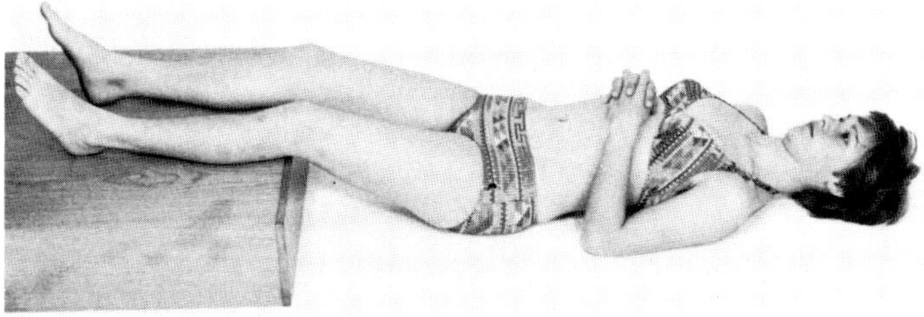

a

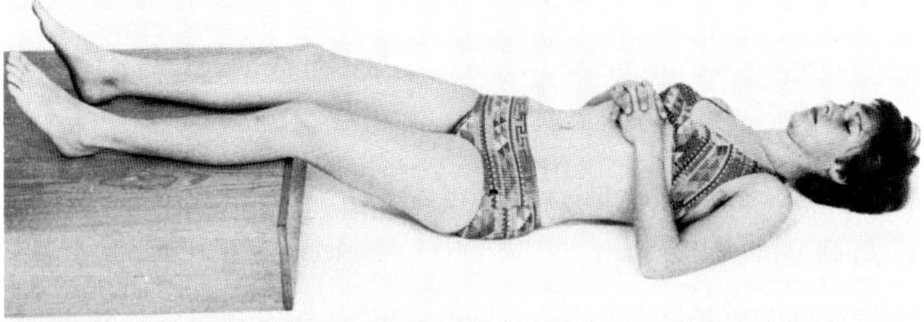

b

Abb. 41 a, b. Hubfreie Mobilisation der BWS/HWS in Lateralflexion. Bewegungstoleranz in Extension für die Hüftgelenke, in Flexion für die LWS. **a** BWS linkskonkav, HWS rechtskonkav. **b** BWS rechtskonkav, HWS linkskonkav

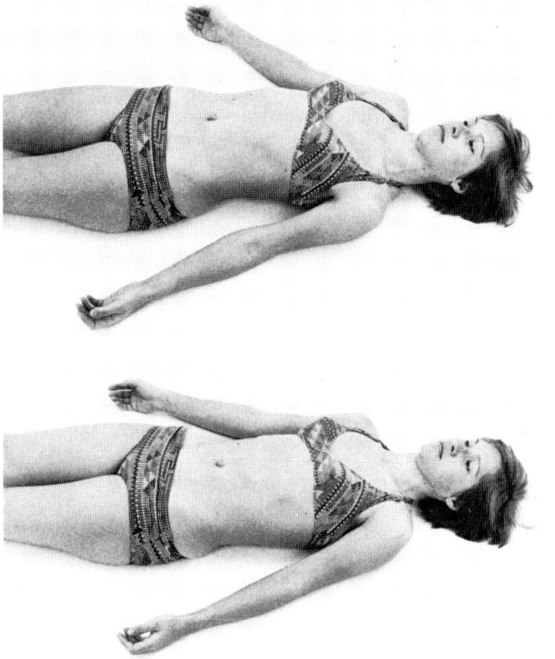

a

b

Abb. 42 a, b. Hubfreie Mobilisation der BWS/HWS in Lateralflexion. **a** BWS linkskonkav, HWS rechtskonkav. **b** BWS rechtskonkav, HWS linkskonkav

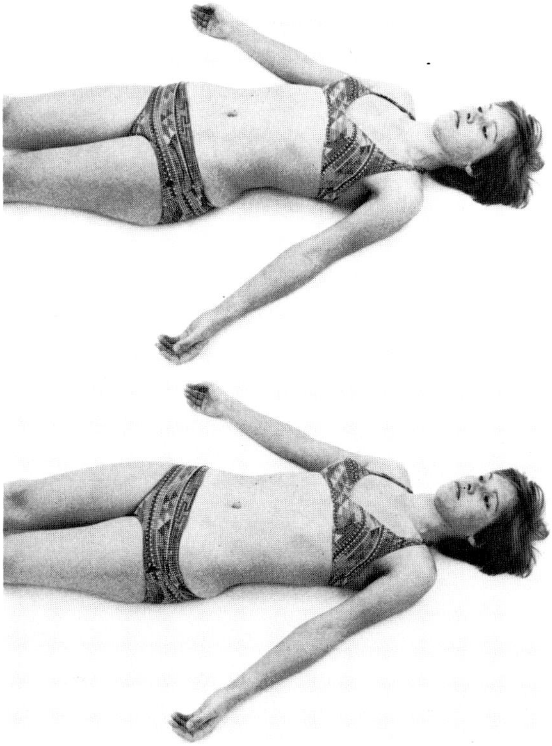

a

b

Abb. 43 a, b. Hubfreie Mobilisation der LWS in Lateralflexion. **a** Linkskonkave Lateralflexion, rechtes Hüftgelenk in Abduktion, linkes in Adduktion. **b** Rechtskonkave Lateralflexion, rechtes Hüftgelenk in Adduktion, linkes in Abduktion

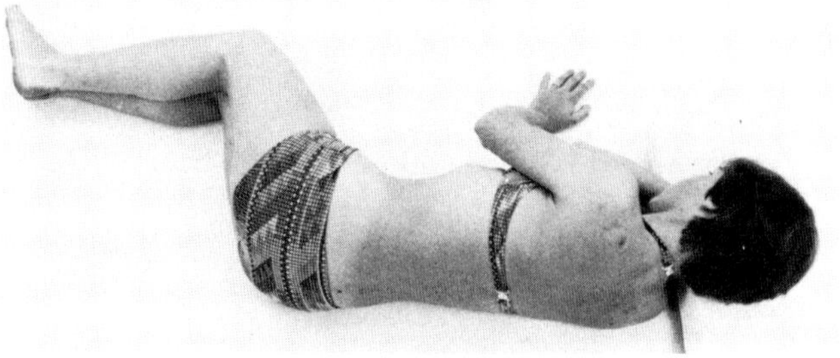

Abb. 44. Hubfreie Mobilisation der Wirbelsäule in Flexion/Extension. Ausgangsstellung

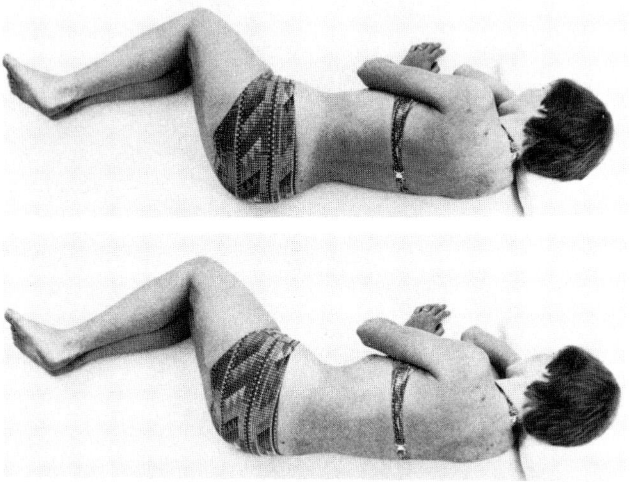

a

b

Abb. 45 a, b. Hubfreie Mobilisation der LWS in Flexion/Extension. **a** LWS in Extension, Hüftgelenke in Flexion. **b** LWS in Flexion, Hüftgelenke Extension

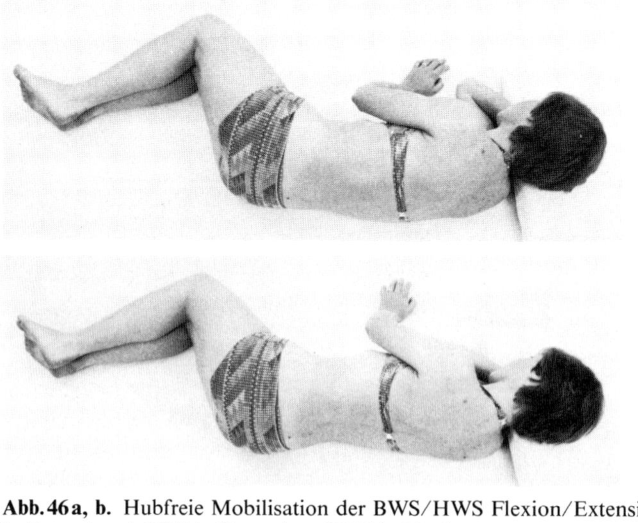

a

b

Abb. 46 a, b. Hubfreie Mobilisation der BWS/HWS Flexion/Extension. **a** BWS in Flexion, HWS in Extension. **b** BWS in Extension, HWS in Flexion

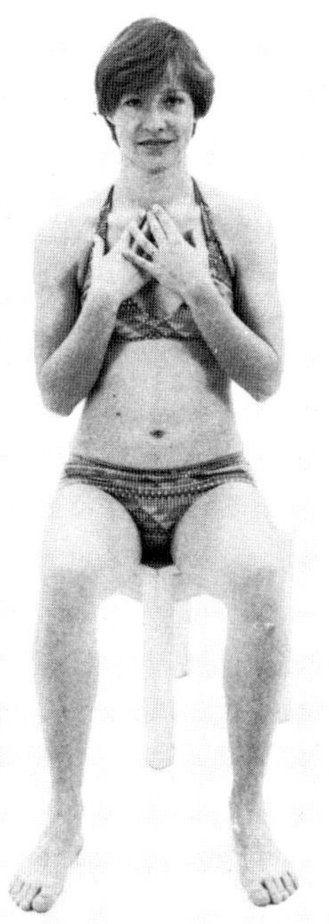

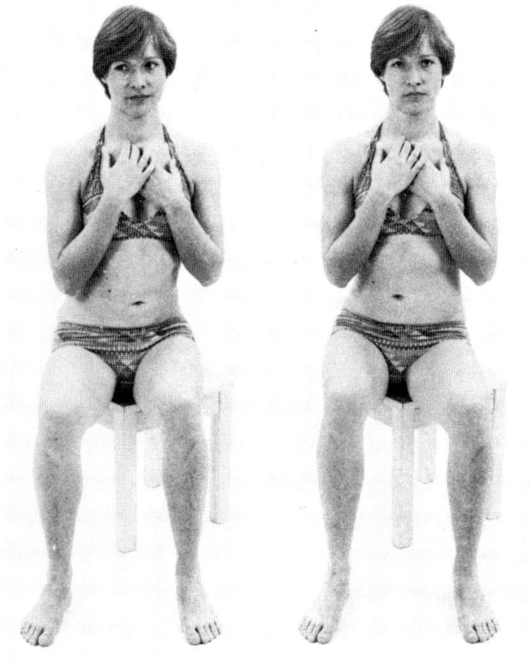

a b

▲

Abb. 47. Hubfreie Mobilisation der Wirbelsäule in Rotation, sitzend (Ausgangsstellung)

Abb. 48 a, b. Hubfreie Mobilisation der BWS in Rotation. **a** Becken-negativ-Rotation, rechtes Hüftgelenk in Horizontalabduktion, linkes in Horizontaladduktion. **b** Becken-positiv-Rotation, rechtes Hüftgelenk in Horizontaladduktion, linkes in Horizontalabduktion

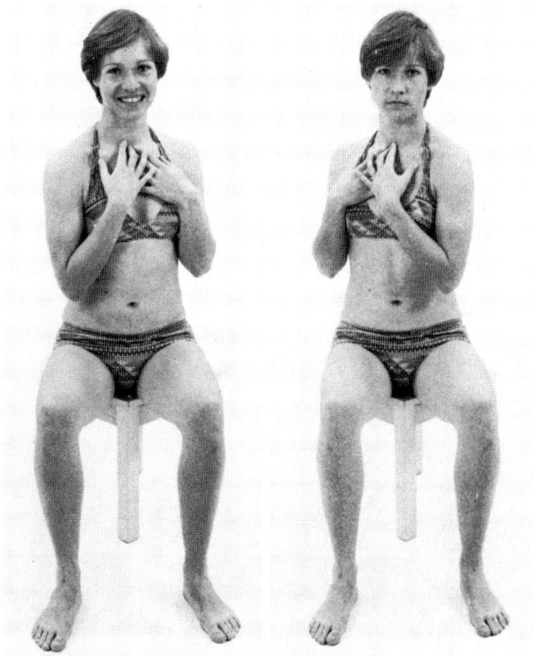

a b

Abb. 49 a, b. Hubfreie Mobilisation der BWS/HWS. **a** Brustkorb-negative Rotation. **b** Brustkorb-positive Rotation. In **a** und **b** wird die Rotation in der BWS vom kranialen, in der HWS vom kaudalen Zeiger ausgeführt ▶

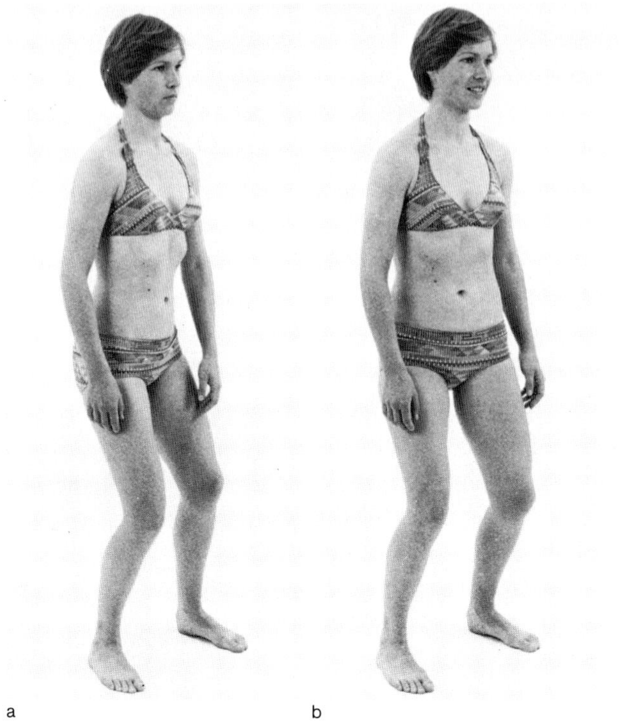

a b

Abb. 50 a, b. Hubfreie Mobilisation der BWS in Rotation stehend. **a** Becken-negativ-Rotation, rechtes Hüftgelenk in Außenrotation, linkes in Innenrotation. **b** Becken-positive-Rotation, rechtes Hüftgelenk in Innenrotation, linkes in Außenrotation

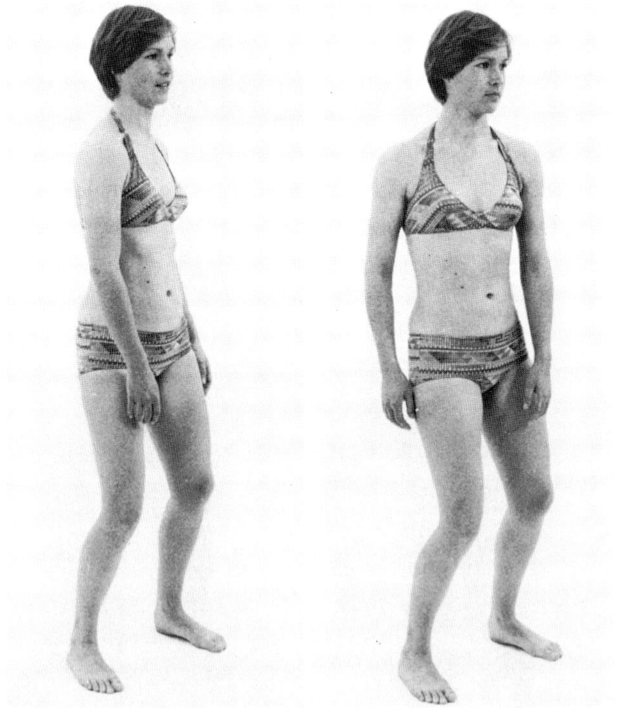

a b

Abb. 51 a, b. Hubfreie Mobilisation der BWS/HWS. **a** Brustkorb-negative Rotation. **b** Brustkorb-positive Rotation. In **a** und **b** wird die Rotation in der BWS vom kranialen, in der HWS vom kaudalen Zeiger ausgeführt

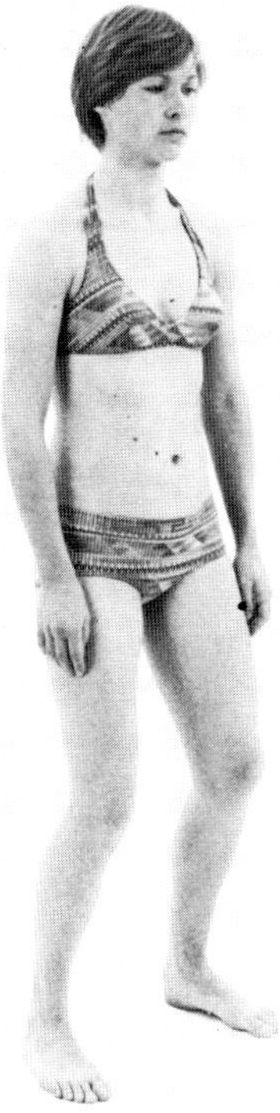

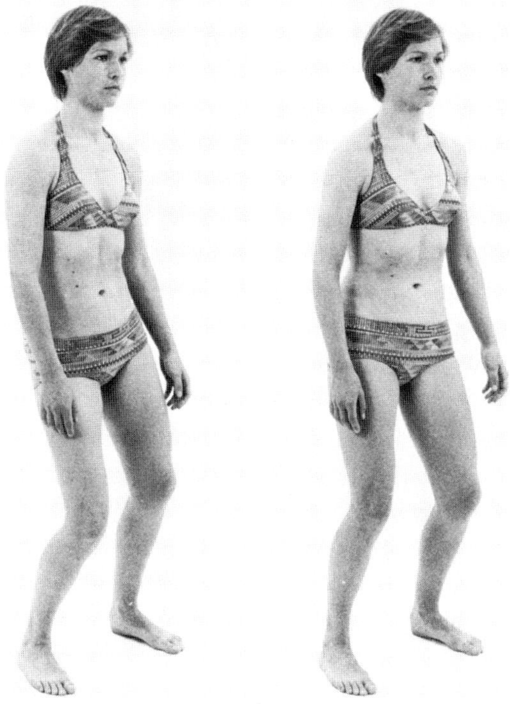

a b

▲
Abb. 52. Hubarme Mobilisation der Wirbelsäule, stehend (Ausgangsstellung)

Abb. 53 a, b. Hubarme Mobilisation der LWS in Lateralflexion. **a** Linkskonkave Lateralflexion, rechtes Hüftgelenk in Abduktion, linkes in Adduktion. **b** Rechtskonkave Lateralflexion, rechtes Hüftgelenk in Adduktion, linkes in Abduktion

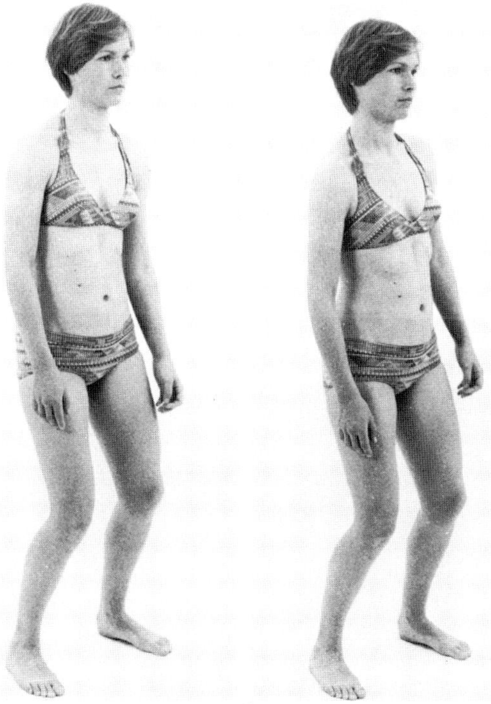

a b

Abb. 54 a, b. Hubarme Mobilisation der BWS/HWS in Lateralflexion. **a** BWS linkskonkav, HWS rechtskonkav. **b** BWS rechtskonkav, LWS linkskonkav ▶

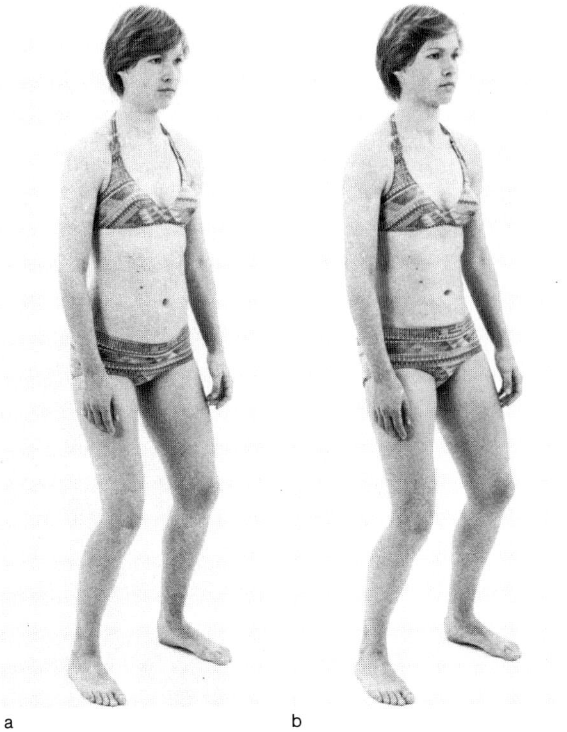

a b

Abb. 55 a, b. Hubarme Mobilisation der LWS in Flexion/Extension. **a** LWS in Extension. Hüftgelenke in Flexion. **b** LWS in Flexion, Hüftgelenke in Extension

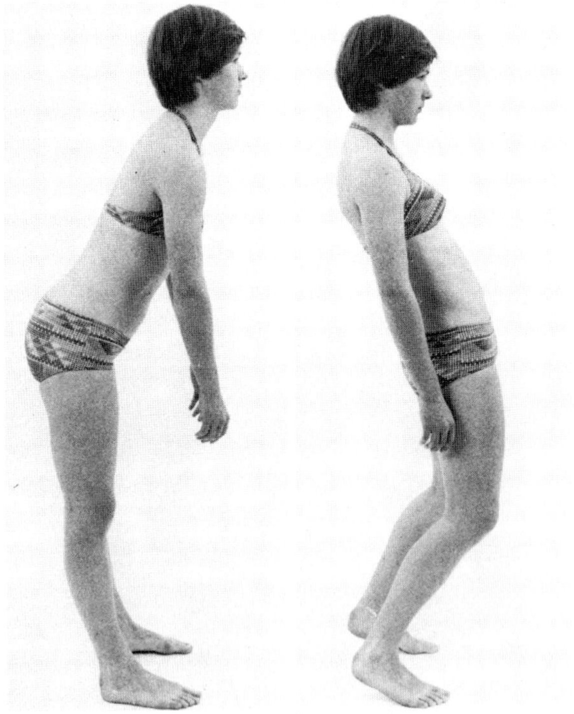

a b

Abb. 56 a, b. Hubarme Mobilisation der HWS in Flexion/Extension. **a** Verschiebung des rechten/linken Trochanterpunkts nach hinten, HWS in Extension. **b** Verschiebung des rechten/linken Trochanterpunkts nach vorn, HWS in Flexion

▶ FUNKTIONSANALYSE IN THERAPEUTENSPRACHE

● Konzeption der Übung

Will man hubfreie/hubarme Feinbewegungen und dynamische Stabilisationen im Bereich der Wirbelsäule durch die dominante Aktivität der genuinen Rückenmuskulatur in Gang bringen, so darf man nicht vergessen, daß diese Aktivitäten als solche nicht wahrgenommen werden, sondern erst ihre Nachwirkung in Form eines deutlichen lokalen Wärmegefühls.
Für das Lernen und Reproduzieren dieser Feinbewegungen braucht man deshalb wahrnehmbare Signale, die man anhand der Orientierungen des Individuums beschreibt. Die KA Becken, Brustkorb und Kopf sollen bestmöglich in die KLA eingeordnet sein. Dann befinden sich die gelenkigen Verbindungen der Wirbel annähernd in Nullstellung, und alle Bewegungskomponenten haben Bewegungstoleranzen. Bei allen Ausgangsstellungen für die hubfreie/hubarme Mobilisation der Wirbelsäule sollten auch die übrigen Gelenke des Körpers nicht arretiert sein. Die Gewichte aller Körperabschnitte müssen so gelagert oder angeordnet werden, daß sie weder unkontrolliert an der Wirbelsäule hängen, noch während des Bewegungsablaufs ungewollt an ihr wuchten können. Reibungswiderstände beim Verschieben von Körperteilen auf einer Unterlage müssen möglichst gering gehalten werden.

Kriterien der hubfreien Mobilisation der Wirbelsäule
Die Aktivität der hubfreien Verformungen der Wirbelsäule ist vorwiegend alternierend isotonisch-konzentrisch.
Die Bewegungsachsen der geplanten hubfreien Bewegungsausschläge stehen vertikal. Dann wird das Gewicht der betroffenen Körperteile nur bewegt, und es muß weder positiver noch negativer Hub geleistet werden.

Kriterien der hubarmen Mobilisation der Wirbelsäule
Die Aktivitäten der hubarmen Verformungen der Wirbelsäule sind koordiniert isometrisch, isotonisch-konzentrisch und isotonisch-exzentrisch. Es werden Gewichte gehoben und bremsend gesenkt, gehalten und bewegt, aber sie werden auf das mögliche Minimum reduziert. Das gelingt, wenn man die Gewichte der nicht bewegten Körperabschnitte, die über dem bewegten liegen, neutralisiert, indem man ihre Längsachsen vertikal einstellt oder im Sinne von Entlastungsstellungen an eine Unterlage, eine Abstütz- oder Hängevorrichtung abgibt. Die räumliche Lage der Bewegungsachsen des geplanten Bewegungsablaufs ist an keinen bestimmten Neigungswinkel zur Schwerkraft mehr gebunden, aber sie soll nicht vertikal sein. Es ist aber ratsam, mit der horizontalen Lage der Bewegungsachsen zu beginnen, weil dann hubfreie und hubarme Bewegungen am leichtesten kombiniert werden können. Es ist aber jede beliebige Neigung der Bewegungsachsen möglich.

● Position und Aktivierung der Ausgangsstellung

Räumliche Lage der kritischen Achsen, Kontaktstellen des Körpers mit der Umwelt, Bewegungskomponenten in bezug auf die Nullstellung der Gelenke
Für die hubfreie Mobilisation der Wirbelsäule in Lateralflexion, Translation nach rechts/links und Traktion nach kranial/kaudal liegt der Patient auf dem Rücken oder

auf dem Bauch, weil dann die kritischen Bewegungsachsen, Verschiebeebenen und Kontaktebenen vertikal stehen (Abb. 40–43).

Für die hubfreie Mobilisation der Wirbelsäule in Flexion/Extension, Translation nach ventral/dorsal und Traktion nach kranial/kaudal liegt der Patient auf der rechten oder linken Seite, weil dann die kritischen Bewegungsachsen, Verschiebeebenen und Kontaktebenen vertikal stehen (Abb. 44–46).

Für die hubfreie Mobilisation der Wirbelsäule in Rotation sitzt oder steht der Patient aufrecht, weil dann die kritischen Rotationsachsen vertikal stehen. Der Abstand der Sitzfläche vom Boden muß mindestens dem Abstand Knie-Boden (einschließlich Schuhabsatz) entsprechen (Abb. 47–51).
Am KA Beine haben die Fußsohlen Bodenkontakt. Die Oberschenkellängsachsen divergieren in bequemer Grätsche. Sie schauen in dieselbe Richtung wie die funktionellen Fußlängsachsen.
Am KA Arme ist der Schultergürtel auf dem Brustkorb parkiert, die Hände liegen übereinander auf dem Brustbein. Der Zeigefinger der unteren Hand kann sich an die incisura jugularis hängen.

Obgleich für die hubarme Mobilisation der Wirbelsäule jede Lage der KLA im Raum möglich ist, wählen wir für die Darstellung dieser Mobilisationsform eine aufrechte Haltung, weil sie für die Statik des Menschen typisch und für die Selbstkontrolle des Patienten besonders geeignet ist. Prototyp einer guten Ausgangsstellung für die hubarme Mobilisation der Wirbelsäule ist neben dem oben beschriebenen Hocker- oder Kistensitz der aufrechte Zweibeinstand (s. Abb. 52–56).
Am KA Beine haben die Fußsohlen Bodenkontakt. Der Fußabstand entspricht der Beckenbreite. Die funktionellen Fußlängsachsen sind nach vorn oder wenig divergierend eingestellt. Die Flexions-/Extensionsachsen der leicht flektierten Kniegelenke stehen senkrecht auf den Fußlängsachsen. Die oberen Sprunggelenke stehen in leichter Dosalextension vom proximalen Hebel aus, die Hüftgelenke in leichter Flexion vom distalen Hebel aus, damit die KLA vertikal stehen kann.
Der KA Arme befindet sich in Nullstellung.

Verteilung des Körpergewichts auf einer Unterlage, an einer Abstützungs- oder Hängevorrichtung, über einer Unterstützungsfläche und die daraus resultierenden Aktivitätszustände der Muskulatur

Für alle nachfolgend beschriebenen Lagerungen, ob auf der Seite, auf dem Rücken, auf dem Bauch oder in Halbseitenlage, soll die Einordnung der KA Becken, Brustkorb und Kopf in die virtuelle KLA möglichst gewahrt bleiben. Jeder Körperabschnitt oder jeder Teil eines Körperabschnitts bekommt eine adäquate Unterlage. Dann ist die Intensität der ökonomischen Aktivität nahe beim Ruhetonus der Muskulatur.
Bei vertikal stehenden KLA, ohne Lehne und ohne Abstützungsvorrichtungen für die Arme gilt, daß das Becken in Hüft- und LWS-Gelenken potentiell beweglich sein soll, daß am KA Brustkorb die BWS in Nullstellung dynamisch stabilisiert ist und daß der gut in der KLA stehende KA Kopf in der HWS und in den oberen Kopfgelenken ebenfalls potentiell beweglich ist. Die physiologische Ruheatmung kann frei funktionieren.

● Actio, Conditio – Limitatio des Bewegungsablaufs

Da die hubfreie/hubarme Mobilisation der Wirbelsäule eigentlich nur aus einer alternierenden Hin- und Herbewegung eines Hebels, Zeigers oder Verschiebekörpers besteht, werden in den folgenden Übersichten die vielfältigen Möglichkeiten im Sinne der Actio aufgezählt und danach Conditio und Limitatio genannt.
Damit der Patient die hubfreie Mobilisation der Wirbelsäule mühelos nachvollziehen kann, wird ihm ein Bezugspunkt am eigenen Körper genannt. Dieser Bezugspunkt ist der Fixpunkt. Die Abstandsveränderungen eines Distanzpunkts zum Fixpunkt lassen sich so eindeutig nachvollziehen. In Therapeutensprache müssen die Richtungskomponenten, z. B. nach kranial/medial/ventral, detailliert angegeben werden, um die Veränderungen der Gelenkstellungen innerhalb des Körpers genau zu definieren und/oder zu beobachten. Für den Patienten wären zu detaillierte Aufträge jedoch nur verwirrend.

Beispiel: Hubfreie Mobilisation des Bewegungsniveaus LWS/Hüftgelenke in Lateralflexion/Abduktion/Adduktion in Rückenlage.
Instruktion des Patienten: Distanzpunkt ist die rechte/linke Spina iliaca (der Patient lernt sie palpierend kennen), die sich dem rechten/linken Ohrläppchen (Fixpunkt) alternierend nähert.
Beobachtung des Therapeuten: Der DP rechte/linke Spina iliaca bewegt sich nach kranial/medial und verformt dabei die LWS rechtskonkav/linkskonkav lateralflexorisch und die Hüftgelenke adduktorisch/abduktorisch.

► INSTRUKTION IN PATIENTENSPRACHE

● An die Wahrnehmung appelierende Instruktionshilfen

Die hubfreie/hubarme Mobilisation der Wirbelsäule imitiert in ökonomischer Weise das normale Bewegungsverhalten und läßt den Patienten seinen Körper positiv erfahren. Während die taktilen, visuellen, auditiven, geschmacks- und geruchsbezogenen Wahrnehmungen als Instruktionshilfen allgemein geläufig sind, werden Veränderungen von Gelenkstellungen innerhalb des Körpers und im Raum sowie Tonusveränderungen der Muskulatur noch immer vorwiegend mit ungeeigneten Worten instruiert. „Beugen und strecken" für Gelenkbewegungen, „spannen und entspannen oder loslassen" für Tonusänderungen der Muskulatur sind körperunverständlich, weil sie in der geforderten Form mit den 5 Sinnen nicht wahrnehmbar sind. Die Unbrauchbarkeit solcher Instruktionen zeigt sich besonders deutlich, wenn der geforderte Bewegungsausschlag oder die verlangte Tonusänderung der Muskulatur gestört ist. Ein dem Körper unverständlicher Befehl kann dann nicht mehr dank angelernte Konventionen oder eingeschliffener Verhaltensmuster ausgeführt werden.
Gestörte Funktionen können nicht wieder normalisiert werden, wenn die Patientensprache nicht an das Wahrnehmungsvermögen des Patienten appelliert.

BEWEGUNGSNIVEAU LWS - HÜFTGELENKE

LWS	**Lateralflexion**	**Translation** kaudaler Verschiebekörper Becken nach rechts/links	**Flexion/Extension**
Hüftgelenke	**Ab/-Adduktion**	**Ab/Adduktion**	**Extension/Flexion**
Räumliche Lage	Rückenlage	Rückenlage	Seitenlage
Bewegungsachsen	vertikal		vertikal
Verschiebeebenen		vertikal	
Bewegungsebenen	horizontal	horizontal	horizontal
Lage im Körper			
Bewegungsachsen	sagittotransversal		frontotransversal
Verschiebeebenen		transversal	
Bewegungsebenen	frontal	frontal	sagittal
Actio			
Bewegter Hebel	Verbindungslinie rechte/linke Spina iliaca		Längsachse des Sakrums
Richtung der kritischen Distanzpunkte:			
rechte/linke Spina iliaca	kranial/medial kaudal/medial	lateral/rechts lateral/links	ventral/kaudal kranial/dorsal
rechte/linke Ferse	kranial/kaudal	fix/Ausgangsstellung Grätsche	Kniegelenke flektiert
Symphyse	lateral/kranial rechts/links	lateral rechts/links	ventral/kranial dorsal/kaudal
Schwanzbeinspitze	lateral/kranial rechts/links	lateral rechts/links	ventral/kaudal dorsal/kranial
Conditio			
Gleichbleibende Abstände	DP Bauchnabel - DP Incisura jugularis	DP Kinnspitze - DP Incisura jugularis	DP Incisura jugularis - DP Bauchnabel
Räumliche Fixpunkte	frontotransversaler Brustkorbdurchmesser Längsachse des Sternums		Längsachse des Sternums
Limitatio			
Aktive Widerlagerung	BWS kontralateral lateralflexorisch	Brustkorb kontralateral translatorisch	BWS antagonistisch flexorisch/extensorisch

BEWEGUNGSNIVEAU LWS - HÜFTGELENKE

LWS	**Translation** kaudaler Verschiebe-körper Becken nach ventral/dorsal	**Rotation untere BWS** Beckenpositive/Becken negative-Rotation
Hüftgelenke	**Extension/Flexion**	**Innen-/Außenrotation** im Stehen **Transversalabduktion/ -adduktion** im Sitzen
Räumliche Lage	Seitenlage	aufrecht sitzend/stehend
Bewegungsachsen		vertikal
Verschiebeebenen	vertikal	
Bewegungsebenen	horizontal	horizontal
Lage im Körper		
Bewegungsachsen		frontosagittal
Verschiebeebenen	transversal	
Bewegungsebenen	sagittal	transversal
Actio		
Bewegter Hebel	Längsachse des Sakrums	Verbindungslinie der rechten und linken Spina iliaca
Richtung der kritischen Distanzpunkte:		
rechte/linke Spina iliaca	ventral/dorsal	ventral/medial, dorsal/lateral
rechte/linke Ferse	fix	fix
Symphyse	ventral/dorsal	lateral/dorsal/rechts/links
Schwanzbeinspitze	ventral/dorsal	lateral/ventral/rechts/links
Conditio		
Gleichbleibende Abstände	DP Incisura jugularis - DP Kinnspitze	
Räumliche Fixpunkte	Längsachse des Sternums	frontotransversaler Brustkorbdurchmesser
Limitatio		
Aktive Widerlagerung	BWS flexorisch/extensorisch Brustkorb antagonistisch ventral-/dorsaltranslatorisch	BWS antagonistisch rotatorisch

BEWEGUNGSNIVEAU BWS - HWS			
BWS	**Lateralflexion**	**Translation** kranialer Verschiebe-körper Brustkorb nach rechts/links	**Flexion/Extension**
HWS	**Kontralateral-flexion**	**Translation** kaudaler Verschiebe-körper Brustkorb nach rechts/links	**Extension/Flexion**
Räumliche Lage	Rückenlage	Rückenlage	Seitenlage
Bewegungsachsen	vertikal		vertikal
Verschiebeebenen		vertikal	
Bewegungsebenen	horizontal	horizontal	horizontal
Lage im Körper			
Bewegungsachsen	sagittotransversal		frontotransversal
Verschiebeebenen		transversal	
Bewegungsebenen	frontal	frontal	sagittal
Actio			
Bewegter Hebel	frontotransversaler Brustkorbdurchmesser	Längsachse des Sternums	Längsachse des Sternums
Richtung der kritischen Distanzpunkte:			
C 7	lateral/kaudal rechts/links	rechts/links	ventral/kaudal dorsal/kranial
Incisura jugularis	lateral/kaudal rechts/links	rechts/links	ventral/kaudal dorsal/kranial
rechte/linke Brustwarze	kranial/medial kaudal/medial		
Processus xiphoideus	kranial/lateral rechts/links	rechts/links	dorsal/kaudal ventral/kranial
Conditio			
Gleichbleibende Abstände	DP rechtes/linkes Ohr - DP rechte/linke Spina iliaca		DP Kinnspitze DP Symphyse
Räumliche Fixpunkte	Verbindungslinie rechte/linke Spina Verbindungslinie rechtes/linkes Auge		DP Symphyse DP Kinnspitze
Limitatio			
Aktive Widerlagerung	kontralateralflexorisch in den oberen Kopfgelenken		extensorisch/flexorisch in den oberen Kopfgelenken
	abduktorisch/adduktorisch im rechten/linken Hüftgelenk		flexorisch/extensorisch in den Hüftgelenken und in der LWS

BEWEGUNGSNIVEAU BWS - HWS		
BWS	**Translation** kranialer Verschiebe-körper Brustkorb nach ventral/dorsal	**Rotation untere BWS** Brustkorb positive/ Brustkorb negative Rotation
HWS	**Translation** kaudaler Verschiebe-körper Brustkorb nach ventral/dorsal	**Rotation** Brustkorb positive/ Brustkorb negative Rotation
Räumliche Lage	Seitenlage	aufrechter Sitz oder Stand
Bewegungsachsen		vertikal
Verschiebeebenen	vertikal	
Bewegungsebenen	horizontal	horizontal
Lage im Körper		
Bewegungsachsen		frontosagittal
Verschiebeebenen	transversal	
Bewegungsebenen	sagittal	transversal
Actio		
Bewegter Hebel	Längsachse des Sternums	frontotransversaler Brustkorbdurchmesser
Richtung der kritischen Distanzpunkte:		
C 7	ventral/dorsal	ventral/lateral/rechts/links
Incisura jugularis	ventral/dorsal	dorsal/lateral/rechts/links
rechte/linke Brustwarze	ventral/dorsal	ventral/medial, dorsal/lateral
Processus xiphoideus	ventral/dorsal	dorsal/lateral/rechts/links
Conditio		
Gleichbleibende Abstände	DP Kinnspitze - DP Symphyse	DP rechte/linke Spina - DP rechtes/linkes Ohrläppchen
Räumliche Fixpunkte	DP rechte/linke Spina DP Kinnspitze	DP Symphyse DP rechtes/linkes Auge
Limitatio		
Aktive Widerlagerung	Becken und Kopf: antagonistisch ventral-/dorsaltranslatorisch	antagonistisch rotatorische AW des Beckens in den Hüftgelenken antagonistisch rotatorische AW des Kopfs in den oberen Kopfgelenken

5.1.1 Hubfreie Mobilisation der Wirbelsäule im Bewegungsniveau LWS - Hüftgelenke

LWS in Lateralflexion, **Hüftgelenke** in Abduktion und Adduktion (in Rückenlage)

● *Actio:* Am bewegten Hebel, Verbindungslinie rechte/linke Spina iliaca, geht der kritische Distanzpunkt, DP rechte Spina iliaca, nach kranial/medial, der DP linke Spina iliaca, nach kaudal/medial in bezug auf die Symmetrieebene der Ausgangsstellung. Dabei verformt sich die LWS rechtskonkav lateralflexorisch, während das Becken als proximaler Hebel im rechten Hüftgelenk eine Adduktion, im linken eine Abduktion macht und umgekehrt.

● *Conditio - Limitatio:* Der nicht gewollte weiterlaufende Effekt einer ebenfalls rechtskonkav lateralflexorischen Verformung der BWS wird durch eine linkskonkav lateralflexorische aktive Widerlagerung in der BWS vermieden und umgekehrt.
Die Längsachsen der Beine verschieben sich parallel, wobei eine diskrete innenrotatorische aktive Widerlagerung in den Hüftgelenken diese rotatorisch in ihrer Nullstellung und die Patella annähernd nach oben/ventral gerichtet hält.

● Verbal-perzeptive didaktische Anleitung

● Manipulativ-perzeptive didaktische Anleitung

Position und Aktivierung der Ausgangsstellung

„Leg' dich auf den Rücken. Wir werden jetzt gemeinsam ausprobieren, wie wir dich am bequemsten lagern können. Du kannst die Arme neben den Körper auf den Boden legen, so daß die Handflächen nach oben schauen (Abb. 40). Du kannst aber auch die Hände über dem Bauch falten. Die Augen schauen geradeaus, die Knie ein wenig nach außen. Der Atem geht ruhig und leicht."

Das Kopfkissen soll nur so dick sein, daß der Kopf darauf ruhen kann. Der Therapeut muß bedenken, daß der KA Kopf bei zunehmender Dicke des Kissens immer weiter nach ventral translatiert wird. Besondere Aufmerksamkeit verdient die Lagerung der Arme. Kurze Oberarme, besonders bei ausgeprägter Tiefe des Brustkorbs, müssen auf Kissen etwas von der Unterstützungsfläche abgehoben werden, sonst wird der Schultergürtel weiterlaufend nach ventral/kaudal verschoben, bringt die HWS in eine vermehrte Extension und beraubt sie der potentiellen Beweglichkeit. Bei der Lagerung des KA Beine ist das entscheidende Kriterium eine Bewegungstoleranz der Hüftgelenke in Richtung Extension; nur so ist die potentielle Beweglichkeit der LWS gewährleistet. Oft genügt eine kleine Rolle unter den Knien. Man scheue sich nicht, die Unterschenkel so hoch zu lagern, daß die LWS in allen Richtungen potentiell beweglich ist (Abb. 41 a + b).

Actio/Conditio des Bewegungsablaufs

„Rechts und links vom Bauchnabel kannst du unter der Haut deutlich deine Beckenknochen spüren. Wenn du die rechte Seite gegen die Schulter bewegst, geht die linke fußwärts. Jetzt machst du eine Hin- und Herbewegung, ganz ohne Mühe und in einem flotten Tempo. Immer weiter. Dabei wird einmal das rechte, einmal das linke Bein ein wenig länger. Dein Brustkorb liegt ruhig, ebenso Kopf und Arme.

Laß' die Bewegung auslaufen, nicht plötzlich. Zum Schluß: Reck' dich, streck' dich und gähne ausgiebig und mit Genuß. Spürst du die feine Wärme im Kreuz? Das ist gut.

Zum Lernen der Übung legt der Patient die Hände auf seine Spinae iliacae, und der Therapeut seine Hände auf die des Patienten. So kann er die Bewegung in Gang bringen und darauf achten, daß die beiden Distanzpunkte rechte/linke Spina sich in ihrer Frontalebene bewegen. Der Patient wird zuerst gar nicht realisieren, daß er selber etwas tut. Auf diese Weise gelingt ihm die Feinbewegung der LWS am besten. Allmählich hört die Hilfe des Therapeuten ganz auf, und zuletzt nimmt der Therapeut seine Hände weg. Überträgt sich die Beckenbewegung auf den Brustkorb, so hat die aktive Widerlagerung nicht eingesetzt, und die Mobilisation findet zu weit kranial, im Sinne eines Ausweichmechanismus statt. Der Therapeut kann manuell den frontotransversalen Thoraxdurchmesser fixieren. Diese Manipulation muß sehr subtil vorgenommen werden, und darf keinesfalls für den Patienten zu einem Widerstand werden, der den Ausweichmechanismus verstärken würde.

LWS in Translation, Becken nach rechts/links, **Hüftgelenke** in Abduktion und Adduktion (in Rückenlage)

● *Actio:* Am bewegten Hebel, Verbindungslinie rechte/linke Spina iliaca, gehen die kritischen Distanzpunkte rechte und linke Spina in ihrer Frontalebene nach rechts. Dabei verformt sich die LWS durch die Beckenbewegung rechtstranslatorisch, das rechte Hüftgelenk adduktorisch, das linke abduktorisch. Es ist ratsam, in der Ausgangsstellung die Fersen etwas mehr als beckenbreit auseinander zu stellen.

● *Conditio - Limitatio:* Der nicht gewollte weiterlaufende Effekt einer rechtskonkav lateralflexorischen und/oder Brustkorb-rechts-translatorischen Verformung der BWS wird durch eine Brustkorb-links-translatorische aktive Widerlagerung vermieden. Dann bleibt der Abstand DP Kinnspitze-DP Incisura jugularis unverändert. DP rechte und linke Ferse bleiben leicht auf der Unterlage drehend liegen, weil sich die Beinlängsachsen in ihrer Frontalebene mit den Hüftgelenken verschieben. Eine diskrete innenrotatorische aktive Widerlagerung im rechten Hüftgelenk und eine außenrotatorische im linken hält diese rotatorisch in ihrer Nullstellung und die Patella annähernd nach oben/ventral gerichtet.

● Verbal-perzeptive didaktische Anleitung

Position und Aktivierung der Ausgangsstellung

„Du liegst auf dem Rücken, die Beine sind in einer bequemen Grätsche und die Knie schauen nach oben. Mit den Daumenspitzen tastest du die beiden Knochenvorsprünge am Becken, die du schon kennst."

Actio und Conditio des Bewegungsablaufs

„Diese beiden Punkte sollen ein wenig nach rechts wandern und nur nach rechts. Du mußt dir das zuerst gut vorstellen, und schon geht es ohne weiteres Zutun von deiner Seite. Komm zurück zur Mitte. Du wiederholst den Vorgang. Du stellst dir zuerst die Bewegung vor, dann erst führst du sie aus. Wenn dir dieses Spiel vertraut geworden ist, muß derselbe Vorgang nach links geübt werden. Dann erst bist du so weit, daß du gemächlich das Becken abwechselnd nach rechts und links verschieben kannst. Als nächstes legst du eine Hand auf den Bauch, die andere auf den Brustkorb, mit der der Zeigefinger das Halsgrübchen tastet. Dort spürst du dein Herz schlagen. Der 3., 4. und 5. Finger wandert auf dem Brustbein beckenwärts. Wenn die 4 Fingerspitzen auf dem Brustbein stehen, kannst du gut spüren, ob es schön gerade in der Mitte des Brustkorbs oder ob es schief steht. Besonders der kleine Finger merkt genau, ob das Brustbein sich nach links oder rechts bewegt, zusammen mit dem Bekken. Das soll nicht geschehen. Das Brustbein soll still stehen, wenn sich das Bekken mühelos nach rechts und links verschiebt."

● Manipulativ-perzeptive didaktische Anleitung

Der Therapeut kontrolliert die Lagerung und macht sie mit Hilfe von Kissen perfekt. Nur die Aktivität, die die Kniescheiben nach oben gerichtet hält, ist gegen die Schwerkraft gerichtet.

Bei der translatorischen Verschiebung des Beckens nach der Seite ist bisweilen ein geringer Druck der Fersen auf die Unterlage hilfreich, um den Reibungswiderstand auf der Unterlage zu verringern. Man kann auch ein Handtuch unter das Becken des Patienten schieben und während des Einspielens der Translation nach rechts/links durch alternierenden Zug am Handtuch den Reibungswiderstand neutralisieren. Wenn Mitbewegungen des Brustkorbs anzeigen, daß die seitlichen Translationsbewegungen des Beckens nichtgewollte weiterlaufende Bewegungen ausgelöst haben, instruiert man den Patienten dahingehend, daß er durch Betasten der Sternumlängsachse den Ausweichmechanismus wahrnimmt. Dann muß er selbst beobachten, wie die Brustkorbbewegung zeitlich mit der Primärbewegung des Beckens koordiniert ist. Er muß selber feststellen, wohin der Brustkorb sich bewegt, wenn das Becken sich z. B. nach rechts schiebt. Sobald der Patient dies erfaßt hat, kann er die Ausweichbewegung verhindern. Dazu muß der Therapeut ihn aufmerksam machen, daß die betastete Längsachse des Sternums an Ort und Stelle bleiben muß, mit anderen Worten ein räumlicher Fixpunkt ist. Wenn das gelungen ist, wurde die Ausweichbewegung durch eine aktive Widerlagerung limitiert.

LWS in Flexion und Extension, **Hüftgelenke** in Extension und Flexion (in Seitenlage)

● *Actio:* Am bewegten Hebel, der Längsachse des Sakrums, bewegt sich der kritische Distanzpunkt, DP Schwanzbeinspitze, nach ventral/kaudal. Die Symphyse bewegt sich nach ventral/kranial. Dabei verformt sich die LWS flexorisch, während das Becken in den Hüftgelenken als proximaler Hebel eine Extension macht. Bewegt sich hingegen der DP Schwanzbeinspitze nach dorsal/kranial und der DP Symphyse nach dorsal/kaudal, verformt sich die LWS extensorisch, während das Becken als proximaler Hebel in den Hüftgelenken eine Flexion macht.

● ***Conditio - Limitatio:*** Der nicht gewollte weiterlaufende Effekt einer Totalflexion von LWS und BWS wird durch eine extensorische aktive Widerlagerung in der BWS vermieden. Der nicht gewollte weiterlaufende Effekt einer Totalextension von LWS und BWS wird durch eine flexorische aktive Widerlagerung in der BWS begrenzt. Da die Kniegelenke die Flexionsstellung der Ausgangslage beibehalten sollten, wird die Hüftgelenkflexion vom proximalen Hebel Becken aus im Kniegelenk extensorisch, die Hüftgelenkextension flexorisch aktiv widerlagert.

● Verbal-perzeptive didaktische Anleitung

● Manipulativ-perzeptive didaktische Anleitung

Position und Aktivierung der Ausgangsstellung

„Leg dich auf die Seite. Den Kopf kannst du auf den unteren Arm legen oder, wenn es dir bequemer ist, auf ein Kissen. Einen langen geraden Rücken solltest du haben. Ziehe die Knie ein wenig an, so liegst du sicher und rollst nicht auf den Bauch. Das obere Bein liegt genau auf dem unteren. Wenn das nicht angenehm ist, schieben wir ein Kissen zwischen die Beine."

Wenn ein Kissen unter dem Kopf benötigt wird, soll es so dick wie eine Schulterbreite sein, daß der KA Kopf gut in der KLA gelagert ist.
Benötigt man ein Kissen unter dem oberen Bein, muß seine Dicke dem Abstand des unteren Trochanterpunkts zum oberen Hüftgelenk entsprechen und so groß sein, daß die mediale Seite des Knies, des Unterschenkels und des Fußes aufliegt. Das untere Bein wird dann in Knie- und Hüftgelenk etwas extendiert.
Wenn der obere Arm mit seinem Gewicht die vertikale Stellung des frontotransversalen Thoraxdurchmessers gefährdet, muß auch er auf ein Kissen gelagert werden. Die ideale Dicke des Armkissens entspricht dem Abstand der Schultergelenke.

Actio und Conditio des Bewegungsablaufs

„Du liegst auf der rechten Seite und kannst dich mit der linken Hand, vor dem Bauchnabel, leicht abstützen. Ich drücke

Wenn der Therapeut diese Beckenbewegung manipuliert, legt er seine eine Hand auf den Unterbauch und die andere auf leicht auf die Stelle, wo bei einem Hund der Schwanz anfängt. Stell' dir vor, du hättest einen solchen Hundeschwanz. Einmal ziehst du ihn zwischen die Beine wie ein Hund, der friert, einmal stellst du ihn hoch wie ein Hund, der freudig wedeln will. So geht es hin und her, mühelos, in flottem Tempo. Dabei wird der Bauch kurz und lang. Genau so geht es dem Kreuz. Immer gleichmäßig lang bleiben Rücken und Hals. Diese Bewegung kannst du beliebig lange weiterlaufen lassen. Wenn du aufhörst, spürst du eine feine Wärme im Kreuz."

das Kreuzbein des Patienten. Oder er kann die Distanzpunkte Symphyse oder Spitze des Schwanzbeins durch leichten Druck für den Patienten wahrnehmbar machen und die entsprechenden Abstandsveränderungen (z. B. zum Bauchnabel) instruktiv verwenden. An den Beinen beobachtet der Therapeut den Innervationswechsel, besonders an den Oberschenkeln, während sich der KA Becken in Flexion/Extension in den Hüftgelenken dreht. Bei der Flexion wird am Oberschenkel die dorsale, bei der Extension die ventrale Muskulatur aktiviert, aber ohne daß sich die Distanzpunkte rechtes/linkes Knie räumlich verschieben. Die aktive Widerlagerung im Bereich der BWS kann vom Therapeuten durch einen feinen Widerstand deutlich gemacht werden, während der Flexion der LWS extensorisch für die BWS durch Widerstand am Sternum, während der Extension der LWS flexorisch für die BWS durch Widerstand am epigastrischen Winkel.

LWS in Translation Becken nach ventral/dorsal, **Hüftgelenke** extensorisch/flexorisch, Kniegelenke extensorisch/flexorisch (in Seitenlage)

- ***Actio:*** Der bewegte Hebel ist die Längsachse des Sakrums. Die kritischen Distanzpunkte der Primärbewegung, DP Schwanzbeinspitze und DP Symphyse gehen in der Symmetrieebene alternierend nach ventral und dorsal. Gehen die Distanzpunkte nach ventral, verformt sich die LWS Becken-ventral translatorisch, die Hüftgelenke bewegen sich durch Drehpunktverschiebung nach ventral extensorisch und die Oberschenkel als proximale Hebel in den Kniegelenken extensorisch. Gehen die DP Schwanzbeinspitze und DP Symphyse hingegen nach dorsal, verformt sich die LWS Becken-dorsal translatorisch, die Hüftgelenke bewegen sich durch Drehpunktverschiebung nach dorsal flexorisch und die Oberschenkel als proximale Hebel in den Kniegelenken ebenfalls flexorisch.

- ***Conditio - Limitatio:*** Der nicht gewollte weiterlaufende extensorische Effekt in der BWS bei der Ventraltranslation des Beckens wird in der BWS flexorisch und dorsaltranslatorisch vom Brustkorb aus aktiv widerlagert. Damit bei der Dorsaltranslation des Beckens die BWS nicht weiterlaufend flexorisch verformt wird, geschieht die aktive Widerlagerung in der BWS extensorisch und ventraltranslatorisch vom Brustkorb aus. Dann ist die Längsachse des Sternums zum räumlichen Fixpunkt geworden, und der Abstand DP Incisura jugularis-DP Kinnspitze verändert sich nicht.

● Verbal-perzeptive didaktische Anleitung	● Manipulativ-perzeptive didaktische Anleitung
Position und Aktivierung der Ausgangsstellung	
„Du liegst bequem auf der Seite. Die Beine liegen übereinander. Knie und Füße sind weiter vorn als der Bauch. Du kannst dann nicht auf den Bauch rollen. Die obere Hand kann sich vor dem Bauchnabel auf der Bank abstützen oder den Knochenpunkt unterhalb des Bauchnabels tasten."	Damit die hubfreie Translation des Beckens nach ventral/dorsal nicht behindert ist, muß die Flexion der Hüft- und Kniegelenke nur gering sein, auch wenn aus konstitutionellen Gründen das obere Bein ventral vom unteren auf einem Kissen parkiert werden muß. Wenn die Beine nicht symmetrisch gelagert sind, ist die Mitbewegung der Hüftgelenke nach ventral/dorsal bei der Drehpunktverschiebung schwieriger. Möglicherweise tut ein Kissen zwischen den Knien, Unterschenkeln und Füßen des Patienten bessere Dienste. Bei großem Trochanterabstand und schmaler Taille wird ein Kissen unter die Taille geschoben.
Actio und Conditio des Bewegungsablaufs	
„Dieser Punkt soll sich abwechselnd bauch- und rückenwärts verschieben. Das geht am leichtesten, wenn du dir diese Bewegung zuerst nur vorstellst. Es muß ganz ohne Mühe gelingen. Dabei kann die andere Hand behilflich sein. Du legst den Daumen in das Halsgrübchen, die anderen Finger auf das Brustbein. Jetzt kannst du kontrollieren, ob das Brustbein sich nicht von der Stelle rührt. Es darf sich nämlich nicht mitbewegen."	Zum Einspielen der Translation kann der Therapeut das Becken von ventral und dorsal zwischen die Hände nehmen und auf der Unterlage verschieben. Sobald der Patient diese kleine Bewegung wahrgenommen hat, findet er ohne Mühe den für ihn besten Weg, diese Bewegung durchzuführen. Man muß als Therapeut aber wissen, daß das Ausmaß der Bewegung nur etwa 2–3 cm betragen kann.

Übergang LWS/untere BWS Becken positive und Becken negative Rotation, **Hüftgelenke** transversale Abduktion und Adduktion (aufrechter Sitz auf einem Hocker) oder Innen- und Außenrotation (aufrechter Stand)

Hinweis: Im aufrechten Sitz auf einem Hocker muß darauf geachtet werden, daß während der alternierenden Vor-/Rückverschiebung der Tuber ischii auf der Sitzfläche keine simultane Gewichtsverlagerung von rechts nach links stattfinden darf. Wird die Übung im Stehen gemacht, ist kein Belastungswechsel vom rechten auf den linken Fuß zulässig. Hingegen müssen Gewichtsverschiebungen innerhalb der funktionellen Fußlängsachsen nach vorn/hinten zugelassen werden, um die rotatorische Bewegungstoleranz in der unteren BWS auszuschöpfen. Man kann die Übung auch gut im Einbeinbelastung machen.

● *Actio:* Am bewegten Zeiger, der Verbindungslinie von rechter und linker Spina iliaca, gehen die kritischen Distanzpunkte, DP rechte und linke Spina, in ihrer Transversalebene alternierend nach ventral/medial und dorsal/lateral. Geht die rechte Spina nach lateral/dorsal und die linke nach ventral/medial, verformt sich die WS am Übergang LWS zur unteren BWS Becken-positiv-rotatorisch. Ist die gewählte Ausgangsstellung der aufrechte Sitz, gerät das rechte Hüftgelenk durch Drehpunktverschiebung nach hinten in transversale Adduktion, das linke durch Drehpunktverschiebung nach vorn in transversale Abduktion.
Ist die gewählte Ausgangsstellung der aufrechte Stand, dreht sich das Becken als proximaler Zeiger im rechten Hüftgelenk innenrotatorisch, im linken außenrotatorisch. Im rechten Fuß wird die Belastung weiterlaufend etwas fersenwärts, im linken Fuß etwas vorfußwärts verschoben.
Ist die Einbeinbelastung rechts die gewählte Ausgangsstellung, dreht sich das Becken als proximaler Zeiger entweder innenrotatorisch im rechten Hüftgelenk, während der linke Vorfuß weiterlaufend gegen den Boden und das Knie einwärts drehen, oder außenrotatorisch im rechten Hüftgelenk, während der linke Vorfuß weiterlaufend gegen den Boden und das Knie auswärts drehen.

● *Conditio - Limitatio:* Die nicht gewollte Brustkorb-positiv-rotatorische weiterlaufende Bewegung in der HWS wird in der unteren BWS Brustkorb-negativ-rotatorisch aktiv widerlagert. Dann wird der frontotransversale Brustkorbdurchmesser zum räumlichen Fixpunkt und der Abstand der Distanzpunkte DP Incisura jugularis-DP Kinnspitze verändert sich nicht.
Ist der aufrechte Sitz die gewählte Ausgangsstellung, bleibt der Fußsohlen-Boden-Kontakt als räumlicher Fixpunkt erhalten. Bei einer transversalabduktorischen Hüftgelenkbewegung durch Drehpunktverschiebung nach vorn bewegt sich der Unterschenkel im oberen Sprunggelenk weiterlaufend dorsalextensorisch. Bei einer transversaladduktorischen Hüftgelenkbewegung durch Drehpunktverschiebung nach hinten bewegt sich der Unterschenkel im oberen Sprunggelenk weiterlaufend plantarflexorisch.

● Verbal-perzeptive didaktische Anleitung

Position und Aktivierung der Ausgangsstellung

„Setz' dich auf den Hocker, am besten über Eck. Die Beine stehen in bequemer Grätsche am Boden. Die Hände liegen leicht gekreuzt auf der Brust. Der Rücken ist lang und gerade. Der Kopf balanciert über den Schultern. Laß' ihn nicht nach vorn abrutschen. Die Augen schauen geradeaus. Der Atem geht langsam und ruhig."

● Manipulativ-perzeptive didaktische Anleitung

Der Patient soll im Tubersitz sitzen. Die Höhe des Hockers muß mindestens dem Abstand der Knie vom Boden entsprechen. Die Beine sollen am Boden parkiert sein. Die KA Becken, Brustkorb und Kopf sind in der KLA, die vertikal steht, eingeordnet. Die Aktivität ist ökonomisch. Das Gewicht des KA Arme ist teils auf dem KA Brustkorb parkiert, teils mit Hilfe der Hände an der Incisura jugularis aufgehängt und erleichtert die Stabilisation der BWS in Extension. Bei einer - BWS (Flachrükken) ist dieses ventral der Flexions-/Extensionsachse der BWS wirkende Gewicht unerläßlich für die Stabilisation der BWS. Die Reduktion der Aktivität von Bauch- und Lendenmuskulatur ermöglicht erst die normale Ruheatmung und erleichtert die Rotationsbereitschaft. Die richtige Stellung des KA Kopf kann durch eine manipulierte Translation nach dorsal für die Wahrnehmung des Patienten erleichtert werden.

Actio und Conditio des Bewegungsablaufs

„Du sitzt über Eck auf dem Hocker, legst die Hände leicht gekreuzt auf die Brust und schaust geradeaus. Schätze den Abstand zu irgendeinem Gegenstand, der in deiner Blickrichtung liegt. Vergrößere diesen Abstand ein wenig, ohne die Blickrichtung zu verändern. Rücken und Hals sind lang, du fühlst weder im Bauch noch im Kreuz eine Spannung. Der Atem geht mühelos und von allein. Jetzt schiebst du abwechselnd einmal das rechte, einmal das linke Knie ein wenig nach hinten, ohne Anstrengung in flottem Tempo. Dabei rutschst du auf dem Stuhl ein wenig mit, ohne Gewicht nach rechts oder links zu verlagern, Brustkorb und Kopf bleiben ruhig. Mit den Händen, die auf deinem Brustkorb liegen, kannst du spüren, ob der Brustkorb sich mitbewegt. Wenn die Bewegung aufhört, fühlst du eine feine Wärme im Kreuz und um die Hüftgelenke."

Bei dieser Übung wird der Patient meistens statt im Rotationsniveau BWS die KA Becken und Brustkorb en bloc in der HWS drehen. Damit der KA Becken sich unter dem KA Brustkorb dreht und sich dabei (wegen der Ausgangsstellung im Hockersitz) in den Hüftgelenken transversal abduktorisch und - adduktorisch bewegt, kann der Therapeut mit seinen Händen rechts und links in der Axilla den Brustkorb fassen und damit den frontotransversalen Thoraxdurchmesser räumlich fixieren. Die Fixation darf aber nur ganz leicht sein und sich nicht als Widerstand auswirken. Sie soll vielmehr für den Patienten die Wahrnehmung erleichtern, daß sein Brustkorb sich nicht mitdreht. Man kann auch die Beckendrehung unterstützen, indem man entweder das Becken selber an den beiden Spinae umfaßt oder aber im Wechsel ein Knie nach vorn zieht und das andere nach hinten schiebt.

5.1.2 Hubfreie Mobilisation der Wirbelsäule im Bewegungsniveau BWS - HWS

BWS in rechts- und linkskonkaver Lateralflexion, **HWS** in links- und rechtskonkaver Lateralflexion

Hinweis: Bei der hubfreien Mobilisation der Wirbelsäule im Bewegungsniveau BWS - HWS gibt es 2 Varianten. Entweder wird der KA Arme von der Brustkorbbewegung mitgenommen, oder der Brustkorb wird in den Sternoklavikulargelenken im stehenden rechten und linken Zangenmaul bewegt. Das Bewegungsgeschehen dieser Variante ist komplizierter bzw. differenzierter. Sie ist bei inadäquater Tonusverteilung in der den

Schultergürtel mit dem Brustkorb verbindenden Muskulatur indiziert. Für die praktische Ausführung werden ein oder beide Arme in die Entlastungsstellung „Hirtebüebli“ gebracht (s. S. 281).
Dieser Hinweis gilt auch für die Translationen des Brustkorbs nach rechts und links.

● *Actio:* Der bewegte Hebel, der frontotransversale Brustkorbdurchmesser, dreht sich in der mittleren Frontalebene. Während der kritische Distanzpunkt, DP Incisura jugularis, sich alternierend nach kaudal/lateral/rechts und kaudal/lateral/links bewegt und die kritischen Distanzpunkte, DP rechte und linke Brustwarze, alternierend nach kranial/medial und kaudal/medial gehen, verformt sich die BWS lateralflexorisch und die HWS kontralateralflexorisch. Geht DP Incisura jugularis nach kaudal/lateral/rechts, DP rechte Brustwarze nach kaudal/medial und DP linke Brustwarze nach kranial/medial, gibt es in der BWS eine rechtkonkave und in der HWS eine linkskonkave Lateralflexion.

● *Conditio - Limitatio:* Die nicht gewollte weiterlaufende Bewegung einer rechtskonkav lateralflexorischen Verformung der LWS und die Adduktion im rechten und Abduktion im linken Hüftgelenk durch Drehpunktverschiebung nach kranial bzw. kaudal, wird linkskonkav lateralflexorisch in der LWS durch Abduktion im rechten und Adduktion im linken Hüftgelenk aktiv widerlagert vv. Dann bleibt die Verbindungslinie der rechten und linken Spina iliaca als räumlicher Fixpunkt stehen. Die nichtgewollte nach kranial weiterlaufende Neigung des Kopfs nach rechts wird von diesem in den oberen Kopfgelenken linkskonkav lateralflexorisch aktiv widerlagert vv. Dann bleibt die Verbindungslinie des rechten und linken Auges als räumlicher Fixpunkt stehen.

● **Verbal-perzeptive didaktische Anleitung**	● **Manipulativ-perzeptive didaktische Anleitung**
Position und Aktivierung der Ausgangsstellung	
„Du liegst bequem auf dem Rücken. Lege beide Hände so auf den Brustkorb, daß du mit den Zeigefingern das Halsgrübchen tasten kannst.“	Die Handstellung auf dem Brustkorb muß einerseits bequem sein, andererseits die Wahrnehmung der Brustkorbbewegung erlauben.
Actio und Conditio des Bewegungsablaufs	
„Wenn sich deine rechte Hand mit dem Brustkorb kopfwärts bewegt, geht die linke mit dem Brustkorb fußwärts. Der Kopf bleibt ruhig liegen, die Augen schauen zur Decke. Die Hin- und Herbewegung läuft mühelos wie ein Perpetuum mobile, ohne Anstrengung und in flottem Tempo. Du kannst einen Arm über den Kopf legen und mit der anderen Hand spüren, daß der Brustkorb sich weiter bewegen kann, ohne daß das den auf dem Bett liegenden	Ob der Schultergürtel und die Arme sich mit dem Brustkorb bewegen oder ob die Arme in „Hirtebüeblistellung“ gelagert werden, wird von Fall zu Fall entschieden. Wenn die Verbindungslinie der beiden Spinae iliacae ihre frontotransversale Lage beibehält, weiß der Therapeut, daß die aktive Widerlagerung in der LWS und in den Hüftgelenken stattgefunden hat. Dann achtet man darauf, ob der Kopf still steht. Das ist das Zeichen für die stattfindende

Schultergürtel kümmert. Wenn du aufhörst, spürst du eine feine Wärme zwischen den Schulterblättern."

aktive Widerlagerung in den oberen Kopfgelenken.

Untere BWS Translation Brustkorb-rechts-/linkslateral, **HWS** Translation Brustkorb-rechts-/linkslateral (in Rückenlage)

● ***Actio:*** Am bewegten Hebel, der Längsachse des Sternums, gehen die kritischen Distanzpunkte, DP Incisura jugularis und DP Processus xiphoideus, nach rechts bzw. nach links, jeder in seiner Frontalebene. Wenn die beiden Distanzpunkte nach rechts gehen, verformt sich die untere BWS Brustkorb-rechts-translatorisch vom kranialen Verschiebekörper aus und die HWS Brustkorb-rechts-translatorisch vom kaudalen Verschiebekörper aus.

● ***Conditio - Limitatio:*** Die nicht gewollte weiterlaufende Bewegung einer linkskonkav lateralflexorischen Verformung der BWS wird ebendort durch eine rechtskonkav lateralflexorische aktive Widerlagerung limitiert. Eine Becken-links-translatorische Verformung der Wirbelsäule im lumbothorakalen Übergang wird durch eine Becken-rechts-translatorische aktive Widerlagerung vermieden. Dann wird die Verbindungslinie der beiden Spinae iliacae räumlicher Fixpunkt und bleibt am Ort stehen.
Eine Neigung des Kopfs nach links wird von diesem in den oberen Kopfgelenken durch eine rechtskonkav lateralflexorische aktive Widerlagerung vermieden vv. Dann wird die Verbindungslinie der Augen zum räumlichen Fixpunkt und bleibt stehen, und die Abstände der Distanzpunkte DP rechtes Ohr-DP rechte Spina iliaca und DP linkes Ohr-DP linke Spina iliaca verändern sich nicht.

● Verbal-perzeptive didaktische Anleitung

Position und Aktivierung der Ausgangsstellung

„Du liegst bequem auf dem Rücken. Verflechte deine Finger so, daß du die Fingerspitzen ohne Daumen auf dein Brustbein der Länge nach stellen kannst, die Zeigefinger nahe beim Halsgrübchen, ganz schön in der Mitte auf dem Brustkorb."

● Manipulativ-perzeptive didaktische Anleitung

Der Therapeut muß ganz genau darauf achten, ob die virtuelle KLA durch die Einordnung der KA Becken, Brustkorb und Kopf gut konstruiert worden ist. Das Kissen unter dem Kopf darf diesen nur dann anheben, wenn die HWS sonst ihre potentielle Beweglichkeit verlieren würde. Das ist besonders bei funktionellen Nackenkyphosen der Fall, bei denen auch in aufrechter Haltung die Einordnung des Kopfs nicht mehr gelingt. Bei einer deutlichen Höherlagerung des Kopfs überträgt sich die Translation des Brustkorbs nach lateral nicht mehr ökonomisch auf die HWS. Daher soll man in solchen Fällen mit mobilisierender Massage die bestehende Steifigkeit zu mindern versuchen.

Conditio - Limitatio des Bewegungsablaufs

„Dein Atem geht ganz ruhig. Du stellst dir nun vor, du möchtest dieses gerade Stück Brustbein, das du unter den Fingern spürst, ein wenig nach rechts, etwa 2 cm, verschieben. Das geht ganz leicht. Komm' zurück zur Mitte. Dasselbe Spiel funktioniert auch nach links. Denken - schieben - denken - schieben. Sobald dein Körper diese Bewegung wahrgenommen hat, läuft sie flüssig hin und her, ohne Hast und ohne Kraft. Trotzdem mußt du wachsam bleiben. Das Brustbein unter deinen Fingern darf sich nicht drehen. Es darf auch nicht nach unten und oben schaukeln. Nur immer ein wenig nach rechts, ein wenig nach links. Wir machen jetzt eine ganz genaue Kontrolle. Die linke Hand bleibt auf dem Brustbein und wird mit ihm nach rechts und links transportiert. Die rechte Hand nimmt mit ihrer Daumen-Finger-Zange die Backenknochen in die Hand. Da darf sich rein gar nichts bewegen. Da steht alles still. Dann legst du die rechte Kontrollhand auf den Bauch, fußwärts vom Bauchnabel. Da rumpelt es manchmal ein wenig, aber hin- und herbewegen darf sich nichts."

Beobachtet der Therapeut während der hubfreien lateraltranslatorischen Bewegung des Brustkorbs Ausweichmechanismen, leitet er den Patienten an, durch Tasten der kritischen Distanzpunkte die fälschlicherweise in Bewegung geratenen Fixpunkte und ihre Fehlrichtung wahrzunehmen. So lernt der Patient, Ausweichbewegungen spontan zu unterlassen, wenn nicht bestehende Schmerzen oder Bewegungseinschränkungen die Korrektur unmöglich machen.

BWS Flexion/Extension, **HWS** Extension/Flexion (in Seitenlage)

Hinweis: Bei der Flexion/Extension bewegen sich das obere Zangenmaul und der obere Arm mit dem Brustkorb, während das untere Zangenmaul durch die Seitlagerung bereits fixiert ist und an der Bewegung nicht teilnimmt. Dasselbe gilt auch für die Translationen nach ventral/dorsal.

● ***Actio:*** Am bewegten Hebel, der Längsachse des Sternums, bewegen sich die kritischen Distanzpunkte, DP Incisura jugularis nach ventral/kaudal und DP Processus xiphoideus, nach dorsal/kaudal in der Symmetrieebene. Die BWS verformt sich dabei flexorisch von kranial her, während in der HWS vom kaudalen Hebel aus eine Extension stattfindet. Bewegen sich hingegen DP Incisura jugularis nach dorsal/kranial und DP Processus xiphoideus nach ventral/kranial in der Symmetrieebene, so verformt sich die BWS extensorisch, und in der HWS findet eine Flexion von kaudal her statt.

● ***Conditio - Limitatio:*** Die nichtgewollte weiterlaufende Bewegung einer Totalflexion von BWS und LWS im kaudalen und einer Hyperextension der HWS im kranialen Bereich wird kaudal vom Becken aktiv widerlagert, und zwar flexorisch in den Hüftgelenken und extensorisch in der LWS vv. Das Becken wird zum räumlichen Fixpunkt und bleibt stehen. Im kranialen Bereich wird der räumliche Fixpunkt DP Kinnspitze durch aktive extensorische/flexorische Widerlagerung in den oberen Kopfgelenken festgehalten.

● Verbal-perzeptive didaktische Anleitung

Position und Aktivierung der Ausgangsstellung

„Du liegst bequem auf deiner rechten Seite. Becken, Brustkorb und Kopf sind wie ein liegendes Türmchen. Knie- und Hüftgelenke sind bequem gebeugt."

Actio und Conditio des Bewegungsablaufs

„Fasse mit dem Mittelfinger der linken Hand in dein Halsgrübchen. Diesen Punkt bewegst du sachte zum Kinn und weg vom Kinn, ohne daß der Kopf dabei anfängt zu nicken. Du sollst nicht im Rhythmus der Bewegung atmen, am besten du pfeifst leise durch die Zähne eine Melodie, vorwärts und rückwärts. Der Hundeschwanz macht bei dieser Bewegung nicht mit. Wenn die Bewegung aufhört, fühlst du eine wohlige Wärme am Rükken."

● Manipulativ-perzeptive didaktische Anleitung

Bei der Kontrolle der Ausgangsstellung muß fast immer der Kopf dorsaltranslatorisch zurechtgerückt werden.

Wenn der Therapeut die Brustkorbbewegung manipuliert, legt er seine eine Hand auf das Sternum und die andere auf die mittlere BWS des Patienten. Für die Flexion der BWS übt er einen leichten Zug nach kaudal auf das Sternum, für die Extension einen etwas kräftigeren auf die Dornfortsätze der BWS aus. Er beobachtet die Atmung, die gering und unabhängig von der Bewegung sein soll. *Cave:* Bei dieser Übung wird oft vom Patienten hyperventiliert. Wenn der Therapeut die aktive Widerlagerung im Bereich der LWS erleichtern möchte, gibt er bei der Flexion der BWS am Schwanzbein einen feinen Extensionswiderstand für die LWS, bei der Extension der BWS an der Symphyse einen Flexionswiderstand für die LWS.

Untere BWS Translation des Brustkorbs nach ventral/dorsal, **HWS** Translation des Brustkorbs nach ventral/dorsal (in Seitenlage)

● ***Actio:*** Am bewegten Hebel, der Längsachse des Sternums, gehen die kritischen Distanzpunkte, DP Incisura jugularis und DP Processus xiphoideus, in der Symmetrieebene alternierend nach ventral und dorsal. Gehen sie nach ventral, verformen sich durch die Ventralbewegung des Brustkorbs untere BWS und obere LWS ventral translatorisch vom kranialen Verschiebekörper aus und die HWS ventral translatorisch vom kaudalen Verschiebekörper aus. Gehen die Distanzpunkte DP Incisura jugularis und DP Processus xiphoideus nach dorsal, verformen sich durch die Dorsalbewegung des Brustkorbs untere BWS und obere LWS dorsal translatorisch vom kranialen Verschiebekörper aus und die HWS ebenfalls dorsal translatorisch vom kaudalen Verschiebekörper aus.

● ***Conditio - Limitatio:*** Die nichtgewollte weiterlaufende Bewegung im kaudalen Bereich bei einer ventraltranslatorischen Verschiebung des Brustkorbs ist eine flexorische Bewegung des Beckens in den Hüftgelenken und eine Extension der LWS. Eine dorsaltranslatorische aktive Widerlagerung des Beckens verhindert diesen Ausweichmechanismus. Eine Dorsaltranslation des Brustkorbs kann eine nichtgewollte weiterlaufende extensorische Bewegung des Beckens in den Hüftgelenken und eine Flexion der LWS veranlassen. Eine ventraltranslatorische aktive Widerlagerung des Beckens verhindert diesen Ausweichmechanismus. Im kranialen Bereich ist es der Kopf, der antagonistisch zur Translation des Brustkorbs nach ventral bzw. dorsal im Sinne einer Ventral- oder Dorsaltranslation die aktive Widerlagerung vornimmt und dadurch die nichtgewollte Vor- bzw. Rückneigung des Kopfs extensorisch bzw. flexorisch in den oberen Kopfgelenken aktiv widerlagert und den räumlichen Fixpunkt Kinnspitze am Ort hält.

● Verbal-perzeptive didaktische Anleitung

Position und Aktivierung der Ausgangsstellung

„Du liegst bequem auf der rechten Seite. Das linke Bein ruht mit seiner Innenseite auf dem rechten Bein. Knie und Hüften sind bequem angebeugt. So kannst du nicht auf den Bauch rollen."

Actio und Conditio des Bewegungsablaufs

„Leg' die linke Handfläche auf den Bauch, fußwärts vom Bauchnabel. Die rechte Hand ist so auf dem Brustkorb plaziert, daß die ganze Unterseite des Daumens wie eine Schiene auf dem Brustbein liegt. Nun soll sich das Brustbein mitsamt deiner Hand, ohne sich zu drehen, etwa 2 cm nach vorn schieben. Die Bauchhand spürt, daß dieser sich nicht von der Stelle rührt. Besonders der Bauchnabel darf kein bißchen nach vorn gehen. Wenn du diese kleine Bewegung mehrmals wiederholt hast und sie dir mühelos gelingt, drehen wir den Spieß um und lassen das Brustbein mit der Hand sich parallel nach

● Manipulativ-perzeptive didaktische Anleitung

Die Lagerung auf der Seite muß an jeden Patienten angepaßt werden. Außer einem schulterbreiten Kissen unter dem Kopf muß z. B. bei kleinem fronttransversalem Brustkorbdurchmesser und großem Trochanterpunktabstand der ganze Brustkorb mit Hilfe eines flachen Kissens entsprechend höher gelagert werden. Bei schmaler Taille muß diese unterpolstert werden. Bei großem Trochanterpunktabstand muß ein entsprechend dickes Kissen zwischen das obere und untere Bein gelegt werden usw.

Macht die Brustkorbkontrolle mit der rechten Hand Mühe, kann man auch die linke nehmen. Da während der Translation des Brustkorbs nach ventral/dorsal das Becken am Ort bleibt, kann das obere Hüftgelenk bis in 90° Flexion gelagert werden. Wichtig ist nur, daß der ganze Unterschenkel und Fuß und natürlich auch das Knie gut aufliegen. Arbeitet man mit Schülern, kann einer das Becken, ein anderer den Kopf am Ort halten, während der dritte die Translationsbewegung des Brustkorbs unterstützt. Ist man als Therapeut mit dem Patienten wie üblich allein, ist es ratsam, während der Lernphase diehinten verschieben, während der Bauchnabel mit dem unteren Bauch sich nicht bewegt und keinesfalls mit nach hinten geht."

ser nicht einfachen Übung einmal das Becken, einmal den Kopf zu halten oder die Translation des Brustkorbs manipulierend zu unterstützen.

Untere BWS Brustkorb positive/negative Rotation, **HWS** Brustkorb positive/negative Rotation (im aufrechten Sitz auf einem Hocker)

● ***Actio:*** Am bewegten Zeiger, dem frontotransversalen Brustkorbdurchmesser, gehen die kritischen Distanzpunkte, DP rechte und linke Brustwarze, alternierend nach ventral/medial und dorsal/lateral. Der DP Incisura jugularis, der in der Symmetrieebene liegt, bewegt sich alternierend nach dorsal/lateral/rechts und dorsal/lateral/links. Gehen DP rechte Brustwarze nach dorsal/lateral, DP linke Brustwarze nach ventral/medial und DP Incisura jugularis nach dorsal/lateral/rechts, verformen sich die untere BWS Brustkorb positiv rotatorisch vom kranialen Zeiger her und die HWS Brustkorb positiv rotatorisch vom kaudalen Zeiger her. Dabei dreht sich der Zeiger und bewegen sich die Distanzpunkte in ihren transversalen Ebenen vv.

● ***Conditio - Limitatio:*** Die nichtgewollte weiterlaufende Bewegung des Beckens durch Transversaladduktion im rechten und Transversalabduktion im linken Hüftgelenk mit Drehpunktverschiebung nach hinten bzw. vorn wird vom Becken negativ rotatorisch transversalabduktorisch im rechten, transversaladduktorisch im linken Hüftgelenk aktiv widerlagert.
Ist die gewählte Ausgangsstellung der aufrechte Stand, ist die aktive Widerlagerung des Beckens negativ rotatorisch außenrotatorisch im rechten und innenrotatorisch im linken Hüftgelenk. In beiden Fällen bleibt der DP Symphyse als räumlicher Fixpunkt am Ort stehen. Die nichtgewollte weiterlaufende Bewegung im kranialen Bereich, die Drehung des Kopfs nach rechts, wird in den oberen Kopfgelenken durch eine negative Rotation aktiv widerlagert vv. Die Verbindungslinie der Augen bleibt als räumlicher Fixpunkt stehen.

● Verbal-perzeptive didaktische Anleitung

Position und Aktivierung der Ausgangsstellung

„Du sitzt über Eck auf dem Hocker und legst die Hände leicht gekreuzt auf die Brust. Schau' geradeaus und schätze den Abstand zu irgendeinem Gegenstand, der in deiner Blickrichtung liegt. Vergrößere diesen Abstand ein wenig, ohne die Blickrichtung zu verändern. Lasse den Atem mühelos fließen. Obwohl Rücken und Hals lang sind, fühlst du keinerlei Spannung, weder im Bauch noch in der Kreuzgegend."

● Manipulativ-perzeptive didaktische Anleitung

Bei dieser Übung muß der beobachtende Therapeut darauf achten, daß vor Beginn der Rotation des KA Brustkorb die dorsale und ventrale Taillenmuskulatur in ökonomische Aktivität gebracht wird. Hyperaktivität dieser Muskeln blockiert eine Rotation im richtigen Rotationsniveau der BWS (Ruheatmung). Eine manipulierende Unterstützung der Translation des KA Kopf nach dorsal und anschließend ein leichter Stauchungswiderstand der KLA am Distanzpunkt Scheitelpunkt sind hilfreich. Der Therapeut achtet streng auf eine normale Atmung.

Actio und Conditio des Bewegungsablaufs
„Jetzt fängt der Brustkorb an, sich unter deinem Kopf und über deinem Becken leicht und gleichmäßig hin- und herzudrehen. Die Hände bleiben auf der Brust liegen und machen die Bewegung nach rechts und links mit. Das Tempo ist zügig, etwa im Rhythmus eines Wanderlieds. Du sollst nicht auf dem Stuhl hin- und herrutschen. Die Beine stehen ruhig am Boden, und die Knie verändern ihren Abstand nicht. Wenn die Bewegung aufhört, fühlst du eine feine Wärme um die Wirbelsäule, in der Taille und am Hals."

Zur Erleichterung der aktiven Widerlagerung kann der Therapeut bei der negativen Rotation des Brustkorbs an der linken Spina einen feinen Widerstand für die positive Rotation des Beckens geben, aber nur so wenig, daß die Verbindungslinie der beiden Spinae (kaudaler Rotationszeiger) räumlich fixiert bleibt. Dabei werden an den Hüftgelenken die Horizontalabduktoren und -adduktoren umschichtig innerviert vv.

5.1.3 Hubarme Mobilisation der Wirbelsäule im Bewegungsniveau LWS - Hüftgelenke

Merke
Die Lage der Drehpunkte, Bewegungsachsen, Verschiebe- und Körperebenen einerseits, die bewegten Hebel, Zeiger und Verschiebekörper andererseits, ferner die Richtung der kritischen Distanzpunkte, die gleichbleibenden Abstände in ihrer Bezogenheit auf die Orientierung am eigenen Körper und die Definition der räumlichen Fixpunkte sind bei der hubarmen Mobilisation identisch mit denen der hubfreien.
Aber ihre räumliche Lage verändert sich und mit ihr das Auftreten von positivem und negativem Hub.

Beispiel 1
Ein Patient, der gelernt hat, mit der hubfreien/hubarmen Mobilisation der Wirbelsäule umzugehen, möchte zu Hause morgens im Bett in Rückenlage eine ökonomische Wirbelsäulenmobilisation durchführen. Das Bett als Unterlage bietet einen etwas erhöhten Reibungswiderstand.
Für die Translationen nach rechts/links reduziert er diesen für das Becken durch leichten Fersendruck, für den Brustkorb durch leichten Ellbogen- und Kopfdruck auf die Unterlage.
Wenn er die Mobilisationen in Flexion/Extension in Rückenlage unternimmt, entsteht eine Hubbelastung für die Bauchmuskulatur und eine Hubbelastung in Brückenaktivität für die Rückenmuskulatur. Bei Rotationen ist ein etwas stärkeres Anheben der Rotationskörper Becken oder Brustkorb funktionell sehr wichtig, weil sie dann ohne Translation ausgeführt werden können.

Beispiel 2
Hubarme Mobilisation der LWS in Lateralflexion, der Hüftgelenke in Abduktion/Adduktion (in Einbeinbelastung rechts)

● **Verbal-perzeptive didaktische Anleitung**

● **Manipulativ-perzeptive didaktische Anleitung**

Position und Aktivierung der Ausgangsstellung

„Du stehst in kleiner Grätsche und spürst den Druck des Bodens gegen deine rechte Fußsohle, genau genommen gegen die Ferse und den Vorfuß, besonders gegen den Großzehenballen. Die Zehen sind entspannt, hinten am Knie sollst du keine Spannung spüren. Das linke Bein ist neben dem rechten am Boden abgestellt, so daß die Fußspitze neben dem Fußgewölbe des rechten Beins steht. Damit das Bein nicht zu lang wird, knicken Knie und Hüftgelenk leicht ein. Die rechte Hand stützt sich am Becken, die linke ein wenig tiefer, dort, wo die Hüfte eingeknickt ist. Die Finger schauen nach vorn, die Daumen nach hinten. Du fühlst keine Anstrengung, der Atem geht ruhig. Die Augen sehen geradeaus und halten Abstand von dem, was sie erblicken. Das gibt dir ein Gefühl von Sicherheit und langem Rücken. Das leichte Schwanken von hinten nach vorn, im Rhythmus der Atmung, bewahrt dich vor Ermüdung."

Der Therapeut umfaßt, wenn nötig, die beiden Trochanterpunkte des Patienten und schiebt diese und alles, was darüber liegt, sanft über die Kontaktstelle rechte Fußsohle/Boden. Die Belastung des Vorfußes macht eine etwaige passive Überstreckung des rechten Kniegelenks rückgängig. Wenn die Mehrbelastung des Großzehenballens nicht gelingt, erreicht man die Aktivierung der Längswölbung auch durch eine verbal didaktische oder manipulierend erzielte Entlastung des Kleinzehenballens. Die rechte Hand auf dem rechten Beckenkamm und die linke Hand, die den linken Trochanter (kritischer DP) umfaßt, erleichtern während des Bewegungsablaufs die Wahrnehmung des sich bewegenden Zeigers (Verbindungslinie der beiden Trochanterpunkte).
Die Verminderung der Aktivität der Bauchmuskeln, koordiniert mit der Translationstendenz des KA Kopf nach hinten (Augendistanz), konditioniert die Ruheatmung. Die Wahrnehmung der feinen Schwankungen des Körpers erleichtert das Finden der ökonomischen Aktivität. Die Flexion des Hüft- und Kniegelenks des parkierten linken Beins bewirkt die notwendige funktionelle Verkürzung zum Ausgleich der Plantarflexion des linken Fußes.

Actio und Conditio des Bewegungsablaufs

„In deiner linken Hand hältst du etwas Solides fest, es ist dein Hüftgelenk. Das ist der Punkt, von dem aus die Bewegung startet. Ohne Mühe und gleichmäßig bewegt sich dieser Punkt mit deiner Hand

Der linke Trochanterpunkt als Distanzpunkt für die Lateralflexion der LWS und Abduktion/Adduktion im rechten Hüftgelenk kann in seinen Bewegungsexkursionen in der mittleren Frontalebene vom auf und ab; weder nach vorn noch nach hinten. Geht der Punkt nach unten, knickt das linke Bein noch mehr ein, geht er nach oben, wird es gerade, ohne daß die Fußspitze den Kontakt mit dem Boden verliert oder stark auf den Boden drückt. Wenn du in den Spiegel schaust, kannst du sehen, was du ohnehin spürst: Wenn die linke Hand nach unten geht, bewegt sich die rechte nach oben und umgekehrt. Diese Bewegung kannst du schnell oder langsam machen, wie es dir beliebt. Aber alles, was sich oberhalb der Taille befindet, bleibt ruhig, wie ein Bild in seinem Rahmen. Beobachte dich im Spiegel, das Bild darf sich nicht verschieben, weder nach rechts noch nach links, weder nach oben noch nach unten. Achte außerdem auf deinen rechten Fuß. Du sollst während der Bewegung nicht von der Innenkante auf die Außenkante kippen."

Therapeuten manipulierend unterstützt werden. Die aktive Widerlagerung (Begrenzung) der Abduktions-/Adduktionsbewegungen im rechten Hüftgelenk erkennt der Therapeut am Nicht-Stattfinden des sehr häufigen Ausweichmechanismus einer Inversion/Eversion im rechten unteren Sprunggelenk. Die aktive Widerlagerung der Lateralflexion in der LWS erkennt der Therapeut an der horizontalen Ruhelage des frontotransversalen Brustkorbdurchmessers. Bei den funktionellen Beinverkürzungen muß das linke Knie nach vorn gehen, sonst kann sich der KA Becken nicht in der Frontalebene bewegen. Bei der funktionellen Beinverlängerung geht das linke Knie wieder nach hinten. Der Therapeut muß darauf achten, daß das linke Bein nicht in Spielfunktion gerät, indem es sich an den Körper hängt. Hingegen darf sich die Parkierfunktion des linken Beins durch dosierte Abdruckaktivität und bremsendes Herunterlassen am Heben und Senken des Beckengewichts beteiligen und so für die LWS die erstrebte Hubarmut erwirken.

● Conditio des Bewegungstempos
Limitatio der ökonomischen Aktivität durch Finden des Idealtempos

Bei der hubfreien/hubarmen Mobilisation der Wirbelsäule erstreben wir in erster Linie eine geringe Intensität der ökonomischen Aktivität. Nur so kann die potentielle Beweglichkeit der lordotischen Wirbelsäulenabschnitte erreicht und bei Veränderung der räumlichen Lage annähernd erhalten bleiben. Dabei denke ich z. B. an die potentielle Beweglichkeit der oberen Kopfgelenke bei nach vorn geneigter KLA. Dann stimulieren wir, wie im Lernziel gefordert, die Aktivitäten der genuinen Wirbelsäulenmuskulatur.
Es liegt nahe, als Idealtempo das normale Gangtempo anzustreben, also ±120 Bewegungsausschläge/Minute, denn dieser Fortbewegungsrhythmus des Menschen ist mit Sicherheit ein ökonomisches Maß. Ein beinahe doppelt so rasches Tempo ist jedoch für verschiedene, insbesondere hubfreie Arbeitsgänge, oft angebracht. Das sehr langsame Tempo ist nur in der Lernphase indiziert.
Unverzichtbar ist das Funktionieren der physiologischen Ruheatmung.

► ANPASSUNG AN KONSTITUTION UND KONDITION DES PATIENTEN

● **Rolle der Längen, Breiten, Tiefen und Verteilung der Gewichte bei der konstitutionellen Anpassung**

Bei der hubfreien/hubarmen Mobilisation der Wirbelsäule spielen konstitutionelle Abweichungen von der Norm nur für die Lagerung bei horizontaler KLA eine Rolle, weil die KA Brustkorb und Kopf in allen Ausgangsstellungen so gut wie möglich in die KLA eingeordnet sein müssen.

● **Konditionelle Anpassung**

Bewegungseinschränkung und/oder Hypermobilität
Bei der hubfreien/hubarmen Mobilisation der Wirbelsäule sind es in erster Linie die Bewegungseinschränkungen im Bereich der Wirbelsäule und der Hüftgelenke, die eine optimale Einordnung der Körperabschnitte in die KLA nicht erlauben. Darum ist es immer das erste Ziel der Behandlung, diese Einschränkungen rückgängig zu machen. Wenn es sich um Muskelverkürzungen handelt, werden intensive Muskeldehnübungen durchgeführt. Sind es die passiven Strukturen und zeigt das Röntgenbild keine irreversiblen Versteifungen, muß die Therapie die Remobilisierung anstreben, was langwierig ist, aber meist gelingt, und in der Zwischenzeit dem Patienten Entlastungsstellungen für alle Lebenslagen zeigen.

5.2 Das „Klötzchenspiel", Grundübung bei statisch bedingten Wirbelsäulen- und Hüftgelenkproblemen (Abb. 57 a–i)

Der Name „Klötzchenspiel" ist ein Phantasiename. Die Forderung der hubfreien/hubarmen Mobilisation der Wirbelsäule nach Einordnung der KA Becken, Brustkorb und Kopf in die KLA legt es nahe, die einzelnen Körperabschnitte mit Klötzchen zu vergleichen. Wie bei einem Baukasten können sie übereinander aufgebaut werden. Will man das so erhaltene Türmchen aus der Vertikalen neigen, müssen die Klötzchen so zusammengehalten werden, daß keines abrutschen kann.

■ LERNZIEL
Ein guter „Klötzchenspieler" soll folgendes können:
- eine vertikal stehende virtuelle KLA durch Übereinanderbauen der KA Becken, Brustkorb und Kopf optimal herstellen;
- die dergestalt eingeordneten Körperabschnitte in den Zustand der ökonomischen Aktivität bringen; dann befinden sich die KA Becken und Kopf im Aktivitätszustand der potentiellen Beweglichkeit, beim KA Brustkorb ist die BWS in ihrer Nullstellung extensorisch, dynamisch stabilisiert;
- die virtuelle KLA dank der Einordnung der KA Becken, Brustkorb und Kopf auch dann beibehalten, wenn sie sich aus der Vertikalen nach vorn neigt;
- die Stabilisation der BWS in ihrer Nullstellung auch dann beibehalten, wenn sich die KLA aus der Vertikalen nach hinten oder zur Seite neigt und geringfügige Verformungen der lordotischen Wirbelsäulenabschnitte aus ökonomischen Gründen stattfinden.

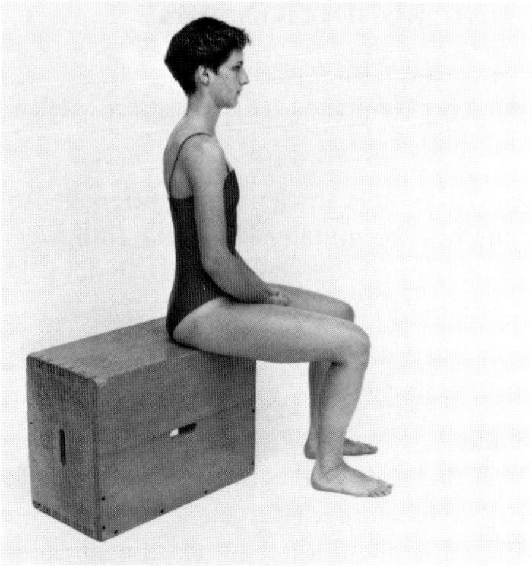
a

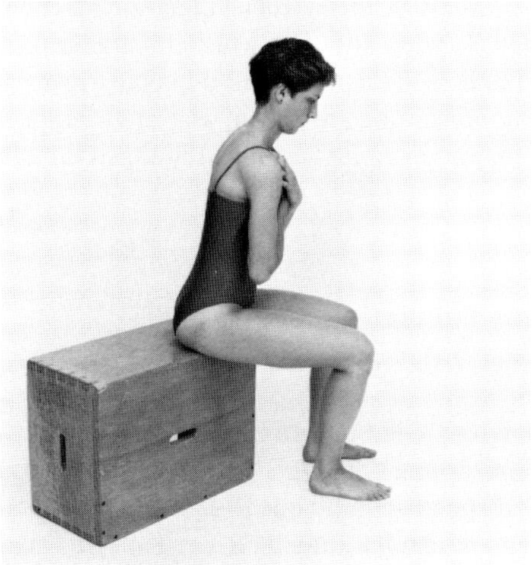
b

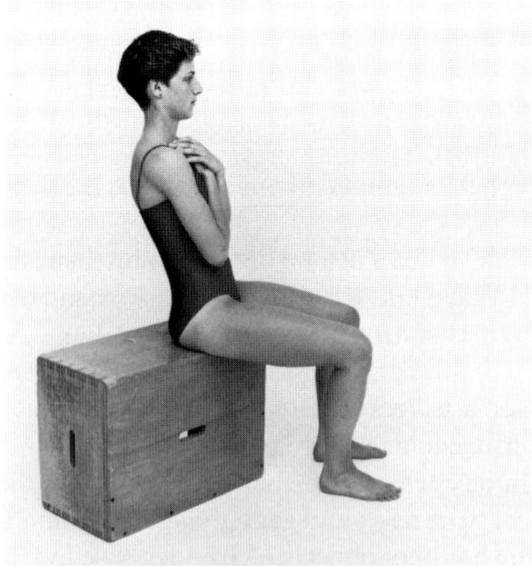
c

Abb. 57 a–c. Das „Klötzchenspiel". **a** Ausgangsstellung. **b** Vorneigung des „Türmchens". **c** Rückneigung des „Türmchens"

► FUNKTIONSANALYSE IN THERAPEUTENSPRACHE

● **Konzeption der Übung** (Abb. 57 a–c)

Um die KA Becken, Brustkorb und Kopf in die vertikal stehende KLA einordnen zu können, wählen wir als Ausgangsstellung den aufrechten Sitz auf einem Hocker. Die Knie haben denselben oder einen geringeren Abstand vom Boden als die Hüftgelenke, damit das „Klötzchen" Becken mühelos senkrecht auf den Hocker gestellt werden kann. Dann lassen sich die „Klötzchen" Brustkorb und Kopf darüber aufbauen, und der KA Beine belastet bei Fußsohlenkontakt den Boden nur mit seinem Eigengewicht. Um von einer Vergrößerung der Sitzhöhe unabhängig zu sein, wählen wir den Tubersitz, am liebsten über Eck. So haben die dorsalen Seiten der Oberschenkel keinen Kontakt mit der Sitzfläche. Nur so können die Aktivitätszustände der potentiellen Beweglichkeit des Beckens in Hüft- und LWS Gelenken sowie des Kopfs in den oberen Kopfgelenken und der HWS einerseits und die dynamische Stabilisation der BWS in Nullstellung andererseits verwirklicht werden. Das klassische „Klötzchenspiel" besteht in Schwankungen der KLA nach vorn und hinten, flexorisch bzw. extensorisch in den Hüftgelenken. Durch Veränderung der räumlichen Lage wechseln die Ansprüche an die fallverhindernde Muskulatur, obwohl bei der Vorneigung keinerlei gelenkige Bewegungen innerhalb der Wirbelsäule vorkommen und bei der Rückneigung nur geringfügige in den oberen Kopfgelenken, zur Wahrung der Blickrichtung nach vorn, und im lumbosakralen Übergang, um Abscherbelastungen in diesem Bereich zu vermeiden.

● Position und Aktivierung der Ausgangsstellung

Räumliche Lage der kritischen Achsen, Kontaktstellen des Körpers mit der Umwelt, Bewegungskomponenten in bezug auf die Nullstellung der Gelenke

Die KLA steht vertikal. Durch den aufrechten Sitz auf einem Hocker und dem Fußsohlen-Boden-Kontakt bei bequemer Grätsche stehen die Hüftgelenke in maximal 90° Flexion/Transversalabduktion, die Kniegelenke in maximal 90° Flexion/keiner Rotation. Wenn die Fersen unter und wenig hinter den Kniegelenken stehen, sind die oberen Sprunggelenke in leichter Dorsalextension vom proximalen Hebel aus (Abb. 57 a).

Bewegungstoleranzen in den kritischen Gelenken, in bezug auf die geplante Primärbewegung

Die geplante Primärbewegung ist die Neigung der KLA nach vorn und hinten. Die dafür benötigten flexorischen und extensorischen Bewegungstoleranzen in den Hüftgelenken vom proximalen Hebel aus sind gegeben.

Verteilung des Körpergewichts auf einer Unterlage, an einer Abstützungs- oder Hängevorrichtung, über einer Unterstützungsfläche und die daraus resultierenden Aktivitätszustände der Muskulatur

Die Gewichte der KA Becken, Brustkorb, Kopf und Arme drücken auf die Sitzfläche. Die kleinste Fläche, die diese und die Kontaktstellen der Fußsohlen mit dem Boden umschließt, bildet die Unterstützungsfläche bzw. die potentielle Unterstützungsfläche, wenn eine Vorneigung der KLA stattfindet.
Der KA Beine ist in Parkierfunktion. Der KA Becken ist potentiell in Hüft- und LWS Gelenken beweglich. Am KA Brustkorb ist die BWS in Nullstellung stabilisiert. Der KA Kopf balanciert in Spielfunktion und potentieller Beweglichkeit über dem Brustkorb.

Am KA Arme ist der Schultergürtel auf dem Brustkorb parkiert, die Arme auf den Oberschenkeln. Die beschriebenen Aktivitätszustände bilden die Voraussetzung für eine automatisch funktionierende normale Ruheatmung.

Intensität der muskulären Beanspruchung bei ökonomischer Aktivität und Atmung
Die Intensität der ökonomischen Aktivität in der Ausgangsstellung des „Klötzchenspiels" ist sehr niedrig.

- **Actio - Reactio des Bewegungsablaufs**

Actio in Form der Primärbewegung
Die Actio des „Klötzchenspiels" beruht auf einer Hin- und Herbewegung im Sinne einer Vor- und Rückneigung der KLA. Ihre horizontalen Richtungskomponenten lassen eine deutliche Reactio erwarten.

Vorneigung: Der kritische Distanzpunkt der Primärbewegung, DP Incisura jugularis, geht nach vorn/unten flexorisch in den Hüftgelenken. Dabei nähern sich die DP rechte/linke Spina iliaca der Oberschenkellängsachse, DP Scheitelpunkt und DP linkes/rechtes Auge haben sich ebenfalls nach vorn/unten bewegt (Abb. 57 b).

Aufrichten und Rückneigung: Der kritische Distanzpunkt der Primärbewegung, DP Incisura jugularis, geht nach hinten/zuerst oben, dann unten extensorisch in den Hüftgelenken. Dabei entfernen sich DP rechte/linke Spina iliaca von der Oberschenkellängsachse, DP Scheitelpunkt und DP rechtes/linkes Auge haben sich ebenfalls nach hinten/zuerst oben, dann unten bewegt (Abb. 57 c).

Reactio in Form von aktivierter passiver Widerlagerung
Solange der Kontakt des Körpers mit der Sitzfläche erhalten bleibt, findet bei der *Vorneigung* keine aktivierte passive Widerlagerung statt.
Da in der Ausgangsstellung der Aktivitätszustand des KA Beine eine Parkierfunktion ist, hängt sich bei der *Rückneigung* das Gewicht der Beine flexorisch in den Hüftgelenken an das Becken und wird sukzessive zum aktivierten passiven Widerlager, obwohl der Fußsohlen-Boden-Kontakt bestehen bleibt.

Reactio in Form von Veränderung der Unterstützungsfläche
Bei der *Vorneigung* wird die potentielle Unterstützungsfläche der Ausgangsstellung realisiert, indem der KA Beine in Stützfunktion gerät, weil an der Kontaktstelle Fußsohlen-Boden mehr als das Eigengewicht der Beine Druck auf die Unterlage ausübt.
Bei der *Rückneigung* verkleinert sich die Unterstützungsfläche, weil der Fußsohlen-Boden-Kontakt sich vermindert. Dafür gibt es eine geringe Vergrößerung der Kontaktstelle des Körpers mit der Sitzfläche nach hinten.

Actio in Form von beschleunigenden Gewichten
Reactio in Form von bremsenden Gewichten
Weil die horizontalen Richtungskomponenten beim „Klötzchenspiel" nach vorn und hinten gehen, ist die Trennebene in der Ausgangsstellung identisch mit der mittleren Frontalebene der in der vertikal stehenden KLA eingeordneten KA Becken, Brustkorb und Kopf.

Bei der *Vorneigung* verschiebt sich darum die Trennebene nach vorn, sie würde durch die Kontaktstelle Fußsohlen-Boden gehen, wenn der Körper den Kontakt mit der Sitzfläche verloren hätte. Alle Gewichte vor der Trennebene wirken beschleunigend, diejenigen hinter der Trennebene bremsend auf den Bewegungsablauf.
Bei der *Rückneigung* verschiebt sich die Trennebene nur wenig nach hinten, sie ginge bei Loslösung der Fußsohlen vom Boden etwa durch die kaudalen Pole der Iliosakralgelenke. Alle Gewichte vor der Trennebene wirken bremsend, diejenigen hinter der Trennebene beschleunigend auf den Bewegungsablauf.

● **Conditio - Limitatio des Bewegungsablaufs**

Conditio der gleichbleibenden Abstände am Körper des Patienten
Limitatio in Form von Stabilisation und aktiver Widerlagerung
Conditio: Der Abstand DP Bauchnabel-DP Incisura jugularis bleibt während der Vor- und Rückneigung gleich groß.
Limitatio: Damit dieser Abstand sich nicht verändert, muß sich die BWS in ihrer Nullstellung dynamisch stabilisieren. Bei der Vorneigung mit zunehmender Intensität der ökonomischen Aktivität extensorisch, bei der Rückneigung flexorisch.

Conditio: Bei der Vorneigung bleiben die Abstände DP Symphyse-DP Bauchnabel und DP Incisura jugularis-DP Kinnspitze gleich groß.
Limitatio: Damit diese Abstände sich nicht verändern, müssen sich die LWS, die HWS und die oberen Kopfgelenke bei zunehmender Intensität der ökonomischen Aktivität in ihrer Nullstellung extensorisch stabilisieren, und die frontotransversalen Durchmesser der KA Becken, Brustkorb und Kopf müssen untereinander parallel bleiben.

Conditio: Abstand DP rechte Patella-DP linke Patella bleibt während der Vor- und Rückneigung gleich groß.
Limitatio: Damit sich dieser Abstand nicht verändert, muß er alternierend in den Hüftgelenken transversalabduktorisch/-adduktorisch, in den oberen Sprunggelenken plantarflexorisch/-extensorisch, in den unteren Sprunggelenken inversorisch/eversorisch gehalten werden.

Conditio der absoluten und/oder relativen räumlichen Fixpunkte
Limitatio durch Begrenzung der Primärbewegung, der aktivierten passiven Widerlagerung und der Veränderung der Unterstützungsfläche
In der Übung „Klötzchenspiel" gibt es absolute und relative räumliche Fixpunkte.
Conditio: Der Bodenkontakt der rechten und linken Fußsohle ist ein absoluter räumlicher Fixpunkt.
Limitatio: Er begrenzt die Rückneigung der KLA. Da der KA Beine in der Ausgangsstellung sich bereits im Aktivitätszustand der Parkierfunktion befindet, darf nur ein geringer extensorischer Bewegungszuschlag in den Hüftgelenken stattfinden. Jedes Zuviel würde den KA Beine in Spielfunktion bringen und den Bodenkontakt der Fußsohlen aufheben.

Conditio: Der bleibende Kontakt des Körpers mit der Sitzfläche ist ein absoluter räumlicher Fixpunkt.
Limitatio: Er begrenzt die Vorneigung der KLA. Wohl gerät der KA Beine in Stützfunk-

tion, aber solange der Körperkontakt mit der Sitzfläche erhalten bleibt, lastet das Hauptgewicht der KA Becken, Brustkorb, Kopf und Arme noch auf der Sitzfläche.

Conditio: Während der Rückneigung bleibt der Blick nach vorn gerichtet.
Limitatio: Dieser relative räumliche Fixpunkt bewirkt eine adaptierende Flexion in den oberen Kopfgelenken und die entsprechende Annäherung des DP Kinnspitze an den DP Incisura jugularis.

Conditio: Während der Rückneigung entfernt sich die Symphyse von der Sitzfläche.
Limitatio: Dieser relative räumliche Fixpunkt bewirkt eine geringfügige Verkürzung des Unterbauchs, indem sich DP Symphyse dem DP Bauchnabel etwas annähert. Dadurch löst sich die extensorische lumbosakrale Verankerung und es kommt zu einer minimalen Flexion in den untersten Bewegungssegmenten der LWS und einer Verbesserung der bewegenden Komponente der Bauchmuskulatur. Dadurch werden Schubbelastungen in diesem Bereich verhindert.

Conditio des Bewegungstempos
Limitatio der ökonomischen Aktivität durch Finden des Idealtempos
Eine Vor- und Rückneigung beansprucht etwa 2 Sekunden.
In diesem Tempo hat der Patient genügend Zeit, alles wahrzunehmen, was für ein perfektes Funktionieren des Klötzchenspiels erforderlich ist. Zum Einpendeln legt der Patient am besten die Hände übereinander auf das Brustbein. Dann kann er die Incisura jugularis tasten. Anschließend braucht er die Hände, um die kontinuierliche Annäherung und Entfernung der rechten und linken Spina iliaca vom stehenden Oberschenkel zu kontrollieren. Ferner muß er den Einsatz und das Erlöschen der fallverhindernden Muskulatur tasten. Bei der Vorneigung spürt er durch Betasten den Einsatz der lumbalen und zervikalen Extensoren, bei der Rückneigung den der ventralen Bauch- und Halsmuskulatur. Er findet dann auch die Mittelstellung (analog der ASTE), wo weder ventral noch dorsal im lumbalen und zervikalen Bereich Muskelaktivität gegen die Schwerkraft im Einsatz ist. Dann sind die KA Becken und Kopf optimal potentiell beweglich.

▶ INSTRUKTIONSREZEPT IN PATIENTENSPRACHE

● An die Wahrnehmung appellierende Instruktionshilfen

In der Übung „Klötzchenspiel" ist es vor allen Dingen die Selbstpalpation der Muskulatur, die dem Patienten hilft, den Sinn für eine aufrechte Haltung in ökonomischer Aktivität und Atmung wiederzufinden.

● Verbal-perzeptive didaktische Anleitung

Position und Aktivierung der Ausgangsstellung

»Setz' dich über Eck auf eine Kiste, du kannst auch einen Hocker nehmen. Eine bequeme Gräschte läßt die Knie nach vorn und außen schauen, das tun auch die

● Manipulativ-perzeptive didaktische Anleitung

Bei dieser Übung ist die korrekte Ausgangsstellung eigentlich das Hauptübungsziel. Der Therapeut legt beim Einnehmen dieser Ausgangsstellung beson-

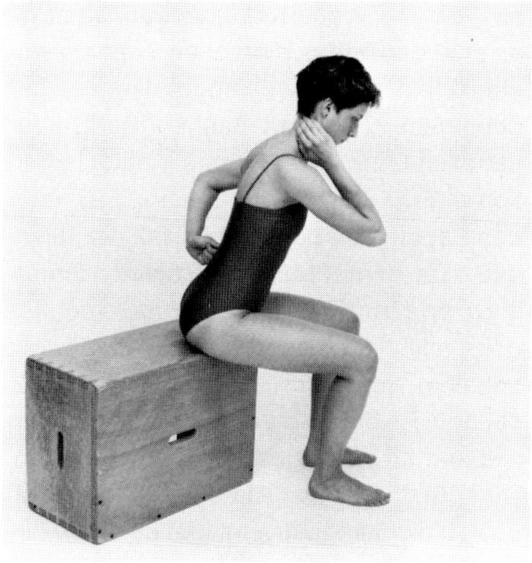

d

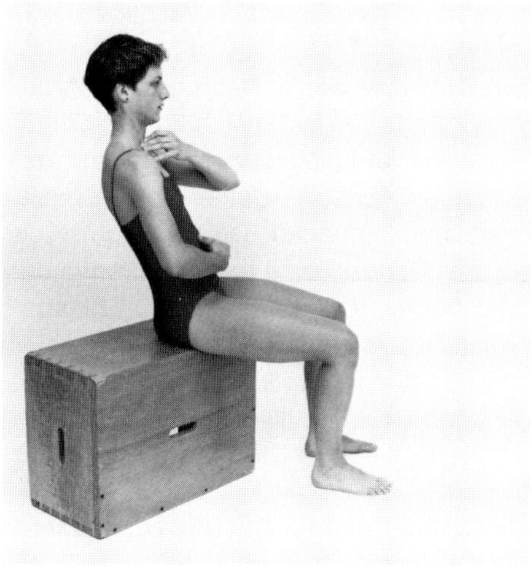

e

Abb. 57 d, e. Das „Klötzchenspiel“. **d** Vorneigung des „Türmchens“ mit Selbstpalpation der automatisch einsetzenden fallverhindernden Aktivität der lumbalen und zervikalen extensorischen Muskulatur. **e** Rückneigung des „Türmchens“ mit Selbstpalpation der automatisch einsetzenden fallverhindernden Aktivität der lumbalen und zervikalen flexorischen Muskulatur

Fußspitzen. Die Fußsohlen spüren den Boden. Dazu müssen die Füße unter den Knien stehen. Jetzt legst du eine Hand auf den Bauch, die andere mit dem Handrükken aufs Kreuz, nicht zu hoch. Du hast das Klötzchen Becken zwischen den Händen. Stell' es so auf den Hocker, daß der Bauch nicht nach vorn ausgeleert wird oder das Becken nach hinten kippt. Laß' das Klötzchen Becken schön aufrecht stehen und fasse mit beiden Händen den Kopf von rechts und links an. Wenn du die Ohren zwischen Zeige- und dritten Finger nimmst, kannst du mit den Handballen eiders viel Wert darauf, daß der Patient die Unterschiede von Hyper- und Hypoaktivität im Gegensatz zur ökonomischen Aktivität wahrzunehmen lernt. Dabei sind die für den Patienten möglichen Wahrnehmungskontrollen in erster Linie die Selbstpalpation, dann die Blickrichtung, sowie das Erleben des Wohlbefindens bei normal funktionierender Ruheatmung (s. S. 126). Das Anfassen der KA Becken und Kopf kann durch ein Betasten ergänzt werden, wenn sich beim permanent stattfindenden Zwiegespräch zwischen Patient und Therapeut herausstellt, daß beim ne Ablage für das Kinn machen. Jetzt ist es notwendig, das Klötzchen Kopf ein wenig nach hinten zu schieben, damit es gut über dem Klötzchen Becken steht, aber natürlich ohne daß dieses mit nach hinten kommt. Du schaust geradeaus. Laß' jetzt den Bauch plumpsen, ohne daß der Turmbau aus den Klötzchen Becken, Brustkorb und Kopf irgendwo zusammenfällt oder mit einem spürbaren Kraftaufwand gehalten werden muß. Nach dem Bauchplumps ist das Klötzchen Brustkorb von selber in die richtige Stellung gekommen. Du spürst, daß das Atmen angenehm ist, daß du nicht angestrengt bist und dich nirgends verkrampfst. Mit den Händen kannst du am Klötzchen Brustkorb kontrollieren, daß dein oberer Bauch schön lang ist, aber weich. Nach getaner Arbeit legst du deine Hände nicht in den Schoß, sondern übereinander mitten auf den Brustkorb. Ein Zeigefinger hat das Halsgrübchen gefunden. Du darfst jetzt die Wärme deiner Hände oder die Wärme des Brustkorbs spüren. Auch das Schlagen deines Herzens fühlst du deutlich, ebenso das Weiter- und Schmälerwerden des Brustkorbs durch die Atmung."

Patienten noch Unklarheiten darüber bestehen, was er spüren soll und kann. Auch beim „Klötzchenspiel" gilt, daß das Einordnen der Körperabschnitte in die KLA nicht gelingen kann, wenn wegen bestehender Teilsteifigkeiten der Wirbelsäule ein spontan nicht zu überwindendes Hindernis vorhanden ist. Gelingt dem Patienten das Loslassen des Bauchs nicht, kann der Therapeut den Brustkorb so halten, daß auf die extensorische Stabilisation der BWS verzichtet werden kann (Abb. 80 a–c).

Actio und Conditio des Bewegungsablaufs

„Jetzt beginnt das in sich gefestigte Türmchen hin und her zu pendeln, zuerst nach vorn, dann nach hinten. Es sind kleine Bewegungen, die nach vorn ist etwas ausgiebiger. Die Hin- und Herbewegung läuft in angenehmem Tempo wie ein Perpetuum mobile weiter, während dein Spürsinn sie aufnimmt.

Zuerst spürst du, daß der Druck deiner Füße auf den Boden sich verändert. Wenn er zunimmt, sagst du jedesmal „jetzt". Mit den Daumen berührst du die dir bekannten Knochenvorsprünge am Becken, die 3. Finger stehen auf den Oberschenkeln. Du realisierst, daß der Druck unter den Füßen zunimmt, wenn der Daumenpunkt

Während des rhythmischen Wechsels der Vor- und Rückneigung der in der KLA stabilisierten KA Becken, Brustkorb und Kopf flexorisch/extensorisch in den Hüftgelenken, soll der Patient als Wahrnehmungstraining den Druckwechsel seiner Fußsohlen gegen den Boden wahrnehmen und der Vor- bzw. Rückneigung zuordnen. Dann soll er das Einsetzen der fallverhindernden dorsalen und ventralen Muskulatur im Bereich der lordotischen Wirbelsäulenabschnitte durch Betasten der Muskeln wahrnehmen und der Vor- bzw. Rückneigung des „Türmchens" zuordnen (Abb. 57 d, e). Bei der Vorneigung bleibt die ganze Wirbelsäule in Nullstel-

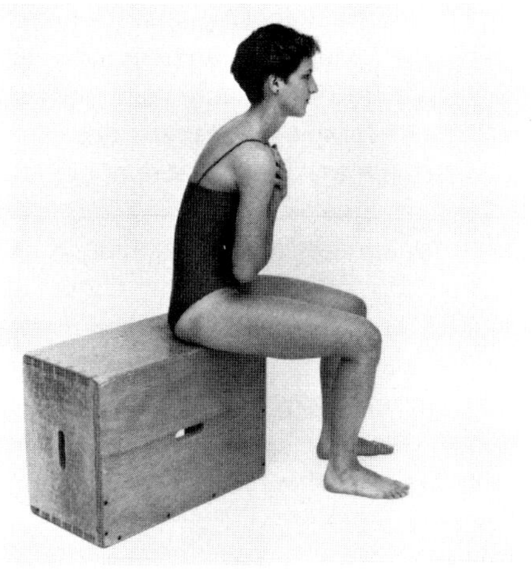

f

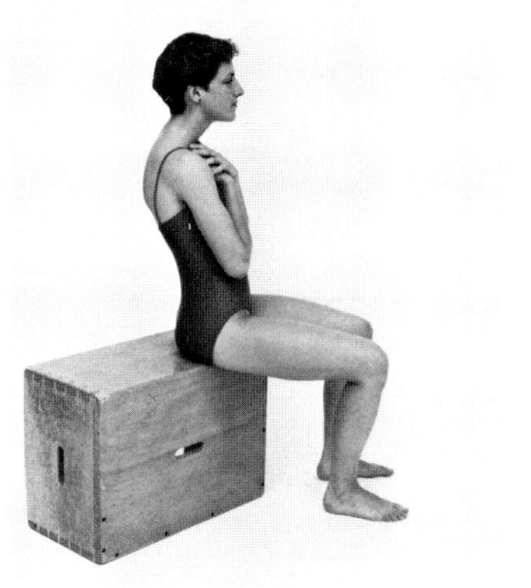

g

Abb. 57 f, g. Das „Klötzchenspiel". **f** Ausweichmechanismus bei der Vorneigung. **g** Ausweichmechanismus bei der Rückneigung

zum Oberschenkel kommt, und abnimmt, wenn er sich entfernt.

Du hast erfahren, daß bei der Vorneigung des Türmchens der Fußdruck am Boden zu- und bei der Rückneigung abnimmt.

Als nächstes sollst du erkunden, wie deine Muskeln arbeiten müssen, daß das Türmchen zusammenhält.

Und so wird's gemacht: Eine Hand auf den Bauch, die Finger der anderen oben am Halsgrübchen. Du spürst, wie die Muskeln anspringen, sagst „Schnapp" und merkst, daß du dich dabei nach hinten neigst. Dann wechselt die Bauchhand ins Kreuz, gerade oben am Becken, die Halslung, darum ändert sich die Blickrichtung von „nach vorn" in „nach vorn unten". Die Vorneigung soll nur so klein sein, etwa 30–40°, daß die Vorwärtskomponente dominiert.

Wenn bei der Vorneigung eine Totalflexion der LWS/BWS und eine Hyperlordose der HWS in Erscheinung tritt, kann ein Flexionsdefizit der Hüftgelenke und/oder ein Extensionsdefizit der LWS die Ursache sein (Abb. 57 f).

Bei der Rückneigung ist eine geringe flexorische Bewegung in den oberen Kopfgelenken erwünscht. Dann bleibt der Blick nach vorn gerichtet. Auch eine minimale hand in den Nacken. Du sagst „Schnipp", wenn die Muskeln anspringen, und merkst, daß du dich dabei nach vorn geneigt hast. Jetzt weißt du, wie das Türmchen zusammenhält. Nun kommt der letzte Versuch. Eine Hand auf den Bauch oder Hals, die andere ins Kreuz oder in den Nacken. Du spürst das Anspringen der Muskeln und mußt im doppelten Tempo „Schnipp-Schnapp" rufen. Zwischen dem „Schnipp" und dem „Schnapp" gibt es ein „Loch", alle Muskeln sind weich. Das heißt, das Türmchen steht aufrecht."

flexorische Verformung des lumbosakralen Übergangs ist bei normaler Lendenlordose physiologisch. Der Therapeut sollte wissen, daß selbst bei nur geringer Sitzkyphose dieser anpassende, flexorische Bewegungsausschlag nicht stattfindet, weil die LWS ihre optimale Nullstellung gar nicht einnehmen kann.

Besonders häufig beobachtet man, daß bei der Rückneigung die extensorische Bewegung des Beckens in den Hüftgelenken gestoppt wird und statt dessen eine dorsaltranslatorische Ausweichbewegung in der oberen LWS/unteren BWS stattfindet, während der Kopf in der HWS nach ventral translatiert. Als Ursache kommt in erster Linie eine Insuffizienz der Bauchmuskulatur in Betracht (Abb. 57 g).

Freies Bewegen der Hände oder die Kombination des „Klötzchenspiels" mit der Übung „Kurz und bündig" (s. 5.6.4) bilden den Übergang zum normalen Bewegungsverhalten (Abb. 57 h, i).

► ANPASSUNG DER ÜBUNG AN KONSTITUTION UND KONDITION DES PATIENTEN

● Rolle der Längen, Breiten, Tiefen und Verteilung der Gewichte bei der konstitutionellen Anpassung

Die konstitutionellen Größen beeinflussen lediglich das Ausmaß der optimalen Vor- bzw. Rückneigung in der Übung „Klötzchenspiel". Das kleinste Ausmaß der flexorischen und extensorischen Bewegungen der in sich stabilisierten KLA in den Hüftgelenken ergibt sich bei + + + kopflastiger Oberlänge, kurzen Oberschenkeln und leichten Beinen.

● Konditionelle Anpassung

Mangel an Leistungsfähigkeit oder Wunsch zur Leistungssteigerung: Bei unstabilen und/ oder hypermobilen WS kann das „Klötzchenspiel" durch Veränderung und Steigerung des Tempos und durch zusätzliche Aktivitäten der Arme gut zur Verbesserung der Kondition genutzt werden. Weitet man die Bewegung dahin aus, daß bei Rückneigung die Füße den Kontakt mit dem Boden, bei Vorneigung das Becken den Kontakt mit der Sitzfläche verliert, hört die Bewegung des „Türmchens" in den Hüftgelenken auf. Dann gelingt der Übergang zu einem funktionellen Beinachsenbelastungstraining nahtlos (Abb. 57 h, i).

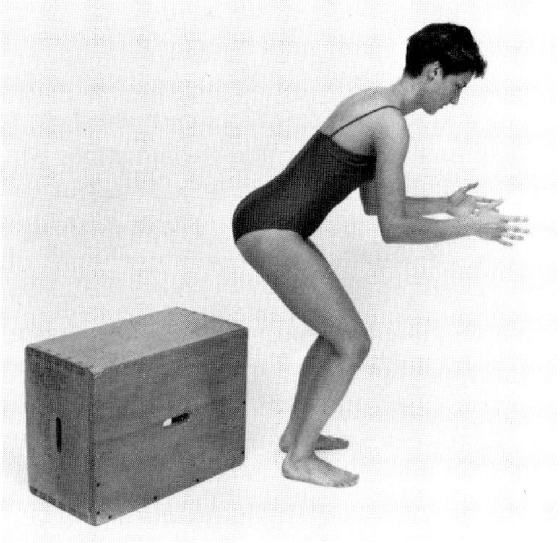

h

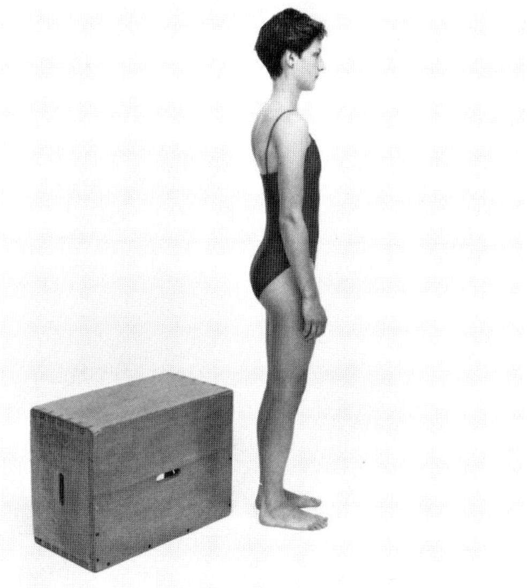

i

Abb. 57 h, i. Das „Klötzchenspiel".
h, i Ausweitung der Bewegung zum aufrechten Stand

Während der Übung auftretende Schmerzen als Kontraindikation: Ischämische Schmerzen als Folge inadäquater Belastung der Wirbelsäulen-, Schultergürtel- und Hüftgelenkmuskulatur können mit dieser Übung zum Verschwinden gebracht werden. Bei bestehender radikulärer Symptomatik kann diese sich wegen unstabiler Bewegungssegmente verstärken. In solchen Fällen wird die Übung ausgesetzt und eine gezielte Behandlung in Entlastung durch mobilisierende Massage usw. vorgenommen.

Bewegungseinschränkung oder Hypermobilität: Flexorische Bewegungseinschränkungen in den Hüftgelenken können bis zu einem gewissen Grad durch Erhöhung der Sitzgelegenheit behoben werden. Es empfiehlt sich, den Patienten auf die Behandlungsbank zu setzen. Sobald der Sitz höher gestellt wird und die Oberschenkel nicht mehr horizontal

stehen, muß darauf geachtet werden, daß sie keinen dorsalen Kontakt mit der Sitzfläche haben.
Wenn sich die Flexions-/Extensionsachsen der Hüftgelenke nicht mehr parallel einstellen lassen, ist die Übung nicht mehr möglich. Wie bereits früher erwähnt, können Bewegungseinschränkungen und Asymmetrien der Wirbelsäule eine optimale Einordnung der „Klötzchen" nicht mehr erlauben. Trotzdem kann der Bewegungsablauf geübt werden, er ist sogar sehr nützlich. Nur in der Ausgangsstellung muß durch eine Entlastungsstellung der reaktive Hypertonus der Muskulatur neutralisiert werden.

Zentralnervöse Bewegungsstörungen: Auch hier kann das „Klötzchenspiel" oft von Nutzen sein, da die Beine parkiert sind und die Arme während des Bewegungsablaufs am Brustkorb „versorgt" sind. So kann sich die Tonusschwankung der Muskulatur durch die räumlichen Lageveränderungen günstig auswirken.

5.2.1 Entlastungsstellung für die ganze Wirbelsäule (Abb. 58 und 59)

Der Name „Entlastungsstellung für die ganze Wirbelsäule" bezeichnet das funktionelle Problem, das gelöst werden soll.

■ LERNZIEL

Eine Entlastungsstellung für die ganze Wirbelsäule muß die physiologische axiale Belastung der Wirbelsäule aufheben, ohne daß Schubbelastungen auf den passiven Strukturen der Bewegungssegmente entstehen.

▶ FUNKTIONSANALYSE IN THERAPEUTENSPRACHE

● Konzeption der Übung

Entlastungsstellung in Hängelage (Abb. 58 a + b)
Will man die axiale Belastung der Wirbelsäule aufheben, ohne daß Schubbelastungen auf den passiven Strukturen auftreten können, übt man auf die Wirbelsäule eine Traktion in Richtung der KLA aus. Das ist am einfachsten, wenn man die vertikale Lage der KLA beibehält, aber die Anordnung der Klötzchen um 180° dreht, also Kopf unten, Becken oben. Die Traktion durch das eigene Körpergewicht erfolgt in einer Hängelage, die allerdings eine Flexion von mehr als 90° in den Hüftgelenken voraussetzt. Man kann sich dazu bäuchlings auf eine hoch gestellte Behandlungsbank legen - der Abstand der Liegefläche vom Boden muß etwas mehr als die Oberlänge betragen - und so weit kopfwärts rutschen, daß nur noch die ventralen Seiten der gespreizten Beine Kontakt mit der Liegefläche der Bank haben. Mit den Füßen der gespreizten Beine hält man sich an den Längskanten der Behandlungsbank fest, wenn keine Hilfsperson die Beine auf die Bankoberfläche drücken und festhalten kann. Mit den Händen und evtl. auch mit den Unterarmen bekommt der Patient Bodenkontakt, ein wenig auch mit dem Scheitelpunkt. Damit die KLA vertikal hängt, muß der Scheitelpunkt unter dem lumbosakralen Übergang stehen. Aus dieser Ausgangsstellung kann sich der frontotransversale Brustkorbdurchmesser als kranialer Zeiger der BWS und als kaudaler der HWS in diesen beiden Rotationsniveaus hubfrei um die KLA drehen.
Durch manuelle Hilfe kann man einzelne Bewegungssegmente, die ein Extensions- bzw. Flexionsdefizit aufweisen, unter Traktion hubarm mobilisieren. Es ist aber auch mög-

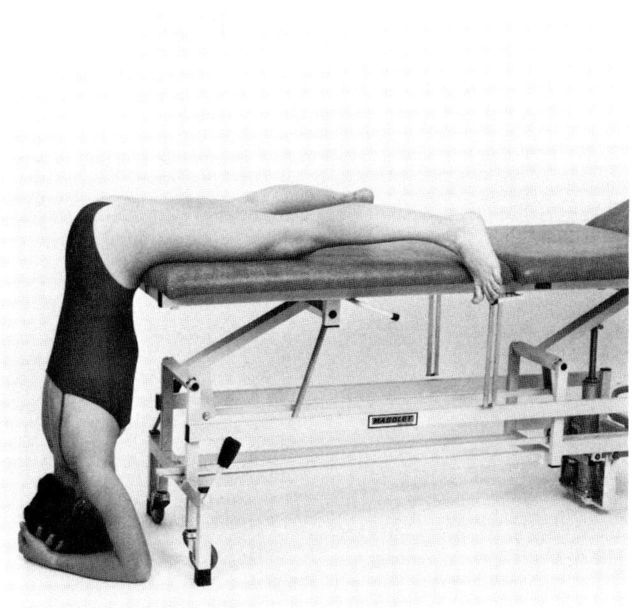

a

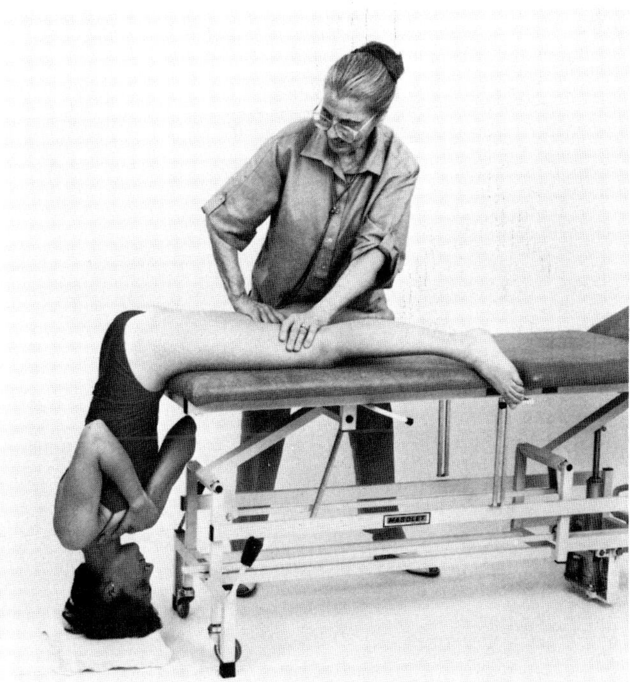

b

Abb. 58 a, b. Entlastungsstellung für die ganze Wirbelsäule in Hängelage. **a** Der Patient hängt sich mit Hilfe der Füße an die Längskanten der Bank. Die KA Arme und Kopf haben Bodenkontakt und befinden sich in Parkierfunktion. **b** Die Therapeutin macht die Hängeaktivität der Beine des Patienten überflüssig. Die vereinigten Hände des Patienten liegen ventrokranial in der Mitte des Brustkorbs. Dieser rotiert als kranialer Zeiger in der BWS und als kaudaler Zeiger in der HWS

lich, alle anderen Bewegungskomponenten der Wirbelsäule hubarm unter Traktion zu mobilisieren.
Zum Aufstehen wird der Patient vom Therapeuten fußwärts auf die Bank gezogen, dabei hilft der Patient mit den Händen nach.

Entlastungsstellung in Rückenlage (Abb. 59 a + b)
Diese Entlastungsstellung für die ganze Wirbelsäule bei normal beweglichen Schulter- und Hüftgelenken ist eine optimale, rasch wirkende Entspannungshaltung für den ganzen Körper.
Der Patient liegt auf dem Rücken auf einer Behandlungsbank.
Die KA Becken, Brustkorb und Kopf bilden die horizontale KLA. Die Kyphose der BWS und die Lordose der HWS sind etwas vermindert.
Der KA Arme befindet sich in der „Hirtebüblistellung" (s. S. 281). Eine Unterpolsterung

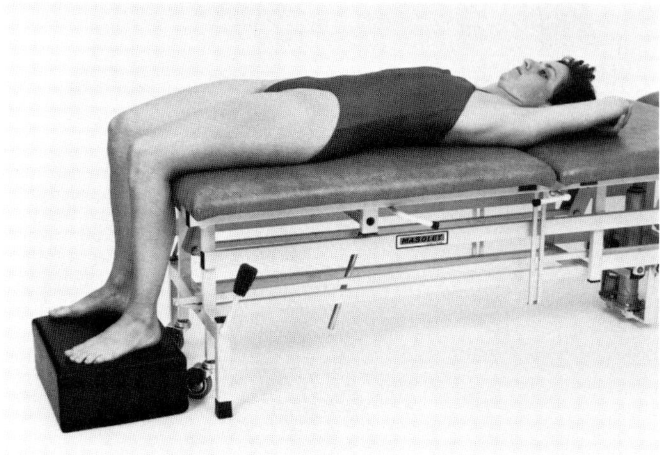

a

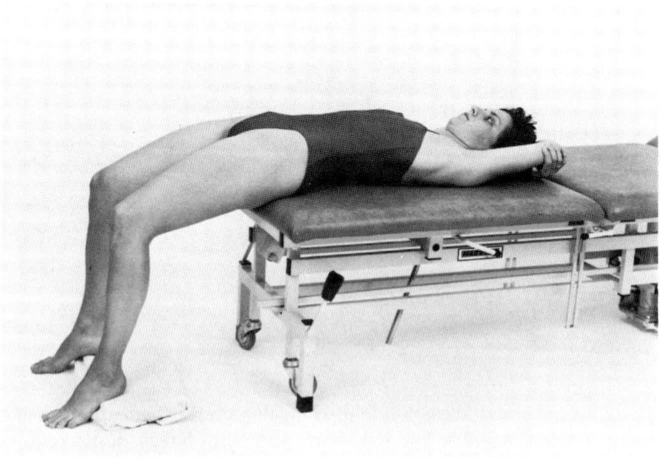

b

Abb. 59 a, b. Entlastungsstellung für die ganze Wirbelsäule in Rückenlage. **a** Hüftgelenke in Nullstellung. **b** Hüftgelenke in Extension

der Arme erfolgt nur bei flexorisch eingeschränkten Schultergelenken. Die Lagerung der Arme macht die HWS potentiell beweglich.
Am KA Beine befinden sich die Hüftgelenke in der Nullstellung (Abb. 59 a). Die dorsalen Seiten der Oberschenkel haben Kontakt mit der Behandlungsbank, deren Schmalkante in Höhe der Flexions-/Extensionsachsen der Kniegelenke liegt. Die Fußsohlen haben Bodenkontakt oder stehen auf einem Kissen, je nach Höhe der Bank und Länge der Unterschenkel. Die funktionellen Fußlängsachsen stehen in der vetrikal stehenden Sagittalebene der Hüftgelenke. Die Unterschenkel sind in den Kniegelenken ca. 90° flektiert. In dieser Stellung bringt man die Nullstellung der Hüftgelenke auch in bezug auf die Rotation gut unter Kontrolle.
In der Abb. 59 b befindet sich die Bankkante in Höhe der Flexions-/Extensionsachsen der Hüftgelenke. Diese sind in Extension. Die Unterschenkel sind in den Kniegelenken etwas weniger als 90° flektiert. Die Fersen stehen auf einem niedrigen Kissen, die Vorfüße haben Bodenkontakt, so daß sich die oberen Sprunggelenke in mäßiger Plantarflexion befinden.
Diese Stellung ist eine Dehnlagerung für die Flexoren der Hüftgelenke. Tritt eine Flexion des Beckens in den Hüftgelenken und eine extensorische Verformung der LWS auf, muß auf die Extension der Hüftgelenke verzichtet und die Füße höhergestellt werden.

5.2.2 Die „Schlange" (Abb. 60 und 61)

Die „Schlange" ist ein Phantasiename. Die Wirbelsäule soll in dieser Übung schlängelnd bewegt werden.

■ LERNZIEL

Der Patient soll die ganze Wirbelsäule in der Symmetrieebene von kaudal nach kranial weiterlaufend extensorisch/flexorisch und in der mittleren Frontalebene von kaudal nach kranial weiterlaufend lateralflexorisch mobilisieren können.

► FUNKTIONSANALYSE IN THERAPEUTENSPRACHE

● Konzeption der Übung

Um die ganze Wirbelsäule von kaukal nach kranial extensorisch/flexorisch oder lateralflexorisch weiterlaufend mobilisieren zu können, wählen wir den aufrechten Sitz ohne Lehne als Ausgangsstellung. Dann wird der Bewegungsablauf zwar nicht hubfrei, aber die in den Raum ragenden KA Becken, Brustkorb und Kopf werden von keiner Unterlage behindert. Um die Richtung von kaudal nach kranial zu verwirklichen, wählen wir für die Extension/Flexion wechselnde flexorische bzw. extensorische Bewegungsimpulse des Beckens in den Hüftgelenken. Ein flexorischer Impuls, der die LWS extensorisch verformt, läuft weiter nach kranial; bevor er die HWS erreicht, setzt der extensorische Impuls des Beckens in den Hüftgelenken etwas weniger stark ein und verformt die Wirbelsäule weiterlaufend flexorisch.
Das lateralflexorische Schlängeln beginnt mit einem innenrotatorischen Bewegungsimpuls des Beckens, z. B. im rechten Hüftgelenk und der linkskonkav lateralflexorischen Verformung der LWS, die nach kranial weiterläuft und, bevor sie die HWS erreicht, vom

schwächeren außenrotatorischen Impuls des Beckens im rechten Hüftgelenk abgelöst wird, der die Wirbelsäule zur Gegenseite verformt. Der Patient kann mit einer Hand im Rücken die Bewegung an den Stellen tasten und sogar mit etwas Geschick manipulieren, die besonders mobilisiert werden sollen.

● Position und Aktivierung der Ausgangsstellung

Siehe „Klötzchenspiel" (S. 191).

● Actio – Reactio des Bewegungsablaufs

Die „Schlange" ist ein standortkonstanter Bewegungsablauf mit Druckverschiebung innerhalb der Unterstützungsfläche der Ausgangsstellung.
Die Actio ist durch einen Primärimpuls gekennzeichnet, der sich nach kranial unbegrenzt weiterlaufend auswirken kann, gefolgt von einem schwachen, zeitlich genau koordinierten Sekundärimpuls in entgegengesetzter Richtung. Dann wiederholt sich in zeitlich genauer Koordination der Primärimpuls, gefolgt vom Sekundärimpuls usw.
Wenn die Richtung des Primärimpulses nach vorn geht, ist diejenige des Sekundärimpulses nach hinten gerichtet. Wenn die Richtung des Primärimpulses nach rechts verläuft, geht diejenige des Sekundärimpulses nach links.
Beide Impulse sollen sich unbegrenzt nach kranial weiterlaufend auswirken.

Extensorische/flexorische weiterlaufende Mobilisation der Wirbelsäule (Abb. 60)

Actio in Form der Primärbewegung
Der kritische Distanzpunkt des Primärimpulses, DP lumbosakraler Übergang, bewegt sich energisch nach vorn/unten. Durch diese Drehpunktverschiebung bewegen sich die

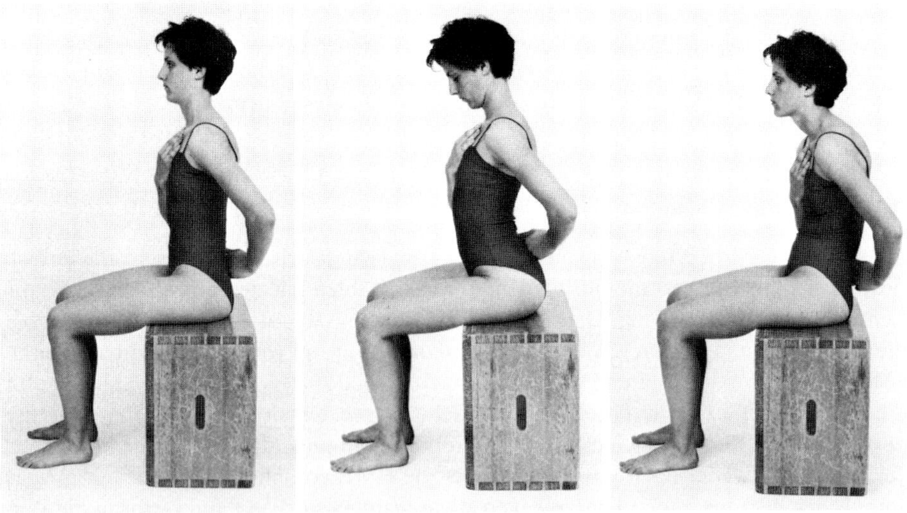

a b c

Abb. 60 a–c. Die „Schlange". **a** Ausgangsstellung für die extensorische/flexorische weiterlaufende Mobilisation der Wirbelsäule. **b** Impuls des Beckens (flexorisch in den Hüftgelenken) für die extensorische weiterlaufende Mobilisation der Wirbelsäule. **c** Impuls des Beckens (extensorisch in den Hüftgelenken) für die flexorische Mobilisation der Wirbelsäule

Hüftgelenke flexorisch und die LWS vom Becken aus extensorisch. Nach kranial weiterlaufend kommen von kaudal her die BWS, dann die HWS und schließlich die oberen Kopfgelenke in Extension, so daß sich DP Scheitelpunkt nach hinten/unten bewegt; zu diesem Zeitpunkt hat der Sekundärimpuls bereits stattgefunden.
Der kritische Distanzpunkt des Sekundärimpulses, DP lumbosakraler Übergang, bewegt sich sachte nach hinten, zuerst etwas nach oben, dann nach unten. Durch diese Drehpunktverschiebung bewegen sich die Hüftgelenke extensorisch und die LWS vom Becken aus flexorisch. Nach kranial weiterlaufend kommen von kaudal her zunächst die BWS, dann die HWS und schließlich die oberen Kopfgelenke in Flexion, so daß sich DP Scheitelpunkt nach vorn/erst oben, dann unten bewegt; zu diesem Zeitpunkt hat der zweite Primärimpuls bereits stattgefunden.

Reactio in Form von aktivierter passiver Widerlagerung
Eine aktivierte passive Widerlagerung im klassischen Sinn findet nicht statt. Trotzdem ergibt die schlangenhafte Bewegung mit ihren nach vorn und hinten gerichteten Impulsen ein ausgewogenes Spiel der Gewichte der KA Becken, Brustkorb, Kopf und Arme nach vorn und hinten. Allerdings muß der Einsatz der Bewegungsimpulse zeitlich regelrecht koordiniert sein.

Reactio in Form von Veränderung der Unterstützungsfläche
Im Wechselspiel der nach vorn und hinten gerichteten Bewegungsimpulse wird der Druck der Fußsohlen am Boden reaktiv nach vorn verstärkt und wieder vermindert, während der Druck auf der Sitzfläche alternierend nach hinten verstärkt wird, sobald der Fußsohlendruck am Boden abnimmt.

Lateralflexorische weiterlaufende Mobilisation der Wirbelsäule (Abb. 61)

Actio in Form der Primärbewegung
Der kritische Distanzpunkt des Primärimpulses, DP linke Spina iliaca, bewegt sich energisch nach oben/rechts durch Innenrotation im rechten Hüftgelenk vom Becken aus und linkskonkave Lateralflexion in der LWS von kaudal her. Simultan wird dieser Primärimpuls durch Abdruckaktivität der linken Fußsohle vom Boden nach unten/links verstärkt. Nach kranial weiterlaufend verformen sich die BWS, die HWS und schließlich die oberen Kopfgelenke weiterlaufend von kaudal her linkskonkav lateralflexorisch, so daß sich DP Scheitelpunkt in der vertikal stehenden mittleren Frontalebene nach unten/lateral links bewegt; zu diesem Zeitpunkt hat der Sekundärimpuls bereits stattgefunden.
Der kritische Distanzpunkt des Sekundärimpulses, DP linke Spina iliaca, bewegt sich sachte nach unten links durch Außenrotation im rechten Hüftgelenk vom Becken aus und anschließende Innenrotation im linken Hüftgelenk vom Becken aus, die LWS verformt sich rechtskonkav lateralflexorisch. Nach kranial weiterlaufend verformen sich die BWS, dann die HWS und schließlich die oberen Kopfgelenke weiterlaufend von kaudal her rechtskonkav lateralflexorisch, so daß sich DP Scheitelpunkt in der vertikal stehenden mittleren Frontalebene nach unten/lateral rechts bewegt; zu diesem Zeitpunkt hat der zweite Primärimpuls bereits stattgefunden.

Reactio in Form von aktivierter passiver Widerlagerung
Eine aktivierte passive Widerlagerung im klassischen Sinn findet nicht statt. Trotzdem ergibt die schlangenhafte Bewegung mit ihren nach rechts und links gerichteten Impul-

sen ein ausgewogenes Spiel der Gewichte der KA Becken, Brustkorb, Kopf und Arme nach rechts und links. Allerdings muß der Einsatz der Bewegungsimpulse zeitlich regelrecht koordiniert sein.

Reactio in Form von Veränderung der Unterstützungsfläche
Durch die Abdruckaktivität des linken Fußes vom Boden nach unten/links, koordiniert mit dem Primärimpuls der linken Spina iliaca nach rechts/oben, verliert DP linkes Tuber ischii den Kontakt mit der Sitzfläche ganz, das rechte Tuber wird entlastet, und es kommt ein angedeuteter Trochantersitz auf der rechten Seite zustande, so daß die Unterstützungsfläche sich durch den Primärimpuls reaktiv etwas nach rechts ausweitet. Die Ausweitung nach links nach dem Sekundärimpuls ist viel weniger ausgeprägt.

● Conditio - Limitatio des Bewegungsablaufs

In der Übung „Schlange" spielen Conditio und Limitatio nur insofern eine Rolle, als die Bewegungsimpulse den wellenförmigen Bewegungsablauf nicht außer Kontrolle bringen dürfen.

Conditio des Bewegungstempos
Limitatio der ökonomischen Aktivität durch Finden des Idealtempos
Conditio: Das Bewegungstempo ergibt sich aus der guten zeitlichen Koordination des starken Primär- und des schwachen Sekundärimpulses. Die „Schlange" wird zum Perpetuum mobile mit Akzenten.
Limitatio: Wenn die Übung sich eingespielt hat, ist der Sekundenrhythmus für beide Impulse das Idealtempo.

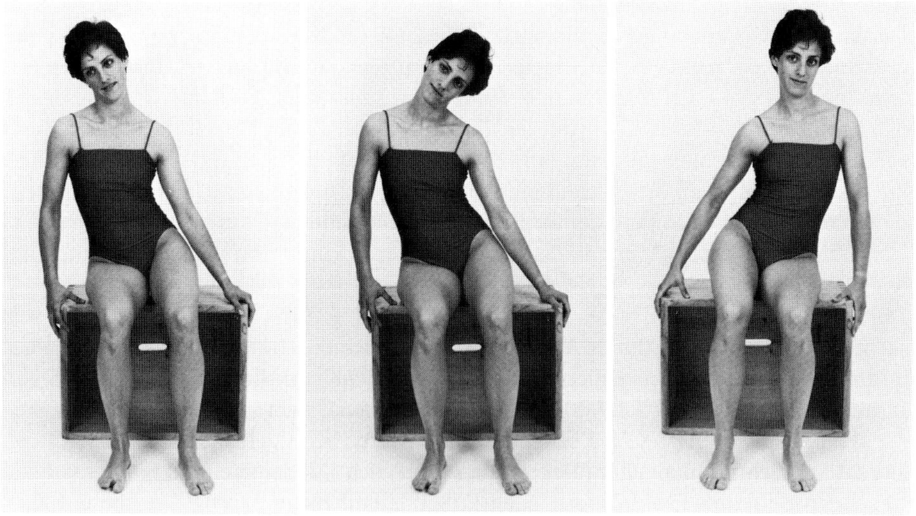

a b c

Abb. 61 a–c. Die „Schlange". **a** Impuls des Beckens (innenrotatorisch im rechten Hüftgelenk) für die linkskonkav lateralflexorische Mobilisation der Wirbelsäule. **b** Endstellung der linkskonkav lateralflexorischen Mobilisation der Wirbelsäule. **c** Impuls des Beckens (innenrotatorisch im Hüftgelenk) für die rechtskonkav lateralflexorische Mobilisation der Wirbelsäule

▶ **ANPASSUNG DER ÜBUNG AN KONSTITUTION UND KONDITION DES PATIENTEN**

Konstitutionelle Anpassungen beschränken sich auf die Intensität der Bewegungsimpulse.
Die „Schlangenübung" wird wesentlich anspruchsvoller, wenn sie im aufrechten Stand ausgeführt wird. Dann muß man die kritischen Distanzpunkte der Primär- und Sekundärimpulse ein Bewegungsniveau weiter nach kaudal, also in die Hüftgelenke verlegen. Für die flexorische/extensorische Schlangenbewegung der Wirbelsäule wird dann die Flexions-/Extensionsachse der Hüftgelenke im Primärimpuls nach vorn gebracht. Die Hüftgelenke bewegen sich durch Drehpunktverschiebung extensorisch. Beim Sekundärimpuls nach hinten, bewegen sich die Hüftgelenke flexorisch.
Für die lateralflexorische Schlangenbewegung der Wirbelsäule wird die Abduktions-/Adduktionsachse der Hüftgelenke im Primärimpuls nach rechts gebracht. Das rechte Hüftgelenk bewegt sich durch Drehpunktverschiebung adduktorisch. Beim Sekundärimpuls nach links, bewegt sich das linke Hüftgelenk adduktorisch.
Das Verhalten der Beinachsen bei dieser Variante der „Schlange" wird in der Gangschulung[7] im Detail analysiert.

5.3 Anpassung der hubfreien/hubarmen Mobilisation der Wirbelsäule an besondere Probleme der LWS

Die LWS wird funktionell dem KA Becken zugeordnet. In aufrechter ökonomischer Haltung soll sich das Becken in den Hüftgelenken und in der LWS im Aktivitätszustand der potentiellen Beweglichkeit befinden. Das gilt auch für die typische Fortbewegungsart des Menschen, für das Gehen. Das heißt, daß der Wirbelsäulenabschnitt LWS einerseits für permanente Feinverformungen im Sinne von Flexion, Extension und Lateralflexion bereit ist, im lumbothorakalen Übergang auch im Sinne von Rotation und Translation. Diese Verformungsbereitschaft hat andererseits zur Folge, daß auch ohne Bewegungsausschläge in den Wirbel- und Zwischenwirbelgelenken die Muskulatur fallverhindernd ständigen Tonusschwankungen unterworfen ist. Ein solches Bewegungsverhalten schützt die LWS vor frühzeitigen Abnutzungserscheinungen und steigert die Bereitschaft zur fallverhindernden Stabilisation, sobald sich die KLA aus der Vertikalen neigt. Ob nun beim Gehen oder z. B. bei manuellen Aktivitäten effektive Verformungen der LWS stattfinden oder ob es sich nur um Tonusveränderungen der Muskulatur handelt, hängt von den konditionellen, konstitutionellen, beweglichkeitskritischen und statischen Gegebenheiten jedes einzelnen ab und selbstverständlich wesentlich vom stattfindenden Bewegungsablauf.
Die LWS ist gegen statische Dauerbelastungen und unkontrollierte Rotationsbeanspruchungen besonders empfindlich. Diese treffen sie in besonderem Maße, weil außer Fremdgewichten, die den Körperschwerpunkt zentrifugal verschieben, z. B. das Tragen und Herunterheben von Kleinkindern, Koffern, Kisten etc., auch die eigenen Körpergewichte, die über und meistens vor der Lendenwirbelsäule liegen, wie Brustkorb, Schul-

[7] Klein-Vogelbach S. (in Vorbereitung) Gangschulung zur funktionellen Bewegungslehre. Springer, Berlin Heidelberg New York Tokyo (im folgenden zitiert als „Gangschulung").

tergürtel, Kopf, Arme und Bauch, diese stark belasten oder überlasten. Darum sind beim Bücken und/oder Heben die potentiellen Möglichkeiten der Lastarmverkürzung/-verlängerung kritisch auszuwerten (s. Gangschulung).
Belastungen flüchtiger Stellungsänderungen innerhalb eines Bewegungsablaufs hingegen werden ohne weiteres verkraftet. Darum wird das Gehen bei annähernd normaler Statik von Patienten mit LWS-Syndromen meist als entlastend empfunden, solange keine akute radikuläre Symptomatik jede Belastung unerträglich werden läßt.
Wenn die Lagebeziehung der LWS zu den anderen Körperabschnitten und in bezug auf die Schwerkraft aus pathologischen oder auch nur aus statischen Gründen schon bei aufrechter Haltung unökonomisch geworden ist, nehmen die Abnutzungsvorgänge rapide zu. Darum muß nach den funktionellen Zusammenhängen, die solchen Störungen zugrunde liegen und bestehende pathologische Prozesse in diesem Bereich zusätzlich ungünstig beeinflussen, gefahndet werden.

Häufige Ursachen statischer Fehlbelastungen

- Unstabilität der LWS in den Bandscheiben-Wirbelkörper-Gelenken bei Osteochondrosis intervertebralis, Spondylolysen, Spondylolisthesen und Hypermobilität;
- strukturelle Sitzkyphose im Bereich des lumbosakralen Übergangs mit konsekutiver Veränderung der Verteilung der Körpergewichte vor und hinter den Flexions-/Extensionsachsen der LWS;
- funktionelle Sitzkyphose, verbunden mit einer Ischiokruralverkürzung, häufig bei relativ großen oder asymmetrischen Antetorsionswinkeln des Schenkelhalses und anlagemäßig verminderter Lendenlordose;
- Hyperlordose, oft zusammen mit einem Extensionsdefizit der Hüftgelenke, die ihre Nullstellung nicht oder nur knapp erreichen, und einem Flexionsdefizit in der LWS.
- Muskelverkürzungen im Bereich der Hüftgelenke. Dabei können vorwiegend die zweigelenkigen Muskeln betroffen sein. Auf die LWS und die Hüftgelenke wirken ein: Iliopsoas und Psoas major et minor, auf die Hüft- und Kniegelenke Ischiokruralmuskeln, Rectus femoris, Sartorius, Grazilis. Bei den eingelenkigen Muskeln kann der Muskelfächer betroffen sein, der in der Standbeinphase das Becken am Oberschenkel verankert und beim Tensor fasciae latae beginnt und am Adductor magnus endet. Es kann aber auch der Muskelfächer betroffen sein, der in der Spielbeinphase den Oberschenkel an das Becken hängt und am Adductor longus beginnt und am Iliacus endet. Jede Verkürzung dieser Muskeln wirkt sich unmittelbar auf die LWS aus.
- Blockierungen der Iliosakralgelenke.
- Alle arthritischen und arthrotischen Prozesse im Bereich der Hüft-, Iliosakral und LWS-Gelenke.
- Schlechte Statik der Beinachsen und Fußwölbungen.
- Muskuläre Insuffizienzen im Bereich der Beine, der Hüftgelenke und der LWS. Gravierend wirken sich Insuffizienzen des Trizeps surae, des Quadrizeps, des extensorischen Muskelfächers der Hüftgelenke und der Bauchmuskulatur aus.

Mit Ausnahme der entzündlichen Prozesse sind die aufgeführten Ursachen statischer

Fehlbelastungen einer funktionellen Behandlung zugänglich. Sie differenziert zu diagnostizieren ist eine wichtige Aufgabe bei der Erhebung des funktionellen Status (s. Band 1, 3. Auflage, S. 212).

5.3.1 Entlastungsstellungen für die LWS

Der Name „Entlastungsstellungen für die LWS" bezeichnet das funktionelle Problem, das gelöst werden soll.

■ LERNZIEL

Der Patient soll
- Ruhestellungen und Arbeitshaltungen finden, die alle gegen die Schwerkraft gerichteten, fallverhindernden Aktivitäten in Hüft- und LWS-Gelenken automatisch ausschalten und damit den Aktivitätszustand der potentiellen Beweglichkeit für das Becken herstellen;
- Fuß- und Beinachsen so anordnen, daß das Becken in den Hüftgelenken potentiell beweglich ist;
- die Gewichte der KA Brustkorb, Kopf und Arme so anordnen, daß die sich in Nullstellung befindende LWS potentiell beweglich ist und sich bei den Bewegungen des Beckens in den Hüftgelenken entsprechend hubfrei/hubarm verformen kann.

▶ FUNKTIONSANALYSE IN THERAPEUTENSPRACHE

● Konzeption der Übung

Wir benötigen Schlaf- und Ruhestellungen, also perfekte Lagerungen. Wir brauchen aber auch Sitz-, Stand- und Arbeitsstellungen. Dies ist bei Arbeitshaltungen mit aus der Vertikalen geneigter KLA am schwierigsten, weil man seine Hände zum Arbeiten braucht und nicht zur Entlastung nutzen kann.

● Position und Aktivierung der Ausgangsstellung

Da diese Entlastungsstellungen gleichzeitig für die BWS und HWS gelten, werden hier diejenigen Punkte hervorgehoben, die spezifisch die LWS betreffen.

Entlastungsstellungen der LWS in Rücken- oder Bauchlage (Abb. 62 und 63)
Damit das Grundprinzip der Ruhe- und Schlaflagerungen optimal erfüllt wird, dürfen die in sich beweglichen Systeme der Körperabschnitte nicht durch muskuläre Aktivitä-

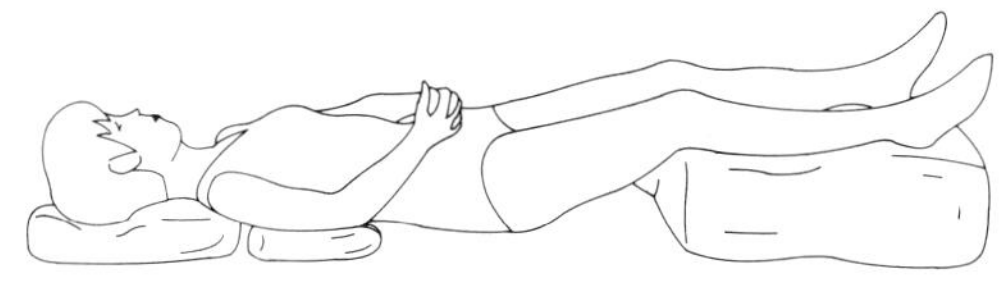

Abb. 62. Entlastungsstellung für die LWS (auch BWS/HWS) in Rückenlage

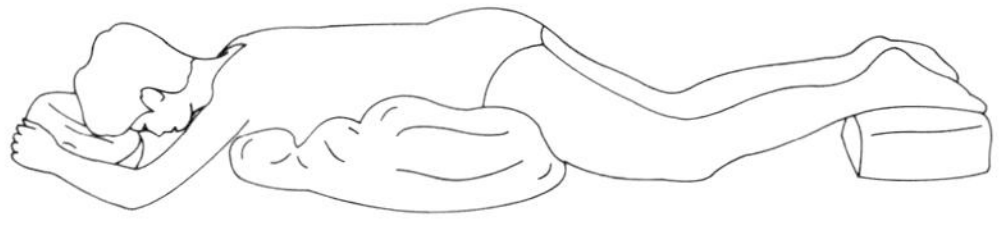

Abb. 63. Entlastungsstellung für die LWS (auch BWS/HWS) in Bauchlage

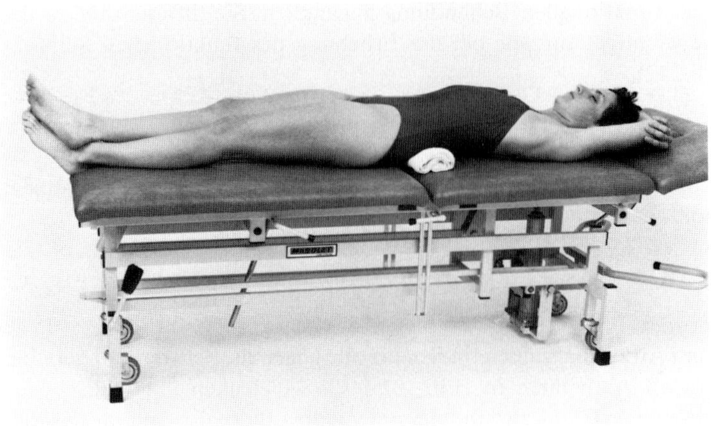

Abb. 64. Entlastungsstellung für die LWS in Rückenlage bei Hohlrundrücken

ten, die gegen die Schwerkraft gerichtet sind, aneinander hängen. Außerdem soll die bestmögliche Einordnung der KA Becken, Brustkorb und Kopf in die KLA gewährleistet sein, wie es in Abb. 62 und 63 der Fall ist.
Damit in Rückenlage die LWS in annähernder Nullstellung potentiell beweglich ist, wird in Abb. 62 durch Lagerung der Unterschenkel auf einer höheren Unterlage eine Flexion der Hüftgelenke vom distalen Hebel aus vorgenommen. Dadurch bekommt das Becken als proximaler Hebel der Hüftgelenke in diesen eine Extensionstoleranz, die ein flexorisches Hängen der Beine am Becken oder des Beckens an den Beinen im Hüftgelenk ausschließt und der LWS eine Flexions- und Extensionstoleranz und damit die potentielle Beweglichkeit gibt. Bei statischem Hohlrundrücken ist eine Unterpolsterung der LWS angezeigt (Abb. 64). Bei statischem Flachrücken mit vermehrter Flexionsstellung des Beckens in den Hüftgelenken hingegen sollten durch ein großes, entsprechend dickes Kissen LWS, Brustkorb, Schultergürtel, Arme und Kopf eine etwas erhöhte Unterlage bekommen. Da diese Patienten oft ein Extensionsdefizit der Hüftgelenke aufweisen, wird eine Flexionsstellung des Beckens in den Hüftgelenken von proximal her unterpolstert. Die Hüftgelenke bekommen damit eine Extensionstoleranz, so daß ein flexorisches Hängen des Beckens an den Oberschenkeln vermieden wird. Die LWS ist potentiell beweglich.
In der Bauchlage, Abb. 63, gibt man durch Unterpolstern des Bauchs und bei Bedarf auch noch des Brustkorbs den Hüftgelenken eine Flexionsstellung vom distalen Hebel her. Durch diese Lagerung vermeidet man ein extensorisch endgradiges Durchhängen der LWS.
Ein Kissen unter den Fußgelenken ermöglicht eine rotatorisch neutrale Stellung der Beine in den Hüftgelenken.

Unterpolsterte Halbseitenlage (Abb. 65)
Diese Lagerung wird bei den Entlastungsstellungen der BWS ausführlich beschrieben. Für die Entlastung der LWS ist v.a. auf die gute Unterpolsterung des Bauchs und des oberen Oberschenkels zu achten. Der Bauch muß sich anlehnen können und durch das Kissen eine Kompression erfahren. Diese Kompression des Bauchs verhindert wieder-

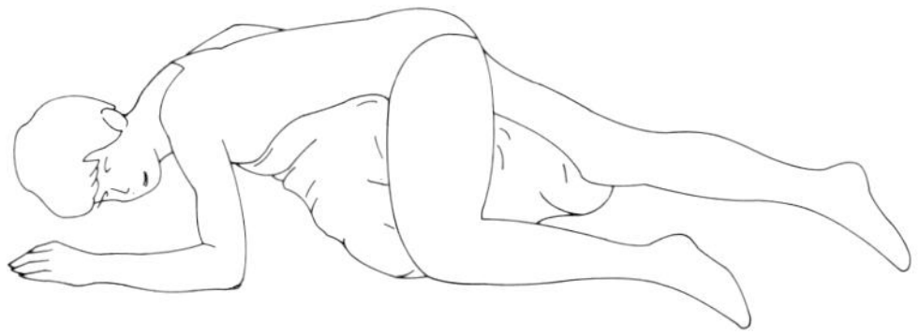

Abb. 65. Entlastungsstellung für die LWS (auch BWS) in Halbseitenlage rechts

um das extensorisch endgradige Durchhängen der LWS und schafft ein Widerlager für die inspiratorische Senkung des Zwerchfells während der Einatmung. Es ist ein Ersatz für einen guten Ruhetonus der Bauchdecken. Bei geblähtem Bauch wird das Abgehen der Darmwinde stimuliert.

Entlastungsstellung der LWS in Seitenlage (Abb. 66)
Bei der Lagerung auf der Seite als Entlastungsstellung für die LWS kommt es besonders auf die Lagerung des oberen Beins auf einer höheren Unterlage an, damit sich das Bein nicht transversalabduktorisch im Hüftgelenk ans Becken hängen kann und dann an der LWS wuchtet. Der Kopf und der obere Arm brauchen unbedingt eine entsprechende Höherlagerung. Wenn sich diese Körperteile an den Brustkorb hängen und ihn aus der Seitenlage bauch- oder rückenwärts ziehen, hängt sich der Brustkorb rotatorisch an das Becken und belastet die LWS durch eine nicht erwünschte Aktivierung. Auch in der Seitenlage ist ein Kissen vor dem Bauch unerläßlich. Bei großem Trochanterpunktabstand und geringem frontotransversalem Brustkorbdurchmesser muß der Brustkorb durch ein großes flaches Kissen eine höhere Unterlage bekommen. Ist nur die Taille schmal, genügt ein Kissen unter der Taille, das ein lateralflexorisches Durchhängen der LWS verhindert.

Entlastungsstellung der LWS im Sitzen (Arbeitshaltung) (Abb. 67)
Beim Lesen, Schreiben oder Maschinenschreiben ist die in Abb. 67 gezeigte „Bauchlehne" eine ideale Entlastungsstellung für die LWS. Die in der KLA eingeordneten KA Becken, Brustkorb und Kopf sind in den Hüftgelenken flexorisch nach vorn geneigt. Die LWS bleibt annähernd in Nullstellung. Durch die ventrale Abstützung, die bis zum kaudalen Teil des Brustkorbs reichen soll, werden die Gewichte des Brustkorbs, des Kopfs und der Arme weitgehend an die „Bauchlehne" abgegeben. Die Arme können auf dem Arbeitstisch parkiert werden. Das fallverhindernde Halten des Kopfs in der KLA stimuliert die Stabilisation der BWS in Nullstellung. Die Belastung der LWS, insbesondere des lumbosakralen Übergangs, wird drastisch verringert, und die fallverhindernde extensorische Muskelaktivität kann vollständig ausgeschaltet werden.

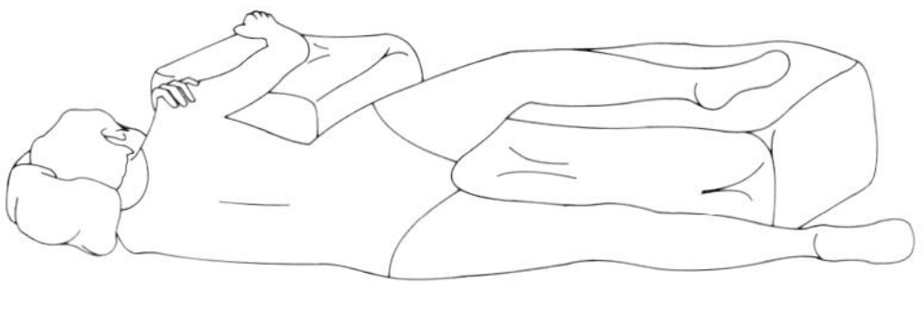

Abb. 66. Entlastungsstellung für die LWS (auch BWS/HWS) in Seitenlage links

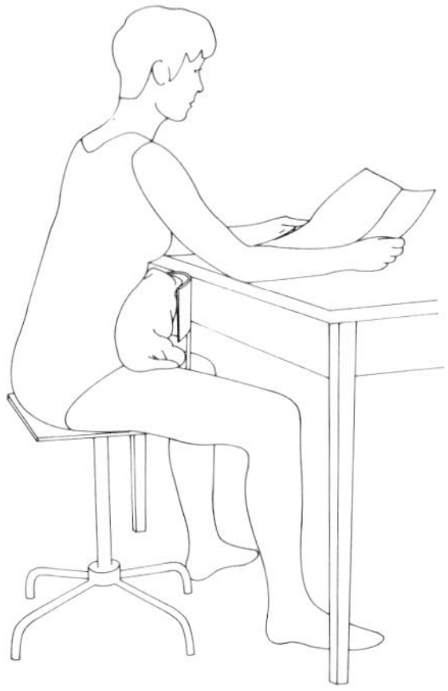

Abb. 67. Entlastungsstellung für die LWS im Sitzen, Arbeitsstellung

Entlastungsstellungen der LWS im Stehen (Abb. 68–70)
Beim Stehen wird die LWS spontan entlastet, wenn man die Längsachsen der KA Bekken und Brustkorb, extensorisch im Standhüftgelenk nach hinten neigt und der Körper in Schultergürtelhöhe eine dorsale Abstützung bekommt (Abb. 68). Oberhalb der Abstützungsstelle steht die KLA wieder vertikal. Die extensorische Abstützaktivität trifft den unterhalb der Abstützstelle befindlichen Teil der BWS, während die LWS potentiell beweglich bleibt.
Die Abb. 69 und 70 zeigen, wie man die LWS entlasten kann, wenn die KLA durch Flexion in den Hüftgelenken nach vorn geneigt ist. Man stellt ein Bein auf einen Schemel, der so hoch sein sollte, daß man sich je nach Armlänge und je nach Beschäftigung mit der seitengleichen Hand oder dem Ellbogen auf dem Oberschenkel abstützen kann. Dabei bleibt die Wirbelsäule in bezug auf Flexion/Extension in der Nullstellung. Die Ge-

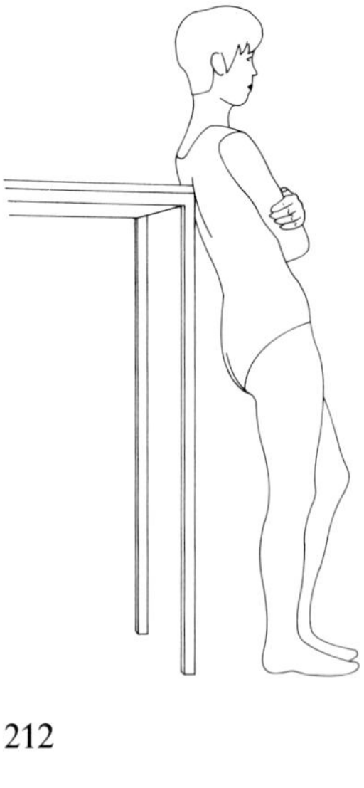

Abb. 68. Entlastungsstellung für die LWS (auch HWS) im Stehen

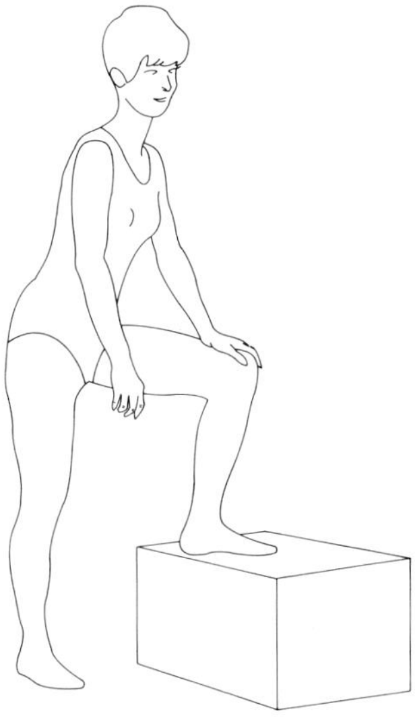

Abb. 69. Entlastungsstellung für die LWS im Stehen, Arbeitsstellung

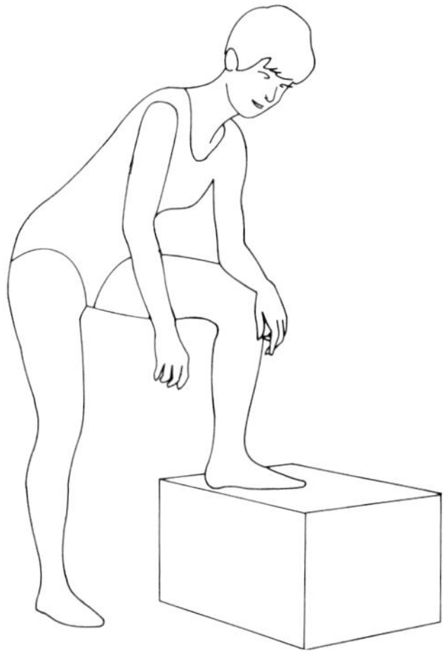

Abb. 70. Entlastungsstellung für die LWS in gebückter Haltung, Arbeitsstellung

wichte der nach vorn geneigten KA Becken und Brustkorb bekommen durch den Arm eine Abstützung auf dem hochgestellten Bein und können daher weder Schubbelastungen auf die passiven Strukturen der LWS ausüben, noch die extensorische fallverhindernde Lumbalmuskulatur durch Dauerbeanspruchung überlasten.

Entlastungsstellung für die Iliosakralgelenke und für die LWS im Stehen (Abb. 71)
Zur Entlastung der Iliosakralgelenke dient die in Abb. 71 gezeigte Stellung: Einbeinstand rechts, eine Fußlänge von einer Wand entfernt. Die dorsalen Seiten der in die KLA eingeordneten KA Becken, Brustkorb und Kopf haben durch Anlehnen Kontakt mit der Wand. Die KLA bleibt vertikal, wenn die rechte Hand das linke Knie von ven-

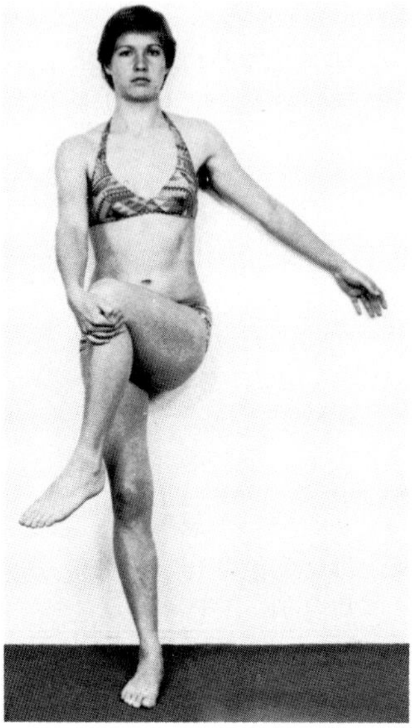

Abb. 71. Entlastungsstellung für die LWS (Iliosakralgelenke) im Stehen

tral/lateral umfaßt, so daß das Gewicht des Beins in der Hand hängt. Ein Zug in horizontaler Richtung nach rechts/dorsal entlastet die Iliosakralgelenke und den lumbosakralen Übergang.

Entlastungsstellung der LWS im Sitzen (Abb. 72)
In Abb. 72 wird mit Hilfe der Arme eine Hängevorrichtung für den Brustkorb mit dem auf ihm thronenden Kopf gebildet. Die Arme kommen dabei durch die muskuläre Auf-

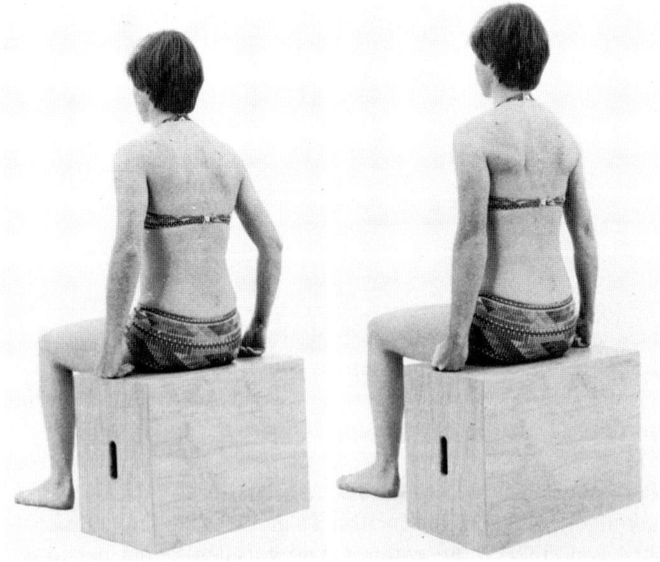

a b

Abb. 72 a, b. Entlastungsstellung für die LWS im Sitzen. **a** Ausgangsstellung. **b** Muskuläre Aufhängung der KA Brustkorb und Becken am Schultergürtel hängung des Brustkorbs am Schultergürtel in Stützfunktion. Der KA Becken gibt seinen Kontakt mit der Sitzfläche nicht auf. Bei Entspannung der Lenden- und Bauchmuskulatur gerät der KA Becken in Parkierfunktion. Wird die Druckaktivität der Hände etwas vermehrt, kann das Beckengewicht genutzt werden, um eine Traktion auf die LWS auszuüben.

Entlastungsstellung der LWS im Sitzen mit Armstütz auf den Oberschenkeln (Abb. 73)
Bei dieser Entlastungsstellung werden die KA Becken, Brustkorb und Kopf in die nach vorn geneigte KLA eingeordnet. Es kommt zu einer initialen extensorischen lumbosakralen Verankerung bei gleichzeitiger Entlastung des lumbosakralen Bereichs durch Armstütz auf den Oberschenkeln.

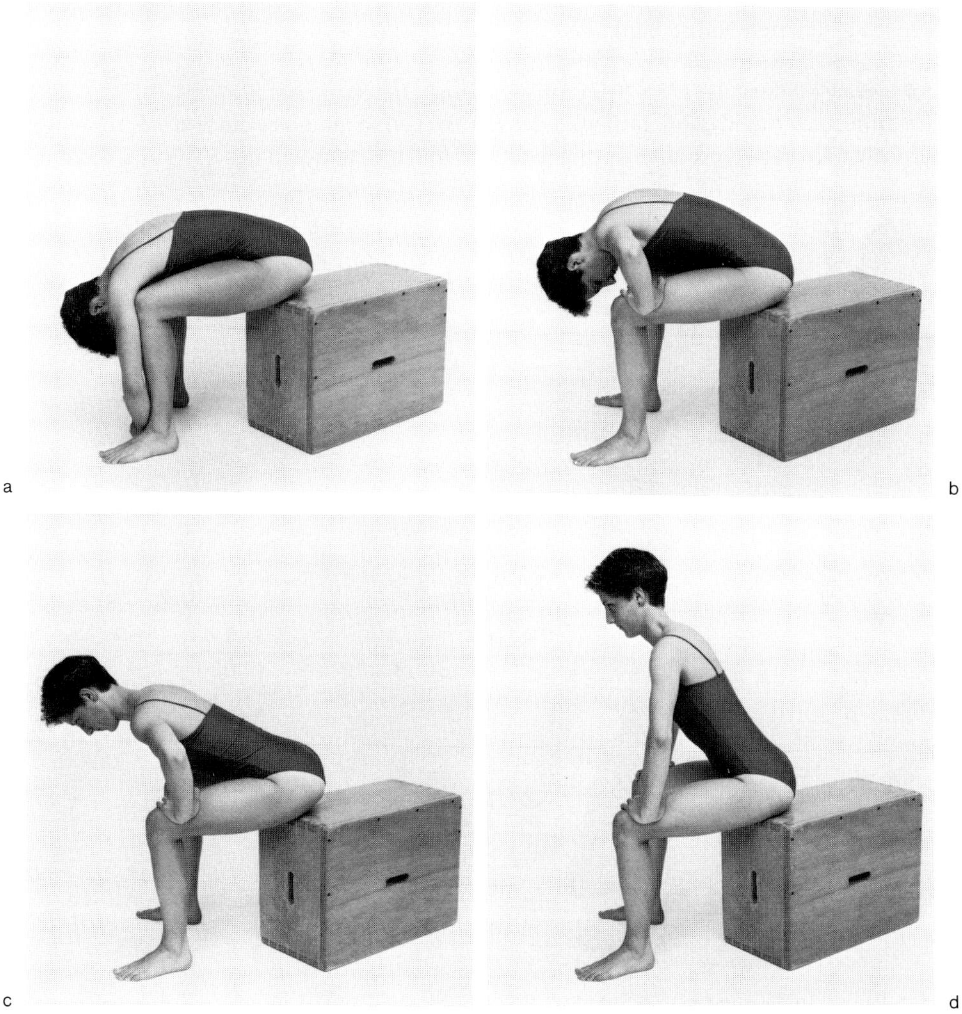

Abb. 73 a–d. Entlastungsstellung für die LWS im Sitzen mit Armstütz auf den Oberschenkeln (Erläuterungen s. Text)

Ausgangsstellung: Sitz über Eck auf einer Kiste. Die KA Becken und Brustkorb sind auf den Oberschenkeln parkiert (wenn nötig mit Hilfe eines Kissens). Die KA Arme und Kopf hängen am Brustkorb (Abb. 73 a).

Actio: Die Hände finden nahe an den Knien eine Abstützung auf den Oberschenkeln. Durch eine vermehrte Flexion des Beckens in den Hüftgelenken wird der lumbosakrale Übergang extensorisch aktiviert. Dann erst wird die BWS extensorisch in ihre Nullstellung gebracht, und zwar sowohl durch Abdruckaktivität der Hände auf den Oberschenkeln nach oben/hinten als auch durch dorsaltranslatorische Einordnung des Kopfs in die virtuelle KLA.

Conditio: Der Abstand Akromion-Ohrläppchen darf sich nicht verkleinern, der Atem darf nicht angehalten werden. Die Abdruckaktivität der Hände führt zur Stützfunktion der Arme und darf diese keinesfalls in Spielfunktion bringen. Die Intensität der ökonomischen Aktivität der Bauchmuskulatur ist gering, die LWS befindet sich in einer extensorisch aktivierten Nullstellung.

Entlastungsstellung der LWS beim Aufstehen und Hinsetzen (Abb. 74)

Im aufrechten Stand (Abb. 74 a) wird der KA Becken so gut unter die in der KLA eingeordneten KA Brustkorb und Kopf gebracht, daß die Extensoren der LWS und des lum-

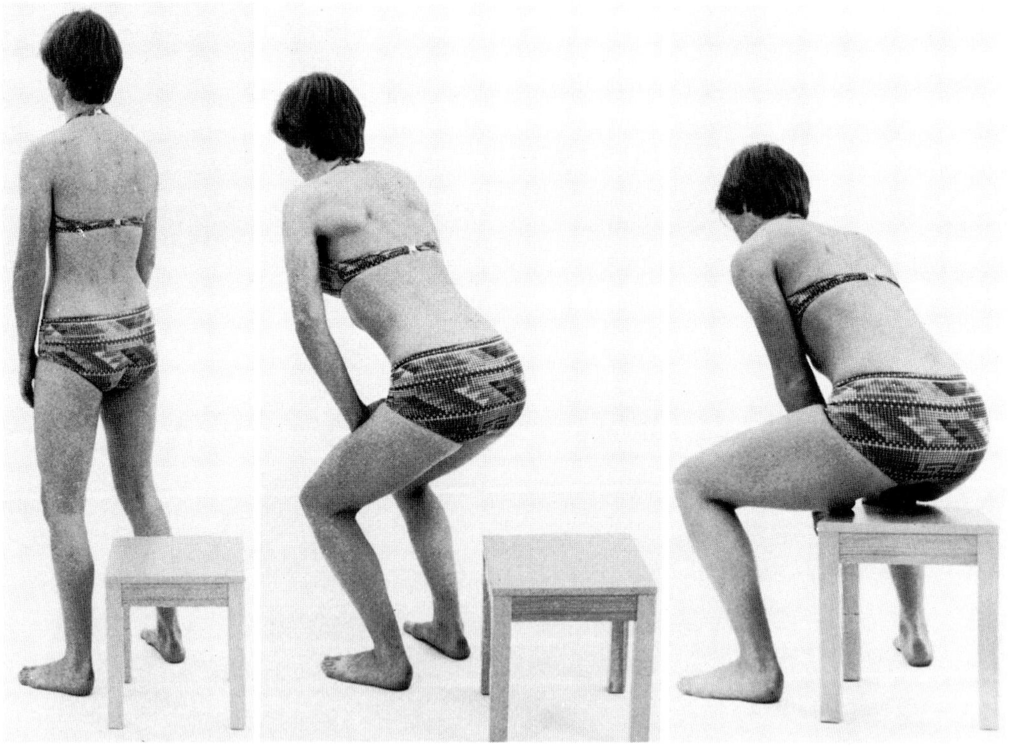

a b c

Abb. 74 a–c. Entlastungsstellung für die LWS. **a** Nach dem Aufstehen oder vor dem Hinsetzen, **b** Zwischenstellung während des Aufstehens oder Hinsetzens. **c** Unmittelbar vor dem Hinsetzen oder nach dem Start zum Aufstehen bosakralen Übergangs keine gegen die Schwerkraft gerichtete, also keine fallverhindernde Aktivierung benötigen. Das Becken ist in Hüft- und LWS-Gelenken potentiell beweglich. Man kann bei bestehenden Schmerzen die Hände rechts und links auf dem Beckenkamm abstützen und dann mit der benötigten Intensität durch Druckaktivität das Gewicht des Brustkorbs und des auf ihm thronenden Kopfs muskulär am Schultergürtel aufhängen. Während des Hinsetzens oder Aufstehens wird die in den Hüftgelenken flexorisch nach vorn geneigte KLA mit Hilfe der Arme auf den Oberschenkeln nahe bei den Hüftgelenken abgestützt (Abb. 74b). Unmittelbar vor dem Hinsetzen bzw. beim Beginn des Aufstehens können die Arme ein Abstützung auf der Sitzfläche des Stuhls suchen, so wie es in Abb. 74c gezeigt wird, oder bei größerer Sitzfläche rechts und links neben den Hüftgelenken.

Entlastungsstellungen der LWS beim Sitzen mit Rückenlehne (Abb. 75)
Abbildung 75 zeigt das Sitzen mit der schwedischen Rückenlehne „Abo back". Sie ist leicht und für jeden normalen Stuhl, im Auto und im Bett sehr hilfreich. Sie ist bequem im Reisegepäck unterzubringen.
Soll die LWS im Sitzen durch Anlehnen wirklich entlastet werden, müssen die dorsalen Seiten der KA Becken und Brustkorb in lückenlosen Kontakt mit der Lehne gebracht werden können. Die Längsachse des über die Lehnen hinausragenden Kopfs soll beim Sitzen vertikal über dem kranialen Ende der BWS stehen. Die Fußsohlen haben Bodenkontakt, die dorsalen Seiten der Oberschenkel sollen guten Kontakt mit der Sitzfläche haben.

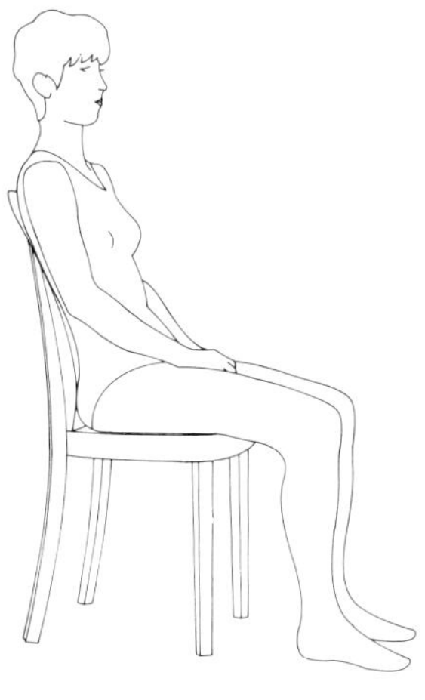

Abb. 75. Entlastungsstellung für die LWS beim Sitzen mit Rückenlehne

5.3.2 Bewegungsniveaus für die mobilisierende Massage des LWS-Bereichs

Der Name „Bewegungsniveaus für die mobilisierende Massage des LWS-Bereichs" bezeichnet die Lokalisationen für die Behandlungstechnik „mobilisierende Massage" (s. Band 1, 3. Auflage, S. 299–309).

■ LERNZIEL

Der Therapeut soll
- mit Hilfe der mobilisierenden Massage die Durchblutung, die Dehnbarkeit und die Kontraktionsfähigkeit der Muskulatur im Bereich der LWS verbessern und ihren Tonus normalisieren;
- die Wechselwirkungen zwischen dem in Hüft- und LWS-Gelenken potentiell beweglichen Becken und der in Nullstellung dynamisch stabilisierten BWS erleichtern und für den Patienten verständlich machen;
- die Wechselwirkung zwischen Feinverformung und/oder Tonusschwankungen der umgebenden Muskulatur während der Fortbewegungsaktivitäten der Beine erleichtern und für den Patienten verständlich machen.

► FUNKTIONSANALYSE IN THERAPEUTENSPRACHE

Wie im Lernziel beschrieben behandelt die mobilisierende Massage im LWS-Bereich den KA Becken und die angrenzenden KA Brustkorb und Beine.
Die Bewegungsniveaus sind:
- LWS in Lateralflexion – Hüftgelenke,
- LWS in Flexion/Extension – Hüftgelenke,
- lumbothorakaler Übergang in Rotation – Hüftgelenke.

LWS lateralflexorisch, Hüftgelenke rotatorisch (Abb. 76)

Da bei der LWS die Lateralflexion, besonders im kaudalen Bereich, sehr wichtig ist, möchten wir die effektorische Muskulatur mobilisierend massieren. Dazu versetzen wir durch ausgiebiges Bewegen des Beckens in der mittleren Frontalebene die LWS in alternierend rechts- und linkskonkave Lateralflexion und die Hüftgelenke bei einer Ausgangsstellung von 90° Flexion vom distalen Hebel in Innen- und Außenrotation. In der konkaven Phase der Lateralflexion wird die Muskulatur betont massiert.

Arbeitsgang 1: Beckenverschiebung bei 90° flektierten Oberschenkeln in den Hüftgelenken (Abb. 76a)

DP Schnittpunkt linker Beckenkamm/mittlere Frontalebene geht nach kranial/medial, DP Schnittpunkt rechter Beckenkamm/mittlere Frontalebene geht nach kaudal/medial. Dabei verformt sich die **LWS linkskonkav lateralflexorisch**, das **linke Hüftgelenk außen-, das rechte innenrotatorisch.**

Muskellockerung:
Am rechten Hüftgelenk: Mm. obturatorius internus, piriformis, gemellus inferior und superior, glutaeus medius und minimus, lateraler Anteil des M. glutaeus maximus.

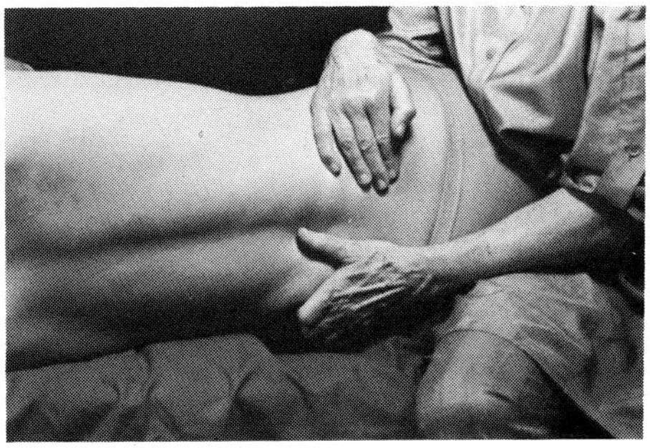

a

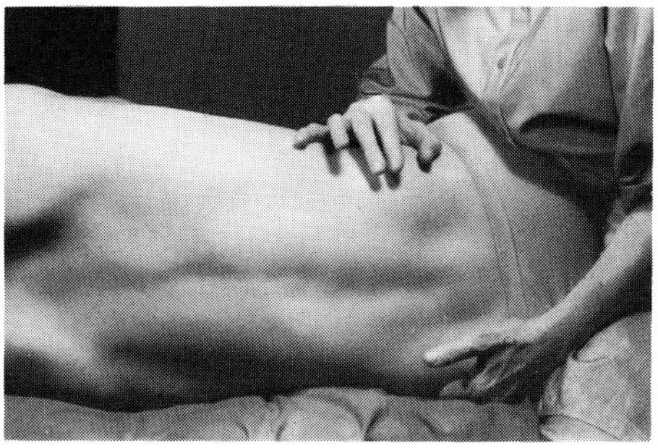

b

Abb. 76 a, b. Mobilisierende Massage im Bewegungsniveau LWS. **a** Linkskonkav lateralflexorisch, **b** rechtskonkav lateralflexorisch

Am linken Hüftgelenk: M. adductor magnus, longus und brevis, pectineus, quadratus femoris, obturatorius externus.
An der LWS: Mm. quadratus lumborum, psoas major und minor, transversus abdominis, obliquus externus und internus, multifidus, intertransversarius, transversospinalis, longissimus und iliocostalis der *linken* Seite.

Muskeldehnung:
Am rechten Hüftgelenk: Mm. adductor magnus, longus und brevis, pectineus, quadratus femoris, obturatorius externus.
Am linken Hüftgelenk: Mm. obturatorius internus, piriformis, gemellus inferior und superior, glutaeus medius und minimus, lateraler Anteil der M. glutaeus maximus, M. tensor fasciae latae.
An der LWS: Mm. quadratus lumborum, psoas major und minor, transversus abdominis, obliquus externus und internus, multifidus, intertransversarius, transversospinalis, longissimus und ilicostalis der *rechten* Seite.

Arbeitsgang 2: Beckenverschiebung bei 90° flektierten Oberschenkeln in den Hüftgelenken (Abb. 76 b)

DP Schnittpunkt linker Beckenkamm/mittlere Frontalebene geht nach kaudal/medial, DP Schnittpunkt rechter Beckenkamm/mittlere Frontalebene geht nach kranial/medial. Dabei verformt sich die **LWS rechtskonkav lateralflexorisch**, das **linke Hüftgelenk innen-, das rechte außenrotatorisch.**

Muskellockerung:
Am rechten Hüftgelenk: Mm. adductor magnus, longus und brevis, pectineus, quadratus femoris, obturatorius externus.
Am linken Hüftgelenk: Mm. obturatorius internus, piriformis, gemellus inferior und superior, glutaeus medius und minimus, lateraler Anteil des M. glutaeus maximus, M. tensor fasciae latae.
An der LWS: Mm. quadratus lumborum, psoas major und minor, transversus abdominis, obliquus externus und internus, multifidus, intertransversarius, transversospinalis, longissimus und iliocostalis der *rechten* Seite.

Muskeldehnung:
Am rechten Hüftgelenk: Mm. obturatorius internus, piriformis, gemellus inferior und superior, glutaeus medius und minimus, lateraler Anteil des M. glutaeus maximus.
Am linken Hüftgelenk: Mm. adductor magnus, longus und brevis, pectineus, quadratus femoris, obturatorius externus.
An der LWS: Mm. quadratus lumborum, psoas major und minor, transversus abdominis, obliquus externus und internus, multifidus, intertransversarius, transversospinalis, longissimus und iliocostalis der *linken* Seite.

Procedere für Arbeitsgang 1 + 2
Der Patient wird auf die rechte oder linke Seite gelagert. Damit die KLA in annähernder Nullstellung horizontal liegt, muß auf jeden Fall der Kopf, je nach Konstitution auch der Brustkorb, die Taille oder das Becken eine entsprechend höhere Unterlage bekommen. Die Oberschenkellängsachsen werden in der Transversalebene der Hüftgelenke gelagert, die Unterschenkel in etwas mehr als 90° Flexion in den Kniegelenken. Die dorsalen Seiten der KA Becken, Brustkorb und Kopf stehen vertikal an der Längskante der Behandlungsbank, die sich hinter dem Patienten befindet. So haben auch lange Oberschenkel genügend Platz. Wenn der Patient auf der rechten Seite liegt, setzt sich der Therapeut so in den Winkel, den Ober- und Unterschenkel bilden, daß er mit seiner linken Beckenseite Kontakt mit den Tubera des Patienten hat. Dann kann er mit seinem linken Unterarm von oben den linken und mit der rechten Hand von unten den rechten Bekkenkamm des Patienten fassen. Er kann aber auch mit seinem Körper den linken Tuber des Patienten nach kranial schieben. Damit der Therapeut sich gut an das Becken des Patienten hängen und dieses nach kaudal ziehen bzw. sich daran lehnen und dieses nach kranial schieben kann, muß er seine Beine in Schrittstellung bringen und mit dem rechten Großzehengrundgelenk einen soliden Bodenkontakt bei extendiertem Hüft- und flektiertem Kniegelenk finden. Dann hängt er sich entweder mit dem linken Arm an den linken Beckenkamm des Patienten und schiebt falls nötig mit der rechten Hand den rechten Tuber des Patienten nach kranial, oder er drückt sich mit dem rechten Fuß so ab, daß er mit seinem Becken den linken Tuber des Patienten nach kranial schiebt und sich nötigenfalls mit der rechten Hand an den rechten Beckenkamm des Patientenbeckens hängt.
Wenn durch Ziehen am oberen Beckenkamm die Konkavität der LWS nach rechts unten zeigt, hebt die rechte Hand des Therapeuten die gelockerte lumbale Muskulatur an, während die Finger seiner linken Hand auf der konvexen linken Seite die gedehnte lumbale Muskulatur von den Dornfortsätzen wegziehen. Ändert sich die Lateralflexion durch Schieben des oberen Tuber ischii nach kranial, so daß die Konkavität nach links/

oben zeigt, drückt die linke Hand des Therapeuten die gelockerte lumbale Muskulatur walkend nach unten, während die Fingerspitzen der rechten Hand die gedehnte rechte lumbale Muskulatur von den Dornfortsätzen weg nach unten ziehen.
Will man die eingelenkige Hüftgelenksmuskulatur mobilisierend massieren, kann bei rechtskonkaver LWS die rechte Hand des Therapeuten die gelockerte rechtsseitige Lumbalmuskulatur und die linke Hand die gelockerten Abduktoren des linken Hüftgelenks bearbeiten.
Man kann aber auch abwechselnd die Ab- und Adduktoren am Hüftgelenk mobilisierend massieren. Dazu empfiehlt sich die Rückenlage des Patienten. Ein Bein wird mit der Fußsohle nahe und kaudal des Tuber ischii auf die Bank gestellt, das zu massierende Bein wird in Nullstellung gelagert. Wird das rechte Bein aufgestellt, sitzt der Therapeut auf der linken Seite des Patienten und bewegt mit der linken Hand das Becken des Patienten vom rechten Beckenkamm aus in der mittleren Frontalebene, und zwar lateralflexorisch in der LWS, rotatorisch im rechten, ab- adduktorisch im linken Hüftgelenk. An diesem führt der Therapeut mit seiner rechten Hand die mobilisierende Massage der Ab- bzw. Adduktoren des linken Hüftgelenks durch.

Eine andere günstige Lagerung für die mobilisierende Massage in diesem Bewegungsniveau ist die Bauchlage. Dabei muß am KA Becken der Bauch so viel höher gelagert werden, daß in den Hüftgelenken noch eine extensorische Bewegungstoleranz besteht. Am besten wird der Kopfteil der Bank so viel tiefer gestellt, daß der Patient die Stirn auf seine Hände legen kann und die HWS dabei in Nullstellung bleibt.
Der Therapeut steht am Kopfende der Bank und stützt seine Hände rechts und links am Becken des Patienten ab, dieses extensorisch in den Hüftgelenken wenig drehend und auf die LWS eine leichte Traktion ausübend. Durch wechselnden Druck rechts und links auf den Beckenkamm initiert der Therapeut die lateralflexorische hubfreie Mobilisation der LWS und fordert den Patienten auf, die Bewegung nachzuvollziehen, indem er das alternierende Wegschieben der Knie wahrnimmt. Dann kann der Therapeut jeweils die konkave Seite der LWS mit dem Daumenballen mobilisierend massieren.
Wenn sich der Therapeut auf die rechte Seite des Patienten stellt, kann er mit seinem rechten Ellbogen den Brustkorb und mit seinem linken das Becken linkskonkav lateralflexorisch in der LWS verschieben und simultan die gelockerte linksseitige lumbale Muskulatur mobilisierend massieren.

LWS extensorisch/flexorisch Hüftgelenke flexorisch/extensorisch

Da Extension und Flexion der kaudalen Bewegungssegmente der LWS für eine gute Statik sehr wichtig sind, möchten wir die effektorische Muskulatur, insbesondere die isotonisch-konzentrische extensorische und die isotonisch-exzentrische flexorische mobilisierend massieren. Dazu versetzen wir durch Bewegen des Beckens in der Symmetrieebene v. a. den kaudalen Anteil der LWS alternierend in Extension und Flexion und die Hüftgelenke aus einer Ausgangsstellung von annähernd 40° Flexion der Oberschenkel in bezug auf die Nullstellung, alternierend in Flexion und Extension im Flexionsbereich.

Arbeitsgang 3: Beckenverschiebung bei 40° flektierten Oberschenkeln in den Hüftgelenken

DP rechte/linke Spina iliaca bewegen sich in ihrer Sagittalebene nach ventral/kaudal,

DP Schwanzbeinspitze geht in der Symmetrieebene nach dorsal/kranial. Dabei verformt sich die **LWS extensorisch**, das Becken bewegt sich in den **Hüftgelenken flexorisch.**

Muskellockerung:
An den Hüftgelenken: Mm. iliopsoas, tensor fasciae latae, sartorius, rectus femoris, glutaeus medius und minimus (ventraler Teil).
An der LWS: Mm. iliocostalis lumborum, longissimus lumborum, intertransversarii lumborum, interspinales lumborum, multifidus lumborum, rotatores lumborum.

Muskeldehnung:
An den Hüftgelenken: Mm. glutaeus medius und minimus (dorsale Fasern), piriformis, obturatorius externus, quadratus femoris, adductor brevis und magnus, glutaeus maximus, semimembranosus, biceps femoris, semitendinosus, gracilis.
An der LWS: Mm. rectus abdominis, obliquus internus und externus *beider* Seiten.

Arbeitsgang 4: Beckenverschiebung bei 40° flektierten Oberschenkeln in den Hüftgelenken

DP rechte/linke Spina iliaca bewegen sich in ihrer Sagittalebene nach dorsal/kranial, DP Symphyse nach ventral/kranial. Dabei verformt sich die **LWS flexorisch** in der Symmetrieebene, das Becken bewegt sich in den **Hüftgelenken extensorisch**.

Muskellockerung:
An den Hüftgelenken: Mm. glutaeus medius und minimus (dorsale Fasern), piriformis, obturatorius externus, quadratus femoris, adductor brevis und magnus, glutaeus maximus, semimembranosus, biceps femoris, semitendinosus, grazilis.
An der LWS: Mm. rectus abdominis, obliquus internus und externuns *beider* Seiten.

Muskeldehnung:
An den Hüftgelenken: Mm. iliopsoas, tensor fasciae latae, sartorius, rectus femoris, gluataeus medius und minimus (ventraler Teil).
An der LWS: Mm. iliocostalis lumborum, longissimus lumborum, intertransversarii lumborum, interspinalis lumborum, multifidus lumborum, rotatores lumborum.

Procedere für Arbeitsgang 3 + 4
Der Patient wird auf die rechte oder linke Seite gelagert. Damit die KLA annähernd in Nullstellung und horizontal liegt, müssen der Kopf und abhängig von der Konstitution der Brustkorb, die Taille oder das Becken eine entsprechend höhere Unterlage erhalten. Die Beine werden in ca. 40° Flexion in den Hüftgelenken vom distalen Hebel aus und ca. 90° Flexion in den Knie- und Fußgelenken bequem gelagert. Falls nötig kann ein flaches Kissen zwischen den Beinen eine zu große Adduktion im oberen Hüftgelenk reduzieren. Die Hand des oberen Arms findet ventral in Bauchnabelhöhe eine Abstützungs- oder Hängemöglichkeit auf oder an der Behandlungsbank. So kann die Tendenz, auf den Rücken oder auf den Bauch zu rollen, unter Kontrolle gebracht werden. Der untere Arm ist auf der Bank gelagert. Die Hand liegt mit ihrer Daumenseite in Gesichthöhe auf der Bank. Das Schultergelenk steht in ca. 45° Flexion und Außenrotation, das Ellbogengelenk in über 90° Flexion, der Unterarm in Supination.

Der Therapeut sitzt hinter dem Patienten, und zwar so hoch, daß er sich mit den Ellbogen auf seinen Oberschenkeln oder auf der Behandlungsbank abstützen kann. Er achtet darauf, daß seine Wirbelsäule annähernd in Nullstellung bleibt und in den Hüftgelenken flexorisch nach vorn geneigt ist. Durch axialen Druck einer Hand (Abb. 86a) im Bewegungssegment S 1/L 5, veranlaßt er den Patienten, durch Gegendruck seine LWS flexorisch zu verformen. Dabei bewegt sich das Becken in den Hüftgelenken extensorisch. Wenn der Patient anschließend dem Druck der Therapeutenhand nachgibt, verformt sich die LWS extensorisch, und das Becken bewegt sich in den Hüftgelenken flexorisch. Bei dieser Hin- und Herbewegung bleibt der lumbosakrale Übergang der kritische Distanzpunkt. Der Patient wird aufgefordert, diese kleine Bewegung in Gang zu halten.
In der extensorischen Bewegungsphase der LWS wird die gelockerte Muskulatur entweder beidseits der LWS-Dornfortsätze zusammengeschoben und in der flexorischen Phase wieder gedehnt, oder es wird erst die untere, dann die obere Muskelpartie walkend bearbeitet. Die untere Muskelpartie wird in der gelockerten Phase mit den Daumen walkend angehoben, in der gedehnten werden die Muskeln von den Dornfortsätzen weg nach unten gezogen. Bei der oberen Muskelpartie werden die Muskeln in der gelockerten Phase mit den Daumen von den Dornfortsätzen weg walkend angehoben, während die Finger in der gedehnten Phase die Muskeln von oben her walkend nach unten drükken und in die Länge ziehen.
Am oberen Hüftgelenk kann alternierend die flexorische und extensorische Muskulatur in der gelockerten Phase bearbeitet werden. Das gelingt besonders gut, weil der Muskelfächer, der während der Standbeinphase beim Gehen das Becken auf dem Oberschenkel verankert, in sich antagonistisch ist.

Lumbothorakaler Übergang rotatorisch, Hüftgelenke transversalabduktorisch/-adduktorisch

Da zur Schonung der lumbalen Bandscheiben eine gut funktionierende Rotation im lumbothorakalen Übergang unverzichtbar ist, wollen wir diese Bewegungstoleranzen durch eine Beckenbewegung, transversalabduktorisch/-adduktorisch in den Hüftgelenken, ausschöpfen und den Rotationsbereich mobilisierend massieren.
Wir analysieren diese Beckenbewegung und benennen die Muskeln, die dabei gelockert und diejenigen die dabei gedehnt werden.

Arbeitsgang 5: Beckenverschiebung bei 90° flektierten Oberschenkeln in den Hüftgelenken

Seitenlage rechts. DP linke Patella bewegt sich nach ventral, während DP rechte Patella etwas nach dorsal tendiert. Dabei verformt sich die **Wirbelsäule** im lumbothorakalen Übergang **beckenpositiv rotatorisch**, das **linke Hüftgelenk transversalabduktorisch**, das **rechte transversaladduktorisch.**

Muskellockerung:
Am linken Hüftgelenk: Mm. tensor fasciae latae, ventrale Anteile des M. glutaeus medius und minus, Mm. sartorius, rectus femoris.
Am rechten Hüftgelenk: Mm. adductor brevis, obturatorius internus und externus, pectineus, iliopsoas.
Im lumbothorakalen Übergang: Mm. obliquus abdominis internus der linken, externus der rechten Seite, die autochthonen Rotatoren, die für die Becken positive Rotation in diesem Bereich zuständig wären.

Muskeldehnung:
Am linken Hüftgelenk: Mm. adductor brevis, obturatorius internus und externus, pectineus, iliopsoas.
Am rechten Hüftgelenk: Mm. tensor fasciae latae, ventraler Anteil des M. glutaeus medius und minimus, Mm. sartorius, rectus femoris.
Im lumbothorakalen Übergang: Mm. obliquus abdominis internus der rechten, externus der linken Seite, die autochthonen Rotatoren, die für die Becken negative Rotation in diesem Bereich zuständig wären.

Arbeitsgang 6: Beckenverschiebung bei 90° flektierten Oberschenkeln in den Hüftgelenken

Seitenlage rechts. DP linke Patella bewegt sich nach dorsal, während DP rechte Patella etwas nach ventral tendiert. Dabei verformt sich die **Wirbelsäule** im lumbothorakalem Übergang **beckennegativ rotatorisch**, das **linke Hüftgelenk transversaladduktorisch**, das **rechte transversalabduktorisch**.

Muskellockerung:
Am linken Hüftgelenk: Mm. adductor brevis, obturatorius internus und externus, pectineus, iliopsoas.
Am rechten Hüftgelenk: Mm. tensor fasciae latae, ventraler Anteil des M. glutaeus medius und minimus, Mm. sartorius, rectus femoris.
Im lumbothorakalen Übergang: Mm. obliquus abdominis internus der rechten, externus der linken Seite, die autochthonen Rotatoren, die für die beckennegative Rotation in diesem Bereich zuständig sind.

Muskeldehnung:
Am linken Hüftgelenk: Mm. tensor fasciae latae, ventrale Anteile des M. glutaeus medius und minimus, Mm. sartorius, rectus femoris.
Am rechten Hüftgelenk: Mm. adductor brevis, obturatorius internus und externus, pectineus, iliopsoas.
Am lumbothorakalen Übergang: Mm. obliquus internus der linken, externus der rechten Seiten, die autochthonen Rotatoren, die für die beckenpositive Rotation in diesem Bereich zuständig wären.

Procedere für Arbeitsgang 5 + 6
Der Patient wird gelagert wie in den Arbeitsgängen 3 und 4.
Für den Arbeitsgang 5 sitzt der Therapeut hinter dem Patienten, etwa in Höhe der Behandlungsbank. Mit seiner linken Hand faßt er die linke Patella des Patienten von oben/ventral und gibt einen geringen Stauchungswiderstand nach dorsal in Richtung des linken Hüftgelenks. Gleichzeitig umfaßt seine rechte Hand den Brustkorb des Patienten von oben/links lateral. Diese Hand kontrolliert zunächst den Brustkorb, der sich nicht bauchwärts neigen soll, wenn die linke Patella sich nach ventral bewegt und die rechte nach dorsal tendiert.
Für den Wechsel in den Arbeitsgang 6 greift die linke Hand des Therapeuten von dorsal den linken Unterschenkel des Patienten ganz nahe an der Kniekehle, damit der Patient die Gegenbewegung einleiten kann und die linke Patella gegen leichten Führungswiderstand nach dorsal verschiebt, während die rechte Patella nach ventral tendiert. Die rech-

te Hand des Therapeuten sorgt dafür, daß der Brustkorb sich nicht nach dorsal neigt. Sobald dieser alternierende Bewegungsablauf sich eingespielt hat, wird der Patient aufgefordert, ohne jede Anstrengung die in Gang gebrachte Bewegung beizubehalten.
Jetzt kann der Therapeut seine Grifftechnik verändern und mit der mobilisierenden Massage beginnen. Er bewegt das Becken und den Brustkorb des Patienten gegenläufig im Sinne der gebahnten Bewegung. Dazu braucht der Therapeut seine Unterarme, die er frontotransversal in bezug auf seinen Körper einstellt. Dann hat er seine Hände frei zum Massieren. Die Kunst besteht darin, das effektive Rotationsniveau des Patienten aufzuspüren und es je nach Bedarf nach kaudal oder kranial auszuweiten, indem die Rückenmuskulatur mit der beschriebenen permanten Rotationsbewegung zwischen Brustkorb und Becken walkend bearbeitet wird.
Will man ein spezielles Bewegungssegment mobilisieren, ändert man die Grifftechnik. Man faßt die beiden Dornfortsätze zwischen Daumen, Zeige- und Mittelfinger. Ob der Therapeut nun den kranialen Dornfortsatz zusammen mit dem Brustkorb am Ort hält und den kaudalen mit dem Becken bewegt oder umgekehrt den kaudalen Dornfortsatz mit dem Becken am Ort hält und den kranialen mit dem Brustkorb rotierend dreht oder ob man beide gegenläufig verwringt, wird der behandelnde Therapeut von Fall zu Fall bestimmen.

5.3.3 **„Hüftgelenk streck' dich"** (Abb. 77 a, b)

Der Name „Hüftgelenk streck' dich" ist ein Phantasiename. Er bezieht sich auf die Extension des Hüftgelenks, die große Bedeutung für das ökonomische Bewegungsverhalten des Menschen hat.
Ein Extensionsdefizit der Hüftgelenke stört die ökonomische aufrechte Haltung entscheidend. Die potentielle Beweglichkeit des Beckens in den LWS- und Hüftgelenken geht mit Sicherheit verloren. Eine hubarme/hubfreie Mobilisation der LWS ist nur dann möglich, wenn die Hüftgelenke so viel flektiert sind, daß das Becken in den Hüftgelenken eine extensorische Bewegungstoleranz von mindestens 15° hat. „Hüftgelenk streck' dich" strebt die volle extensorische Bewegungstoleranz der Hüftgelenke an.

■ LERNZIEL

Der Patient soll
- die Hüftgelenke mühelos aktiv und passiv bis an die Arretierung durch das iliofemorale Band extendieren können;
- ein Hüftgelenk vom distalen Hebel Oberschenkel aus ohne extensorische oder lateralflexorische Verformung der LWS voll extendieren können.

► FUNKTIONSANALYSE IN THERAPEUTENSPRACHE

● Konzeption der Übung
In der Übung werden die Extensoren der Hüftgelenke extrem belastet, um eine bestehende, muskulär bedingte Flexionskontraktur durch die reflektorische Entspannung der Antagonisten zu beseitigen oder wenigstens zu mindern. Darum muß die Ausgangsstellung folgende Bedingungen erfüllen:
- Ausgiebige extensorische Bewegungstoleranz im Hüftgelenk, dessen muskulär bedingte Flexionskontraktur beseitigt werden soll.

- Die extensorische Komponente des betroffenen Hüftgelenks soll eindeutig in positive Hubbelastung geraten.
- Die naheliegenden Ausweichmechanismen im Sinne nichtgewollter weiterlaufender Bewegungen in der Wirbelsäule - es handelt sich dabei um extensorische, lateralflexorische oder rotatorische Verformungen der LWS - müssen unmöglich gemacht werden.

Prinzipiell sind alle diese Bedingungen erfüllt, wenn der Patient an der Schmalseite einer gut gepolsterten Behandlungsbank auf dem rechten oder linken Unterschenkel sitzt, das Becken und den Bauch auf dem Oberschenkel und den Kopf auf der Bank parkiert und das andere Bein herunterhängen läßt, so daß der Fuß den Boden berührt.
Wenn die Flexions-/Extensionsachse des Hüftgelenks des hängenden Beins horizontal und die Längsachse des hängenden Beins in der senkrecht stehenden Sagittalebene des betreffenden Hüftgelenks steht, tritt beim Anheben des hängenden Beins eine volle Hubbelastung der Extensoren dieses Hüftgelenks ein, während der auf dem anderen Oberschenkel ruhende Körper unerwünschte weiterlaufende Bewegungen nicht zuläßt. Dabei müssen die Hände falls nötig die Längskanten der Behandlungsbank als Hängevorrichtung nutzen können, um das Gleichgewicht zu halten.

● **Position und Aktivierung der Ausgangsstellung**

Räumliche Lage der kritischen Achsen, Kontaktstellen des Körpers mit der Umwelt, Bewegungskomponenten in bezug auf die Nullstellung der Gelenke
Ausgangsstellung ist der Unterschenkelsitz auf dem linken Bein an der Schmalseite eines gut gepolsterten Untersuchungstischs.
Die KA Becken und Brustkorb liegen auf dem linken Oberschenkel, der KA Kopf auf der Behandlungsbank. Kontaktstelle des Kopfs mit der Unterlage ist die Stirn. Die Unterarme liegen rechts und links vom linken Knie ebenfalls auf der Behandlungsbank und berühren diese mit ihrer Beugeseite und den Handflächen. Das rechte Bein berührt den Boden in der Sagittalebene des rechten Hüftgelenks. Die Kontaktstelle des rechten Fußes mit dem Boden ist die Beugeseite der Zehen. Sie reicht bei der Großzehe und auch beim zweiten und dritten Strahl bis an das Grundgelenk. In welcher horizontalen Entfernung vom rechten Hüftgelenk sich diese Kontaktstelle am Boden befindet, hängt von der Länge des Beins und der Höhe des Behandlungstischs ab.
Die von der Nullstellung abweichenden Stellungen der Gelenke sind:
An den KA Becken, Brustkorb und Kopf ist das Becken im linken Hüftgelenk maximal flektiert, LWS, BWS und HWS sind mäßig flektiert. Dabei ist anzustreben, daß die Stellung des Beckens im linken Hüftgelenk möglichst keine weiterlaufenden Verformungen der Wirbelsäule im Sinne einer Lateralflexion und/oder Rotation hervorruft.
Am KA Arme steht DP Akromion ventral infolge der Protraktion des Schultergürtels im Sternoklavikulargelenk, das Schultergelenk steht vom distalen Hebel aus in Flexion/Abduktion/Außenrotation, das Ellbogengelenk durch Drehpunktverschiebung in Flexion, der Unterarm vom distalen Zeiger aus in Pronation, das Handgelenk in leichter Ulnarabduktion, die Fingergelenke so weit in Flexion, daß sie falls nötig, die Längskante der Behandlungsbank als Hängevorrichtung nutzen können.

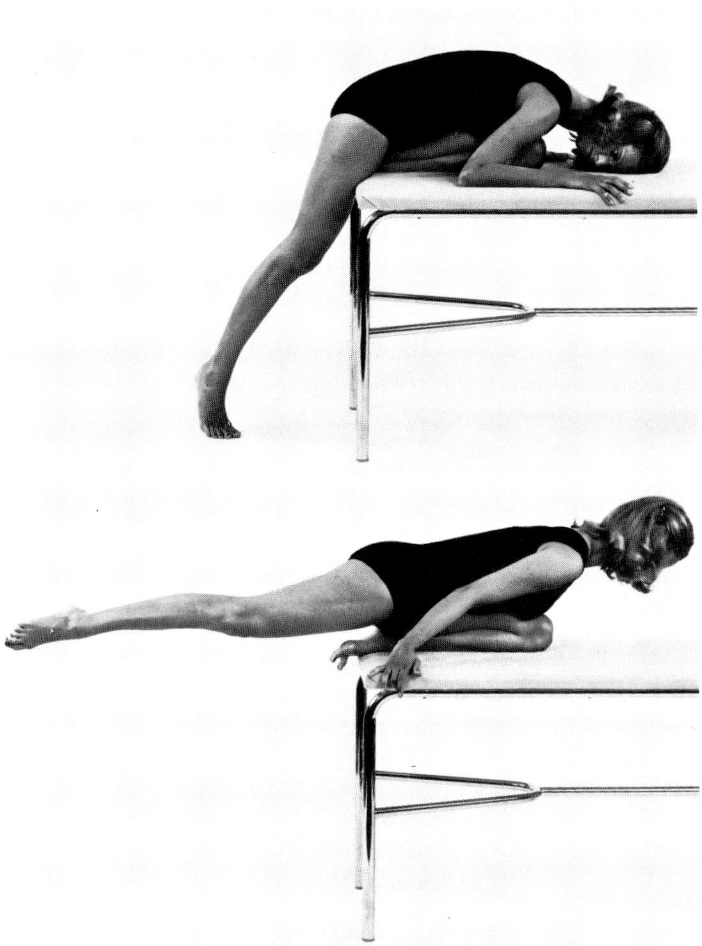

a

b

Abb. 77 a, b. „Hüftgelenk streck' dich." **a** Ausgangsstellung, **b** Endstellung

Bewegungstoleranzen in den kritischen Gelenken in bezug auf die geplante Primärbewegung

Wie es der Name der Übung „Hüftgelenk streck' dich" sagt, brauchen wir die volle Extensionstoleranz im betreffenden Hüftgelenk. In der analysierten Ausgangsstellung betrifft dies das rechte Hüftgelenk, das in $\pm 45°$ Flexion steht. Die Wirbelsäule ist in leichter Flexion. HWS und BWS haben in bezug auf Extension von kranial her genügend Bewegungstoleranz, um ein aktiviertes passives Widerlager zu bilden. Während die LWS zwar zur extensorischen Aktivierung durch den widerlagernden Effekt der Primärbewegung und des aktivierten passiven Widerlagers kommt, darf es wegen des bestehenden bleibenden Kontaks des Beckens auf der ventralen Seite des linken Oberschenkels zu keiner extensorischen Verformung von kranial her kommen.

Verteilung des Körpergewichts auf einer Unterlage, an einer Abstützungs- oder Hängevorrichtung, über einer Unterstützungsfläche und die daraus resultierenden Aktivitätszustände der Muskulatur
Die Unterstützungsfläche ist die kleinste Fläche, die die Kontaktstelle ventrale Seite des linken Unterschenkels/Behandlungsbank und die Kontaktstelle ventrale Seite des rechten Oberschenkels/Bankkante umschließt. Die potentielle Vergrößerung, um das Gleichgewicht zu halten, bezieht die Kontaktstelle von Unterarmen, Handflächen und Stirn mit der Behandlungsbank ein.
Die KA Becken und Brustkorb sind auf dem linken Oberschenkel, die KA Kopf und Arme auf der Behandlungsbank, das rechte Bein auf dem Boden parkiert.

Intensität der muskulären Beanspruchung bei ökonomischer Aktivität und Atmung
Die Intensität der ökonomischen Aktivität ist gering. Eine physiologische Ruheatmung wird angestrebt.

- **Actio - Reactio des Bewegungsablaufs**

Zunächst bringt man die Handflächen rechts und links neben den linken Fuß so auf die Ecken der Behandlungsbank, daß die Finger nach kaudal/lateral schauen. Die Bank kann dann je nach Bedarf als Abstütz- oder Hängevorrichtung genutzt werden. Zum Hängen müssen die Hände ggf. nach kranial versetzt werden.

Actio in Form der Primärbewegung
Das rechte Bein macht die Primärbewegung. Die dominierende vertikale Richtungskomponente geht nach oben, die horizontale nach kaudal.
Der kritische Distanzpunkt der Primärbewegung des rechten Beins, DP Zehenspitzen, bewegen sich nach kaudal/oben/dorsal. Gleichsinnig weiterlaufend bewegen sich jeweils vom distalen Hebel aus am Fuß die Zehen flexorisch, das untere Sprunggelenk eversorisch, das obere Sprunggelenk plantarflexorisch; der Oberschenkel dreht sich im Hüftgelenk extensorisch/kaum außenrotatorisch (kritischer Drehpunkt).

Reactio in Form von aktivierter passiver Widerlagerung
Da bei der Primärbewegung die vertikale Richtungskomponente dominiert, im kritischen Drehpunkt die beschränkte extensorische Bewegungstoleranz als Widerstand gegen die Primärbewegung wirkt, und das auf der Bank parkierte potentielle Gegengewicht zwar sehr groß ist, aber nur durch Abheben von der Unterlage aktiviert werden kann, setzt die aktivierte passive Widerlagerung nicht rein reaktiv ein, sondern muß nötigenfalls gesteuert werden.
Die kritischen Distanzpunkte der aktivierten passiven Widerlagerung sind DP Scheitelpunkt und DP rechtes und linkes Akromion. In Form gleichsinnig weiterlaufender Bewegungen geht DP Scheitelpunkt nach kranial/oben, dabei bewegen sich die oberen Kopfgelenke, die HWS und die BWS extensorisch. DP rechtes und linkes Akromion bewegen sich nach dorsal/oben, dabei nähern sich die medialen Schulterblattränder den Dornfortsätzen der BWS, und das Zangenmaul geht auf.

Reactio in Form von Veränderung der Unterstützungsfläche
Die Unterstützungsfläche wird zentripetal verkleinert, einerseits weil in der Primärbewegung der rechte Fuß vom Boden abgehoben wird, andererseits weil durch die aktivierte passive Widerlagerung der Kopf in Spielfunktion gerät.

Actio in Form von beschleunigenden Gewichten
Reactio in Form von bremsenden Gewichten
Bei der Übung „Hüftgelenk streck' dich“ bleibt die Trennebene annähernd stehen und fällt etwa mit der vertikal stehenden Transversalebene durch den kranialen Pol der Iliosakralgelenke zusammen.
Das Gewicht des primär bewegten Beins wirkt wegen der positiven Hubkomponente und der horizontalen Lage der KLA bremsend auf den Bewegungsablauf (s. Band 1, 3. Auflage, S. 150). Darum kommt es bei dieser Übung darauf an, daß sich auch über verkleinerter Unterstützungsfläche Primär- und Gegengewichte die Waage halten, daß dabei das Lernziel erfüllt wird und das rechte Hüftgelenk unter Belastung die maximal mögliche Extension erreicht.

- **Conditio - Limitatio des Bewegungsablaufs**

Conditio der gleichbleibenden Abstände am Körper des Patienten
Limitatio in Form von aktiver Widerlagerung und Stabilisation
Conditio: Der Abstand DP linke Spina iliaca-DP ventrale Seite des linken Oberschenkels bleibt gleich groß.
Limitatio: Wenn der Berührungskontakt der linken Spina iliaca mit der ventralen Seite des linken Oberschenkels erhalten bleibt, wird einerseits ein nicht gewolltes Weiterlaufen der Primärbewegung des rechten Spielbeins verunmöglicht, weil das Becken im linken Hüftgelenk keinerlei flexorische Bewegungstoleranz mehr hat. Andererseits wird auch die widerlagernde Bewegung begrenzt, die - am Kopf beginnend die BWS von kranial her extendierend - ein Gegengewicht zum rechten Bein schafft. Dies führt zur extensorischen Stabilisation der LWS, aber nicht zur extensorischen Verformung, weil diese im linken Hüftgelenk flexorisch vom proximalen Hebel Becken aus aktiv widerlagert wird.

Conditio: Der Abstand DP rechter Malleolus lateralis-DP rechter Trochanterenpunkt verändert sich nicht.
Limitatio: Wenn dieser Abstand gleich groß bleibt, wird das rechte Kniegelenk extensorisch stabilisiert, und das rechte Bein nutzt seine ganze Länge aus, um den extensorischen Hub bis in die Horizontale zu vergrößern.

Conditio der gleichbleibenden Abstände am Körper des Patienten
Limitatio in Form von Stabilisation und aktiver Widerlagerung
In der Übung gibt es absolute und relative räumliche Fixpunkte.

Conditio: Die Kontaktstelle linker Unterschenkel/Behandlungsbank ist ein absoluter räumlicher Fixpunkt.
Limitatio: Er regelt den Ausgleich zwischen den Gewichten der Primärbewegung und dem der aktivierten passiven Widerlagerung. Falls nötig reguliert er auch die Abstütz- oder Hängeaktivitäten der Hände.

Conditio: Die Kontaktstelle rechte und linke Hand/Behandlungsbank ist ein relativer räumlicher Fixpunkt.
Limitatio: Er garantiert die symmetrische Haltung des Schultergürtels und der Wirbelsäule. Mit Hilfe der Hängeaktivität läßt sich das Gegengewicht vergrößern, mit Hilfe der Druckaktivität das Primärgewicht verkleinern.

Conditio: Der Abstand rechte Spina iliaca zur Behandlungsbank ist ein absoluter räumlicher Fixpunkt.
Limitatio: Er hält die Frontalebene des KA Becken in ihrer horizontalen Lage und ist dafür verantwortlich, daß die positive Hubbelastung beim Heben des rechten Beins den Extensoren des Hüftgelenks vorbehalten bleibt und nicht auf die Abduktoren übergeht.

Conditio des Bewegungstempos
Limitatio der ökonomischen Aktivität durch Finden des Idealtempos
Conditio: Das Bewegungstempo beträgt etwa 3 Sekunden für das Heben des Beins und etwa 5 Sekunden für das Halten des gehobenen Beins in der Endstellung.
Limitatio: Dieses langsame Tempo verhindert, daß diese Übung mit Schwung ausgeführt wird. Das lange Halten fordert eine hohe Intensität der ökonomischen Aktivität und läßt dem Patienten die Zeit, das Einsetzen der Ruheatmung wahrzunehmen.

- **Position und Aktivierung der Endstellung**
  Bewegungsablauf zurück zur Ausgangsstellung

Wie bereits erwähnt, soll die Endstellung mindestens 5 Sekunden oder auch länger gehalten werden.
Der Rückweg zur Ausgangsstellung vollzieht sich durch langsames Mindern der hohen Intensität der ökonomischen Aktivität und soll ebenfalls langsam, kontrolliert und ohne Umwege erfolgen. Während der Widerholung bleiben die Hände am Ort und kehren erst nach der letzten Wiederholung in die Ausgangsstellung zurück.

▶ INSTRUKTION IN PATIENTENSPRACHE

- **An die Wahrnehmung appellierende Instruktionshilfen**

Bevor der Patient mit dem Bewegungsablauf beginnt, muß er seine Ausgangsstellung kontrollieren, wahrnehmen, wo der rechte Fuß den Boden berührt, und spüren, ob er in der Lage sein wird, die Übung auszuführen, oder ob von vornherein eine der häufig notwendigen Anpassungen gemacht werden muß.

- **Verbal-perzeptive didaktische Anleitung**

Position und Aktivierung der Ausgangsstellung

„Knie mit dem linken Bein auf die Bank (Tisch, Sofa). Dabei darfst du dich mit den Händen abstützen. Der rechte Fuß bleibt am Boden. Du setzt dich so auf den linken Unterschenkel, daß du die Ferse unter dem Popo spürst. Der Fuß hängt über den Rand der Bank, und die Fußspitze schaut nach innen.
Jetzt legst du dich über den linken Oberschenkel, so daß du mit der Stirn vor dem linken Knie die Bank berührst und den

- **Manipulativ-perzeptive didaktische Anleitung**

Wenn das Sitzen auf dem Unterschenkel im Knie Beschwerden macht, kann man ein Kissen zwischen Ober- und Unterschenkel schieben. Durch das Abstützen auf den Händen wird das Knie geschont. Die Fußspitze soll nach innen schauen, so daß der Unterschenkel bei der Belastung in Innenrotation steht und der mediale Bandapparat geschont wird. Die Stelle des Bodenkontakts beim rechten Vorfuß hängt von der Höhe der Bank ab. Je nied-

Kopf ablegen kannst. Die Hände sind mitgerutscht und liegen jetzt rechts und links vom Kopf auf der Bank. Du sollst dich in dieser Stellung ganz behaglich fühlen und ruhig atmen können."

riger die Bank, um so mehr Knieflexion ist nötig, und um so weiter weg von der Bank ist die Kontaktstelle des rechten Fußes mit dem Boden. Wenn der Patient wegen verminderter Hüftflexion den KA Becken nicht auf den Oberschenkel legen kann, soll auch hier ein Kissen zwischen Bauch und Oberschenkel eingeklemmt werden. Der Therapeut achtet besonders darauf, daß die Wirbelsäule außer Flexion keine Bewegungsabweichungen im Sinne von Rotation und Lateralflexion aufweist. Der KA Brustkorb sollte mit seiner ventralen Mitte auf dem Oberschenkel aufliegen.

Actio und Conditio des Bewegungsablaufs

„Deine Hände wandern neben den linken Fuß, die Handflächen schauen nach unten, die Finger nach hinten. Das gibt dir Sicherheit, wenn du jetzt das rechte Bein ganz lang machst und nach oben hebst, zusammen mit dem Kopf; dann findest du am besten dein Gleichgewicht. Aber der Bauch bleibt auf dem Oberschenkel liegen. Der Nacken ist lang, der Kopf ist nicht steif. Der Blick ist nach unten gerichtet. Der rechte Popo muß ganz gehörig arbeiten, während der Atem ruhig fließt und die Zunge locker die vorderen unteren Zähne berührt. In dieser Stellung bleibst du regungslos." (Abb. 77b)

Der Therapeut muß vor Beginn der Bewegung die Gewichte des rechten Beins und der KA Brustkorb und Kopf gegeneinander abwägen. Sind sie ausgeglichen, oder ist das Bein relativ leicht wie in der Abb. 77a, suchen die Hände rechts und links vom linken Fuß Kontakt mit der Unterstützungsfläche, um diese bei Bedarf zu vergrößern. Ist das Bein aber lang und schwer, müssen die Arme entweder als aktiviertes passives Widerlager in die Verlängerung der KLA gebracht werden, oder sie bleiben in der Position der Ausgangsstellung und hängen mit Hilfe ihres Zugriffs den Körper an die Bank. Wenn die Extension des rechten Hüftgelenks dem Patienten anfänglich zuviel Mühe bereitet, soll der Therapeut das rechte Bein manipulierend mit anheben und den KA Bekken in der richtigen Position halten.

Bewegungsablauf zurück zur Endstellung

„Du darfst jetzt wieder zurück in die bequeme Stellung von Anfang. Es geht bergab, recht steil, also mach' langsam, zieh' die Bremsen an. Ausruhen darfst du, sobald du mit der Fußspitze den Boden wieder gefunden hast."

Um die Übung für den Patienten zu erleichtern, kann sich der Therapeut selber an die Hände des Patienten hängen, so daß dieser sich vorerst allein mit der Bewegung seines Beins beschäftigen muß, während der Therapeut ein fein dosiertes Gleichgewicht herstellt.

▶ ANPASSUNG DER ÜBUNG AN KONSTITUTION UND KONDITION DES PATIENTEN

● Rolle der Längen, Breiten, Tiefen und Verteilung der Gewichte bei der konstitutionellen Anpassung

Bei der Übung „Hüftgelenk streck' dich" spielt das Verhältnis des Beingewichts zum Oberlängengewicht eine große Rolle. Leichte Beine und eine Oberlänge mit vermehrtem Gewicht an den KA Brustkorb und Kopf sowie schwerem Schultergürtel sind eine Erleichterung, schwere Beine und eine Oberlänge mit geringem Gewicht an den KA Brustkorb und Kopf sowie leichtem Schultergürtel sind eine Erschwerung dieser Übung.
Im letzteren Fall wird die Ausgangsstellung vor dem Einsetzen der Primärbewegung geringfügig verändert. Die Handflächen werden an den Längskanten der Behandlungsbank kopfwärts verschoben bis zur Nullstellung der Ellbogengelenke. Mit dem Heben des Beins hängt sich die Oberlänge an die Behandlungsbank. Es muß jetzt besonders darauf geachtet werden, daß die Conditio: Berührungskontakt DP linke Spina iliaca/ ventrale Seite des linken Oberschenkels, erfüllt wird.

● Konditionelle Anpassung

Bewegungseinschränkung oder Hypermobilität: Bei muskulär bedingten Beugekontrakturen der Hüftgelenke kann die Übung „Hüftgelenk streck' dich" hilfreich sein, und zwar durch die reflektorische Entspannung der Antagonisten bei maximaler Belastung der Agonisten.

5.3.4 Die „Zange" (Abb. 78)

Der Name „Zange" ist ein Phantasiename. Der Therapeut arbeitet mit den sich in Schrittstellung befindlichen Beinen des Patienten, als ob er eine Zange zudrücken oder öffnen möchte.

■ LERNZIEL

Der Therapeut soll einen Zustand der potentiellen Beweglichkeit der LWS in Nullstellung durch gleichzeitiges und gleich starkes muskuläres Beanspruchen der Flexoren des einen und Extensoren des anderen Hüftgelenks hervorrufen können.

▶ FUNKTIONSANALYSE IN THERAPEUTENSPRACHE

● Konzeption der Übung

Die potentielle Beweglichkeit der LWS in ihrer Nullstellung ist ein wichtiges Merkmal ökonomischen Bewegungsverhaltens. Beim aufrechten Stehen oder Sitzen ist sie mit der potentiellen Beweglichkeit des Beckens in den Hüftgelenken koordiniert. Der nahtlose Wechsel von potentieller Beweglichkeit und Stabilisation spielt bei Lageveränderungen der KLA im Raum eine wichtige Rolle. Dabei soll sich bei einer Vorneigung die Stellung der Bewegungssegmente der LWS nicht, bei Rückneigung nur im lombosakralen Übergang geringfügig flexorisch anpassen.
Um die potentielle Beweglichkeit der LWS von den Beinen her zu bewerkstelligen, bringen wir den Patienten in Seitenlage, die Beine in Schrittstellung. Dabei sollen sich das

Hüftgelenk des oberen Beins in Flexion, das des unteren in Extension und die LWS in Nullstellung befinden.
Gibt nun der Therapeut dem Hüftgelenk des einen Beins einen flexorischen Widerstand, wird die ventrale, auf die LWS flexorisch wirkende Muskulatur weiterlaufend aktiviert. Gibt der Therapeut dem Hüftgelenk des anderen Beins einen extensorischen Widerstand, wird die dorsale, auf die LWS extensorisch wirkende Muskulatur weiterlaufend aktiviert. Soll die LWS in Nullstellung bleiben, muß im Niveau LWS eine aktive Widerlagerung stattfinden. Es kommt zur Kontraktion der Flexoren und Extensoren dieses Bereichs.
Gibt der Therapeut den flexorischen und extensorischen Widerstand beider Hüftgelenken gleichzeitig und in gleicher Intensität, heben sich die weiterlaufenden Aktivierungen auf und die widerlagernden werden überflüssig. Die potentielle Beweglichkeit ist gegeben. Das gelingt nur, weil das Becken ein stabiler knöcherner Ring ist. Dabei kann die Federungsmöglichkeit in den Iliosakralgelenken therapeutisch genutzt werden (s. Gangschulung). Der Therapeut kann nun das in sich stabilisierte Bewegungssystem Beine/ Becken in der LWS flexorisch/extensorisch hin- und herbewegen (Feinmobilisation).

- **Position und Aktivierung der Ausgangsstellung**

Räumliche Lage der kritischen Achsen, Kontaktstellen des Körpers mit der Umwelt, Bewegungskomponenten in bezug auf die Nullstellung der Gelenke
Ausgangsstellung im hier beschriebenen Übungsbeispiel ist die Seitenlage links (Abb. 78 a).
Die KA Becken, Brustkorb und Kopf sind in der horizontal stehenden KLA eingeordnet. Damit die Wirbelsäule in Nullstellung steht, wird der Kopf auf ein entsprechend dickes Kissen gelagert.
Am KA Arme liegt der linke vor dem Brustkorb auf der Unterlage, der rechte wird auf ein Kissen gelagert.
Am KA Beine liegt das linke auf der Unterlage, seine Längsachse steht annähernd parallel zur KLA. Das rechte Bein ist auf einem Kissen gelagert.
Die kritischen Gelenkstellungen am KA Beine sind:
- Linkes Bein: Hüftgelenk in Extension, Kniegelenk in Nullstellung, Fuß- und Zehengelenke in Plantarflexion/Eversion/Zehenflexion. Bei freier Extension im Hüftgelenk liegen Knie und Fuß des linken Beins dorsal von der mittleren Frontalebene.
- Rechtes Bein: Hüftgelenk so weit in Flexion, daß die LWS mühelos in ihrer Nullstellung bleiben kann, Kniegelenk in 90° Flexion, Fuß- und Zehengelenke in Dorsalextension/Inversion/Zehenextension. Bei freier Flexion im Hüftgelenk steht das Knie ventral vom Hüftgelenk. Knie, Unterschenkel und Fuß liegen deutlich ventral von der mittleren Frontalebene.

Bewegungstoleranzen in den kritischen Gelenken in bezug auf die geplante Primärbewegung
Bewegungsausschläge finden nur in den Fuß- und Zehengelenken statt, deren endgradige Beweglichkeit erwünscht, aber nicht unerläßlich für die Übung ist.

Verteilung des Körpergewichts auf einer Unterlage, an einer Abstützungs- oder Hängevorrichtung, über einer Unterstützungsfläche und die daraus resultierenden Aktivierungszustände der Muskulatur
In der Ausgangsstellung sind alle Körperabschnitte auf ihren Unterlagen parkiert.

● **Actio - Reactio des Bewegungsablaufs**

Bei der Übung „Zange" kann nicht von einer Actio des Bewegungsablaufs gesprochen werden, es sei denn, man analysiert die Bewegungen des widerstandgebenden Therapeuten. Der Patient widersteht dem Widerstand ohne Veränderung der Gelenkstellungen. Er bewegt nur seine Füße, wenn der Therapeut den Widerstand für das Schließen und Öffnen der „Zange" wechselt.

Schließen der „Zange" (Abb. 78 a)
Die rechte Hand des Therapeuten umgreift den dorsalextendierten Fuß des Patienten von unten/medial und benutzt ihn als Haken. Der Widerstand ist also ein Zug, der nach kaudal/ventral gerichtet ist. Er aktiviert
- an den Zehen- und Fußgelenken die Extensoren, Inversoren, Dorsalextensoren,
- am Kniegelenk die Flexoren,
- am Hüftgelenk die Flexoren.

Die linke Hand des Therapeuten umfaßt von unten/außen den plantarflektierten linken Fuß des Patienten und benutzt ihn als Stoßdämpfer. Der Widerstand ist also eine Stauchung der Beinlängsachse mit einer Hebelung nach ventral. Er aktiviert
- an den Zehen- und Fußgelenken die Flexoren, Eversoren, Plantarflexoren,
- am Kniegelenk die Extensoren,
- am Hüftgelenk die Extensoren.

Will der Therapeut die LWS, insbesondere im lumbosakralen Übergang, flexorisch/extensorisch mobilisieren, muß der Zug der rechten Hand mehr nach dorsal gerichtet werden, ohne daß die Aktivierung der Kniegelenkflexoren dabei verloren gehen darf.

Öffnen der „Zange" (Abb. 78 b)
Die rechte Hand des Therapeuten umgreift von unten/dorsal den plantarflektierten rechten Fuß des Patienten und benutzt ihn als Stoßvorrichtung. Der Druck ist nach kranial/ventral gerichtet, so daß er in bezug auf die Flexions-/Extensionsachsen vor derjenigen des oberen Sprunggelenks, hinter derjenigen des Kniegelenks und vor derjenigen des Hüftgelenks verläuft und darum die Aktivität der Plantarflexoren des oberen Sprunggelenks sowie die Extensoren des Knie- und Hüftgelenks aktiviert.
Die linke Hand des Therapeuten umgreift den linken dorsalextendierten Fuß des Patienten von medial/kranial und benutzt ihn als Hängevorrichtung. Der Widerstand ist ein Zug, der nach kaudal/dorsal gerichtet ist, so daß er in bezug auf die Flexions-/Extenssionsachsen vor derjenigen des oberen Sprunggelenks, hinter derjenigen des Kniegelenks und vor derjenigen des Hüftgelenks verläuft und darum die Aktivität der Dorsalextensoren des oberen Sprunggelenks sowie die Flexoren des Knie- und Hüftgelenks aktiviert.
Will der Therapeut die LWS, insbesondere den lumbosakralen Übergang, flexorisch/extensorisch mobilisieren, muß das Öffnen der Zange und der Zug- und Druckwiderstand gut koordiniert weiterbestehen.

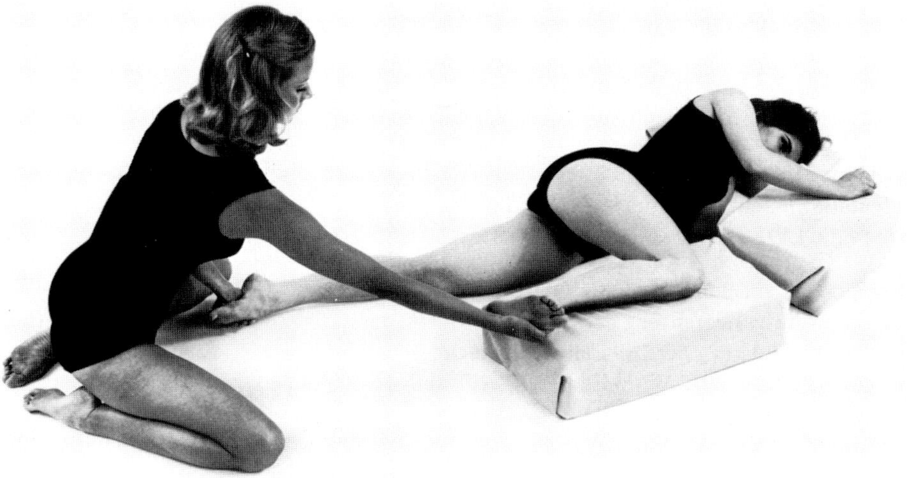

Abb. 78 a. Hüftgelenkwiderstand bei der „Zange". **a** rechts Flexion, links Extension

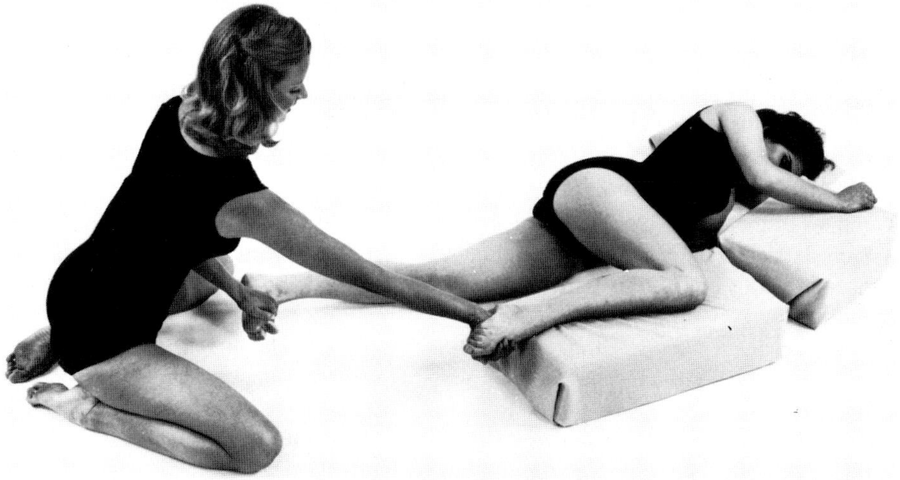

Abb. 78 b. Hüftgelenkwiderstand bei der „Zange". **b** rechts, Extension, links Flexion

● Conditio - Limitatio des Bewegungsablaufs

Conditio der gleichbleibenden Abstände am Körper des Patienten
Limitatio in Form von Stabilisation und aktiver Widerlagerung
In der Übung „Zange" haben wir es, mit Ausnahme der Fuß- und Zehengelenke, am ganzen Körper mit gleichbleibenden Abständen zu tun. Zu beachten sind hier diejenigen, die das Lernziel der Übung direkt betreffen.

Conditio: Die Abstände DP Symphyse-DP Bauchnabel und DP lumbosakraler Übergang-DP lumbothorakaler Übergang bleiben gleich groß, außer bei Feinmobilisation der LWS (s.S.233).
Limitatio: Die LWS befindet sich damit in Nullstellung, und die vom Therapeuten simultan gegebenen Widerstände an den Beinen sind von gleicher Intensität.

Conditio: Der Abstand DP Bauchnabel-DP Processus xiphoideus bleibt gleich groß.
Limitatio: Damit bleibt auch die BWS in Nullstellung. Das ist besonders dann wichtig, wenn die LWS feinmobilisiert werden soll.

Conditio der absoluten und/oder relativen räumlichen Fixpunkte
Limitatio durch Begrenzung der Primärbewegung, der aktivierten passiven Widerlagerung und der Veränderung der Unterstützungsfläche
Conditio: Die ganze Wirbelsäule in Nullstellung ist ein absoluter räumlicher Fixpunkt.
Limitatio: Er bewirkt, daß die gleichzeitigen Widerstände an den Beinen auch gleich intensiv sind.

▶ ANPASSUNG DER ÜBUNG AN KONSTITUTION UND KONDITION DES PATIENTEN

● Rolle der Längen, Breiten, Tiefen und Verteilung der Gewichte bei der konstitutionellen Anpassung

Für diese Übung spielen die konstitutionellen Varianten und die Verteilung der Gewichte allenfalls eine Rolle bei der Lagerung des Patienten.

● Konditionelle Anpassung

Wenn wegen *Bewegungseinschränkungen* der Hüftgelenke die Ausgangsstellung nicht wie im dargestellten Modell eingenommen werden kann, wird die Schrittstellung den Umständen angepaßt. Man achtet aber darauf, daß die LWS möglichst in Nullstellung steht.

5.3.5 „Auf und zu" (Abb. 79)

„Auf und zu" ist ein Phantasiename. Bezogen auf die Hüftgelenke bedeutet „Auf" die Flexion, „Zu" die endgradige Extension der Hüftgelenke.

● LERNZIEL

Erreichen der vollen Extension der Hüftgelenke im aufrechten Stand ohne Störung der Statik.

▶ FUNKTIONSANALYSE IN THERAPEUTENSPRACHE

● Konzeption der Übung

Das Aufrichten und Kippen des Beckens, funktionell ausgedrückt die Extension und Flexion des Beckens in den Hüftgelenken im aufrechten Stand, bringt eine erhebliche Störung der Statik mit sich. Bei einer Extension des Beckens in den Hüftgelenken wird

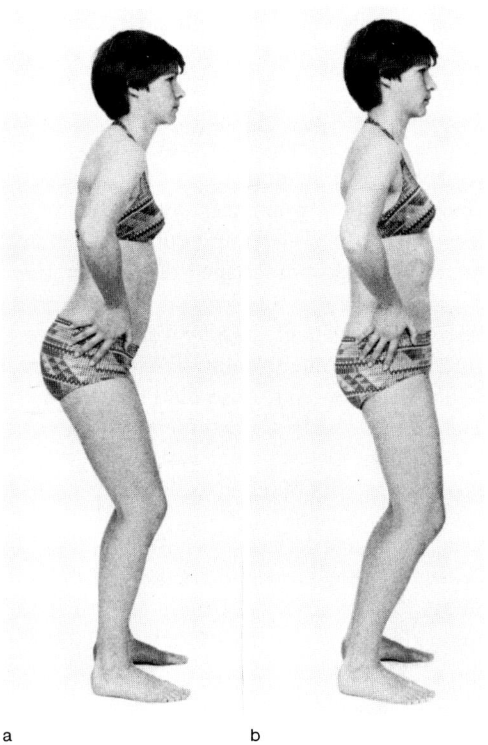

Abb. 79 a, b. „Auf und Zu." **a** Ausgangsstellung der Vorübung, **b** Endstellung der Vorübung (Kniegelenke bleiben in Flexion)

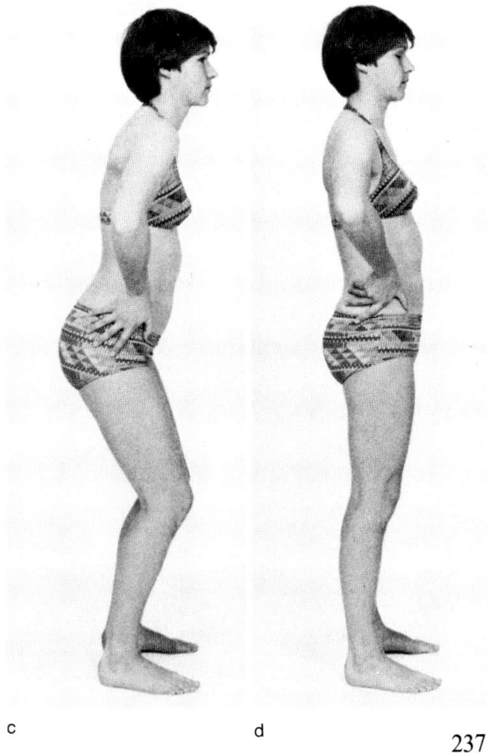

Abb. 79 c, d. „Auf und Zu." **c** Ausgangsstellung der Hauptübung, **d** Endstellung der Hauptübung

dieses mit allen über ihm stehenden Gewichten nach hinten, bei der Flexion nach vorn gebracht. Das ist ohne Gegengewichtsverschiebung nicht möglich. Im Sitzen hingegen ist das Flektieren und Extendieren des Beckens in den Hüftgelenken problemlos, weil die Unterstützungsfläche beliebig nach vorn oder hinten ausgeweitet werden kann.
Darum ist die Übung „Auf und Zu" so konzipiert, daß sich die horizontalen Gewichtsverschiebungen neutralisieren. Das „Zu" gelingt, wenn wir bei der Drehpunktverschiebung nach vorn, gemeint ist die Flexions-/Extensionsachse der Hüftgelenke, simultan den distalen DP Patella und den proximalen DP Spina iliaca nach hinten schieben und somit eine aktive widerlagernde Mobilisation der Hüftgelenke in Extension durchführen. In den kaudal und kranial angrenzenden Bewegungsniveaus werden durch aktive Widerlagerung nicht gewollte weiterlaufende Bewegungen verhindert. So lassen wir z. B. innerhalb der Unterstützungsfläche keine Druckverschiebung zu. Als Ausgangsstellung wählen wir das „Auf", also die Flexion der Hüftgelenke durch Drehpunktverschiebung nach hinten und Distanzpunktverschiebungen nach vorn.

● Position und Aktivierung der Ausgangsstellung

Räumliche Lage der kritischen Achsen, Kontaktstellen des Körpers mit der Umwelt, Bewegungskomponenten in bezug auf die Nullstellung der Gelenke

Beim „Auf" als Ausgangsstellung wird im Zweibeinstand die Horizontal- und annähernde Parallelstellung der Flexions-/Extensionsachsen der Wirbelsäulen-, Hüft-, Knie- und Großzehengrundgelenke angestrebt.
Am KA Beine haben die Fußsohlen Bodenkontakt, die funktionellen Fußlängsachsen sind nach vorn gerichtet. In bezug auf die mittlere Frontalebene weichen die Kniegelenke flexorisch nach vorn/wenig unten, die Hüftgelenke flexorisch nach hinten/wenig unten ab. Die Längsachsen der Unterschenkel sind nach vorn, diejenigen der Oberschenkel nach hinten geneigt.
Am KA Becken zeigt der Bauch nach vorn/unten. Der Unterbauch ist lang, die LWS in Extension. Die Längsachse des Beckens ist stärker nach vorn geneigt.
Am KA Brustkorb steht die Sternumlängsachse annähernd vertikal. Der Oberbauch ist wenig verkürzt, die BWS wenig flektiert.
Am KA Kopf steht der sagittotransversale Durchmesser des Kopfs über den Füßen. Der Hals ist vorn lang, die HWS steht in Extension, die oberen Kopfgelenke in die Blickrichtung nach vorn adaptierender Flexion.
Am KA Arme halten die Hände das Becken, so daß die Daumen die Spinae iliacae spüren. Die Schultergelenke stehen vor der mittleren Frontalebene.

Bewegungstoleranzen in den kritischen Gelenken, in bezug auf die geplante Primärbewegung

Für den geplanten Bewegungsablauf in der Übung „Auf und Zu" sind erforderlich:
- Plantarflexion in den oberen Sprunggelenken vom proximalen Hebel aus bis zur Nullstellung,
- Kniegelenkextension durch Drehpunktverschiebung nach hinten bis zur Nullstellung,
- Hüftgelenkextension durch Drehpunktverschiebung nach vorn bis zur vollen Extension,
- Flexionstoleranz in der LWS,

- Extensionstoleranz in der BWS bis zur Nullstellung,
- Flexionstoleranz in der HWS bis zur Nullstellung,
- Extensionstoleranz in den oberen Kopfgelenken bis zur Nullstellung.

Verteilung des Körpergewichts auf einer Unterlage, an einer Abstützungs- oder Hängevorrichtung, über einer Unterstützungsfläche und die daraus resultierenden Aktivitätszustände der Muskulatur
Die Unterstützungsfläche der Übung „Auf und Zu" ist die kleinste Fläche, die die Kontaktstellen Fußsohlen/Boden umschließt.
Der KA Beine befindet sich in Stützfunktion. Durch die Flexion des Beckens in den Hüftgelenken sind die Hüft- und LWS-Gelenke extensorisch aktiviert. Der KA Arme befindet sich in Abstützaktivität mit der Kontaktstelle Handflächen/Beckenschaufel.

Intensität der muskulären Beanspruchung bei ökonomischer Aktivität und Atmung
Die Intensität der ökonomischen Aktivität ist im Vergleich zum normalen aufrechten Stand geringfügig erhöht. Die funktionelle Ruheatmung ist nicht behindert.

Potentiell beschleunigende bzw. bremsende Gewichte in bezug auf die Trennebene der geplanten Primärbewegung
Die Trennebene der geplanten Primärbewegung geht durch die Flexions-/Extensionsachse der oberen Sprunggelenke und durch die vertikal stehende mittlere Frontalebene des Kopfs. Die Gewichte vor und hinter der Trennebene sollen sich immer die Waage halten, so daß Gewichtsverschiebungen nach vorn mit Gewichtsverschiebungen nach hinten kompensiert werden müssen und die Trennebene am Ort bleibt.

- **Actio - Reactio des Bewegungsablaufs**

Actio in Form der Primärbewegung
Die kritischen Distanzpunkte der Primärbewegung, DP rechter und linker Trochanterpunkt, bewegen sich nach vorn/wenig oben durch Extension in den Hüftgelenken.

Reactio in Form von aktivierter passiver Widerlagerung
Reactio in Form von Veränderung der Unterstützungsfläche
Die Reactio und die Nichtveränderung der Unterstützungsfläche werden von der Conditio gesteuert, so daß die Primärbewegung trotz geradliniger horizontaler Richtungskomponente keine weiterlaufenden Grobreaktionen aufkommen läßt.

- **Conditio - Limitatio des Bewegungsablaufs**

Conditio der gleichbleibenden Abstände am Körper des Patienten
Limitatio in Form von Stabilisation und aktiver Widerlagerung
In der Übung „Auf und Zu" gibt es keine gleichbleibenden Abstände.

Conditio der absoluten und/oder relativen räumlichen Fixpunkte
Limitatio durch Begrenzung der Primärbewegung, der aktivierten passiven Widerlagerung und der Veränderung der Unterstützungsfläche
In der Übung „Auf und Zu" gibt es nur absolute räumliche Fixpunkte.
Condito: Die Kontaktstelle rechte und linke Fußsohle/Boden ist ein absoluter räumlicher Fixpunkt.

Limitatio: Dieser Fixpunkt bleibt während der Primärbewegung erhalten, wenn sich die kaudalen und kranialen Distanzpunkte des Hüftgelenks, DP rechte/linke Patella und DP rechte/linke Spina iliaca nach hinten/wenig oben bewegen. Auf diese Weise wird durch die Primärbewegung zwar Gewicht nach vorn, aber dank der widerlagernden Mobilisation des Hüftgelenks auch so viel Gewicht nach hinten gebracht, daß der geforderte räumliche Fixpunkt erhalten bleibt.

Conditio: Der Druck, den die Fußsohlen auf den Boden ausüben, verschiebt sich nicht innerhalb der Unterstützungsfläche.
Limitatio: Dieser absolute räumliche Fixpunkt bewirkt, daß während der widerlagernden Extension des Beckens in den Hüftgelenken nicht auch der Brustkorb nach hinten verschoben wird und eine vermehrte Fersenbelastung hervorruft. Damit das Gewicht des Brustkorbs möglichst indifferent in bezug auf vorn/hinten verteilt wird, stellt sich die Längsachse der BWS vertikal ein; dabei wird der Oberbauch etwas länger, HWS und BWS kommen in Nullstellung, und die dynamische Stabilisation der BWS wirkt als aktive Widerlagerung zur Flexion der LWS, die auf die Extension des Beckens in den Hüftgelenken hin stattgefunden hat.

Conditio des Bewegungstempos
Limitatio der ökonomischen Aktivität durch Finden des Idealtempos
Conditio: Die Übung „Auf und Zu" soll langsam durchgeführt werden, damit Zeit bleibt, die Actio und ihre Conditio gut zu koordinieren. Die Endstellung soll einige Sekunden gehalten werden, sicher bis – trotz hoher Intensität der ökonomischen Aktivität – die Ruheatmung für den Patienten spürbar wieder einsetzt.
Limitatio: Ein gutes Tempo sind 4 Sekunden für den Bewegungsablauf, 4 Sekunden für das Verharren in der Endstellung und 4 Sekunden für den Weg zurück in die Ausgangsstellung.

- **Position und Aktivierung der Endstellung**
  Bewegungsablauf zurück zur Ausgangsstellung

Der Weg zurück zur Ausgangsstellung vollzieht sich durch ein gleichmäßiges Mindern der Intensität der ökonomischen Aktivität. Dabei darf wiederum keine Gewichtsverschiebung innerhalb der Unterstützungsfläche stattfinden. Man läßt die Knie flexorisch nach vorn/unten, das Hüftgelenk nach hinten/unten und den Brustkorb wenig flexorisch von kranial her in der BWS einsinken.

▶ INSTRUKTION IN PATIENTENSPRACHE

• An die Wahrnehmung appellierende Instruktionshilfen

Während der Bewegungsablauf der Übung „Auf und Zu" mit geringer Intensität der ökonomischen Aktivität durchgeführt werden soll, kann man während der Steigerung der Intensität in der Endstellung die Atmung durch inspiratorisches und exspiratorisches Pfeifen in Gang halten und eine Preßatmung ausschließen. Das Nach-oben-Streben des DP Scheitelpunkt erleichtert die Koordination der nacheinander geschalteten aktiven Widerlagerung, die dem Körper in der hyperaktiven Endstellung hilft, die „Klötzchen" gut übereinander zu halten.

• **Verbal-perzeptive didaktische Anleitung**	• **Manipulativ-perzeptive didatische Anleitung**
Position und Aktivierung der Ausgangsstellung	
„Steh' aufrecht, ohne Aufwand. Die Schultern sollst du nicht nach hinten ziehen. Wenn du mit den Händen die Seiten deiner Oberschenkel abtastest, spürst du ganz seitlich unter der Haut je einen Knochen. Das ist die Stelle, die über der Mitte der Füße stehen soll. Vorfuß und Ferse drücken gleichmäßig auf den Boden. Die Zehen sind dabei ganz entspannt. Jetzt läßt du die Knie und gleichzeitig den Popo los. Die Knie knicken nach vorn, der Popo nach hinten ein, auch der Brustkorb sinkt ein wenig zusammen."	Beim aufrechten Stand muß der Therapeut darauf achten, daß die Aktivität ökonomisch ist. Die Lage der Trochanterpunkte über den Längswölbungen der Füße ist für das Einsinken der Knie- und Hüftgelenke wichtig. Wenn das Becken sich bei der Flexion der Hüftgelenke nicht ebenfalls in Richtung Flexion bewegt, soll der Therapeut die Beckenbewegung manipulierend unterstützen. Als Hilfestellung sitzt der Therapeut auf einem Hocker, rechts bzw. links vom Patienten, und legt die eine Hand auf die Knie, die andere Hand auf das Gesäß des Patienten. Er kann zusätzlich die Unterschenkel des Patienten zwischen seine Knie nehmen, und auf diese Weise die Ausgangsstellung herbeiführen.
Actio und Conditio des Bewegungsablaufs	
„Diese Ausgangsstellung hat aus dir eine etwas klägliche Figur gemacht. Du hast die Bremsen der Muskeln am Popo und an den Knien aufgemacht, wie es der Name der Übung sagt. Jetzt wird zugemacht. Ohne Hast, ohne Kraft gehen die Knie nach hinten und der Popo nach vorn, ein bißchen weicht der Blick zurück, der Nacken wird lang, und immer spürst du den Druck der Fußballen und Fersen gegen den Boden. Der Atem geht leicht, auch wenn die Bewegung zu Ende ist, wenn alles „zu" ist. Jetzt kannst du deine Kräfte messen. Die Knie wollen nach hinten, der Popo nach vorn, der Kopf nach oben und die Füße nach unten, alle sind gleich stark, darum geschieht keine Bewegung mehr, bis du alle Kraft losläßt, alles „auf" machst und wieder am Anfang stehst. Die Knie nach vorn, der Popo nach hinten eingeknickt und die Brust ein wenig eingesunken. Jetzt kann die Bewegung anlaufen. „Auf" und „Zu", so oft du willst."	Der Therapeut klopft vor Beginn des Bewegungsablaufs auf die Knie des Patienten und sagt ihm, sie müßten sich nach hinten bewegen, während simultan das Gesäß, auf das ebenfalls geklopft wird, nach vorn soll, bis der Patient die Dehnung der iliofemoralen Bänder, ventral von den Hüftgelenken, als angenehmen Zug realisiert. Bis der Therapeut die Pulsation der A. femoralis palpieren kann, bedarf es meistens verschiedener manipulierender Hilfsgriffe: 1) Mit einer Hand am Unterbauch des Patienten wird die Extension der Hüftgelenke vom proximalen Hebelarm unterstützt, während die andere Hand den Trochanterpunkt nach vorn schiebt und so den Femurkopf gegen das Lig. iliofemorale drückt. Sobald der Patient die räumlichen Verschiebungen wahrgenommen hat, kann er sie auch ohne Hilfe reproduzieren, weil sie dann als Gleichgewichtsreaktion ablaufen. 2) Entsprechende Manipulationen sorgen für das Einordnen der KA Brustkorb und Kopf in die KLA.

▶ ANPASSUNG DER ÜBUNG AN KONSTITUTION UND KONDITION DES PATIENTEN

● Rolle der Längen, Breiten, Tiefen und Verteilung der Gewichte bei der konstitutionellen Anpassung

Die konstitutionellen Varianten spielen bei der Übung „Auf und Zu“ keine Rolle.

● Konditionelle Anpassung

Bewegungseinschränkung: Wenn in einem oder beiden Hüftgelenken ein Extensionsdefizit besteht oder gar die Nullstellung nicht erreicht werden kann, ist eine Anpassung unerläßlich.
Die Ausgangsstellung bleibt unverändert.
Die Kniegelenke werden zu räumlichen Fixpunkten bestimmt. Die Primärbewegung wird nur sehr gering sein, und die Richtungskomponente des rechten/linken Trochanterpunkts geht mehr nach vorn/oben. Simultan gehen rechte und linke Spina iliaca ausgiebiger nach hinten/oben, die Extension des Beckens im Hüftgelenk betonend. Die zwangsläufige Flexion der LWS wird in der in Nullstellung stabilisierten BWS extensorisch aktiv widerlagert. Mit der Zeit gibt man den Fixpunkt Patella auf und versucht, die Übung wie vorgeschrieben zu machen (Abb. 79 a + b).

5.4 Anpassung der hubfreien/hubarmen Mobilisation der Wirbelsäule an besondere Probleme der BWS

Die BWS wird funktionell dem KA Brustkorb zugeordnet. Der für sie typische Aktivitätszustand der dynamischen Stabilisation in der Nullstellung gibt ihr die Funktion eines „Stabile". Nicht nur in Fortbewegung und aufrechter Haltung, sondern auch bei vielen manuellen Aktivitäten sollte die BWS in ihrer Nullstellung dynamisch stabilisiert sein (s. Band 1, 3. Auflage, S. 76, 86), um einerseits die potentielle Rotationsfähigkeit der Wirbelsäule um die KLA zu garantieren und andererseits aus dem Brustkorb einen soliden Unterbau für den Schultergürtel zu machen. Diese dynamische Stabilisation der BWS darf als normaler Haltungsreflex bezeichnet werden. Wenn sie, aus was für Gründen auch immer, versagt, sind schwerwiegende funktionelle Störungen die Folge. Zum ersten verlieren die angrenzenden lordotischen Wirbelsäulenabschnitte ihre potentielle Beweglichkeit. Zum zweiten entsteht eine funktionelle Fehlatmung (Band 1, S. 283). Zum dritten treffen die aus der Peripherie ankommenden Bewegungsimpulse auf ein destabilisiertes Zentrum und können dort weder durch aktive Widerlagerung aufgefangen noch ökonomisch weitergeleitet werden. Das führt zur verfrühten Abnutzung der betroffenen passiven Strukturen und erklärt auch die Unfähigkeit, wirklich rasche, kraftvolle und gezielte Bewegungen auszuführen.

Häufige Ursachen statischer Fehlbelastung der BWS:

- Hypoaktivität der Extensoren wegen mangelnder Stabilisation bei anlagemäßig normaler Brustkyphose. Dieser wichtige Haltungsreflex kann durch Ermüdung, statische Überlastung, zu langes Sitzen, schlechte Gewohnheit, Gleichgültigkeit oder depressiven Gemütszustand verloren gehen.

- Alle Formen von Atemstörungen.

- Beim statischen thorakalen Flachrücken (– BSW) fehlt der stimulierende Einfluß der Schwerkraft, der die BWS wegen vorhandener flexorischer Bewegungstoleranzen und deutlich überwiegender vorderer Gewichte stimuliert, sich extensorisch zu stabilisieren. Häufig findet man bei einer – BWS im lumbalen Bereich eine Sitzkyphose. Bei solchermaßen destabilisierter BWS kann keine funktionstüchtige muskuläre Verankerung des Schultergürtels am Brustkorb und keine ökonomische Aufhängung der Arme stattfinden.

- Der statische, thorakale Rundrücken (+ BWS) ist oft durch Steifigkeit und ein Extensionsdefizit gekennzeichnet. Dann werden die Aktivitäten der Arme eine zusätzliche, schwer zu kompensierende Belastung. Hypermobile thorakale Rundrücken entpuppen sich oft als zusammengesunkene Flachrücken.

- Häufige Fehlformen wie Skoliosen, skoliotische Haltungen und Asymmetrien des Brustkorbs erschweren oder verunmöglichen die Stabilisation der BWS in ihrer Nullstellung. Sie sind besonders problematisch, wenn sie sich im Rotationsbereich der unteren BWS befinden und durch dessen Blockierung die Belastung der lordotischen Wirbelsäulenabschnitte erheblich vergrößern. Solche Schwierigkeiten bringt auch eine kaudale Verlängerung der Brustkyphose in den oberen Lumbalbereich mit sich.

- Eine Nackenkyphose, auch funktionelles C7-Syndrom genannt, verbunden mit einer – BWS im mittleren Bereich zerstört die virtuelle KLA, weil sie dem Kopf durch Pseudoversteifungen der oberen BWS und unteren HWS die Einordnung unmöglich macht. Die in der Folge auftretenden Tonusstörungen im Bereich der Zervikal- und Schultergürtelmuskulatur sind als Fehlfunktion einer gesunden Muskulatur im Sinne von Gleichgewichtsreaktionen auf eine schlechte Kopfhaltung zu bewerten.

5.4.1 Entlastungsstellungen für die BWS (Abb. 80–85)

Der Name „Entlastungsstellungen für die BWS" bezeichnet das funktionelle Problem, das gelöst werden soll.

■ LERNZIEL

Der Patient soll
- durch manipulative Hilfe des Therapeuten den aufrechten Sitz mit in Nullstellung dynamisch stabilisierten BWS erlernen und damit die ökonomische Tonusverteilung der fallverhindernden Muskulatur erlangen (Abb. 80, 81);
- Ruhestellungen und Arbeitshaltungen finden, die das Gewicht des Brustkorbs so neutralisieren, daß die sich in Nullstellung befindende BWS nicht durch Muskelaktivität gehalten werden muß;
- Ruhestellungen und Arbeitshaltungen finden, bei denen sich die BWS und die angrenzenden KA Becken und Kopf in annähernder Nullstellung befinden, ohne daß das Kopf-, Becken, Arm- und Schultergürtelgewicht die passiven und aktiven Strukturen der BWS belastet.

► FUNKTIONSANALYSE IN THERAPEUTENSPRACHE

Die meisten der folgenden Entlastungsstellungen gelten teilweise gleichzeitig für LWS und HWS. Wir beschränken uns hier auf die Punkte, die für die BWS spezifisch sind.

Übung: Sitzen bei in Nullstellung dynamisch stabilisierter BWS zur ökonomischen Tonusverteilung der fallverhindernden Muskulatur (Abb. 80, 81)

Ausgangsstellung: aufrechter Sitz über Eck auf einen Hocker, dessen Höhe mindestens der Unterschenkellänge des Patienten, einschließlich Absatzhöhe, wenn Schuhe getragen werden, entspricht. Der Schultergürtel ist auf dem Brustkorb, die Arme auf den Oberschenkeln parkiert.

Actio, Conditio - Limitatio: Der Therapeut sitzt hinter dem Patienten. Er umfaßt mit einem Arm den Patienten von hinten/lateral, zwischen Brustkorb und hängendem Arm des Patienten. Die Therapeutenhand faßt den Patientenbrustkorb am epigastrischen Winkel und hebt dabei das Brustkorbgewicht etwas an, extensorisch in der BWS, nicht über die Nullstellung hinaus. Simultan gibt die andere Therapeutenhand, etwa in Höhe des lumbothorakalen Übergangs, einen Gegenhalt an der Wirbelsäule des Patienten, damit es bei ihm nicht zu einer Flexion des Beckens in den Hüftgelenken und zu einer Totalextension der LWS und BWS kommt. (Abb. 80a).
In Abb. 80b ist eine Variante der Grifftechnik des Therapeuten gezeigt, man wendet sie an, wenn der Griff am epigastrischen Winkel vom Patienten unangenehm empfunden wird.

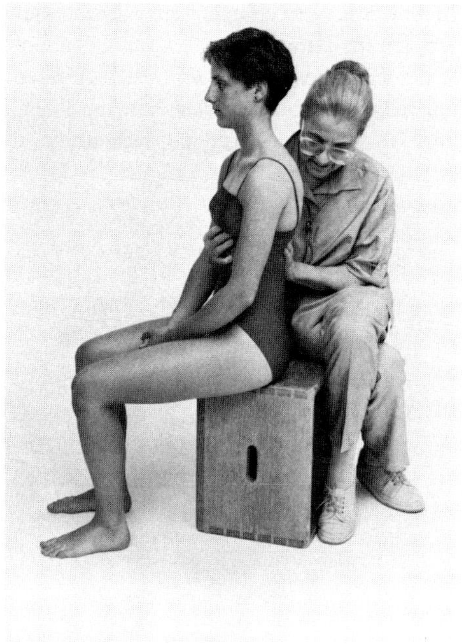

a

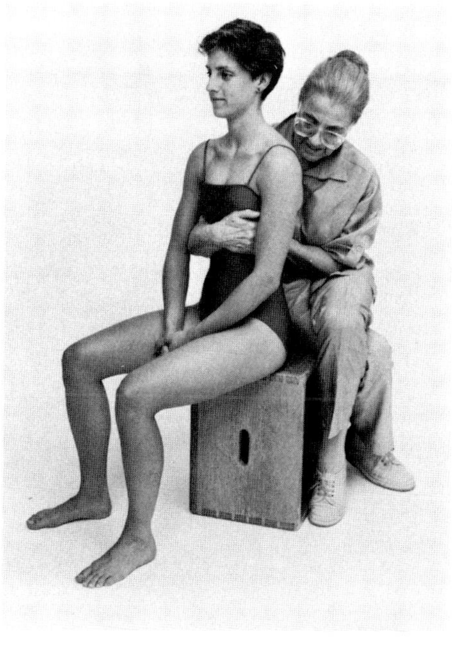

b

Abb. 80 a–c. Anpassung an Probleme der BWS bei funktioneller Fehlatmung. Sie entsteht bei einer Destabilisation der BWS. Die Therapeutin übernimmt das Gewicht des Brustkorbs und bringt die BWS in Nullstellung. Die Patientin reduziert die lumbale und ventrale Hyperaktivität der Muskeln und erlebt das Einsetzen einer normalen Ruheatmung

In Abb. 80c wird eine weitere Variante der Grifftechnik des Therapeuten gezeigt. Sie eignet sich für Patienten mit extremen totalem Flachrücken. Sobald der Therapeut mit Hilfe einer der beschriebenen Grifftechniken das Brustkorb- und Kopfgewicht des Patienten teilweise übernommen hat, wird der Patient angehalten den Tonus seiner Bauch- und Taillenmuskulatur zu reduzieren, bis sich die normale Ruheatmung einstellt (s. S. 130 „Löwenübung").

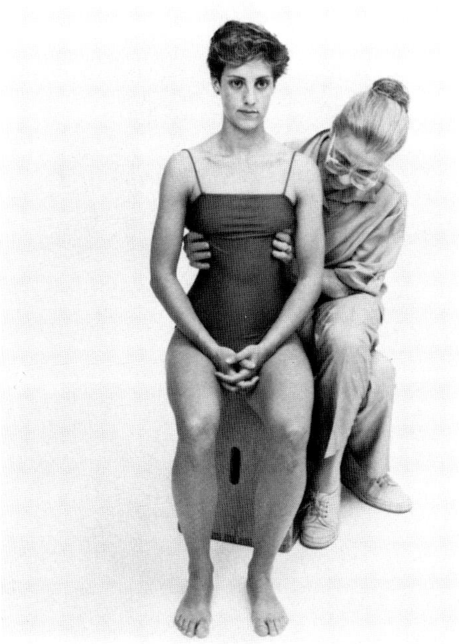

Abb. 80c. Legende s. S. 245

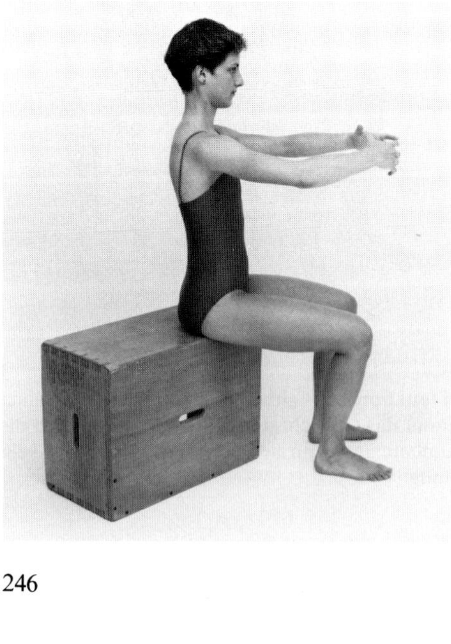

Abb. 81. Anpassung an Probleme der BWS bei destabilisierter BWS und statischem Flachrücken. Das Gewicht der horizontal und vor der mittleren Frontalebene getragenen Arme stimuliert die extensorische Stabilisation der BWS

Abb. 81 zeigt eine Haltung, wie man bei thorakalem Flachrücken mit Hilfe des Gewichts der Arme, die in der horizontal stehenden Transversalebene der Schultergelenke vor der vertikal stehenden mittleren Frontalebene getragen werden müssen. Sie vergrößern das Gewicht, das vor den Flexions-Extensionsachsen der BWS liegt und stimulieren dadurch die extensorischen Stabilisation der BWS in ihrer Nullstellung.

Unterpolsterte Halbseitenlage, vorzugsweise rechts (s. Abb. 35)
Siehe „Schläfer" (S. 135).

Entlastungsstellungen der BWS in Rückenlage (Abb. 82a + b)
Bei der in Abb. 82a gezeigten Entlastungsstellung in Rückenlage, ist für die BWS die Höherlagerung der Ellbogen besonders wichtig. Man achte darauf, daß der Ellbogen kaum tiefer stehen sollte als das Schultergelenk. Je kürzer der Oberarm ist und je weiter ventral das Schultergelenk steht, um so mehr muß der Ellbogen unterlegt werden. Dabei faltet man am besten die Hände über dem Bauch.

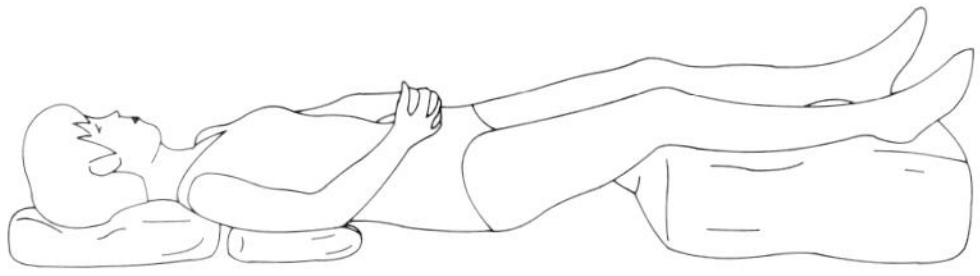
a

Abb. 82a, b. Entlastungsstellungen für die BWS (auch LWS/HWS) in Rückenlage

In Abb. 82b sind die Arme hochgelagert. Diese Lagerung hat den Namen „Hirtebüeblistellung" bekommen. Grundsätzlich liegt der Kopf bei dieser Lagerung auf der gleichen Höhe wie der Brustkorb, nur der Hals bekommt eine kleine Unterpolsterung. Die in den Schultergelenken flektierten Arme dürfen keinesfalls in endgradiger Stellung sein und müssen demzufolge entsprechend höher gelagert werden. Auch bei dieser Lagerung ist es von Vorteil, die Hände zu falten oder die Unterarme zu verschränken, weil auf diese Weise Bremsaktivitäten im Bereich der Schultergelenkmuskulatur vermieden werden. In beiden Beispielen wird das Gewicht des KA Arme indifferent für die BWS gelagert und die körperabschnittüberbrückende Muskelaktivität ausgeschaltet.
Bei ausgeprägtem thorakalem Flachrücken ist eine geringfügige Höherlagerung der KA Brustkorb, Kopf und Arme bisweilen hilfreich, insbesondere dann, wenn die Beine nicht unterlagert werden und ein Flexionsdefizit in der LWS und/oder ein Extensionsdefizit in den Hüftgelenken vorhanden ist.

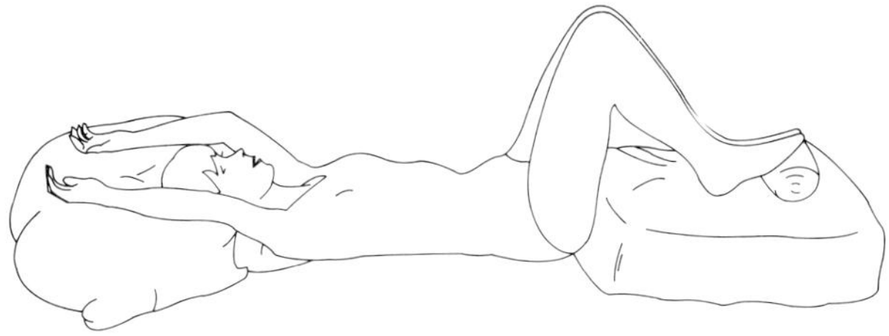
b

Abb. 82a, b. Entlastungsstellungen für die BWS (auch LWS/HWS) in Rückenlage

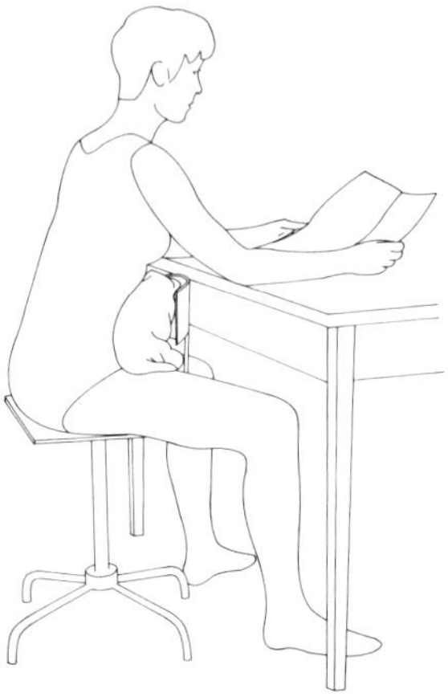

Abb. 83. Entlastungsstellung für die BWS im Sitzen, Arbeitsstellung

Entlastungsstellungen der BWS im Sitzen (Abb. 83 und 84, s. auch Abb. 72).
Abb. 83 zeigt eine Arbeitshaltung im Sitzen. Die Vorneigung der KLA wird durch eine Bauchlehne abgestützt. Die Entlastung der BWS kommt durch das Aufstützen der Unterarme auf einem Arbeitstisch in richtiger Höhe zustande.
Abb. 84 zeigt, wie bei vertikaler KLA durch Druckaktivität der Hände gegen die Sitzfläche der Brustkorb am Schultergürtel aufgefhängt werden kann (s. auch Abb. 72). Dadurch wird die Stabilisation der BWS gegen die Schwerkraft überflüssig. Allerdings kann man in dieser Haltung nicht arbeiten. Hätte man zwei seitliche Armlehnen in entsprechender Höhe, könnte der Brustkorb durch Druckaktivität der Ellbogen auf die Armlehne am Schultergürtel aufgehängt werden, und die Hände wären frei.

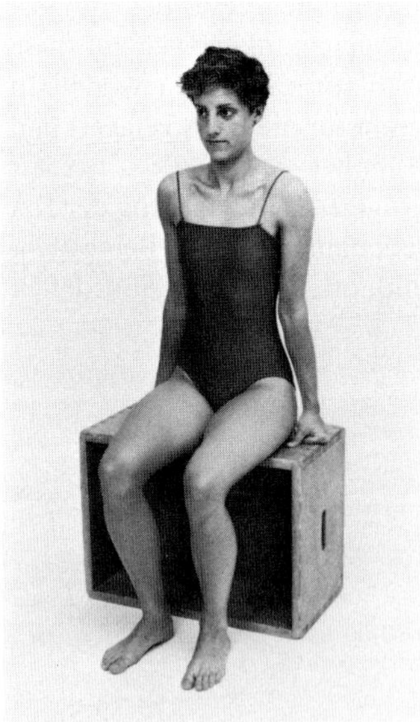

Abb. 84. Entlastungsstellung für die BWS im Sitzen durch Armstütz

Entlastungsstellung für die BWS im Stehen (Abb. 85)
Diese Entlastungsstellung im Stehen kann bei Bedarf tagsüber leicht eingenommen werden. Man beachte die Schrittstellung, wobei das vordere Knie eine Abstützung an der Wand findet. Die Längsachse des hinteren Beins und die KLA haben so viel Vorneigung, daß die Stirn bequem eine Abstützung an der Wand findet. Die durch Verschränkung der Unterarme vereinigten Arme finden eine Abstützung an der Wand und auf dem Kopf des Patienten. Wenn diese Stellung aus konstitutionellen Gründen (+ + Oberlänge, kurze Oberschenkel) nicht gelingt, kann die Entlastungsstellung in einer Ecke des Zimmers versucht werden. Man kreuzt die Hände über der Brust, nimmt wieder eine Schrittstellung ein und sucht mit den Schultern und der Stirn je eine Abstützung an den beiden Wänden, die die Ecke bilden.

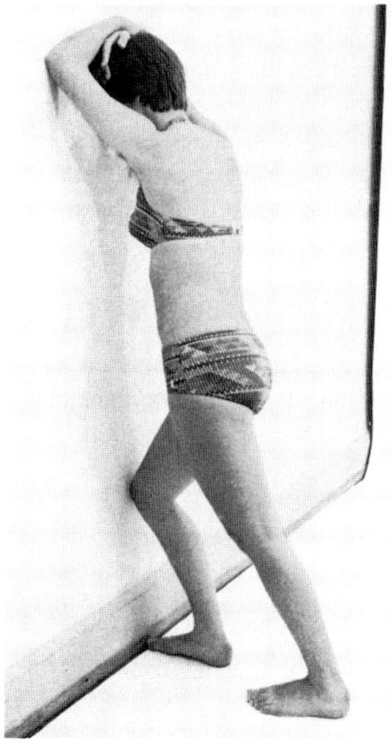

Abb. 85. Entlastungsstellung für die BWS im Stehen

5.4.2 Bewegungsniveaus für die mobilisierende Massage des BWS-Bereichs
(Abb. 86-89)

Der Name „Bewegungsniveaus für die mobilisierende Massage des BWS-Bereichs" bezeichnet die Lokalisationen für die Behandlungstechnik „mobilisierende Massage" (s. Band 1, 3. Auflage, S. 299-309).

■ LERNZIEL

Der Therapeut soll

- mit Hilfe der mobilisierenden Massage die Durchblutung, die Dehnbarkeit und die Kontraktionsfähigkeit der Muskulatur im Bereich der BWS verbessern und ihren Tonus normalisieren;
- die Wechselbeziehung der dynamisch in ihrer Nullstellung stabilisierten Brustwirbelsäule mit der potentiell beweglichen HWS und LWS erleichtern und für den Patienten verständlich machen;
- die Wechselbeziehung der dynamisch in ihrer Nullstellung stabilisierten BWS mit den kostalen Atembewegungen erleichtern und für den Patienten verständlich machen;
- die Wechselbeziehung der dynamisch in ihrer Nullstellung stabilisierten BWS mit den Bewegungen des Schultergürtels auf dem Brustkorb erleichtern und dem Patienten verständlich machen.

▶ FUNKTIONSANALYSE IN THERAPEUTENSPRACHE

Wie im Lernziel behandelt die mobilisierende Massage des BWS-Bereichs den KA Brustkorb und die angrenzenden KA Becken, Kopf und Arme. Die Bewegungsniveaus sind:
BWS/LWS, BWS/HWS,
BWS/Rippen,
Brustkorb/Schultergürtel.

Bewegungsniveau BWS/LWS, BWS/HWS (Abb. 86 a-g)

Da bei der BWS die extensorische Muskulatur am meisten gefordert wird, möchten wir diese mobilisierend massieren. Dazu versetzen wir die BWS in rhythmische, kleine, hubfreie Bewegungen (etwa 60/min) im Sinne flexorischer/extensorischer Bewegungsausschläge und bearbeiten die Muskulatur in der extensorischen Phase.

a

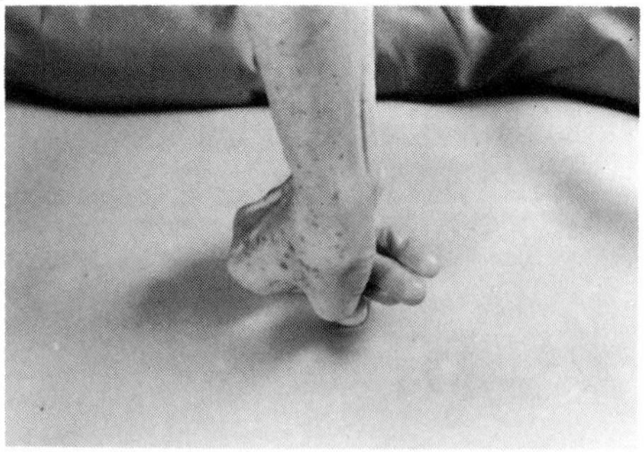

Abb. 86 a-g. Mobilisierende Massage im Bewegungsniveau BWS. **a** Stellung der Therapeutenhand, um einen axialen Druck ausüben zu können im Sinne einer Extension der BWS

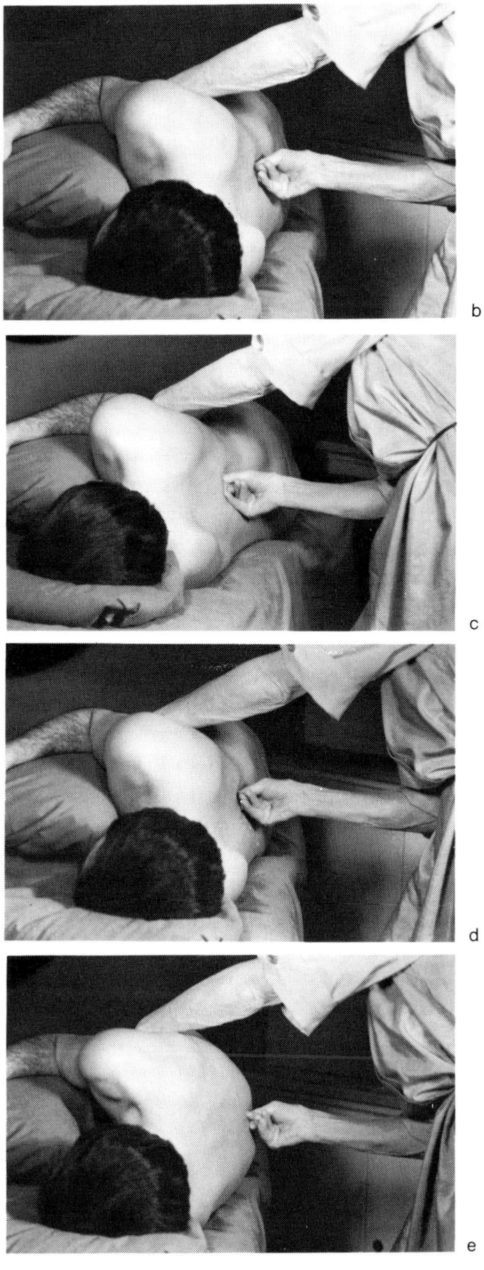

Abb. 86a–g. Mobilisierende Massage im Bewegungsniveau BWS. **b, c** dem Druck der Hand nachgebend, **d, e** Erwiderung des Drucks durch den Patienten flexorisch in der BWS

Procedere

Der Patient wird auf der rechten/linken Seite gelagert. Die Wirbelsäule liegt horizontal annähernd in Nullstellung. Der Muskeltonus der KA Becken, Brustkorb und Kopf darf nicht durch die Extremitätengewichte erhöht werden.

Ein axialer Druck der Hand des Therapeuten, rechtwinklig zur Flexions-/Extensionsachse eines BWS-Bewegungssegments wird vom Patienten durch einen Gegendruck, der die BWS flexorisch verformt, erwidert. Die erreichte Flexion muß vom Patienten gehalten werden, auch wenn er der Aufforderung des Therapeuten, die Aktivität der Bauchmuskulatur rückgängig zu machen, gefolgt ist. Die genuine Muskulatur ist aktiviert, sie leistet die flexorische Stabilisation. Der Beobachter erkennt diesen Zustand an den spontan einsetzenden kostalen Atembewegungen.

Während der Therapeut den Patienten auffordert, seine flexorische Aktivität langsam aufzugeben, setzt er den axialen Druck behutsam fort. Die BWS wird für den Patienten passiv bis zur Nullstellung extendiert. Dabei hat der Therapeut den Brustkorb des Patienten in der Seitenlage gehalten.

In der nächsten Phase muß der Patient die BWS extensorisch aktivieren, wenn möglich über die Nullstellung hinaus. Er wird aufgefordert, diejenige Hautpartie, an der er den Druck der Hand des Therapeuten spürt, von dieser wegzubewegen. Das gelingt nur mit einer aktiven extensorischen Verformung der BWS. Der Atem darf dabei nicht angehalten werden.

Zum Schluß wird der Patient aufgefordert, alle Aktivitäten aufzugeben. Während dieser Entspannungsphase, die bis zu 30 Sekunden dauern kann, umfaßt der Therapeut den Brustkorb des Patienten mit beiden Händen und stützt falls nötig auch noch das Becken ab, so daß der Patient sich gehalten fühlt. Das erleichtert die Entspannung entscheidend. Diese Entspannungsphase ist beendet, wenn sich die normale Ruheatmung automatisch wieder eingestellt hat.

Das beschriebene 4-phasige Procedere wird etwa 3mal wiederholt. Dann wird die Wirbelsäule in kleinen flexorischen/extensorischen Bewegungsausschlägen teils vom Therapeuten manipuliert, teils vom Patienten bewegt. Man fordert ihn auf, den Kontakt mit der Hand des Therapeuten an der kritischen Berührungsstelle keinesfalls aufzugeben. Er muß also einerseits dem Druck extensorisch nachgeben, andererseits der zurückweichenden Therapeutenhand flexorisch folgen. Diese Bewegungen sind hubfrei und sollen vom Patienten ohne Krafteinsatz fortgeführt werden. Nur so kann die mobilisierende Massage der extensorischen Muskulatur im Rhythmus der Bewegung stattfinden. In der extensorischen Phase schiebt der Therapeut die Muskulatur walkend zusammen, das Ausmaß der Extension nimmt zu, und die extensorische Muskulatur wird gelockert, um in der flexorischen Phase wieder gedehnt zu werden. Je nach Bedarf können die Muskeln der einen oder anderen Seite oder beide Seiten simultan behandelt werden.

Vor Beginn der mobilisierenden Massage hat selbstverständlich eine gründliche Beweglichkeitsuntersuchung des Patienten stattzufinden. Der Therapeut muß die Teilsteifigkeiten und/oder Hypermobilitäten der Wirbelsäule und Hüftgelenke kennen. Insbesondere kennt er die topographische Lage des oder der Bewegungssegmente, deren Beweglichkeit in bezug auf Flexion und Extension eingeschränkt ist. Den axialen Druck auf die Flexions-/Extensionsachsen setzt man im Zentrum der Beweglichkeitseinschränkung an, die man beseitigen möchte.

Je nach Lokalisation des axialen Drucks ergeben sich folgende Reaktionen:

- Wird der axiale Druck in der unteren BWS nach ventral und nötigenfalls etwas nach kranial angesetzt, erfolgt weiterlaufend eine mehr oder minder ausgeprägte Totalflexion der LWS/BWS und eine Extension der HWS und des Beckens in den Hüftgelenken.
- Wird der axiale Druck in der mittleren BWS nach ventral und nötigenfalls etwas nach kaudal angesetzt, kann der weiterlaufende flexorische Effekt, insbesondere auf den lumbosakralen Übergang, durch eine aktive Widerlagerung (flexorisch in den Hüftgelenken) unterbunden werden.

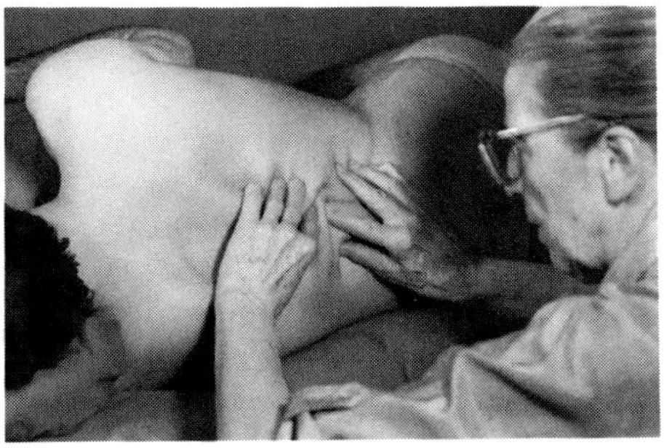

f

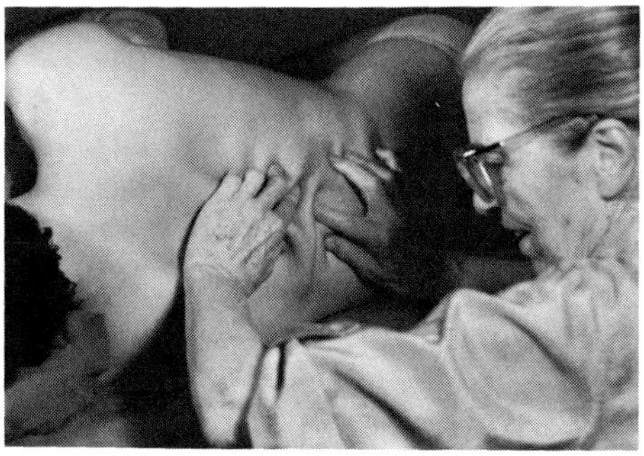

g

Abb. 86 a–g. Mobilisierende Massage im Bewegungsniveau BWS. **f, g** mobilisierende Massage der Extensoren der BWS

- Soll der flexorische Widerstand die obere BWS treffen, muß der axiale Druck etwas unterhalb der Incisura jugularis am Sternum nach dorsal/kranial gegeben werden. Für die aktive Phase der Extension ist es ratsam, einen Druck in Höhe von C 7 nach ventral/kaudal zu geben.

Bewegungsniveau BWS/Rippen (Abb. 87 und 88)

Um die Bewegungsausschläge in den BWS-Rippen-Gelenken zu mobilisieren, nutzen wir die inspiratorischen und exspiratorischen kostalen Atembewegungen, verstärken sie manipulierend und manipulieren auch den widerlagernden Bewegungsausschlag in der BWS.

Die widerlagernden Manipulationen, die zur Anwendung kommen, sind:
- für die Inspiration die Flexion der BWS von kranial her, die gleichseitige konkave Lateralflexion der BWS und die gleichseitige Rückdrehung des Beckens in der unteren BWS;
- für die Exspiration die Extension der BWS von kranial her, die gleichseitige konvexe Lateralflexion der BWS und die gleichseitige Vordrehung des Beckens in der unteren BWS.

Procedere

Der Patient liegt auf der Seite. Der KA Kopf, das obere Bein und der obere Arm sind so gelagert, daß ihre Gewichte keine gegen die Schwerkraft gerichtete Aktivität im Bereich des KA Brustkorb hervorrufen. Während der mobilisierenden Massage des Bewegungs-

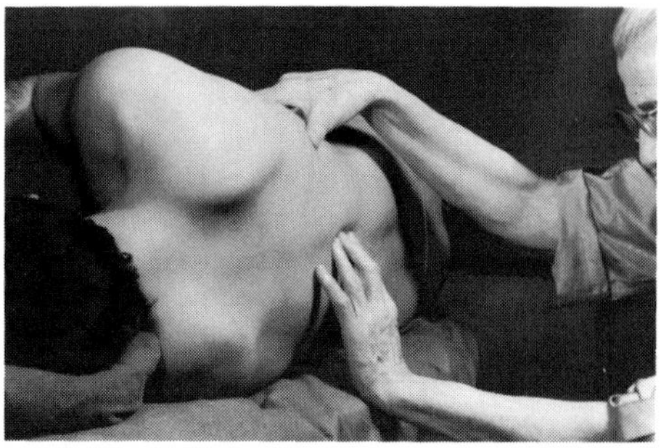
a

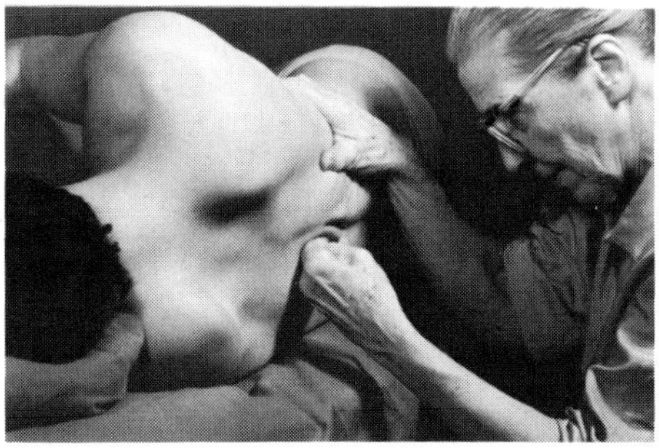
b

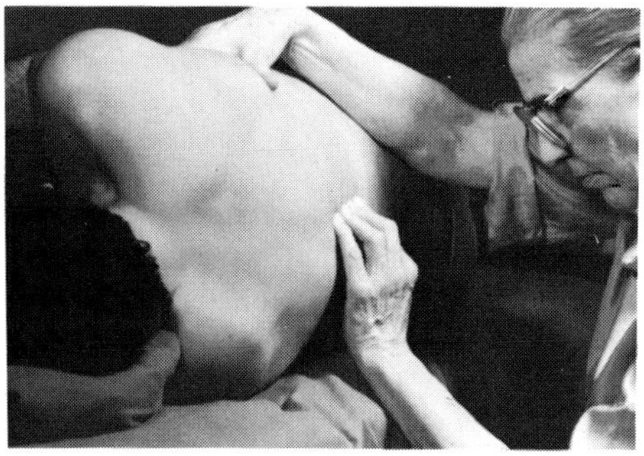
c

Abb. 87 a–c. Mobilisierende Massage im Bewegungsniveau BWS/Rippen. **a** Ausgangsstellung. Die linke Hand des Therapeuten verhindert eine Lateralflexion der BWS im Sinne einer weiterlaufenden Bewegung. **b** Senkend (exspiratorisch), **c** hebend (inspiratorisch)

niveaus BWS/Rippen muß strikt darauf geachtet werden, daß der Patient nicht hyperventiliert. Darum schaltet man vorsorglich genügend lange Atempausen ein.

Der Therapeut legt eine Hand auf die obere Brustkorbseite, tastet den Verlauf der Interkostalräume und identifiziert die Richtung, in der sich die Rippen inspiratorisch/exspiratorisch bewegen. Er nimmt bewußt wahr, daß diese Richtung keine Konstanz aufweist. Normalerweise geht sie im unteren Bereich von kaudal/dorsal nach kranial/ventral und umgekehrt, im mittleren und insbesondere im oberen Bereich hauptsächlich von kaudal nach kranial und umgekehrt. Nachdem der Therapeut die zu mobilisierenden Interkostalräume ausgesucht hat, tastet die andere Hand die Wirbel, mit denen die betroffenen Rippen artikulieren. Dort werden die nichtgewollten weiterlaufenden Bewegungen am deutlichsten, dort muß also auch die widerlagernde Manipulation lateralflexorisch und/oder rotatorisch ansetzen. Für die flexorische/extensorische Widerlagerung ist hauptsächlich die Hand, die die Rippenbewegung manipuliert, zuständig.

Jetzt kann das Gespräch mit dem Patienten beginnen. „Du bist ganz ruhig. Atme erst, wenn du das Bedürfnis hast, etwas Luft zu holen." Während der initialen Inspiration lie-

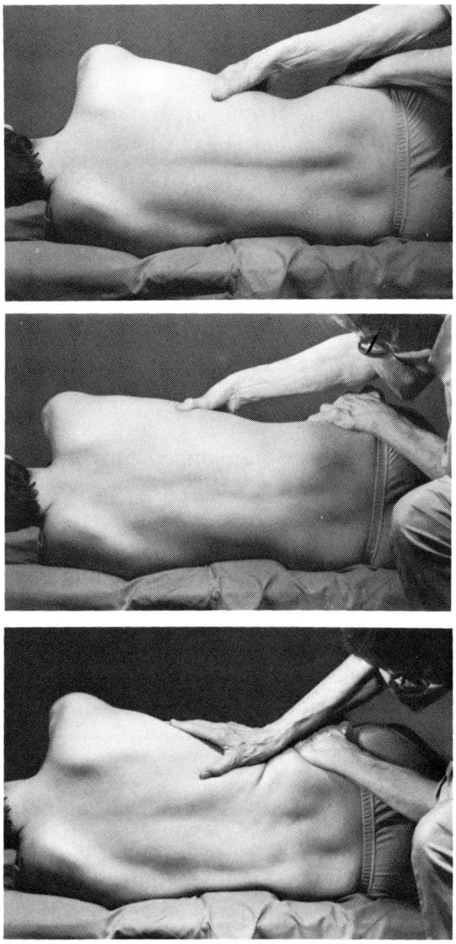
a
b
c

Abb. 88 a–c. Bewegungsniveau BWS/Rippen. **a** Ausgangsstellung. Die linke Hand des Therapeuten ist bereit, das Becken nach dorsal/medial zu ziehen. Dabei entsteht in der BWS eine Becken-positiv-Rotation. Die rechte Hand des Therapeuten kann, die Rippen an der BWS hebend manipulieren. Beim Senken der Rippen wird das Becken nach ventral gedreht. **b** Inspiratorisches Heben der Rippen, **c** exspiratorisches Senken der Rippen

gen die Hände des Therapeuten auf Rippen und Wirbelsäule. Dann erfolgt ein Auftrag: „Weiter einatmen", und der Therapeut manipuliert die verstärkte inspiratorische Rippenbewegung. Dazu kommt eine Drehung, die flexorisch auf die obere BWS wirkt. Gleichzeitig verhindert die andere Hand die weiterlaufende gleichseitige konvexe Lateralflexion der BWS, indem die am deutlichsten betroffenen Dornfortsätze von oben her in Richtung einer gleichseitigen konkaven Lateralflexion gezogen werden. Gegebenenfalls übergreift die Hand das Becken und zieht es – rotatorisch in der unteren BWS – nach dorsal, wenig kranial. Das ist immer dann nützlich, wenn die vermehrte Inspiration flexorisch auf die untere BWS wirkt.

Das Gespräch mit dem Patienten geht weiter: „Laß' langsam die Luft durch die Nase abfließen." Die Hände des Therapeuten haben nichts zu tun, als diesen Vorgang zu spüren. Dann erfolgt der Auftrag: „Weiter durch die Nase ausatmen", und der Therapeut manipuliert die verstärkte exspiratorische Rippenbewegung. Dazu kommt eine Drehung, die extensorisch auf die mittlere BWS wirkt. Gleichzeitig verhindert die andere Hand die weiterlaufende gleichseitige konkave Lateralflexion der BWS, indem die am

deutlichsten betroffenen Dornfortsätze von unten her in Richtung einer gleichseitigen konvexen Lateralflexion gedrückt werden. Gegebenenfalls umgreift die Hand das Bekken und schiebt es - rotatorisch in der unteren BWS - nach ventral, wenig kaudal.
Am Ende der aktiven Ausatmung bekommt der Patient die Aufmunterung: „Halte diese Stellung. Aber der Hals bleibt locker!" Diese Atempause ist ein gutes Training für die schräge Bauchmuskulatur und mindert die Gefahr der Hyperventilation. Jetzt ist der Patient gut vorbereitet, den nächsten Auftrag zu erfüllen. „Laß' den Bauch ganz langsam los und die Luft durch die Nase einströmen." Wieder sind die Hände des Therapeuten nur mit dem Spüren der einsetzenden, aus dem Nachlassen der exspiratorischen Muskeln stammenden Inspiration beschäftigt.
Diese Technik der Rippenmobilisation kann grundsätzlich in allen Rippen-Wirbel-Gelenken durchgeführt werden. Man muß allerdings einerseits auf die von Bewegungssegment zu Bewegungssement wechselnde Richtung der kostalen Bewegungen, andererseits auf die variierenden Brustkorbformen Rücksicht nehmen. Wenn es sich um Bewegungseinschränkungen einzelner Rippen handelt, wird die Mobilisation und ihre Widerlagerung innerhalb des Brustkorbs durchgeführt. Nehmen wir an, es handle sich um die Blockierung der kostovertebralen Bewegungen der 6. Rippe: Man verstärkt die inspiratorische Bewegung der 6 oberen Rippen, während man gleichzeitig die unteren durch exspiratorische Manipulation zurückhält. Anschließend unterstützt man die exspiratorische Bewegung der 6 oberen Rippen, während man gleichzeitig die unteren inspiratorisch manipuliert. Daraus entsteht eine verwringende Bearbeitung des Brustkorbs. Diese kann z. B. bei hartnäckigen Schmerzen zwischen den Schulterblättern spontane Linderung bringen. Bei dieser Technik wird die Interkostalmuskulatur ausgiebig bearbeitet. Zusätzliche Vibrationen verstärken die Wirkung.

Bewegungsniveau Brustkorb/Schultergürtel (Abb. 89)

Um die Muskulatur, die das Zangenmaul mit dem KA Brustkorb teilweise auch mit den KA Kopf und Becken verbindet, mobilisierend massieren zu können, vergegenwärtigen wir uns die Zugrichtungen der betreffenden Muskeln. Wir verschieben den Schultergürtel auf dem Brustkorb dergestalt, daß die betroffenen Muskeln durch die Annäherung ihrer Befestigungsstellen gelockert, durch Entfernung wieder gedehnt werden. Es ist einleuchtend, daß die Dehnung eines Muskels für seinen Antagonisten die Lockerung bedeutet.

1. Schultergürtelverschiebung: Akromion nach ventral/kaudal/lateral, unterer Schulterblattwinkel nach dorsal/kranial/medial.

Muskellockerung: Mm. levator scapulae, rhomboideus major und minor, pectoralis minor, Pars superior des M. serratus lateralis (anterior).

Muskeldehnung: Pars descendens und Pars ascendens des M. trapezius, Pars convergens des M. serratus lateralis (anterior).

Der Patient liegt auf der Seite. Eine Hand des Therapeuten manipuliert die Schultergürtelverschiebung vom Akromion aus, - die andere Hand faßt den Levator Scapulae und die Rhomboideen kranial vom oberen Schulterblattwinkel zwischen Fingern und Daumen und massiert sie mit Betonung in der gelockerten Bewegungsphase quer zum Faserverlauf.

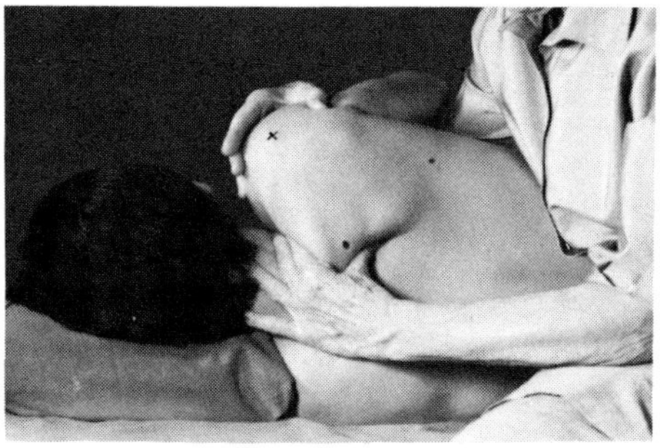

a

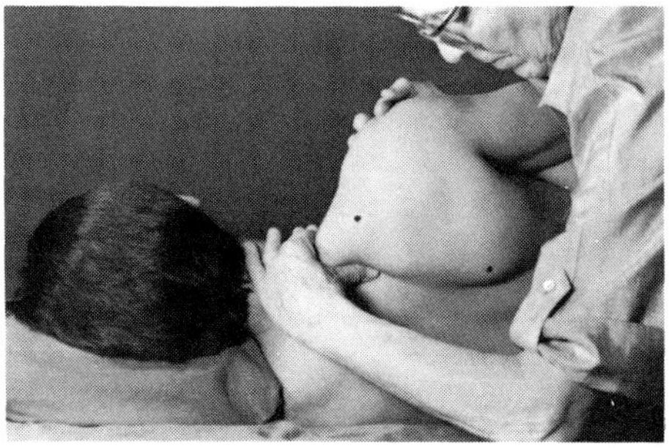

b

Abb. 89 a–i. Mobilisierende Massage im Bewegungsniveau Schultergürtel/Brustkorb. **a, b** Oberer Trapezius und Levator scapulae

Dann liegt der Patient auf dem Rücken. Eine Hand des Therapeuten manipuliert die Schultergürtelverschiebung vom Akromion aus, die andere Hand faßt ventromedial von der Axilla den Pectoralis minor und die Pars superior des Serratus lateralis zwischen Fingern und Daumen und massiert sie mit Betonung in der gelockerten Bewegungsphase quer zum Faserverlauf.

2. Schultergürtelverschiebung: Akromion nach dorsal/kranial/medial, unterer Schulterblattwinkel nach ventral/lateral/kaudal. Dabei dreht sich die Skapula um einen Punkt etwa in der Mitte infra spinam.

Muskellockerung: Pars descendens und Pars ascendens des M. trapezius, Pars convergens des M. serratus lateralis.

Muskeldehnung: Mm. levator scapulae, rhomboideus major und minor, pectoralis minor, Pars superior des M. serratus lateralis.

Der Patient liegt auf der Seite. Eine Hand des Therapeuten manipuliert die Schultergürtelverschiebung vom oberen Schulterblattwinkel aus, die andere Hand faßt kaudal vom unteren Schulterblattwinkel, diesen wenn möglich untergreifend, die Pars convergens des Serratus lateralis und die Pars ascendens des Trapezius zwischen Fingern und Daumen und massiert sie mit Betonung in der gelockerten Bewegungsphase quer zum Faserverlauf der Muskeln.
Dann manipuliert der Therapeut mit der einen Hand die Schultergürtelverschiebung vom unteren Schulterblattwinkel aus, die andere Hand faßt kranial/medial vom Akromion die Pars descendens des Trapezius zwischen Fingern und Daumen, diese mit Betonung der gelockerten Bewegungsphase quer zum Faserverlauf der Muskeln massierend.

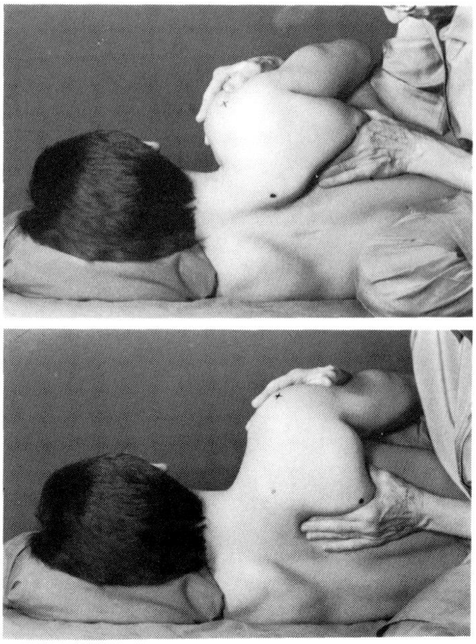

c

d

Abb. 89 a–i. Mobilisierende Massage im Bewegungsniveau Schultergürtel/Brustkorb. **c, d** unterer Trapezius und Latissismus dorsi

3. Schultergürtelverschiebung: Akromion nach kranial/medial; der mediale Schulterblattrand wird annähernd parallel verschoben.

Muskellockerung: M. sternocleidomastoideus, Pars descendens des M. trapezius, Mm. levator scapulae, rhomboideus major und minor, serratus lateralis (pars divergens), pectoralis major (am Humerus inserierend).

Muskeldehnung: Mm. subclavius, pectoralis minor, kaudale Zacken der Pars konvergens des M. serratus lateralis, Pars ascendens des M. trapezius, kaudale Züge des M. latissimus dorsi (am Humerus inserierend).

Der Patient ist auf der Seite gelagert. Eine Hand des Therapeuten manipuliert die Schultergürtelverschiebung, indem sie von kaudal die dorsale und ventrale muskuläre Begrenzung der Axilla zwischen Daumen und Fingern faßt. Das Armgewicht des Patienten ruht auf dem Arm des Therapeuten. Die andere Hand des Therapeuten faßt kranial von Akromion und oberem Schulterblattwinkel die Pars descendens des Trapezius, die Rhomboideen und den Levator scapulae oder kranial/dorsal vom Manubrium sterni den Sternocleidomastoideus und massiert die Muskeln mit Betonung in der gelockerten Bewegungsphase quer zum Faserverlauf.

4. Schultergürtelverschiebung: Akromion nach kaudal/lateral; der mediale Schulterblattrand wird annähernd parallel verschoben.

Muskellockerung: Mm. subclavius, pectoralis minor, kaudale Zacken der Pars konvergens des M. serratus lateralis, Pars ascendens des M. trapezius, kaudale Zacken des M. latissimus dorsi (am Humerus inserierend).

Muskeldehnung: M. sternocleidomastoideus, Pars descendens des M. trapezius, Mm. le-

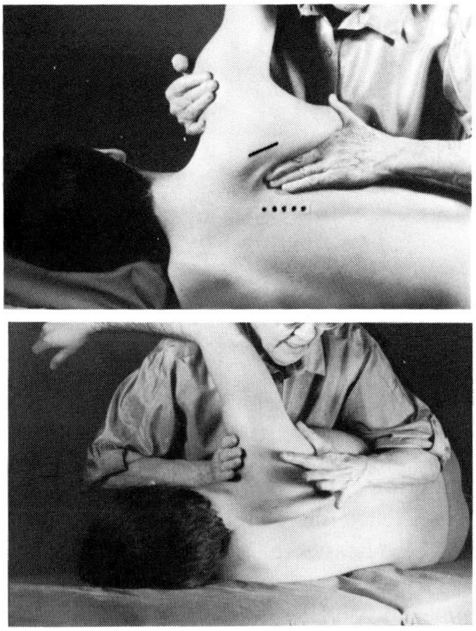

e

f

Abb. 89 a–i. Mobilisierende Massage im Bewegungsniveau Schultergürtel/Brustkorb. **e, f** mittlerer Trapezius, Rhomboideen, Pectorales

vator scapulae, rhomboideus major und minor, Pars divergens des serratus lateralis, pectoralis major (am Humerus inserierend).

Der Patient liegt auf der Seite. Eine Hand des Therapeuten manipuliert die Schultergürtelverschiebung, indem sie von kranial her das Zangenmaul nach kaudal zieht, dabei liegt das Armgewicht des Patienten auf dem Arm des Therapeuten. Die andere Hand des Therapeuten faßt entweder kaudal und ventral vom unteren Schulterblattwinkel die Pars ascendens des Trapezius, die kaudalen Züge des Latissimus und die kaudalen Zakken des Serratus lateralis oder kaudal von Korakoid und Klavikula den Pectoralis minor und den Subclavius zwischen Fingern und Daumen, diese mit Betonung in der gelockerten Bewegungsphase quer zum Faserverlauf massierend.

5. Schultergürtelverschiebung: Akromion nach dorsal/medial; der mediale Schulterblattrand wird parallel verschoben.

Muskellockerung: Pars descendens und Pars transversa des M. trapezius, M. rhomboideus minor und major, Pars ascendens des M. trapezius, M. latissimus dorsi (am Humerus inserierend).

Muskeldehnung: Pars divergens des M. serratus lateralis, Mm. levator scapulae, pectoralis major (am Humerus inserierend), pectoralis minor, Pars convergens des M. serratus lateralis.

Der Patient wird auf der Seite gelagert. Der Therapeut kann mit beiden Händen das Akromion so nach dorsal/unten drücken, daß das Zangenmaul aufgeht und der mediale Schulterblattrand gegen die Dornfortsätze der BWS gedrückt wird, und so den ganzen g 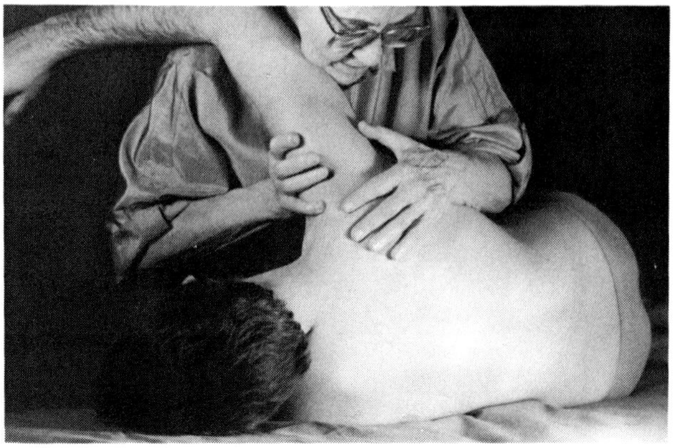

Abb. 89 a–i. Mobilisierende Massage im Bewegungsniveau Schultergürtel/Brustkorb. **g** mittlerer Trapezius, Rhomboideen, Pectorales

Trapezius, v. a. die Pars transversa, und die Rhomboidei lockern. Vor dem nach ventral oben Ziehen und Schließen des Zangenmauls können die Fingerspitzen sich unter dem medialen Schulterblattrand einhaken.
Der Therapeut kann auch mit einer Hand die Schultergürtelverschiebung manipulieren, indem er von lateral her das Akromion nach dorsal/medial/unten drückt. Seine andere Hand legt die radiale Seite des 2. Fingers und der Mittelhand an den medialen Schulterblattrand, dabei umfaßt der Daumen den unteren Schulterblattwinkel. So kann der mediale Schulterblattrand über die Therapeutenhand gestülpt werden. Durch kleine kraniale/kaudale Verschiebungen werden die Rhomboidei und die Pars transversa des Trapezius mobilisierend massiert.

6. Schultergürtelverschiebung: Akromion nach ventral/lateral, der mediale Schulterblattrand wird parallel verschoben.

Muskellockerung: Pars divergens und Pars convergens des M. serratus lateralis, M. pectoralis minor.

Muskeldehnung: Pars descendens, transversa und ascendens des M. trapezius, Mm. rhomboideus minor und major, latissimus dorsi (am Humerus inserierend).

Der Patient liegt auf der Seite. Eine Hand des Therapeuten manipuliert die Schultergürtelverschiebung, indem sie von dorsal her das Schulterblatt nach ventral/lateral schiebt. Die andere Hand schiebt die radiale Seite des nach kranial zeigenden 2. Fingers und die Mittelhand von ventral her unter den lateralen Schulterblattrand, faßt die Pars divergens und convergens des Serratus lateralis und massiert diese mit Betonung der gelockerten Bewegungsphase quer zum Faserverlauf. Die radiale Seite des nun nach kaudal schauenden 2. Fingers und die Mittelhand der anderen Hand können auch von ventral her unter Korakoid und Schultergelenk greifen, den Pectoralis minor und die Pars superior des Serratus lateralis fassen und diese mit Betonung der gelockerten Bewegungsphase quer zum Faserverlauf massieren.

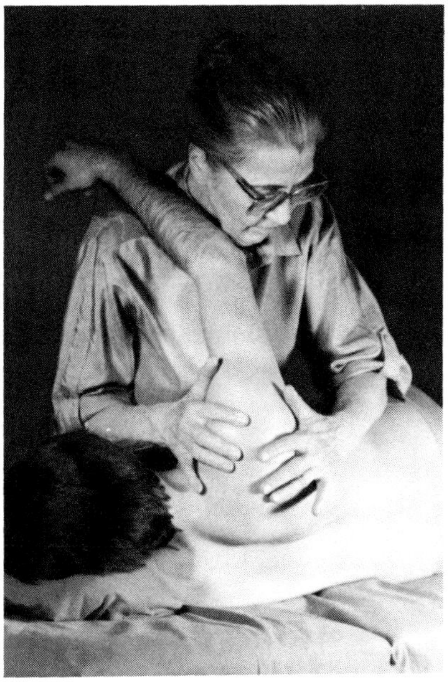

h

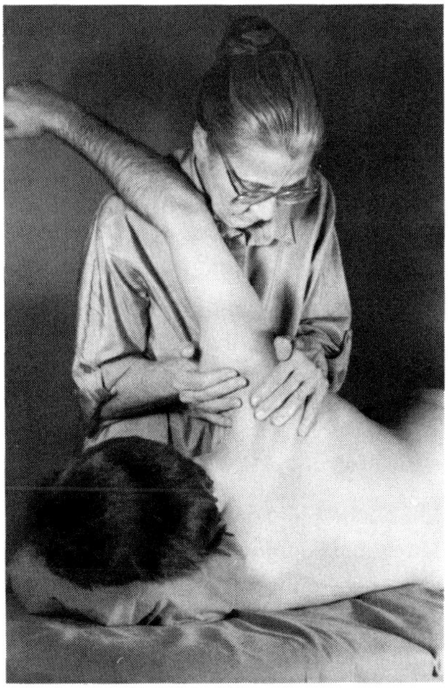

i

Abb. 89a–i. Mobilisierende Massage im Bewegungsniveau Schultergürtel/Brustkorb. **h, i** mittlerer Trapezius, Rhomboideen, Pectorales

5.4.3 „Im Gleichgewicht“ (Abb. 90 und 91)

Der Name „Im Gleichgewicht“ ist ein Phantasiename. Gedacht ist an eine Waage mit Waagschalen, wo sich mit Gewicht und Gegengewicht spielen oder die Balance halten läßt.

■ LERNZIEL

Der Patient soll
- mit Hilfe eigener Körpergewichte die BWS in ihrer Nullstellung bei wechselnder Intensität der ökonomischen Aktivität extensorisch stimulieren können;
- die Intensität der ökonomischen Aktivität, insbesondere der Bauchmuskulatur, auf den Ruhetonus reduzieren können, damit sich automatisch eine Ruheatmung mit freien kostalen Atembewegungen einstellt.

► FUNKTIONSANALYSE IN THERAPEUTENSPRACHE

● Konzeption der Übung

Um die im Lernziel geforderte extensorische Stimulation der BWS in ihrer Nullstellung mit wechselnder Intensität der muskulären Aktivität zu realisieren und simultan den Tonus der Bauchmuskulatur niedrig zu halten, gehen wir von folgenden Überlegungen aus: Um die Nullstellung der BWS optimal zu erreichen, muß die KLA durch Einordnung der KA Becken, Brustkorb und Kopf in eine Gerade funktionell hergestellt werden. Als Körpergewicht, das die BWS extensorisch belasten könnte, kommen dann nur die Beine in Frage. Darum bilden die Arme durch Vereinigung der Hände eine Schlinge, in die das Beingewicht gehängt werden kann. Dazu muß der Patient auf einem Hocker geeigneter Höhe sitzen. Wir hängen nur *ein* Bein in die Armschlinge, dann kann das so zu einem Bewegungssystem vereinigte Gewicht der KA Kopf, Brustkorb, Arme, Becken und ein Bein, bei bleibender Nullstellung der Wirbelsäule im anderen Hüftgelenk um dessen Flexions-/Extensionsachse balancieren, während das freie Bein bei zunehmender Rückneigung des Bewegungssystems automatisch als Gegengewicht eingesetzt wird oder bei zunehmender Vorneigung des Bewegungssystems in Stützfunktion gerät und so die Bewegung der „Waagschalen“ steuert (Abb. 90).

● Position und Aktivierung der Ausgangsstellung

Räumliche Lage der kritischen Achsen, Kontaktstellen des Körpers mit der Umwelt, Bewegungskomponenten in bezug auf die Nullstellung der Gelenke
Ausgangsstellung ist der aufrechte Sitz auf einem Hocker, dessen Höhe mindestens der Unterschenkellänge des Patienten entspricht. Die KA Becken, Brustkorb und Kopf sind in die vertikal stehende KLA eingeordnet. Das Sitzen über Eck macht es möglich, daß die Kontaktstelle des Körpers mit der Sitzfläche sich auf das linke und rechte Tuber ischii beschränkt.
Die Beine stehen in den Hüftgelenken in $\pm 90°$ Flexion/bequemer Transversalabduktion/Nullrotation. Die Fersen stehen unter den Knien, die Fußsohlen bilden die Kontaktstelle des Körpers mit dem Boden. Die funktionellen Fußlängsachsen divergieren so viel, daß sie sich der Grätsche anpassen.
Am KA Arme befindet sich der Schultergürtel in Nullstellung, die Oberarme stehen parallel zur KLA, die gefalteten Hände liegen bauchnah auf den Oberschenkeln.

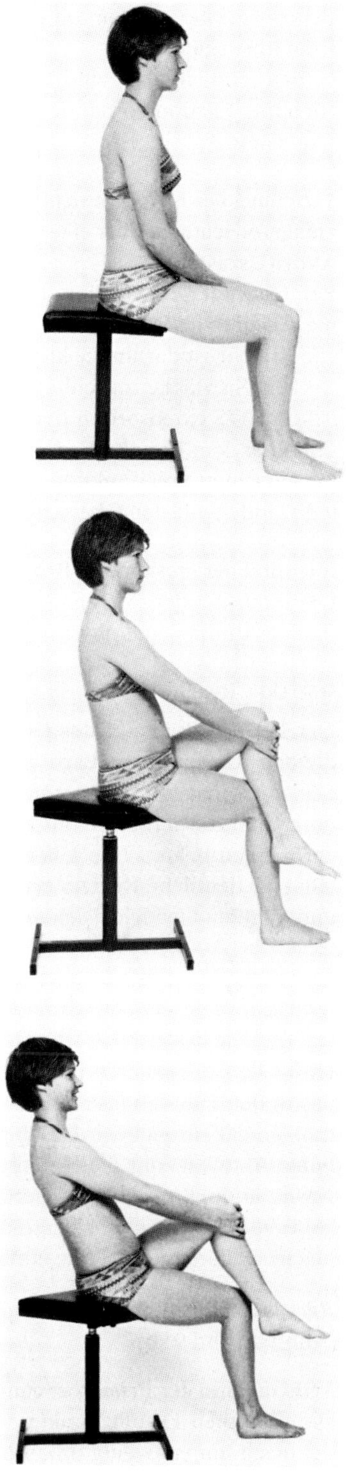
a

b

c

Abb. 90 a–c. „Im Gleichgewicht." **a** Ausgangsstellung, **b** Phase I, **c** Phase II und Endstellung

Bewegungstoleranzen in den kritischen Gelenken in bezug auf die geplante Primärbewegung
In den Hüftgelenken sind vom distalen Hebel aus genügend Bewegungstoleranzen in Richtung Flexion vorhanden, vom proximalen Hebel aus sowohl in Flexion als auch in Extension.

Verteilung des Körpergewichts auf einer Unterlage, an einer Abstützungs- oder Hängevorrichtung, über einer Unterstützungsfläche und die daraus resultierenden Aktivitätszustände
Beim Sitz auf dem Hocker drückt das Gewicht der KA Becken, Brustkorb, Kopf und Arme auf die Sitzfläche. Der KA Beine ist in Parkierfunktion. Die potentielle Unterstützungsfläche ist darum die kleinste Fläche, die die Kontaktstellen Fußsohlen/Boden und Becken/Sitzfläche umschließt. Das Becken ist potentiell beweglich, am KA Brustkorb ist die BWS extensorisch dynamisch stabilisiert, der KA Kopf balanciert in Spielfunktion über dem Brustkorb, der Schultergürtel ist auf dem Brustkorb parkiert, die Oberarme hängen in Spielfunktion am Schultergürtel, während die Unterarme mit den gefalteten Händen auf den Oberschenkeln parkiert sind.

Intensität der muskulären Beanspruchung bei ökonomischer Aktivität und Atmung
Die Intensität der ökonomischen Aktivität ist in der Ausgangsstellung der Übung niedrig, die Atmung eine physiologische Ruheatmung.

● Actio - Reactio des Bewegungsablaufs

Der Bewegungsablauf der Übung „Im Gleichgewicht“ hat 2 Phasen. Eine Startphase, die den Körper in die Lage versetzt, die beiden „Waagschalen“ auszupendeln und ins Gleichgewicht zu bringen, und eine Pendelphase. In dieser Pendelphase dominieren die horizontalen Richtungskomponenten, die alternierend von hinten/wenig unten nach vorn/unten gehen. Das Überwiegen eindeutiger horizontaler Richtungskomponenten läßt eine deutliche Reactio erwarten. Das Gleichgewicht ist erreicht, wenn die vorderen und hinteren Gewichte sich annähernd die Waage halten.

Startphase: Das linke Bein wird über das rechte geschlagen, während das rechte Bein unter das linke geschoben wird. Dabei werden die gefalteten Hände um das obere Knie gelegt und die in der KLA stabilisierten KA Becken, Brustkorb und Kopf extensorisch im Hüftgelenk des unteren Beins so weit nach hinten geneigt, daß der Schultergürtel durch das in den Händen lastende Beingewicht in bezug auf den Brustkorb etwas nach ventral/kaudal gezogen wird. Dabei zeigen weder Schultergürtel noch Ellbogengelenke erhöhte Aktivität; nur die Handgelenke sind flexorisch und die Fingergelenke flexorisch sowie adduktorisch innerviert, um den Zusammenschluß der Hände zu halten (Abb. 90b). Wenn das Übereinanderschlagen der Beine auch nur die geringste Mühe macht, stellt man die Beine einfach dicht nebeneinander (Abb. 91a).

Rückpendelbewegung: Das Türmchen hängt mit Hilfe der Armschlinge am linken Bein (Abb. 90c und 91b).

Actio in Form der Primärbewegung
Die kritischen Distanzpunkte der Primärbewegung, DP rechtes/linkes Auge bewegen sich nach hinten/wenig unten durch Flexion in den oberen Kopfgelenken und Exten-

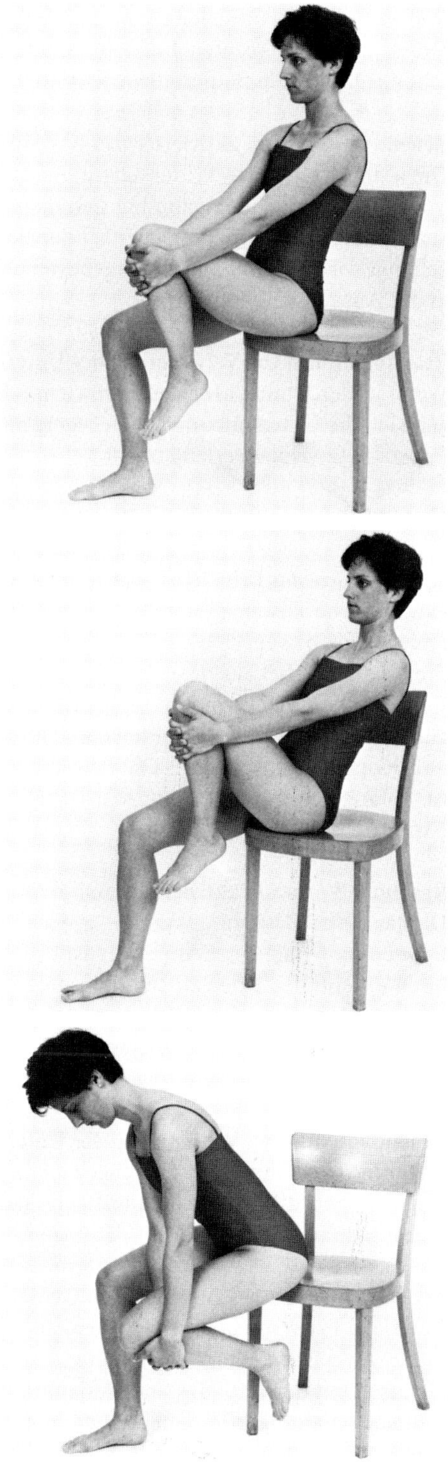

a b c

Abb. 91 a–c. „Im Gleichgewicht", Anpassung zur Leistungssteigerung. **a** Ausgangsstellung, **b** Pendelbewegung nach hinten, **c** vergrößerte Pendelbewegung nach vorn sion im rechten Hüftgelenk vom proximalen Hebel aus und zwar so weit, bis sich der Druck unter der rechten Fußsohle deutlich vermindert. Dabei wird das in der Armschlinge hängende Bein mittransportiert.

Reactio in Form von aktivierter passiver Widerlagerung
Die aktivierte passive Widerlagerung entsteht durch das beinahe Abheben der rechten Fußsohle vom Boden. Dann hat sich das rechte Bein flexorisch im Hüftgelenk ans Bekken gehängt. Ob der Unterschenkel dabei flexorisch oder extensorische ans Kniegelenk gehängt wird, kommt auf die Lagebeziehung der rechten Ferse zum rechten Kniegelenk in der Ausgangsstellung an.

Reactio in Form von Veränderung der Unterstützungsfläche
Wenn in der Übung „Im Gleichgewicht" die „Waagschale" nach hinten pendelt, verlagert sich die Unterstützungsfläche wenig nach hinten und wird kleiner, da sich die rechte Fußsohle fast vom Boden abhebt.

Vorpendelbewegung: Das linke Bein hängt in der Armschlinge (Abb. 91 c).

Actio in Form der Primärbewegung
Der kritische Distanzpunkt der Primärbewegung, DP gefaltete Hände über dem linken Kniegelenk, bewegt sich nach vorn/unten, dabei bewegt sich das rechte Hüftgelenk vom proximalen Hebel aus flexorisch, und zwar so weit, bis sich der Druck unter der rechten Fußsohle deutlich vermehrt. Dabei werden in der Vorpendelbewegung die via Schultergürtel und Arme an den Händen hängenden, in sich stabilisierten KA Becken, Brustkorb und Kopf mittransportiert. Die bewegungsauslösende Aktivität im rechten Hüftgelenk ist anfänglich isotonisch-konzentrische Flexorenarbeit, dann isotonisch-exzentrische Extensorenarbeit.

Reactio in Form von aktivierter passiver Widerlagerung
Da das ganze Bewegungssystem Armschlinge, KA Becken, Brustkorb, Kopf und linkes Bein en bloc nach vorn/unten transportiert wird, und zwar erst flexorisch, dann isotonisch-exzentrisch extensorisch im rechten Hüftgelenk, gehen keine Distanzpunkte der aktivierten passiven Widerlagerung aus der Bewegungsrichtung, sondern die aus der Bewegungsrichtung wirkenden Gewichte nehmen ab, je mehr sich die KLA auf ihrem Weg in die Vorneigung aus ihrer Rückneigung in die Vertikale aufrichtet.

Reactio in Form von Veränderung der Unterstützungsfläche
Wenn in der Übung „Im Gleichgewicht" die „Waagschale" nach vorn/unten pendelt, verlagert sich die Unterstützungsfläche nach vorn und wird größer, dabei kommt das rechte Bein in Stützfunktion.

Actio in Form von beschleunigenden Gewichten
Reactio in Form von bremsenden Gewichten
In der Ausgangsstellung der Übung „Im Gleichgewicht" ist die potentielle Trennebene identisch mit der vertikal stehenden mittleren Frontalebene des Patienten, weil die horizontalen Richtungskomponenten der geplanten Primärbewegung nach hinten/vorn gehen.

Während der Pendelphase geht die Trennebene annähernd durch die horizontal stehende Flexions-/Extensionsachse des rechten Hüftgelenks. Beim Pendelausschlag nach hinten wirken die Gewichte hinter der Trennebene beschleunigend, diejenigen vor der Trennebene bremsend auf das Tempo des Bewegungsablaufs. Beim Pendelausschlag nach vorn ist es gerade umgekehrt.

● Conditio - Limitatio des Bewegungsablaufs

Conditio der gleichbleibenden Abstände am Körper des Patienten
Limitatio in Form von Stabilisation und aktiver Widerlagerung

Conditio: Der Abstand DP Bauchnabel—DP Processus xiphoideus bleibt in beiden Pendelphasen gleich groß.
Limitatio: Wenn dieser Abstand sich nicht verändert, muß sich die BWS in ihrer Nullstellung dynamisch stabilisieren, beim Rückpendeln in zunehmender Intensität flexorisch, beim Vorpendeln extensorisch.

Conditio: Der Abstand DP gefaltete Hände—DP rechtes bzw. linkes Schultergelenk verändert sich nicht.
Limitatio: Wenn dieser Abstand unverändert in beiden Pendelphasen bestehen bleibt, muß die flexorische Aktivität der Ellbogengelenke und die weiterlaufend retrahierende des Schultergürtels ausgeschaltet bleiben. Dann wird das Gewicht des linken Beins direkt an den Brustkorb gehängt, die BWS extensorisch stimulierend, und der Brustkorb wird mit Hilfe der Hände an das Bein gehängt.

Conditio: Der Abstand DP linkes Knie—DP Incisura jugularis bleibt während der Vor- und Rückpendelphase gleich groß.
Limitatio: Wenn dieser Abstand unverändert bleibt, muß sich der KA Becken in der Nullstellung der LWS stabilisieren, und das linke Bein darf sich nicht flexorisch an das Becken und weiterlaufend an die Bauchmuskulatur hängen. Es muß sich beim Rückpendeln im linken Hüftgelenk extensorisch stabilisieren. Nur dann kann das „Bewegungssystem“ Becken, Brustkorb, Kopf und linkes Bein en bloc extensorisch und flexorisch im rechten Hüftgelenk vor- und rückpendeln. Die Aktivität der Bauchmuskeln bleibt gering und begünstigt die Ruheatmung.

Conditio der absoluten und/oder relativen räumlichen Fixpunkte
Limitatio durch Begrenzung der Primärbewegung, der aktivierten passiven Widerlagerung und der Veränderung der Unterstützungsfläche
In der Übung „Im Gleichgewicht“ gibt es nur relative räumliche Fixpunkte.

Conditio: Als relativ räumlicher Fixpunkt bleibt der Bodenkontakt der rechten Fußsohle in beiden Pendelphasen erhalten.
Limitatio: Dies begrenzt die Pendelphase nach hinten, weil das rechte Bein so nicht in volle Spielfunktion geraten kann, denn dann würde der Kontakt der rechten Fußsohle mit dem Boden aufgehoben.

Conditio: Beim Rückpendeln bleibt der Blick nach vorn gerichtet.
Limitatio: Dieser relative räumliche Fixpunkt bleibt beim Rückpendeln erhalten, bedingt durch eine anpassende flexorische Bewegung in den oberen Kopfgelenken.

Conditio: Beim Vorpendeln bleibt der Blick bis zur vertikalen Lage der KLA nach vorn gerichtet, beim weiteren Vorpendeln ist der Blick nach ventral/unten gerichtet.
Limitatio: Dieser relative räumliche Fixpunkt bewirkt, daß beim Vorpendeln bis zur Vertikalen wieder die Nullstellung der oberen Kopfgelenke erreicht und beim weiteren Vorpendeln auch beibehalten wird, weil die ventrale Blickrichtung den Blick räumlich nach vorn/unten bringt.

Conditio: Die Symmetrieebene des Patienten darf sich während des Vor- und Rückpendelns räumlich nicht drehen.
Limitatio: Dieser relative räumliche Fixpunkt bewirkt, daß die Pendelbewegung des Bewegungssystems der KA Becken, Brustkorb, Kopf, Arme und linkes Bein im rechten Hüftgelenk flexorisch und extensorisch bleibt und transversalabduktorische/-adduktorische Ausweichbewegungen vermieden werden.

Conditio: Das linke Kniegelenk verläßt die Symmetrieebene nicht, während es sich bei der Pendelbewegung nach hinten/oben und vorn/unten bewegt.
Limitatio: Dieser relative räumliche Fixpunkt gewährleistet die Stabilisation rotatorischer und lateralflexorischer möglicher Ausweichbewegungen in der Wirbelsäule. Diese Stabilisation ist notwendig, weil das Gewicht des linken Beins, das beim Vorpendeln in den gefalteten Händen hängt, und das Gewicht der KA Becken, Brustkorb und Kopf, das beim Rückpendeln am linken Knie hängt, ein unwuchtiges Gewicht ist, das die Tendenz hat, die Pendelbewegung im rechten Hüftgelenk transversalab- und -adduktorisch abzulenken.

Conditio des Bewegungstempos
Limitatio der ökonomischen Aktivität durch Finden des Idealtempos
Conditio: Das Richttempo der Pendelbewegung beträgt etwa 15/min.
Limitatio: Dieses Tempo entspricht in etwa einer Ruheatemphase von 4 Sekunden. In diesem Tempo ist die Intensität der ökonomischen Aktivität am niedrigsten. Im Gleichgewicht befindet man sich, wenn die Pendelbewegung aufhört, ohne daß bremsende Muskelaktivitäten dafür gebraucht werden.

▶ INSTRUKTION IN PATIENTENSPRACHE

● An die Wahrnehmung appellierende Instruktionshilfen

Bei der Übung „Im Gleichgewicht" spielt die Blickrichtung eine wichtige Rolle, weil einerseits das visuelle Bild, das vor dem Patienten liegt, und andererseits das Bestreben, das Auge vom wahrgenommenen Bild zu distanzieren, außerordentlich hilfreich für die Stabilisation der BWS in ihrer Nullstellung ist.

● Verbal-perzeptive didaktische Anleitung

Position und Aktivierung der Ausgangsstellung
Siehe „Klötzchenspiel" (S. 189)

Actio und Conditio des Bewegungsablaufs (Rückpendelbewegung)
„Schau' geradeaus. Wie im Traum

● Manipulativ-perzeptive didaktische Anleitung

Hier spielen die Längen der Arme, der

schlägst du das linke Knie über das rechte und legst die gefalteten Hände übers Knie. Mit dem Kopf steuerst du so lange nach hinten, bis deine Arme ganz lang sind und du in deinen Händen das Gewicht des Beins spürst. Dein Rücken ist lang. Das Gewicht des Beins zieht deine Schultern nach vorn, dieser Zug ist deutlich, aber nicht unangenehm. Nur die gefalteten Finger brauchen etwas Kraft.
Jetzt bewegt sich der Kopf weiter nach hinten, bis sich das linke Bein vom rechten abhebt. Aber nur so weit, daß die rechte Fußsohle gemütlich am Boden stehen bleiben kann. Dein Rücken ist gerade geblieben, er macht nirgends einen Bukkel. Allerdings ist dein Körper jetzt deutlich nach hinten gelehnt. Fallen kannst du nicht, das linke Bein hält dich im Gleichgewicht, solange deine Hände gefaltet bleiben. Sonst müssen die Arme gar nichts tun. Der Bauch ist ganz locker, und die Atmung geht von selber. Du bist jetzt eine Waage und kannst ganz leicht hin- und herpendeln. Diese Stellung kannst du überall einnehmen und dich dabei entspannen."

Oberschenkel, des „Türmchens" einerseits und das Gewichtsverhältnis von Bein und „Türmchen" andererseits eine große Rolle. Ein langarmiger Patient mit schwerer Oberlänge kann durch den Griff der einen Hand um das Handgelenk der anderen seine Arme „verkürzen." Aber auch eine „Verlängerung" der Arme ist möglich, indem man ein Handtuch zu Hilfe nimmt. Der Bewegungsimpuls beginnt mit einer minimalen Translation des Kopfs nach dorsal. Aber gleich schon gibt es eine weiterlaufende Bewegung, indem die KA Kopf, Brustkorb und Becken en bloc im Hüftgelenk des parkierten Beins so viel Extension ausführen, bis das schwebende Gleichgewicht hergestellt ist. Das Gewicht des linken Beins hängt buchstäblich an der BWS, deren Aktivierung palpiert werden kann. Der Therapeut achte darauf, daß an Armen und Schultergürtel keine Aktivität aufkommt, die die Freiheit der Atmung behindern würde. Das leichte Schwanken der zu einem Waagebalken vereinigten KA Kopf, Brustkorb, Arme, Becken und linkes Bein um die Flexions-/Extensionsachse des rechten Hüftgelenks kann beliebig lang ausgeführt werden.

▶ ANPASSUNG DER ÜBUNG AN KONSTITUTION UND KONDITION DES PATIENTEN

● Rolle der Längen, Breiten, Tiefen und Verteilung der Gewichte bei der konstitutionellen Anpassung

Bei einer vermehrten Oberlänge, insbesondere wenn sich vermehrte Gewichte am Brustkorb und Schultergürtel befinden und wenn die Beine relativ leicht sind, ist die Rückpendelbewegung relativ klein. Bei vermehrter Unterlänge, schweren Beinen und relativ leichtem Brustkorb und Schultergürtel hingegen kann die Rückpendelbewegung eine Neigung der KLA von über 45° erlauben.
Auch die Länge der Arme und der Oberschenkel spielt eine Rolle. Je länger die Arme sind, um so größer ist der Winkel zwischen KLA und Oberschenkellängsachse des linken Beins. Bei langem Oberschenkel und schweren Beinen kommt die Oberarmlängsachse beim Rückpendeln beinahe in eine horizontale Lage.

● **Konditionelle Anpassung**

Leistungssteigerung (Abb. 91)
Will man die Stabilisation der BWS in ihrer Nullstellung dynamisch steigern, sucht man die Gleichgewichtsstellung, zieht durch flexorische Aktivität in den Ellbogengelenken das linke Knie gegen das Brustbein und läßt die Flexoren des Ellbogengelenks sofort wieder los. Der Ellbogen wird durch das Gewicht des linken Beins ruckartig extendiert. Der Ruck muß in der BWS durch extensorische aktive Widerlagerung zeitlich richtig koordiniert aufgefangen werden.
Für diese Variante dürfen die Beine nicht übereinander geschlagen werden.
Vergrößert man die Pendelbewegung nach vorn/unten und geht so weit, daß die Längsachsen der Arme annähernd vertikal stehen und die linke Unterschenkellängsachse horizontal, kommt das rechte Bein in Stützfunktion und die extensorische Belastung der Wirbelsäule nimmt erheblich zu.
Will man ein gutes Geschicklichkeitstraining für die Bauchmuskulatur einfügen, läßt man in der erreichten Gleichgewichtslage zwischen Vor- und Rückpendelbewegung die Halterung der Hände um das linke Kniegelenk los und stellt die Conditio, daß keine weitere Bewegung stattfinden darf. Die Limitatio leisten die Bauchmuskeln, die spontan in fallverhindernde Aktivität versetzt werden.

Unstabile hypermobile Wirbelsäule
Insbesondere bei thorakalem instabilem Flachrücken ist eine günstige Variante der Übung „Im Gleichgewicht" zu empfehlen. Man sucht zuerst die Stellung, in der die Pendelbewegung aufhört. Jetzt wird der Schultergürtel behutsam retrahiert und ebenso wieder losgelassen, so daß er vom Gewicht des in den Händen hängenden Beins wieder protrahiert wird. Dadurch erfährt die BWS eine Stimulation zur extensorischen aktiven Widerlagerung. Der Patient kann auf diese Weise den Antagonismus: Haltung der Wirbelsäule in ihrer Nullstellung und Bewegung des Schultergürtels auf dem Brustkorb, wahrnehmen und üben.

5.4.4 „Korkenzieher" (Abb. 92)

Der Name „Korkenzieher" ist ein Phantasiename. Das In-die-Länge-Ziehen des Körpers bei Verschraubung des Beckens gegen den Brustkorb hat zu dieser Assoziation geführt.

■ **LERNZIEL**
Stabilisation der BWS in ihrer Nullstellung, auch bei ausgeprägten thorakalen Flachrükken, unstabilen Wirbelsäulen und thorakalen Rundrücken mit Hilfe einer Selbstmanipulation im Sinne der Verschraubung des Brustkorbs gegen das Becken.

► **FUNKTIONSANALYSE IN THERAPEUTENSPRACHE**

● **Konzeption der Übung**

Erfahrungsgemäß liegt das funktionelle Problem bei Patienten mit Rückenbeschwerden sehr oft in der Destabilisation der BWS, also im Verlust der dynamischen Stabilisation dieses Wirbelsäulenabschnitts in seiner Nullstellung.

Beim thorakalen Flachrücken ist bei vertikaler Haltung der KLA der extensorische Stimulus zu gering, v.a. bei sitzender Lebensweise. Das gilt auch für die generell unstabilen Wirbelsäulen.
Beim thorakalen Rundrücken, der zu Versteifungen neigt, ist der Widerstand gegen das Erreichen der Nullstellung zu groß.
In beiden Fällen führt der Versuch, die Nullstellung zu erreichen oder zu halten, zu Ausweichbewegungen. Beim Flachrücken kommt es zur Totalextension von BWS und LWS und zur Retraktion des Schultergürtels, beim thorakalen Rundrücken zur Hyperextension der LWS und Flexion des Beckens in den Hüftgelenken sowie ebenfalls zur Retraktion des Schultergürtels.
Ähnlich wie beim „klassischen Vierfüßler" wollen wir die Rotationstoleranzen in der unteren BWS widerlagernd ausschöpfen, damit ein kräftiger Extensionsstimulus, der vom KA Kopf im Sinne einer Traktion und einer Dorsaltranslation ausgeht, nicht durch weiterlaufende Bewegungen verpufft, sondern sich auf die BWS konzentriert. Damit die vertikale Einstellung der KLA mit der Wirbelsäule in Nullstellung keine Probleme bereitet, wählen wir als Ausgangsstellung den aufrechten Sitz auf einem Hocker. Schlägt der Patient ein Bein über das andere, kann er das obere Knie mit der Hand der Gegenseite fassen und den Brustkorb in der BWS drehend nach vorn ziehen. Diese Drehung kann durch eine gleichsinnige Drehung des Kopfs unterstützt werden. In dieser „Zwangsjacke" kann der Atem sekundär wieder frei gegeben werden. Die extensorischen Stimuli, die vom Kopf her erfolgen, können keine Ausweichbewegungen auslösen.

- **Position und Aktivierung der Ausgangsstellung**

Räumliche Lage der kritischen Achsen, Kontaktstellen des Körpers mit der Umwelt, Bewegungskomponenten in bezug auf die Nullstellung der Gelenke

Ausgangsstellung ist der Sitz über Eck auf einem Hocker, dessen Höhe dem Abstand Knie—Boden (einschließlich Schuhabsatz) entspricht. Die KA Becken, Brustkorb und Kopf sind in die vertikal stehende KLA eingeordnet. Am Becken bildet der Bereich das rechte und linke Tuber ischii den Kontakt mit der Sitzfläche.
Am KA Beine steht der rechte Fuß mit Sohlenkontakt wenig links von der Symmetrieebene am Boden. Die funktionelle Fußlängsachse ist nach vorn gerichtet. Das linke Bein ist über das rechte geschlagen.
Am KA Arme liegt die linke Hand mit der Handfläche auf dem Brustbein. Der Zeigefinger befindet sich etwa in der Incisura jugularis. Die Finger der rechten Hand umgreifen von medial her die Tuberositas tibiae am linken Knie (Abb. 92a).

Bewegungstoleranzen in den kritischen Gelenken in bezug auf die geplante Primärbewegung

Da sich die Wirbelsäule annähernd in Nullstellung befindet, sind die vollen Bewegungstoleranzen in den Rotationsniveaus der BWS und HWS vorhanden. Hingegen können Einschränkungen in den Hüftgelenken, insbesondere was die transversale Adduktion betrifft, und/oder kurze und/oder dicke Oberschenkel, das Einnehmen der Ausgangsstellung erschweren (Anpassungen s. S. 277).

Verteilung der Körpergewichte auf einer Unterlage, an einer Abstützungs- oder Hängevorrichtung, über einer Unterstützungsfläche und die daraus resultierenden Aktivitätszustände der Muskulatur

Das Gewicht der KA Becken/Brustkorb/Kopf, des Schultergürtels, der linke und ein Teil des rechten Arms lastet auf der Sitzfläche des Hockers. Die KA Becken und Kopf sind potentiell beweglich, der KA Brustkorb ist stabilisiert, der Schultergürtel auf dem Brustkorb parkiert, der linke Arm hängt in Spielfunktion am Schultergürtel und am Manubrium sterni, der rechte Arm am Schultergürtel und der Hängevorrichtung linkes Knie. Das linke Bein ist auf dem rechten parkiert, das rechte Bein ist in geringer Stützfunktion.

Die Unterstützungsfläche ist die kleinste Fläche die die Kontaktstellen Becken/Sitzfläche und rechte Fußsohle/Boden umschließt.

Intensität der muskulären Beanspruchung bei ökonomischer Aktivität und Atmung

Die Intensität der ökonomischen Aktivität ist gering. Die Atmung soll eine physiologische Ruheatmung sein. Der DP Scheitelpunkt strebt nach oben, die Augen wahren Distanz vom Bild, das sie optisch wahrnehmen.

- **Actio - Reactio des Bewegungsablaufs**

Beim Bewegungsablauf der Übung „Korkenzieher“ liegt die Betonung auf der hubfreien Rotation des Brustkorbs in der BWS. Da sich die horizontalen Richtungskomponenten dieser Rotation neutralisieren und eine ausgeprägte vertikale Richtungstendenz nach oben besteht, wird keine dominierende Reactio in Erscheinung treten.

Die Actio gliedert sich in 3 Phasen. Im folgenden wird die negative Rotation des Brustkorbs im Rotationsniveau BWS analysiert.

Actio in Form der Primärbewegung

1. Phase: Verwirklichung der erstrebten negativen Rotation des Brustkorbs in der unteren BWS durch zwei Primärbewegungen.

Der kritische Distanzpunkt der ersten Primärbewegung, DP rechte Hand, umgreift den linken Tibiakopf von medial/ventral und zieht ihn nach rechts/hinten. Die Bewegung ist flexorisch in den Finger- und Handgelenken, nach proximal weiterlaufend supinatorisch im Unterarm, flexorisch im Ellbogengelenk, extensorisch/außenrotatorisch im Schultergelenk. Weiterlaufend wird die rechte Brustkorbseite ins Zangenmaul gezogen, dieses öffnend und die Dornfortsätze der BWS an den medialen Schulterblattrand adduzierend. Dabei hat sich der Brustkorb negativ rotatorisch in der unteren BWS und im rechten Zangenmaul gedreht.

Zusätzlich bewirkt die Zugaktivität der rechten Hand am linken Tibiakopf weiterlaufend eine Innenrotation des Unterschenkels im linken Kniegelenk, eine Transversaladduktion im linken Hüftgelenk vom distalen Hebel aus und eine transversale Traktion im linken Iliosakralgelenk von distal her und im rechten Iliosakralgelenk von proximal her. Die weiterlaufende transversale Adduktionstendenz des Beckens im rechten Hüftgelenk (kritischer Drehpunkt) wird aktiv widerlagert, und zwar transversaladduktorisch vom distalen Hebel aus, weil DP rechtes Knie nach links/hinten streben muß.

Simultan läuft die zweite Primärbewegung mit geringer Intensität der ökonomischen Aktivität ab. Der DP rechtes Auge geht nach links/vorn, der DP linkes Auge nach links/hinten, dabei bewegt sich der Kopf negativ rotatorisch in den oberen Kopfgelenken und

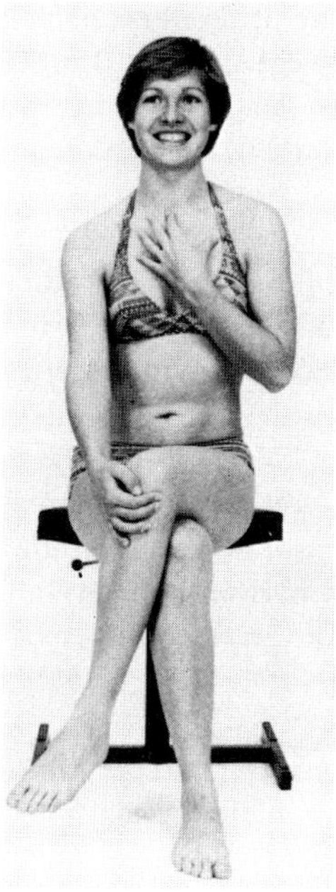

a

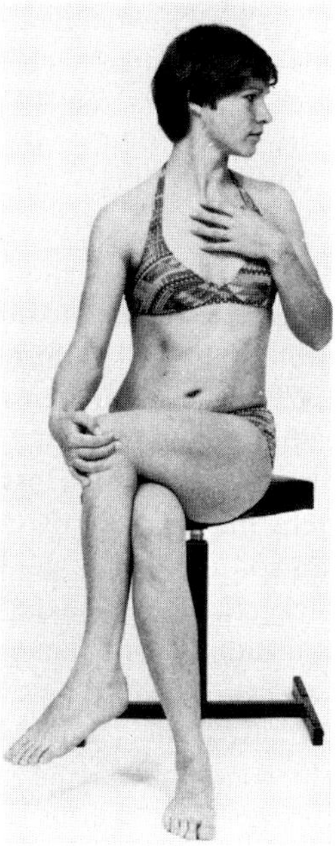

b

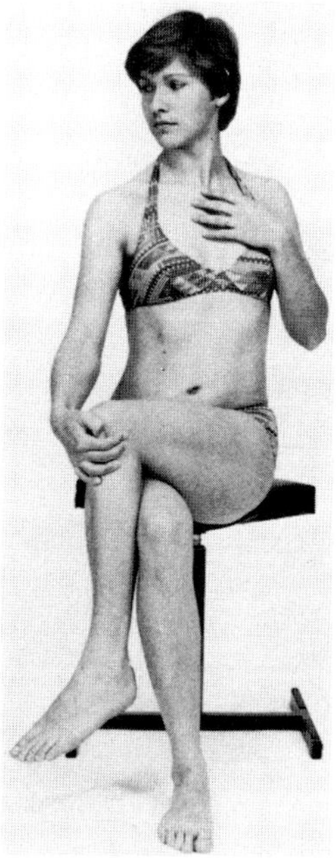

c

Abb. 92 a–d. „Korkenzieher". **a** Ausgangsstellung, **b** Phase I, **c** Phase II in der HWS. Weiterlaufend bewegt sich DP rechte Brustwarze nach links/vorn und DP linke Brustwarze nach rechts/hinten, dabei bewegt sich der Brustkorb negativ rotatorisch in der unteren BWS. Die limitierende aktive Widerlagerung findet in beiden Hüftgelenken statt. Ihre widerlagernden Aktivitäten halten den kaudalen Rotationszeiger der BWS, das Becken, am Ort (Abb. 92b).

2. Phase: In der zweiten Phase geht der KA Kopf durch positive Rotation in den oberen Kopfgelenken und in der HWS zurück in die Nullstellung oder darüber hinaus, die positiven Rotationstoleranzen ausschöpfend bis zur aktiven Widerlagerung durch den in der BWS negativ rotierten Brustkorb. Bei dieser positiven Rotation des Kopfs soll er dorsaltranslatorisch in der KLA gehalten werden. Dabei strebt DP Scheitelpunkt nach oben, während die Dorsaltranslation des Kopfs von den abstandhaltenden Augen geleistet wird. Beide Aktivitäten stimulieren die extensorische Stabilisation der BWS. Simultan soll der Tonus der ventralen und dorsalen paravertebralen Taillenmuskulatur zurückgehen. Wenn die ökonomische Aktivität erreicht ist, setzt die funktionelle Ruheatmung spontan ein (Abb. 92c + d).

3. Phase: Einleitend wird der Blick nach vorn gerichtet und die Zugaktivität der rechten Hand am linken Knie erst etwas gemindert, dann intensiviert, als ob die Sehne eines Bogens gespannt würde. Das plötzliche Loslassen der Hand versetzt den Brustkorb mit den Armen in eine alternierende Drehbewegung, die rechte Hand hat sich nämlich auf die linke gelegt. Diese hat ihren Platz auf dem Brustkorb während des ganzen Bewegungsablaufs nicht verlassen. Der Brustkorb dreht in den Rotationsniveaus BWS und HWS, über dem stehenden Becken und unter dem stehenden Kopf.

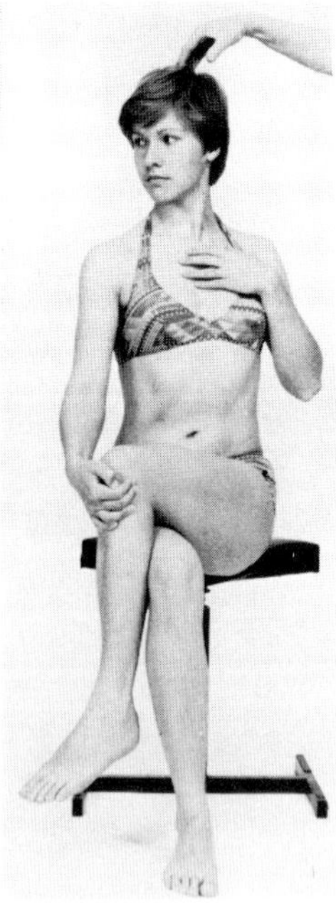

d

Abb. 92a–d. „Korkenzieher". **d** Phase III

- **Conditio - Limitatio des Bewegungsablaufs**

Conditio der gleichbleibenden Abstände am Körper des Patienten
Limitatio in Form von Stabilisation und aktiver Widerlagerung

Conditio: Der Abstand DP rechte Spina—DP rechte Oberschenkellängsachse bleibt gleich groß.
Limitatio: Wenn dieser Abstand unverändert bleibt, wird der Ausweichmechanismus einer Flexion des Beckens im rechten Hüftgelenk vermieden, und die Zugaktivität der rechten Hand am linken Tibiakopf endet weiterlaufend planmäßig in einer negativen Rotation des Brustkorbs in der BWS.

Conditio: Der Abstand horizontal stehende Transversalebene durch die rechts/links Spina und horizontal stehende Transversalebene durch den horizontal stehenden frontotransversalen Brustkorbdurchmesser bleibt gleich groß.
Limitatio: Wenn diese beiden Ebenen ihre horizontale Parallellage in gleichem Abstand beibehalten, werden Ausweichmechanismen im Sinne einer Translation des Brustkorbs nach rechts/links/vorn/hinten, von Flexion/Extension, Lateralflexion der BWS und Flexion/Extension/Innenrotation/Außenrotation des Beckens in den Hüftgelenken aktiv widerlagernd vermieden.

Conditio der absoluten und/oder relativen räumlichen Fixpunkte
Limitatio durch Begrenzung der Primärbewegung, der aktivierten passiven Widerlagerung und der Veränderung der Unterstützungsfläche

Conditio: Die Kontaktstelle rechte Fußsohle/Boden ist ein absoluter räumlicher Fixpunkt.
Limitatio: Er wird durch anpassende pronatorische/supinatorische/eversorische/inversorische aktive Widerlagerungen in den Fußwurzel- und Mittelfußgelenken des rechten Fußes erhalten.

Conditio: Die Kontaktstelle rechtes und linkes Tuber ischii/Sitzfläche des Hockers bleibt mit unveränderter Belastung erhalten, ist ein absoluter räumlicher Fixpunkt.
Limitatio: Er garantiert die Einordnung der KA Becken und Brustkorb in die KLA und verhindert alle Ausweichbewegungen, die durch Horizontalverschiebungen der Gewichte auch eine Druckverschiebung innerhalb der Unterstützungsfläche verursachen würden.

Conditio: Das rechte Akromion ist ein absoluter räumlicher Fixpunkt.
Limitatio: Er bewirkt, daß die von distal nach proximal weiterlaufende Bewegung im rechten Arm im Bewegungsniveau Schultergürtel/Brustkorb den proximalen Hebel frontotransversaler Brustkorbdurchmesser in bezug auf den stehenden distalen Hebel medialer Schulterblattrand in Bewegung versetzt.

Conditio: Die Kontaktstelle linke Handfläche/Brustbein ist ein relativer räumlicher Fixpunkt.
Limitatio: Er bewirkt, daß der linke Arm mit seinem Gewicht während der ganzen Übung dem Brustkorb zugeordnet bleibt. Dadurch wird das rotatorische Auspendeln des Brustkorbs in der unteren BWS und in der HWS am Ende des Bewegungsablaufs verlängert und die extensorische Stimulation der BWS verstärkt.

Conditio: Der DP Scheitelpunkt ist ein absoluter räumlicher Fixpunkt.
Limitatio: Er verhindert horizontale Ventraltranslationen des Kopfs in der HWS, während dieser um die KLA rotiert. Damit dieser räumliche Fixpunkt erhalten bleibt, ist während der Drehung des Kopfs eine ständige dorsaltranslatorische Bewegungstendenz erforderlich. Zusammen mit dem Vorwärtsstreben des DP Processus xiphoideus resultiert daraus eine Bewegungstendenz des DP Scheitelpunkt nach oben (Abb. 92 d).

Conditio des Bewegungstempos
Limitatio der ökonomischen Aktivität durch Finden des Idealtempos

Conditio: Das Bewegungstempo ist gemächlich.
Limitatio: Ein gemächliches Bewegungstempo ist individuell sehr verschieden und hängt natürlich auch von der Erfahrung ab, die der Patient mit dieser Übung hat. Wenn sie einmal dem Bewegungsrepertoire einverleibt ist, braucht der ganze Bewegungsablauf etwa 30 Sekunden. Während des Lernprozesses muß der Patient sich die Zeit nehmen, jede geforderte Conditio wahrnehmend nachzuvollziehen.

▶ INSTRUKTION IN PATIENTENSPRACHE

● An die Wahrnehmung appellierende Instruktionshilfen

Während der Übung „Korkenzieher" sollte der Patient die erstrebte dynamische Stabilisation seiner BWS durch eine stets wache, aber distanzierte Wahrnehmung seiner Umwelt einerseits und durch das Spüren des Gewichts der auf seiner Brust liegenden Hand und das Erleben seiner Ruheatmung andererseits reproduzierbar verwirklichen können.

● Verbal-perzeptive didaktische Anleitung	● Manipulativ-perzeptive didaktische Anleitung
Position und Aktivierung der Ausgangsstellung	
„Setz' dich über Eck auf den Hocker. Schön aufrecht. Deine Beine berühren die Sitzfläche nicht. Schlage das linke Bein lässig über das rechte. Es ist gut, daß du den rechten Fuß ein wenig nach links versetzt hast. Trotzdem schaut die Fußspitze nach vorn. Jetzt legst du die linke Hand auf die Brust. Mit den Fingern der rechten Hand umgreifst du das linke Knie seitlich. Dabei darf sich die rechte Schulter nicht nach vorn bewegen."	Der Therapeut kontrolliert die Sitzstellung genau. Wenn die Beine nicht leicht übereinandergeschlagen werden können, muß eine Anpassung vorgenommen werden. Das gilt auch, wenn der Arm zu kurz ist, um das Knie von medial her zu umfassen, ohne daß die rechte Schulter nach vorn gebracht werden muß. Auch in diesem Fall muß eine Anpassung gemacht werden, wenn nicht eine kleine Verringerung der Sitzhöhe den nötigen Ausgleich schafft.
Actio und Conditio des Bewegungsablaufs	
„Schau aufmerksam über die linke Schulter und nimm sie mit nach hinten. Zieh' mit der rechten Hand die rechte Brust nach vorn, dann kannst du besser nach hinten schauen. Du hast gesehen, was du sehen	Der Therapeut kann manipulierend den KA Kopf gegen den Uhrzeigersinn drehen und so die Rotation unterstützen. Er achtet außerdem darauf, daß durch die Aktivität des rechten Bizeps nicht das linke Knie

wolltest. Schau jetzt über die rechte Schulter. Der Blick ist nach vorn rechts gerichtet. Zieh' den Brustkorb mit der rechten Hand noch ein wenig mehr nach vorn. Die linke Hand bleibt auf der Brust liegen, während du ein paar Zentimeter größer wirst. Bleib' so groß, aber laß' den Bauch locker, auch das Kreuz, beide brauchen nichts zu tun. Wenn du spürst, daß durch diese Entspannung der Atem ganz leicht geht, läßt du das linke Knie plötzlich los und legst die rechte Hand über die linke; schau' jetzt geradeaus und laß' den Brustkorb schwerelos hin- und herdrehen, wie ein Perpetuum mobile."

an den Körper gezogen, sondern die −Rotation des KA Brustkorb verstärkt wird. Bei der nun folgenden +Rotation des Kopfs achtet der Therapeut auf zwei Dinge: 1) Die −Rotation des KA Brustkorb bleibt in der Extremstellung; 2) bei der +Rotation des Kopfs darf kein Ausweichmechanismus in Form einer rechtskonkaven Lateralflexion in der HWS entstehen. Manipuliert man diese Rotation, macht man andeutungsweise dabei eine linkskonkave Lateralflexion und erreicht so eine maximale Rotation im HWS-Bereich. Bei der „Selbstextension" ist ein stauchender Widerstand in Richtung KLA sehr hilfreich. Er wird auch noch während der Entspannung der Bauch- und Lendenmuskeln beibehalten. Wenn die Hyperaktivität der Lendenmuskeln groß war, wird sich die KLA durch die Entspannung etwas nach dorsal verschieben. Beim Loslassen des linken Knies darf der Patient in der Wirbelsäule nicht flexorisch zusammensinken.

▶ ANPASSUNG DER ÜBUNG AN KONSTITUTION UND KONDITION DES PATIENTEN

● Rolle der Längen, Breiten, Tiefen und Verteilung der Gewichte bei der konstitutionellen Anpassung

Kurze und/oder dicke Oberschenkel können das Übereinanderschlagen der Beine unmöglich machen. Als Richtmaß gilt, daß der Unterschenkel des übergeschlagenen Beins hängen und pendeln sollte.
Eine gute Anpassung ist es, wenn das Bein auf einen Schemel gestellt wird, so daß man das Knie bequem von medial fassen kann. Kurze Arme lassen das Fassen des übergeschlagenen Knies nur zu, wenn man entweder die Schulter nach vorn bringt oder LWS und BWS flektiert. Beides darf bei dieser Übung nicht sein. Mit einem 4fach zusammengelegten Handtuch bildet man eine Schlinge für das Knie, die man mit der ziehenden Hand zusammenhält.

● Konditionelle Anpassung

Bei Beschwerden im iliosakralen Bereich kann der „Korkenzieher" leicht angepaßt werden. Bei gleicher Ausgangsstellung wird der linke Arm neben und etwas hinter dem linken Trochanterpunkt auf der Sitzfläche aufgestützt. Der rechte Arm kreuzt über den linken Oberschenkel und drückt diesen nach rechts/hinten. Dabei befindet sich der Unterarm in Supination, und die Handfläche zeigt nach lateral/vorn. Der Brustkorb ist in der unteren BWS endgradig negativ rotiert.

5.5 Anpassung der hubfreien/hubarmen Mobilisation der Wirbelsäule an besondere Probleme der HWS

Die HWS wird funktionell dem KA Kopf zugeordnet. In aufrechter ökonomischer Haltung sollen sich die HWS und die oberen Kopfgelenke im Aktivitätszustand der potentiellen Beweglichkeit befinden. Das gilt auch – v.a. für die oberen Kopfgelenke und in reduziertem Maße für die mittlere und untere HWS –, wenn die virtuelle KLA nach vorn geneigt ist. Nur dann ist dieser Wirbelsäulenabschnitt für die permanent notwendigen flexorischen, extensorischen, lateralflexorischen, translatorischen und rotatorischen Feinverformungen bereit. Außerdem hat diese Verformungsbereitschaft zur Folge, daß auch ohne Ausnutzung der vielfältigen Beweglichkeitstoleranzen in den Wirbel- und Zwischenwirbelgelenken die fallverhindernde Muskulatur ständigen Tonusschwankungen unterworfen ist. Dieses Bewegungsverhalten schützt die HWS vor vorzeitigen Abnutzungserscheinungen. Es kann aber nur funktionieren, wenn die angrenzende BWS dynamisch stabilisiert ist. Sonst wird die Muskulatur im zervikalen und im Schultergürtelbereich für die statischen Halteaufgaben herangezogen und überlastet.

Nun ist die HWS bei sitzenden Berufen kombiniert mit manuellen Aktivitäten und differenzierter Beanspruchung der Augen schon bei guter Sitzhaltung stark gefordert. Belastungen durch flüchtige Stellungsänderungen innerhalb eines Bewegungsablaufs werden ohne weiteres vertragen, solange keine akute radikuläre Symptomatik jede Belastung unerträglich werden läßt. Hingegen wirkt langes Autofahren, besonders bei erhöhter Geschwindigkeit, ohne permanente Selbstkontrolle der Kopfhaltung wie ein „Zeitlupenschleudereffekt".

Wenn wir die beiden lordotischen Wirbelsäulenabschnitte LWS und HWS vergleichen, besteht ein wesentlicher Unterschied: Die LWS ist der unterste Abschnitt der virtuellen KLA. Die Statik ihres Oberbaus, des Brustkorbs, hängt wesentlich vom Unterbau Bekken und Beine ab. Die Beine sind funktionell für eine Stützfunktion konstruiert.

Die HWS bildet den obersten Abschnitt der virtuellen KLA. Als Oberbau muß sie den starren Kopf ökonomisch über sich balancieren. Ihr Unterbau besteht aus der BWS, die in sich beweglich ist und nur dann gut funktioniert, wenn sie in ihrer Nullstellung dynamisch stabilisiert ist. Dieses empfindliche Gefüge ist den Aktivitäten der sich asymmetrisch bewegenden Arme in Spielfunktion ausgesetzt, denn die Hände arbeiten an einem langen Hebel.

Funktionell zur HWS gehörend, grenzt kranial der Kopf an, ein knöchernes Gefäß, das in den oberen Kopfgelenken im Interesse der visuellen, auditiven, olfaktorischen Sinneswahrnehmungen mit der HWS äußerst beweglich verbunden ist und funktionell wie eine Extremität wirkt. Es leuchtet ein, daß die HWS auch unter ganz normalen Lebensbedingungen vielfältigen Belastungen ausgesetzt ist.

Wenn die Lagebeziehung der HWS zu den anderen Körperabschnitten und in bezug auf die Schwerkraft aufgrund pathologischer Veränderungen oder auch nur aus statischen Gründen schon bei aufrechter Haltung unökonomisch geworden ist, nehmen die Abnutzungsvorgänge rapide zu. Darum suchen wir nach den funktionellen Zusammenhängen, die solchen Störungen zugrunde liegen und bestehende pathologische Prozesse in diesem Bereich zusätzlich ungünstig beeinflussen.

Häufige Ursachen statischer Fehlbelastungen

- Strukturelle Nackenkypose über einem thorakalen Flachrücken als Ursache eines permanenten Hypertonus der Schultergürtelmuskulatur, insbesondere des Levator scapulae und der oberen Rhomboidei mit ischämischen Schmerzen und Schubbelastungen der passiven Strukturen im an die Nackenkyphose kranial angrenzenden mobilen Bewegungssegment.

- Statischer Hohlrundrücken mit Verlängerung der Brustkyphose nach kranial und nach ventral/vorn abrutschender HWS mit Kopf im Bewegungssegment, das die lordotische Umkrümmung in der HWS einleitet. Neben dieser Schubbelastung auf den passiven Strukturen besteht immer ein reaktiver Hypertonus der paravertebralen Zervikal- und der kranialen Schultergürtelmuskulatur.

- Statischer thorakaler Flachrücken mit aufgehobener Halslordose oder sogar kyphotischer Einstellung der HWS bis zu den oberen Kopfgelenken und Ventraltranslation in mehreren Bewegungssegmenten der HWS bei destabilisierter BWS und Hyperaktivität der Skaleni und der retrahierenden Schultergürtelmuskulatur.

- Konstitutionelle vermehrte Oberlänge, für die bei sitzender Betätigung die Tische zu niedrig und/oder die Stühle zu hoch oder die Oberarme zu kurz sind, um während der Arbeit die Wirbelsäule in vertikaler oder vorgeneigter Lage in ihrer Nullstellung zu halten. Die Verkürzung dieser vermehrten Oberlänge geschieht durch vermehrte Extension des Beckens in den Hüftgelenken, Totalflexion der LWS und BWS und Hyperextension der HWS oder ihr Abrutschen mit dem Kopf nach ventral, was zu lumbothorakaler und zervikaler Überlastung der passiven und aktiven Strukturen führt.

- Beeinträchtigung des Sehvermögens, die zu einer Abstandsverkürzung der Augen von der Arbeitsfläche führt und ein Zusammensinken der Oberlänge in Hüft- und Wirbelsäulengelenken zur Folge hat.

- Bestehende pathologische Veränderungen durch Osteochondrosen, Spondylosen, Unkarthrosen, Diskopathien, Diskushernien, Skoliosen, spastische Zustände, entzündliche Prozesse, Teilversteifungen, Halsrippen, Muskelerkrankungen, Kontusionen (Peitschenhiebsyndrom), Osteoporosen u. a. m. Die unter dem Sammelnamen Zervikalsyndrom zusammengefaßten Probleme müssen differentialdiagnostisch analysiert werden, um funktionell die richtige Therapie zu bestimmen. Zu nennen sind hier insbesondere das Skalenussyndrom, die Symptomatik der kostoklavikulären oder infraklavikulären Passage (Mumenthaler), die Arteriavertebralis-Kompression mit Schwindel, das Skapulakostalsyndrom und abgrenzend der Tennisellbogen und das Karpaltunnelsyndrom.

- Auswirkungen einer funktionellen Fehlatmung auf die statischen Belastungen der HWS. Jede funktionelle Fehlatmung geht mit einer Destabilisation der BWS einher. In der Folge wird das Brustkorbgewicht nicht mehr von der BWS getragen, sondern hängt sich vermehrt an die Skaleni mit Überlastung der 1. und 2. Rippe und des Levator scapulae.

5.5.1 Entlastungsstellungen für die HWS

Der Name „Entlastungsstellungen für die Halswirbelsäule" bezeichnet das funktionelle Problem, das gelöst werden soll.

■ **LERNZIEL**

Der Patient soll Ruhestellungen und Arbeitshaltungen finden,
- die das Gewicht des Kopfs so neutralisieren, daß die sich in Nullstellung befindende HWS und die oberen Kopfgelenke nicht durch Muskelaktivitäten zusammengehalten werden müssen,
- bei denen sich die HWS und der angrenzende KA Brustkorb in annähernder Nullstellung befinden und das Gewicht des Schultergürtels und der Arme so angeordnet ist, daß es weder die aktiven noch die passiven Strukturen der HWS und der oberen Kopfgelenke belastet.

► **FUNKTIONSANALYSE IN THERAPEUTENSPRACHE**

● **Konzeption der Übung**

Bei den Schlaf- und Ruhestellungen handelt es sich um perfekte Lagerungen.
Es müssen aber auch Sitz-, Stand- und Arbeitsstellungen gefunden werden. Die Arbeitshaltungen mit aus der Vertikalen geneigter KLA machen die größten Probleme, weil die Hände zur Ausübung manueller Aktivitäten frei sein sollten.

● **Position und Aktivierung der Ausgangsstellung**

Die Entlastungsstellungen haben teilweise auch für LWS und BWS Gültigkeit. Wir beschränken uns deshalb auf die Punkte, die für die HWS spezifisch sind.

„Hirtebüeblistellung", vorzugsweise mit Hüftgelenken in Nullstellung, Kniegelenken in 90° Flexion, Fußsohlenkontakt auf einer Unterlage (Abb. 59 + 93)
Bei frei beweglichen Hüftgelenken liegt der Patient auf dem Rücken auf einem Bett oder auf einer Behandlungsbank. Kranial vom Kopf muß genügend Platz für die Arme sein. Die Beugefalte der Kniegelenke liegt auf der kaudalen Kante der Liege. Die Kniegelenke sind in 90° Flexion, die Fußsohlen stehen auf dem Boden oder einem Schemel in entsprechender Höhe. Bei guter Extension der Hüftgelenke kann die Gesäßfalte auf der kaudalen Kante der Bank liegen, dann haben wir gleichzeitig eine gute Dehnlagerung für die Flexoren der Hüftgelenke. Dabei sollte die LWS in ihrer Nullstellung bleiben können. Die BWS kommt eine leichte Extension (Abb. 59a + b).
Der Kopf liegt auf der Unterlage. Entstehen aber durch Nackenkyphose oder thorakale Rundrücken Schubbelastungen auf den passiven Strukturen der Wirbelsäule oder kommt es zu reaktiven Muskelspannungen, die den Aktivitätszustand der Parkierfunktion für sämtliche Körperabschnitte nicht erlauben, muß der Kopf entsprechend höhergelagert werden. Kann der Kopf auf der Unterlage liegen bleiben, empfinden viele Patienten eine kleine Unterpolsterung der HWS als angenehm. Das ist v. a. bei auch nur geringfügig vermehrter Halslordose der Fall.
Die Beine können auch auf der Bank liegen; wenn sie keiner besonderen Lagerung bedürfen, ist es günstig, sie zu kreuzen. Im Extremfall bei akuten LWS-Syndromen, kann

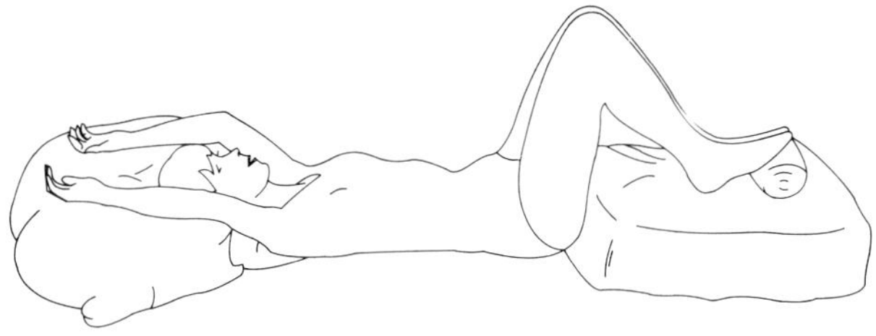

Abb. 93. „Hirtebüeblistellung“ zur Entlastung der HWS

man auch ein Kissen unter das Becken legen und so die LWS in leichte Flexionsstellung bringen. Auf einem kubischen Kissen können zusätzlich die Beine so gelagert werden, daß die Oberschenkellängsachsen vertikal stehen (Abb. 93).
Wichtig ist die Lagerung der Arme auf Kissen, die die Unterarme auf ein höheres horizontales Niveau bringen. Dabei müssen Ellbogen und Hände gut unterstützt sein. Die Humeroskapulargelenke stehen dann in fast endgradiger Flexion, in deutlicher aber nicht endgradiger Innenrotation und etwas Abduktion, Ellbogen in Flexion, die Unterarme in Pronation. Am Schultergürtel steht das Akromion in bezug auf die Nullstellung kranial/medial/dorsal. Die HWS ist von den Muskelschlingen des Schultergürtels befreit, HWS und obere Kopfgelenke sind vollständig entlastet.
Diese Entlastungsstellung ist auch die Lagerung der Wahl bei Epikondylitis, Karpaltunnelsyndrom und Arthrosen der Daumengrundgelenke.

Entlastungsstellung der HWS in Seitenlage (s. Abb. 66)
Die auf S. 211 beschriebene Seitenlagerung ist auch eine Entlastungsstellung für die HWS. Dazu muß der obere Arm auf ein relativ hohes Kissen gelegt werden, damit sein ganzes Gewicht darauf liegt. Ungünstiger ist diese Stellung für den unteren Arm. Außerdem hat der Kopf die Tendenz, nach ventral/unten abzurutschen. In diesem Fall eignet sich diese Lagerung nicht für die Entlastung der HWS.

Entlastungsstellungen der HWS im Sitzen (Abb. 94 und 95)
Abbildung 94a zeigt eine sehr gute Entlastungsstellung für Schultergürtel, Arme und HWS und für die Atmung. Außerdem kann der Therapeut in dieser Entlastungsstellung eine mobilisierende Massage im Nacken- und Schultergürtelbereich durchführen.
Man kann diese Entlastungsstellung auch als Strick- und/oder Nähhaltung einsetzen. Dann muß der Tisch ganz nahe an den Körper herangezogen werden, so daß das Strick- oder Nähgut auf den Tisch gelegt werden kann. Ein Stuhl mit Armlehnen, die die Abstützung der Ellbogen ohne Flexion der BWS und ohne Hochziehen des Schultergürtels erlauben, ist eine weitere Entlastungsmöglichkeit. Man kann aber auch ein gut geformtes Kissen auf den Schoß legen und bei kurzen Unterschenkeln die Füße auf einen Schemel stellen. Oder man stellt einen in der Höhe anpaßbaren Krankentisch leicht schräg und zieht ihn nahe an sich heran. In beiden Fällen kann das Gewicht der Handarbeit und der Arme abgegeben werden.
Wenn der Patient lange Oberschenkel hat und diese gut übereinanderschlagen kann, erübrigt sich der Tisch, vorausgesetzt Strick- und/oder Nähgut sind nicht zu groß oder zu schwer.
Abbildung 94b zeigt dieselbe Sitzhaltung mit auf den Oberschenkeln parkierten Armen und geringerer Rückneigung der KA Becken und Brustkorb in den Hüftgelenken. Diese

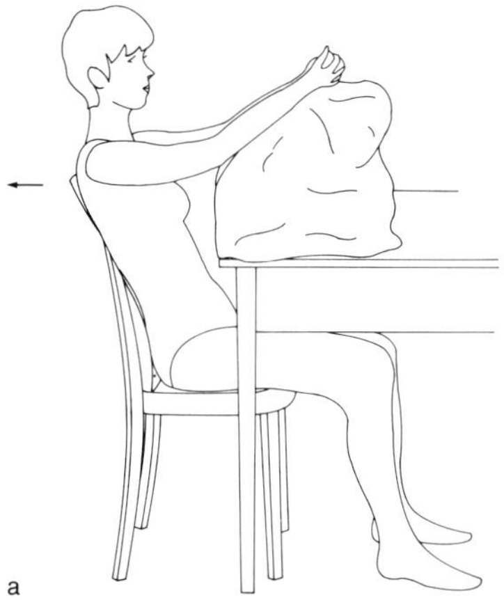

a

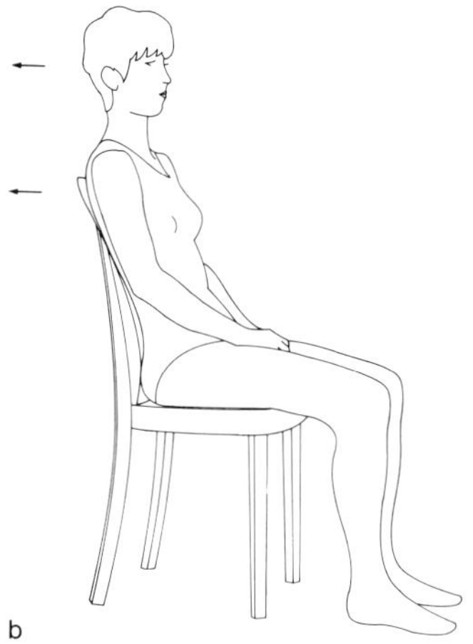

b

Abb. 94 a, b. Entlastungsstellung der HWS im Sitzen mit Rückenlehne mit **(a)** und ohne **(b)** Armlagerung

Rückneigung kann differieren. Solange einerseits die KA Becken und Brustkorb an der Lehne eine gute Abstützung finden und die Rutschtendenz nach vorn auf der Sitzfläche des Stuhls gering ist und andererseits die Längsachse des KA Kopf vertikal steht, ist die Entlastung für die HWS gewährleistet. Sobald aber die Rückenlehne wegfällt, ist die HWS nur dann von Fehlbelastungen frei, wenn die KLA vertikal steht. Dazu aber muß die Einordnung der KA Becken, Brustkorb und Kopf wie in Abb. 95 erfolgen.

Entlastungsstellungen der HWS beim Schreibmaschinenschreiben und am Schreibtisch (Abb. 96, s. auch Abb. 83)

Es wurde bereits gezeigt (s. Abb. 83), wie eine „Bauchlehne" bei gut in die KLA eingeordneten KA Becken, Brustkorb und mäßiger flexorischer Vorneigung in den Hüftgelenken den langen Hebel, an dem die Hände arbeiten müssen, um die Hälfte verkürzt. Dadurch wird die Intensität der extensorischen muskulären lumbosakralen Verankerung und die Beanspruchung der extensorischen Nackenmuskulatur stark reduziert und die Koordination der Schultergürtelbewegungen auf einem stabilisierten Brustkorb wesentlich erleichtert. Beide Hände können auf diese Weise frei hantieren.

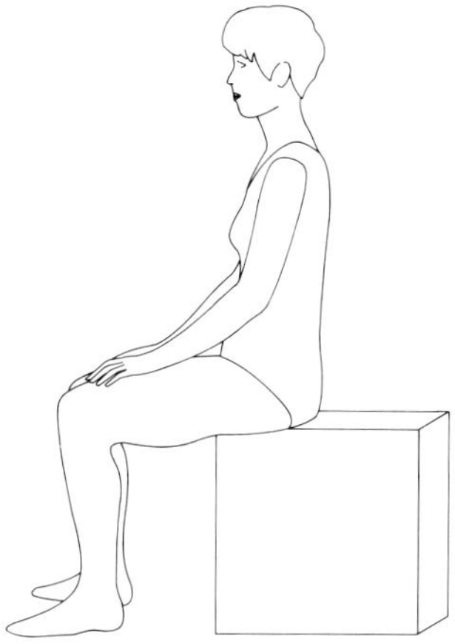

Abb. 95. Entlastungsstellung für die HWS (auch BWS und LWS) beim aufrechten Sitzen ohne Lehne

Abbildung 96 zeigt 2 Varianten von Schreib- bzw. Lesestellungen. Das Abstützen des Kopfs an der Stirn (Abb. 96a) eignet sich für relativ steife Halswirbelsäulen, wenn eine spontane Verbesserung der Statik nicht möglich ist.

Das Abstützen am Kinn (Abb. 96b) hat bei beweglichen Wirbelsäulen eine haltungserzieherische Komponente, sobald die den Kopf stützende Hand mit dem Handgelenk eine Abstützung auf dem Brustbein findet. Dadurch wird eine Dorsaltranslation des Kopfs in der HWS und eine Flexion in den oberen Kopfgelenken manipuliert. Das Kopfgewicht ist ventral fallverhindernd abgestützt. Die Extensoren der oberen Kopfgelenke entspannen sich automatisch. Das Kinn sollte auf keinen Fall von kaudal unterstützt werden, da so eine Ventraltranslation des Kopfs in der HSW und eine Hyperextension in den oberen Kopfgelenken manipuliert würden.

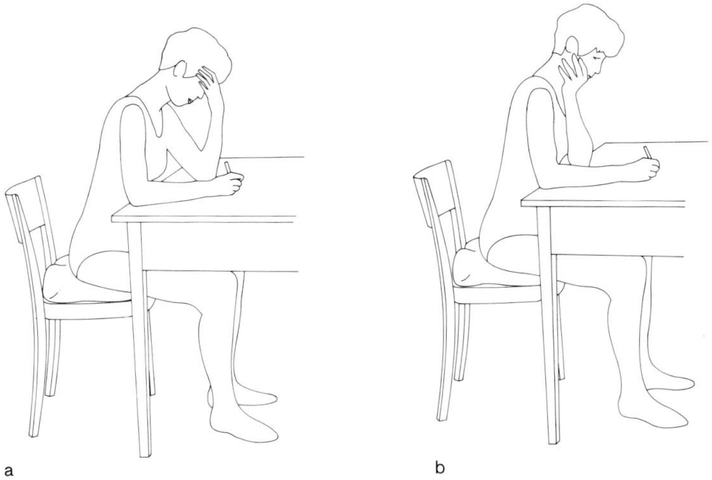

Abb. 96 a, b. Entlastungsstellungen für die HWS im Sitzen, Schreib- und Arbeitsstellungen

„Handtuchtrick“ (Abb. 97)

Der Trick mit dem Handtuch ist folgendermaßen zu erklären: Zuerst lernt der Patient, das Gewicht seiner Arme mit Hilfe seiner greifenden Hände auf eine Hängevorrichtung zu übertragen. Diese entsteht durch ein solides Handtuch, das vom Therapeuten in geeigneter Höhe gehalten wird. Die Aktivität des KA Arme beschränkt sich auf den Zugriff der Hände. Der Therapeut kann durch Schüttelbewegungen der Arme und des Schultergürtels prüfen, ob sie locker sind. Danach nutzt man das Gewicht der lockeren Arme, um die vertikal stehende KLA des aufrecht sitzenden Patienten zu stauchen und die Trägerfunktion der BWS zu stimulieren, indem man das Tuch mit den daran baumelnden Armen in Scheitelpunktnähe über den Kopf hängt. Bei guter Haltung bestehen weder im Schultergürtel- noch im Nackenbereich gegen die Schwerkraft gerichtete fallverhindernde Muskelaktivitäten mehr. Der Patient kann aufstehen, in der Wohnung herumgehen und, wenn er Lust hat, auch tanzen.

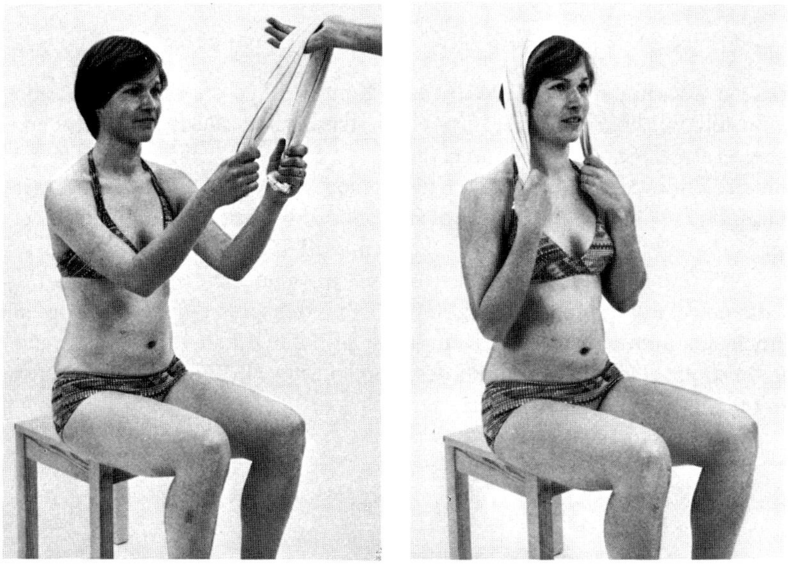

a b

Abb. 97 a, b. „Handtuchtrick“. **a** Vorübung. **b** Das Gewicht der Arme wird mit Hilfe des Handtuchs an den Kopf gehängt

5.5.2 Bewegungsniveaus für die mobilisierende Massage des HWS-Bereichs

Der Name „Bewegungsniveaus für die mobilisierende Massage des Halswirbelsäulenbereichs“ bezeichnet die Lokalisationen für die mobilisierende Massage.

■ LERNZIEL

Der Therapeut soll
- mit Hilfe der mobilisierenden Massage die Durchblutung, die Dehnbarkeit und die Kontraktionsfähigkeit der Muskulatur im Bereich der HWS verbessern und ihren Tonus normalisieren,
- die Wechselbeziehung des in den oberen Kopf- und HWS-Gelenken potentiell beweglichen Kopfs zur in ihrer Nullstellung dynamisch stabilisierten BWS erleichtern und für den Patienten verständlich machen,
- die Wechselbeziehungen des in den oberen Kopf- und HWS-Gelenken potentiell beweglichen Kopfs zum Schultergürtel und seinen muskulären Verankerungen am stabilisierten Brustkorb und an den potentiell beweglichen oberen Kopf- und HWS-Gelenken erleichtern und für den Patienten verständlich machen.

► FUNKTIONSANALYSE IN THERAPEUTENSPRACHE

Wie im Lernziel beschrieben behandelt die mobilisierende Massage im HWS-Bereich den Körperabschnitt Kopf und den angrenzenden KA Brustkorb und z.T. den KA Arme. Die betroffenen Bewegungsniveaus sind:
- HWS/obere BWS, HWS/obere Kopfgelenke
- HWS/Schultergürtel.

Die mobilisierende Massage im HWS-Bereich bietet besondere funktionelle Probleme.
Der Übergang untere HWS/obere BWS ist ein Nebeneinander von sehr mobilen und wenig mobilen Bewegungssegmenten. Die geringe Beweglichkeit der oberen BWS als Trägerin der oberen 3 Rippenpaare ist sinnvoll. Aber die überaus häufige Nackenkyphose verlängert den weniger mobilen Teil nach kranial und macht die geringe Beweglichkeit bald zur Teilsteifigkeit. Die lordotische Umkrümmung geschieht v.a. im Bewegungssegment C 5. Dort treffen wir das häufige Abrutschen des Kopfs nach ventral von C 5 auf C 6.
Der Übergang mittlere HWS/obere Kopfgelenke (Axis, Atlas, Okziput, zum starren Schädel gehörend) hat die funktionelle Besonderheit, daß die oberen Kopfgelenke sich häufig aktiv widerlagernd zur übrigen HWS verhalten. Das geschieht zum Beispiel, wenn die Blickrichtung ihre horizontale Einstellung beibehalten muß.
Vergleicht man den Übergang der unteren LWS zum Becken mit dem der oberen Kopfgelenke zum Schädel, kann man sagen: Mit dem Kreuzbein schiebt die Wirbelsäule einen starren Keil in den Beckenring, der in der Symphyse und in den Iliosakralgelenken mit ihrer minimalen Federung 3 Stoßdämpfer hat. Beim Gang des Menschen spielt der Übergang der Beinbewegungen von den sehr mobilen Hüftgelenken über das doch nicht ganz starre Becken auf die in der Symmetrieebene verlaufende Wirbelsäule mit ihrer virtuellen Längsachse eine Schlüsselrolle (s. Gangschulung). Der starre Teil Bekken-Kreuzbein funktioniert also zwischen den sehr beweglichen Hüft- und LWS Gelenken. Der in sich gefederte Beckenring ist also ein Teil des Unterbaus der Wirbelsäule.

Anders im Halsbereich. Der starre Kopf balanciert frei über dem gerade in den kranialsten Teilen sehr mobilen Unterbau der HWS. Während das Becken die Beinbewegungen moderiert auf die Wirbelsäule überträgt, fällt der Halswirbelsäule die Rolle zu den starren Kopf zu moderieren, wenn er Augen, Ohren, Mund und Nase allen Himmelsrichtungen zu wendet.

In der folgenden Darstellung der mobilisierenden Massage werden jeweils die Bewegungsniveaus HWS/obere BWS und HWS/obere Kopfgelenke/Kopf zusammengefaßt, wie es auch technisch gehandhabt wird.

Bewegungsniveau HWS/obere BWS, HWS/obere Kopfgelenke, Kopf in Translation nach ventral/dorsal
(Abb. 98 a–c)
Wir beginnen mit der Translation nach ventral/dorsal, weil diese Bewegungsqualität funktionell am häufigsten wiederhergestellt werden muß, um die lateralflexorischen Wirbelgelenkbewegungen zu erleichtern. Auch bei schmerzhafter Lateralflexion können die Ventral- und Dorsaltranslationen vom Therapeuten oder auch vom Patienten meistens schmerzfrei manipuliert werden. Dabei liegt die Betonung auf der Dorsaltranslation des kranialen Verschiebekörpers Kopf in bezug auf den kaudalen Verschiebekörper Brustkorb und auf der Ventraltranslation des kaudalen Verschiebekörpers Brustkorb in bezug auf den kranialen Verschiebekörper Kopf. Mit anderen Worten: Der Kopf wird in bezug auf die HWS und diese in bezug auf die BWS nach dorsal translatiert. Die BWS wird in bezug auf die HWS und die HWS in bezug auf den Kopf nach ventral translatiert.

Procedere
Der Therapeut sitzt am Kopfende der Behandlungsbank auf einem Hocker, dessen Höhe seiner Unterschenkellänge entspricht. Die Behandlungsbank ist so viel höher als der Hocker, daß der Kopf des Patienten auf den Oberschenkeln des Therapeuten gelagert werden kann. Der Patient liegt auf dem Rücken, die Beine sind aufgestellt. Die Bankkante reicht etwa bis zur Höhe von Th 5, 4 oder 3, abhängig vom Zustand des Patienten und von der Oberschenkellänge des Therapeuten.
Die Oberschenkel des Therapeuten stehen in bequemer Transversalabduktion, so daß die Knie den über die Bankkante herausragenden Teil des Brustkorbs unterstützen können. Der Therapeut reguliert den notwendigen Abstand seiner Knie vom Boden, indem er vom Fußsohlenstand in den Zehen- oder Halbzehenstand wechselt. Seine Hände unterstützen den Hals und Hinterkopf des Patienten von unten, während die Daumen den Hals seitlich schienen. Wenn möglich stützt der Therapeut zur Entlastung seines Nakkens die Ellbogen auf seinen Oberschenkeln ab.
Jetzt wird der Kopf des Patienten nach oben gehoben, wobei sich die oberen Kopfgelenke extensorisch, die übrigen HWS ventraltranslatorisch bewegen. Dabei werden die Extensoren der oberen Kopfgelenke und der Sternocleidomastoideus gelockert und können mobilisierend massiert werden. Anschließend wird der Kopf nach unten gebracht, die oberen Kopfgelenke bewegen sich flexorisch, die HWS und weiterlaufend die obere BWS dorsaltranslatorisch. Indem der Therapeut mit den Daumen die Skaleni und den Levator scapulae nach dorsal zieht, verstärkt er die Dorsaltranslation.
Jedes Bewegungssegment kann besonders betont werden. Man wird das immer dann tun, wenn die Dorsaltranslation zwei oder mehr Bewegungssegment en bloc erfaßt.

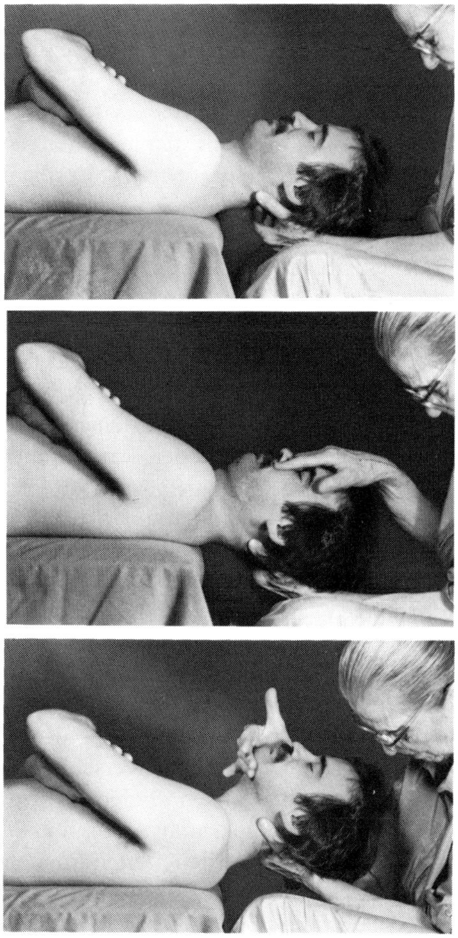

a b c

Abb. 98 a–c. Bewegungsniveau obere BWS/HWS/obere Kopfgelenke. **a** Ausgangsstellung. **b** Translatorisch nach dorsal, flexorisch in den oberen Kopfgelenken, **c** Translatorisch nach ventral, extensorisch in den oberen Kopfgelenken

Während der Dorsaltranslation des Kopfs wird durch Fixieren im Sinne eines ventraltranslatorischen Drucks das blockierte Segment behutsam mobilisiert. Dazu lagert man den Kopf des Patienten auf die nun nicht mehr transversalabduzierten Oberschenkel und hat so beide Hände für die Massage frei. Dabei muß immer darauf geachtet werden, daß die kranial angesetzte Hand die Dorsaltranslation betont, während die kaudale Hand sie im betreffenden Segment abblockt.

Bewegungsniveau HWS/obere BWS, HWS/obere Kopfgelenke, Kopf in Translation nach rechts/links
(Abb. 98 d–g)
Die Translationen nach rechts/links, die sich hauptsächlich in den Bandscheiben-/Wirbelkörpergelenken abspielen, sind bei schmerzhaften flexorischen oder extensorischen Bewegungsausschlägen in den Wirbelgelenken als vorbereitende Maßnahme immer anzuraten. Wie die Dorsal-/Ventraltranslationen erleichtern sie eine bessere Einordnung der einzelnen Bewegungssegmente innerhalb des betreffenden Wirbelsäulenabschnitts.

Procedere

Die Ausgangsstellung ist dieselbe wie für die vorher beschriebene Dorsal-/Ventraltranslation.

Beginnt man mit der Translation des Kopfs nach rechts, unterstützt der Therapeut einleitend den Kopf des Patienten mit einer Hand und zieht oder schiebt diesen nach rechts. Dabei bewegen sich die oberen Kopfgelenke linkskonkav lateralflexorisch, während der Kopf sich rechtstranslatorisch in der übrigen HWS bewegt. Die andere Hand des Therapeuten faßt von oben/rechts in die Axilla des Patienten und hält den Brustkorb am Ort, indem sie ihn nach links zu schieben scheint. Will man dieselbe Translationsqualität von kaudal her Brustkorb links translatorisch ausschöpfen, verschiebt der Therapeut seine Knie mit dem darauf liegenden Brustkorbteil nach links und hält den Kopf des Patienten mit Verschiebetendenz nach rechts am Ort. Wenn die Bewegungen eingespielt sind, wählt man die Version, die die ausgiebigste Translation möglich macht. Läßt man während der Massage den Kopf stehen, übt der Therapeut mit seinem Bauch eine leichte stauchende Pression auf den Scheitelpunkt des Patienten aus. Während nun der Brustkorb nach links translatiert wird, wird die rechtsseitige Hals- und Nackenmuskulatur mobilisierend massiert. Läßt man den Brustkorb stehen, klemmt der Therapeut mit Hilfe eines Kissens den Kopf des Patienten behutsam zwischen seinen Oberschenkeln ein. Wenn der Kopf nach rechts translatorisch manipuliert wird, massiert der Therapeut wiederum die rechtsseitige Hals- und Nackenmuskulatur.

Für die Translation des Kopfs nach links bzw. des Brustkorbs nach rechts werden die Seiten entsprechend vertauscht.

Variante: Der Therapeut sitzt mit seiner rechten Seite am Kopfende der Bank, so daß der Patientenkopf auf dem linken, der Brustkorb auf dem rechten Therapeutenoberschenkel liegt. Durch Parallelverschiebung der Oberschenkel, transversalab-/adduktorisch in den Hüftgelenken werden die beiden Verschiebekörper Brustkorb und Kopf des Patienten rechts-/links translatorisch manipuliert. Die Manipulation kann auch nur einen Verschiebekörper betreffen, während der andere am Ort stehen bleibt.

Bewegungsniveaus HWS/obere BWS, HWS/obere Kopfgelenke, Kopf in Traktion, Pression, Rotation

Die Traktion, seltener die Pression, ist die einleitende Manipulation für die Rotation. Eine Pression vom Scheitelpunkt aus auf die HWS darf nur angewendet werden, wenn durch die Pression der Tonus aller Halsmuskeln abnimmt, d.h. der KA Kopf muß zumindest in bezug auf den KA Brustkorb in der KLA eingeordnet sein.

Procedere

Die Ausgangsstellung ist dieselbe wie für die vorher beschriebene Dorsal-/Ventraltranslation.

Beginnt man mit manuellen **Traktionen**, wird einleitend eine leichte Dorsaltranslation des Kopfs vorgenommen. Der Patient kann u. U. seine gefalteten Hände an den Nacken des Therapeuten hängen. Das hat den Vorteil, daß die an der HWS inserierenden Schultergürtelmuskeln teils gelockert (Pars descendens des Trapezius) oder doch entspannt sind (Levator scapulae). Zur Traktion liegen beide Hände des Therapeuten unter dem Hinterkopf und Hals des Patienten. Beim Ziehen am Kopf des Patienten sucht die Hand des Therapeuten einen Angriffspunkt am rechten/linken Processus mastoideus. Kombiniert man die Traktion mit einer verlängerten Ausatmung, setzt die Traktion auch von

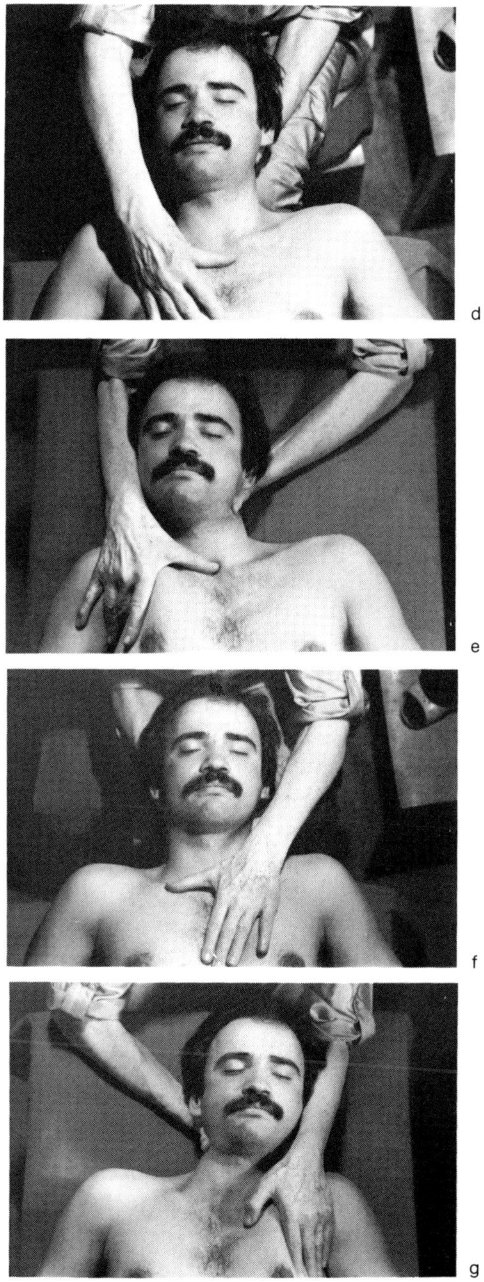

Abb. 98 d–g. Bewegungsniveau obere BWS/HWS/obere Kopfgelenke. **d** Ausgangsstellung für die Translation nach rechts, **e** Translation nach rechts durch Schieben. **f** Ausgangsstellung für die Translation nach links, **g** Translation nach links durch Schieben

kaudal her ein. Die Einatmung erfolgt durch langsames Nachlassen der exspiratorischen Muskulatur (s. Zeitlupenatmung, S. 140) und manueller Pression vom Scheitelpunkt aus.
Will man die Dorsaltranslation und Flexion der oberen Kopfgelenke während der Traktion gut unter Kontrolle haben, greift eine Hand des Therapeuten von oben her den linken und rechten Jochbogen. Traktionsgriffe kaudal am Unterkiefer sind nicht zu empfehlen, weil einerseits die Zähne zu fest aufeinandergepreßt werden, andererseits der Unterkiefer verschoben werden könnte. Will man Traktionen innerhalb der Halswirbelsäule vornehmen, empfiehlt es sich, mit einer Hand von C 7 aus eine nach kaudal gerichtete Gegentraktion anzusetzen mit vorgängiger Ventralverschiebung von C 7. Traktionen und Pressionen werden intermittierend durchgeführt.
Wenn **Rotationen** Schmerzen verursachen, führt man sie anfangs gar nicht oder nur im kleinsten Bewegungsausmaß durch. Beginnt man kranial mit dem Rotationskörper Kopf, muß dieser auf den Oberschenkeln des Therapeuten oder auf der Behandlungsbank in richtiger Einordnung zur Längsachse der HWS und oberen BWS liegen. Damit beim Drehen des Kopfs keine unerwünschte Ventraltranslation entsteht, liegt die Hand des Therapeuten unter dem Hinterkopf des Patienten und zieht diesen bei einer kopfpositiven Rotation nach links und umgekehrt. Während dieser Rotationsmanipulation ist die andere Hand des Therapeuten frei, um die Hals-, Nacken- und obere BWS-Muskulatur mobilisierend zu massieren. Will man rotatorisch die oberen Kopfgelenke isoliert manipulieren, bringt man die restliche HWS in Flexion und damit aus der virtuellen KLA. Dann kann der Kopf in den oberen Kopfgelenken positiv und negativ rotiert werden, ohne daß die Rotation nach kaudal weiterläuft. Will man dagegen die oberen Kopfgelenke möglichst ausschalten, greift die den Kopf positiv und negativ rotatorisch manipulierende Hand des Therapeuten an der HWS nach kaudal, blockiert die oberen Kopfgelenke und läßt die Rotation erst ab C 3 zu. Auf diese Weise kann man praktisch jedes Bewegungssegment berücksichtigen. Die mobilisierende Massage wirkt sich dementsprechend unterschiedlich aus. Will man die HWS von kaudal her rotatorisch manipulieren, so gibt es 2 Möglichkeiten:
Für die erste Variante ist ein Helfer erforderlich. Der Patient liegt so auf der Bank, daß der Brustkorb nicht mehr unterstützt ist. Die Arme des Patienten werden auf seinem Brustkorb versorgt. Sein Gewicht wird vom Helfer gehalten, sein Kopf liegt auf den Oberschenkeln des Therapeuten. Soll der Brustkorb in der HWS positiv rotiert werden, dreht der Helfer die rechte Seite des Brustkorbs des Patienten nach dorsal/medial, die linke nach ventral/medial. Der Kopf bleibt stehen. Die Auswirkung der Brustkorbdrehung kann wieder auf ein bestimmtes Niveau beschränkt werden, während die mobilisierende Massage vorgenommen wird.
In der zweiten Variante muß der Patient mithelfen. Brustkorb und Kopf liegen auf der Bank. Der Patient entlastet durch Druckaktivität seiner Ellbogen und des Kopfs den Brustkorb, der nun vom Therapeuten um die KLA gedreht werden kann. Dabei kann die Kopfstütze bis ca. 35° hochgestellt werden.

Bewegungsniveau HWS/obere BWS, HWS/obere Kopfgelenke
Flexion/Extension

(Abb. 98 h–j)
Die Nullstellung in bezug auf Flexion/Extension ist in der HWS praktisch bei allen Nackensyndromen vom Normalzustand dieses potentiell beweglichen lordotischen Wirbelsäulenabschnitts abgewichen. Dabei kann es sich insgesamt um eine Verminderung oder Vermehrung der Lordose handeln oder, was bei Nackensyndromen häufiger vorkommt, um partielle Abweichungen einzelner Bewegungssegmente oder um Blockierungen eines oder mehrerer Segmente. Durch eine vorherige lateraltranslatorische mobilisierende Massage haben wir bereits versucht, Blockierungen zu mindern, und durch Traktionen, Pressionen, leichte Rotationen und Dorsal- und Ventraltranslationen den Verlauf der HWS in der Symmetrieebene soweit möglich zu normalisieren, um bei gleichzeitigen flexorischen und extensorischen Bewegungsausschlägen in den Wirbelgelenken die entsprechende mobilisierende Massage durchführen zu können.

Procedere

Der Patient ist auf einer Behandlungsbank auf dem Rücken gut gelagert. Die Ellbogen sollen etwas höher liegen als die Schultern. Die Hände sind über dem Oberbauch gefaltet. Der Therapeut sitzt am Kopfende der Behandlungsbank, so daß er seine Ellbogen aufstützen kann, wenn er seine Hände mit den Handflächen nach oben so unter den Nacken des Patienten schiebt, daß er mit den Fingerspitzen der rechten Hand links und mit denjenigen der linken Hand rechts im Bereich Th 3–C 7 den Nacken des Patienten trifft. Extensorisch in den Handgelenken, flexorisch in den Grundgelenken der Finger II–V drückt er mit den Fingerspitzen nach oben und fordert den Patienten auf, dem Druck nachzugeben. Der zervikothorakale Übergang verformt sich extensorisch. Bei nachlassendem Druck verformt sich der bearbeitete Wirbelsäulenbereich flexorisch.

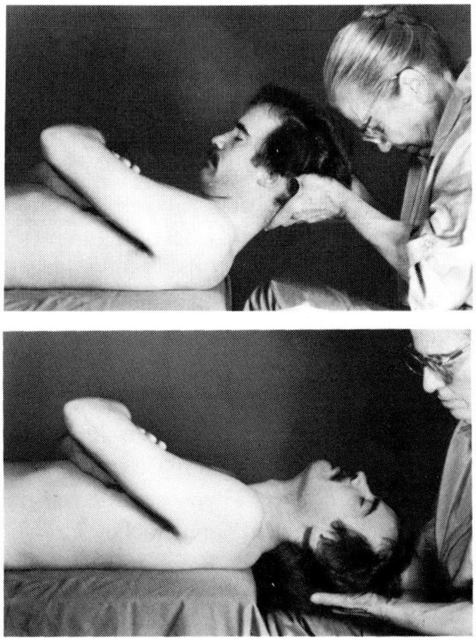
h

i

Abb. 98 h, i. Bewegungsniveau obere BWS/HWS/obere Kopfgelenke. **h** Flexorisch, **i** extensorisch

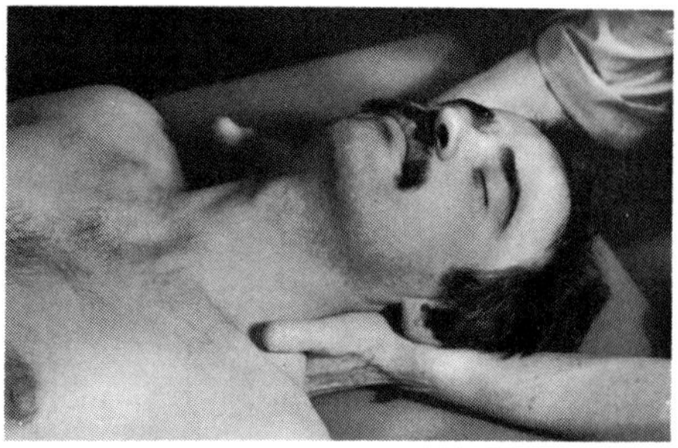

Abb. 98 j. Bewegungsniveau obere BWS/untere HWS. Handstellung des Therapeuten beim Bearbeiten einer Nackenkyphose

Druck und Nachlassen des Drucks werden rhythmisch wiederholt, dabei wird die Bewegung vom Patienten leicht unterstützt. In der extensorischen Phase werden der gelockerte Levator scapulae und die extensorische tiefe Nackenmuskulatur mobilisierend massiert (Abb. 98 k). In ähnlicher Weise wird die Mobilisation in der Mitte der HWS vorgenommen. Für die Mobilisation der oberen Kopfgelenke legt der Therapeut eine Hand auf die Stirn des Patienten und schiebt die andere unter den zervikookzipitalen Übergang. Mit der Stirnhand werden kleine Nickbewegungen manipuliert, die der Patient unterstützt, und beim extensorischen Bewegungsausschlag die mobilisierende Massage vorgenommen. Man kann auch beide Hände unter den Nacken schieben und die Bewegung mit den Daumenballen manipulieren.

Bewegungsniveau HWS/obere BWS, HWS/obere Kopfgelenke
Lateralflexion

Die Nullstellung in bezug auf die Lateralflexion bedeutet, daß keine Verformung in der Frontalebene besteht. Skoliotische Haltungen und strukturelle Skoliosen sind jedoch im zervikothorakalen Übergang häufig. Durch vorherige ventral- und dorsaltranslatorische mobilisierende Massage haben wir bereits versucht, Blockierungen zu vermindern und durch Traktionen, angedeutete Rotationen und lateraltranslatorische Behandlung die HWS symmetrisch einzustellen, um bei gleichzeitigen lateralflexorischen Bewegungsausschlägen die mobilisierende Massage mit Betonung der konkaven Seite durchzuführen.

Procedere

Der Patient liegt auf dem Rücken, die Ellbogen etwas höher als die Schultern, die Hände auf der Brust gekreuzt. Der Therapeut sitzt am Kopfende der Behandlungsbank und stützt seine Ellbogen auf der Bank auf, dabei soll sich seine Wirbelsäule annähernd in Nullstellung befinden. Mit seinen Händen umgreift er von kranial her den Nacken des Patienten, so daß die Daumen etwa auf dem Levator scapulae und die übrigen Finger ventral auf dem oberen Brustkorb liegen. Mit rechts und links alternierendem Druck bringt er den zervikothorakalen Übergang in lateralflexorische Verformungen, dabei erfährt C 7 die größte seitliche Verschiebung. Auf der konkaven Seite wird die gelockerte Muskulatur mobilisierend massiert.

Wenn die Hände des Therapeuten etwas nach kranial verschoben werden und etwa C 4 die größte Seitverschiebung machen muß, liegt eine Hand unter dem Hinterkopf des Patienten und bezieht den Kopf in die Bewegung ein, während die andere Hand die lateralflexorische Verformung je nach Bedarf mehr nach kranial oder kaudal verlagert.

Die kleinen seitlichen Bewegungen in den oberen Kopfgelenken manipuliert der Thera-

peut in sehr kleinem Bewegungsausmaß und führt dabei die mobilisierende Massage durch.
Ist der obere Trapezius besonders zu bearbeiten, lagern wir beide oder nur einen Arm in der „Hirtebüeblistellung“ (s. S. 281). Wollen wir die rechte Halsseite mobilisierend massieren, lagern wir den rechten Arm in der „Hirtebüeblistellung“. Der Therapeut umgreift das rechte Zangenmaul von der Seite und drückt gleichzeitig mit seinem rechten Ellbogen den rechten Oberarm des Patienten gegen den Kopf. Die linke Hand des Therapeuten schiebt sich von links unten auf die rechte Halsseite des Patienten, zieht etwa in Höhe von C 4 die HWS rechtskonkav lateralflexorisch nach links und führt gleichzeitig die mobilisierende Massage auf der rechten Halsseite durch.

Bewegungsniveau HWS/Schultergürtel

Wichtige Muskeln des Schultergürtels inserieren an der HWS:

- Die Pars descendens des Trapezius hat an der Protuberantia occipitalis, am oberen Drittel der Linea nuchae, am Lig. nuchae und am Dornfortsatz C 7 ihren Ursprung und inseriert am lateralen Drittel der Klavikula und am Akromion.
- Der Levator scapulae hat an den Querfortsätzen der 4 oberen Halswirbel seinen Ursprung und inseriert am medialen Schulterblattrand zwischen oberem Schulterblattwinkel und der Spina scapulae. Diese beiden Muskeln sind in sich antagonistisch; wenn der eine sich maximal verkürzt, wird der andere gedehnt.
- Der Rhomboideus minor hat am Lig. nuchae und an den Dornfortsätzen von C 7 und Th 1 seinen Ursprung und inseriert am medialen Schulterblattrand bei der Spina scapulae.
- Der Sternocleidomastoideus hat am Manubrium sterni und am medialen Drittel der Klavikula seinen Ursprung und inseriert am Processus mastoideus am oberen Teil der Linea nuchae und am Hinterkopf. Die inadäquate Belastung dieser Muskeln spielt bei Nackensyndromen, z. B. von Sekretärinnen, eine maßgebliche Rolle, die sich bei der Untersuchung durch Druckdolenzen an den Ansatz- und Ursprungsstellen und auch in ischämischen Schmerzen manifestiert.

Procedere

Der Patient liegt auf dem Rücken. Um besonders den Ursprung des oberen rechten Trapezius mobilisierend zu massieren, lagert man den rechten Arm des Patienten in „Hirtenbüeblistellung“ (s. S. 281). Der Therapeut schiebt mit seiner rechten Hand vom lateralen Schulterblattrand, wobei der Daumenballen besonderen Druck auf das Humeroskapulargelenk ausübt, das Akromion möglichst nahe zur Protuberantia occipitalis rechts. Dann schiebt sich die linke Hand des Therapeuten mit nach oben schauender Handfläche von links unter den Hals des Patienten, manipuliert kleine lateralflexorische Bewegungen in den oberen Kopfgelenken und bearbeitet simultan das Ursprungsgebiet des oberen Trapezius. Wenn die linke Hand sich C 7 nähert, wird die lateralflexorische Manipulation durch seitliches Verschieben von C 7 bewerkstelligt. Während des ganzen Arbeitsgangs hält der Therapeut den Schultergürtel und den Hals des Patienten in einem sich stets anpassenden Klemmgriff.
Um den rechten Levator scapulae und den rechten Rhomboideus minor mobilisierend zu massieren, lagert man den Patienten auf die linke Seite. Der Therapeut sitzt hinter dem Patienten und schiebt seine linke Hand unter die linke Seite des Patientenkopfs und hebt diesen rechtskonkav lateralflexorisch und Kopf positiv rotatorisch etwas an. Simul-

tan schiebt die rechte Hand des Therapeuten mit dem Daumenballen unter der Spina scapulae ansetzend den oberen Schulterblattwinkel nach kranial/ventral/wenig lateral. Dabei dreht sich das rechte Schulterblatt positiv. Kopfmanipulation und Verschiebung des Schulterblatts müssen gut koordiniert werden, dann kann der Therapeut mit den Fingern der rechten Hand den Ansatz der Muskeln, mit dem Daumen der linken Hand deren Ursprung mobilisierend massieren.
Um den rechten Sternocleidomastoideus mobilisierend zu massieren, lagert man den Patienten auf dem Rücken. Der Therapeut sitzt am Kopfende der Behandlungsbank. Er schiebt seine rechte Hand, die Handfläche nach oben gedreht, unter den Hinterkopf des Patienten, zieht diesen nach rechts, dreht dabei den Kopf negativ und hebt ihn rechtskonkav lateralflexorisch an. Mit der linken Hand kann der Therapeut jetzt den Muskel in seinem ganzen Verlauf und an den Ursprungs- und Ansatzstellen mobilisierend massieren.

5.5.3 Der „Schwindler" (Abb. 99-101)

Der „Schwindler" ist halb Phantasie-, halb sachbezogener Name. Diese Übung bekam ihren Namen, als sie einen Patienten von lästigem Schwindel befreite.

■ LERNZIEL

Der Patient soll
- eine lokale Durchblutung im Bereich des Innenohrs zur günstigen Beeinflussung des vestibulären Schwindels bewirken können („Ohrenziehen"),
- eine lokale Verbesserung der Durchblutung im Bereich des Nackens zur günstigen Beeinflussung des vertebrogenen Schwindels erzeugen können („Faust im Nacken").

▶ FUNKTIONSANALYSE IN THERAPEUTENSPRACHE

● Konzeption der Übung

Die Methode, durch gezieltes Ziehen an der Ohrmuschel in Richtung der eustachischen Röhre, gleichsam weg vom Gaumenzäpfchen, eine lokale Durchblutung des Innenohrs erzielen zu können, ist rein empirisch gefunden worden. Ein Versuch, die Otosklerose durch bessere Durchblutung des Innenohrs günstig zu beeinflussen, führte über verschiedene Versuche zur Erfahrung, daß dies durch ein bestimmtes Ziehen an den Ohren tatsächlich mechanisch, und vom Patienten selbständig durchführbar, erreicht werden kann. Eine praktische Versuchsreihe mit Otosklerospatienten blieb aber ohne Erfolg. Nur ein Patient bemerkte, daß sein Gehör zwar nicht besser, aber sein ständiger Schwindel verschwunden war. Seither wende ich diese einfache Übung bei nicht blutdruckabhängigem Schwindel mit wechselndem Erfolg an.
Innerhalb der Übung „Schwindler" kann auch eine Verbesserung der Durchblutung im Nackenbereich durch „die Faust im Nacken" erreicht werden. Man beginnt mit einer selbstmanipulierten Dehnung der Nackenmuskulatur durch maximale Flexion der HWS. Anschließend folgt eine aktive maximale extensorische Kontraktion der vorher gedehnten Extensoren. Zusätzlich werden durch Hoch- und Zurückziehen des Schultergürtels der Levator scapulae, die Pars descendens des Trapezius und die oberen Rhomboidei kontrahiert. Nach langsamem und sorgfältigem Auflösen der Muskelkontraktionen wird durch einen kräftigen, isometrischen Widerstand der Flexoren der HWS noch zusätzlich die reflektorische Entspannung der Extensoren hervorgerufen.

● Position und Aktivierung der Ausgangsstellung

Für die Übung „Schwindler" gibt es keine bestimmte Ausgangsstellung. Sie kann im Sitzen, Liegen, Gehen, Stehen jederzeit ausgeführt werden. Eine Bedingung allerdings sollte erfüllt sein: Die KA Becken, Brustkorb und Kopf sollten in die KLA eingeordnet sein.

● Actio - Reactio des Bewegungsablaufs

Die Bewegungsabläufe der Übung „Schwindler" sind klein und auf die KA Brustkorb, Kopf und Arme beschränkt, die horizontalen Gewichtsverschiebungen sind nicht von Bedeutung. Darum sind keine spontanen Gleichgewichtsreaktionen im Sinne aktivierter passiver Widerlagerung und/oder Veränderung der Unterstützungsfläche zu erwarten. Die therapeutische Zielsetzung wird daher durch das Einhalten der Conditio erreicht.

„Ohrenziehen" (Abb. 99)
Die Actio beim „Ohrenziehen" zur Anregung der Innenohrdurchblutung bei vestibulärem Schwindel besteht in einer Auftakt- und einer Hauptbewegung.
Die kritischen Distanzpunkte der Auftaktprimärbewegung, DP rechte und linke Zeigefinger- und Daumenkuppe, bewegen sich symmetrisch nach oben/wenig hinten, so daß der rechte Zeigefinger ins rechte und der linke Zeigefinger ins linke Ohr greifen und die Ohrmuscheln mit den von hinten/außen greifenden Daumen wie mit einer Flachzange, möglichst nahe am knöchernen Schädel festhalten. Weiterlaufend haben sich die Handgelenke durch Drehpunktverschiebung extensorisch, die Unterarme supinatorisch, die Ellbogengelenke durch Drehpunktverschiebung flexorisch, die Oberarme in den Humeroskapulargelenken abduktorisch/außenrotatorisch bewegt, während die Klavikeln in den Sternoklavikulargelenken eine Dorsalrotation ausgeführt haben (kritischer Drehpunkt).
Die kritischen Distanzpunkte der Hauptprimärbewegung, DP rechtes und linkes Olekranon, bewegen sich symmetrisch nach lateral/hinten/oben, und zwar abduktorisch und wenig flexorisch in den Schultergelenken. Nach proximal weiterlaufend bewegt sich der distale Distanzpunkt des Sternoklavikulargelenks, DP Akromion, nach hinten/oben. Dabei nähern sich die medialen Schulterblattränder den Dornfortsätzen der BWS

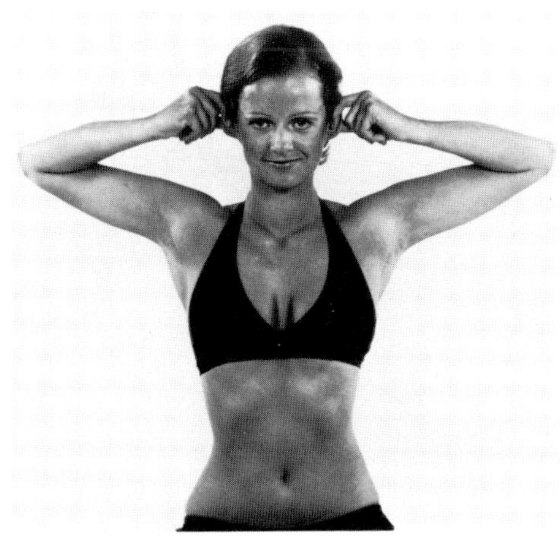

Abb. 99. „Ohrenziehen"

an. Nach distal weiterlaufend werden die im Klemmgriff gehaltenen Ohrmuscheln wie Segelohren vom Kopf weggeklappt und kräftig nach hinten/außen/oben gezogen.

„Die Faust im Nacken"
Die Actio bei der Übung „Die Faust im Nacken" hat 3 Phasen.

1. Phase: Dehnung der extensorischen Nackenmuskulatur (Abb. 100)

Aus der Ausgangsstellung aufrechter Sitz auf einem Hocker geht der kritische Distanzpunkt der ersten Primärbewegung, DP gefaltete Hände, nach oben/hinten flexorisch in den Handgelenken, supinatorisch in den Unterarmen, flexorisch/außenrotatorisch in der Humeroskapulargelenken und landet mit den Handflächen auf dem Hinterkopf. Simultan hat sich der kritische Distanzpunkt der zweiten Primärbewegung, DP Nasenspitze, nach unten bewegt, flexorisch in der oberen Kopfgelenken, weiterlaufend verformt sich die HWS und obere BWS von kranial her flexorisch. Dabei hat sich DP Hinterkopf nach vorn/oben bewegt, sodaß die Arme in Hängeaktivität geraten und den Kopf nach unten ziehend die extensorischen Nackenmuskulatur dehnen.
Der kritischen Distanzpunkt der aktivierten passiven Widerlagerung, DP C7, hat sich nach hinten bewegt, flexorisch in HWS und oberer BWS im Sinne einer Drehpunktverschiebung.
Die Distanzpunkte, DP rechte und linke Spina, sind absolute räumlich Fixpunkte. Sie sorgen dafür, daß sich die Dehnung der Extensoren der WS auf den zervikalen und oberen BWS Bereich limitiert.

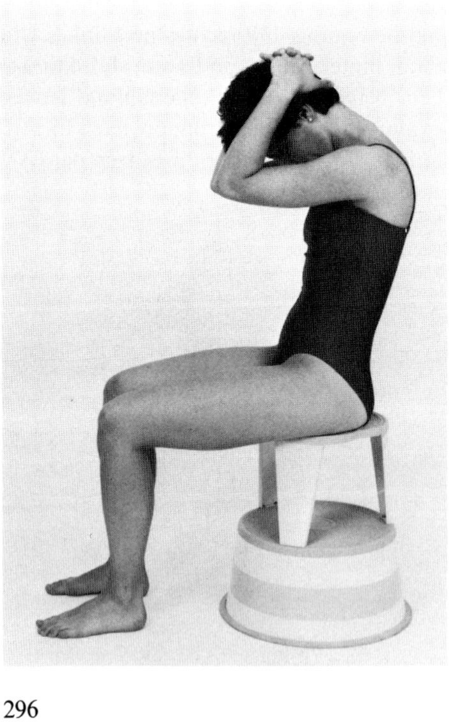

Abb. 100. Die „Faust im Nacken", Dehnung der Nackenmuskulatur

Variante für speziell die oberen Kopfgelenke:
Von den kritischen Distanzpunkten der Primärbewegung, DP rechte und linke Handfläche, bewegt sich die eine mit abgespreiztem Daumen nach oben, so daß Zeigefinger und Daumen engen Kontakt mit den Jochbögen bekommen, die andere nach hinten/lateral/oben, so daß die Handfläche festen Kontakt mit dem Hinterkopf hat. Auf einer beinahe kreisförmigen Spirale mit Zentrum etwa in der Mitte der HWS zieht die eine Hand die Jochbogen nach unten/erst vorn, dann hinten, die andere schiebt den Hinterkopf nach oben/wenig vorn; dabei bewegen sich die oberen Kopfgelenke und die HWS weiterlaufend flexorisch.

2. Phase: maximale Kontraktion der Nackenmuskulatur (Abb. 101 a, b)

Aus der Endstellung der Dehnphase geht der Daumen oder Kleinfinger der rechten Hand zum rechten, der linken Hand zum linken Akromion.
Die kritischen Distanzpunkte der Primärbewegung der Kontraktionsphase, DP rechtes und linkes Olekranon, bewegen sich nach oben (kranial)/lateral/hinten (dorsal) durch Flexion/Abduktion/Innenrotation in den Humeroskapulargelenken. Weiterlaufend bewegen sich die DP rechtes und linkes Akromion mit den sie berührenden Daumen oder Kleinfingern nach oben (kranial)/medial/wenig hinten (dorsal). Simultan hat sich der kritische Distanzpunkt der Primärbewegung des Kopfs, DP Scheitelpunkt, auf einer annähernd kreisförmigen Bahn nach hinten (dorsal)/zuerst oben (kranial), dann unten (kaudal) bewegt; dabei bewegen sich die oberen Kopfgelenke extensorisch, die HWS und BWS weiterlaufend ebenfalls extensorisch.

3. Phase: reflektorische Entspannung der extensorischen Nackenmuskulatur (Abb. 101 c)

Durch langsames Nachlassen der extensorischen Nackenmuskulatur und der den Schultergürtel hoch- und zurückziehenden Muskulatur kehrt der KA Kopf in die Null-

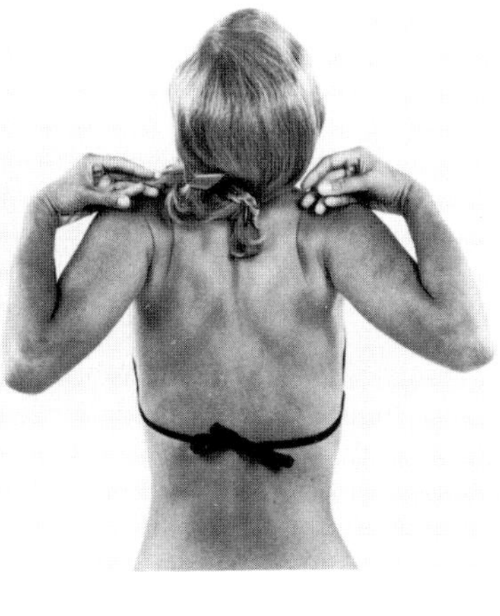
a

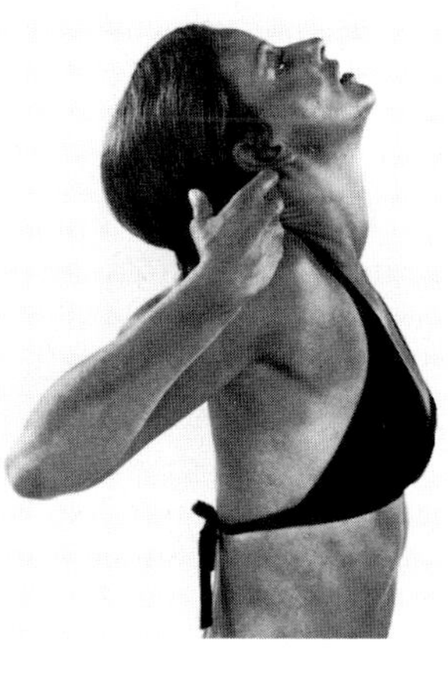
b

Abb. 101 a, b. Die „Faust im Nacken", maximale Kontraktion der Nackenmuskulatur

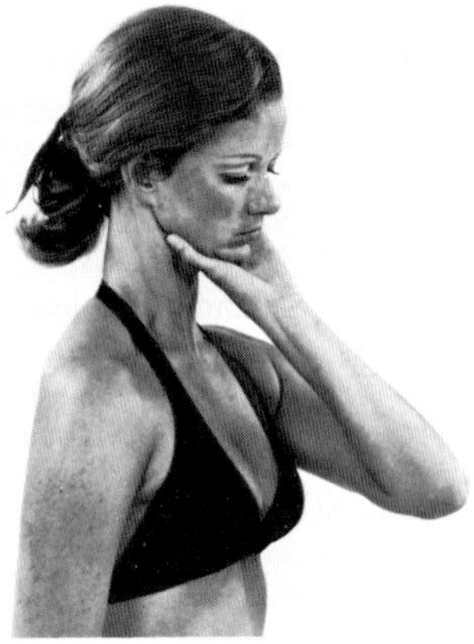

Abb. 101c. Die „Faust im Nacken", reflektorische Entspannung der extensorischen Nackenmuskulatur

stellung zurück. Gleichzeitig umfassen eine oder beide pronatorisch nach oben gedrehten Handflächen mit abgespreiztem Daumen den Unterkiefer von unten.
Der kritische Distanzpunkt der Primäraktivität, DP Kontaktstelle Handfläche/kaudale Seite des Unterkiefers, wird durch die Aktivität einer oder beider Hände nach vorn (ventral) gezogen und simultan nach oben (kranial) gedrückt. Die Handgelenke bewegen sich durch Drehpunktverschiebung extensorisch, der Unterarm vom distalen Zeiger aus prontatorisch, die Ellbogengelenke weiterlaufend extensorisch, die Humeroskapulargelenke flexorisch/adduktorisch, die Sternoklavikulargelenke dorsalrotatorisch, die Brustwirbelsäule von kranial her flexorisch (kritischer Drehpunkt ohne Bewegungsausschlag, nur mit Aktivierung des M. rectus abdominis von kranial her).

● Conditio - Limitatio des Bewegungsablaufs

Conditio der gleichbleibenden Abstände am Körper des Patienten

Limitatio in Form von Stabilisation und aktiver Widerlagerung
Beim **„Schwindler"** achtet man auf die folgenden gleichbleibenden Abstände:

„Ohrenziehen"

Conditio: Der Abstand DP Kinnspitze-DP Incisura jugularis bleibt gleich groß.
Limitatio: Dadurch wird in der Auftaktprimärbewegung des „Ohrenziehens", wenn die Zeigefinger-Daumen-Zange die Ohrmuscheln ergreift, die naheliegende extensorische Bewegung des Kopfs in den oberen Kopfgelenken flexorisch aktiv widerlagert. Während der Hauptbewegung des „Ohrenziehens" wird die Tendenz, auf den Zug nach oben/hinten mit einer Ventraltranslation des Kopfs zu reagieren, in eine ventraltranslatorische aktive Widerlagerung umfunktioniert. Diese beiden aktiven Widerlagerungen halten die HWS in ihrer Nullstellung und garantieren, daß die Zugrichtung an den Ohren das Innenohr optimal trifft.

Conditio: Der Abstand DP Bauchnabel-DP Processus xiphoideus bleibt während der Hauptbewegung des „Ohrenziehens" gleich groß.
Limitatio: Dadurch muß die weiterlaufende flexorische Verformung der BWS als Reak-

tion auf den Zug an den Ohren in eine aktive Widerlagerung umfunktioniert werden. Der Zug an den Ohren kann sich nur optimal auswirken, weil in der geraden Bauchmuskulatur ein aktiver Widerstand aufgebaut worden ist.

Variante der 1. Phase

Conditio: Der Abstand DP Bauchnabel–DP Processus xiphoideus bleibt während der Dehnung der Nackenmuskulatur gleich groß.
Limitatio: Damit der Abstand gleich groß bleiben kann, muß sich die BWS in ihrer Nullstellung extensorisch vermehrt stabilisieren, weil dann die flexorische Verformung der HWS zur Dehnung der extensorischen Zervikalmuskulatur manipulierend durchgeführt werden kann, ohne daß durch eine nichtgewollte weiterlaufende Flexion der BWS von kranial her die auf die HWS beschränkte Muskeldehnung verpufft.

2. Phase
Conditio: Der Abstand DP Symphyse–DP Bauchnabel bleibt bei der maximalen Kontraktion der Nackenmuskulatur gleich groß.
Limitatio: Damit dieser Abstand gleich groß bleiben kann, müssen die LWS flexorisch und die Hüftgelenke extensorisch aktiv widerlagert werden. Wenn die obere BWS ein extensorisches Defizit aufweist, verursacht eine vom DP Scheitelpunkt aus initiierte Extension der oberen Kopfgelenke und der HWS als ungewollte weiterlaufende Bewegung eine Flexion des Beckens in den Hüftgelenken und eine Extension der LWS und BWS von kaudal her. Die angestrebte Extension der oberen BWS von kranial her und die Kontraktion der an der HWS inserierenden Schultergürtelmuskulatur durch Hoch- und Rückziehen des Schultergürtels findet dann nicht in der angestrebten, effektivsten Weise statt.

3. Phase
Conditio: Der Abstand DP C 7–DP Th 12 bleibt bei der reflektorischen Entspannung der Nackenmuskulatur gleich groß.
Limitatio: Damit der Abstand sich nicht verändert, muß sich die BWS in ihrer Nullstellung vermehrt extensorisch stabilisieren. Diese extensorische Stabilisation der BWS ist als aktive Widerlagerung der Extensionstendenz des Beckens in den Hüftgelenken mit Totalflexion von LWS und BWS zu verstehen, die eine nichtgewollte weiterlaufende Bewegung auf den Flexionswiderstand der Hände am Unterkiefer für die oberen Kopfgelenke und die HWS darstellt. Nur das Umfunktionieren der flexorisch weiterlaufenden Bewegung in eine flexorische Aktivierung ohne Bewegungsausschlag ermöglicht die perfekte reflektorische Entspannung der extensorischen Nacken- und Schultergürtelmuskulatur.

Conditio der absoluten und/oder relativen räumlichen Fixpunkte
Limitatio durch Begrenzung der Primärbewegung, der aktivierten passiven Widerlagerung und der Veränderung der Unterstützungsfläche
In der Übung **„Schwindler"** gibt es absolute und relative räumliche Fixpunkte.

Conditio: Der Kopf ist beim „Ohrenziehen" ein absoluter räumlicher Fixpunkt.
Limitatio: Dieser absolute räumliche Fixpunkt bleibt erhalten, wenn sich beim Zeigefinger-Daumen-Griff an der rechten und linken Ohrmuschel mit zunehmendem und gleichmäßigem Zug die Zange schließt. Nur dann wird die Ohrmuschel wirklich vom

Kopf weggezogen und nicht der Kopf von den Ohren, und die spürbare intensive Wärme im Innenohr zeigt die Anregung der Durchblutung unmißverständlich an.

Variante der 1. Phase

Conditio: Die Kontaktstellen von Daumen und 2.–4. Finger der einen Hand mit dem Schädel kaudal der Jochbögen und von der Handfläche der anderen Hand mit dem Hinterkopf sind während der Dehnung der Nackenmuskulatur relative räumliche Fixpunkte.

Limitatio: Die Unverschiebbarkeit der Kontaktstellen der Hände mit den Jochbögen und dem Hinterkopf garantiert, daß der Zug der Hinterkopfhand und Schub der Jochbogenhand sich direkt und gezielt flexorisch auf die oberen Kopfgelenke und die HWS auswirken können und nicht uneffektiv Gewebe auf der knöchernen Unterlage verschoben wird.

2. Phase

Conditio: Die Kontaktstellen DP rechter Daumen oder Kleinfinger/DP rechtes Akromion und DP linker Daumen oder Kleinfinger/DP linkes Akromion sind während der Kontraktion der Nackenmuskulatur relative räumliche Fixpunkte.

Limitatio: Sie erleichtern die Verkürzung der Nacken- und Schultergürtelmuskulatur durch die weiterlaufende Bewegung der kritischen Distanzpunkte der Primärbewegungen, DP rechtes und linkes Akromion.

3. Phase

Conditio: Die Kontaktstelle Handfläche/kaudale Seite des Unterkiefers ist bei der reflektorischen Entspannung der Nackenmuskulatur ein absoluter räumlicher Fixpunkt.

Limitatio: Dieser absolute räumliche Fixpunkt garantiert die spontane reflektorische Entspannung der extensorischen Nackenmuskeln sowie der an der HWS inserierenden Schultergürtelmuskulatur, weil dann beim Einsatz von Zug und Druck der Hände am Unterkiefer in dem Moment, in dem der KA Kopf nach der Kontraktion der Nackenmuskulatur in seine Nullstellung zurückgekehrt ist, kein nachgebender extensorischer Bewegungsrückschlag in den oberen Kopfgelenken die erstrebte reflektorische Entspannung der antagonistischen Muskulatur zunichte macht.

Conditio des Bewegungstempos

Limitatio der ökonomischen Aktivität durch Finden des Idealtempos

Conditio: Das Bewegungstempo beim **„Ohrenziehen“** ist langsam. Mit der Auftaktbewegung dauert das „Ohrenziehen“ etwa 8 Sekunden, 5 für das Ziehen und weitere 3 für das Halten der gedehnten Stellung.

Limitatio: Die Intensität der ökonomischen Aktivität ist im Erfolgsbereich hoch und zunehmend. Das gilt auch für den Einsatz der aktiven Widerlagerungen. Die Atmung aber soll eine Ruheatmung mit niedriger Frequenz sein.

Conditio: Das Bewegungstempo bei der **„Faust im Nacken“** ist während der Dehnung der extensorischen Nackenmuskulatur und während der maximalen Kontraktion der Nackenmuskulatur langsam, 5 Sekunden für die Bewegungen und 5 Sekunden für das Verharren in der Erfolgstellung. Bei der reflektorischen Entspannung der extensorischen Nackenmuskulatur dauert es 4 Sekunden, bis der KA Kopf in seine Nullstellung

zurückgekehrt ist. Wenn der Zug und Druck der Hände einsetzt, findet keine Bewegung statt, aber die Stellung wird etwa 5 Sekunden gehalten, bis der Patient an der Zunahme des Speichelflusses den Erfolg der Übung kontrollieren kann.
Limitatio: Auch bei der „Faust im Nacken" ist die Intensität der ökonomischen Aktivität hoch, dagegen soll die Frequenz der Ruheatmung niedrig sein.

▶ INSTRUKTION IN PATIENTENSPRACHE

● An die Wahrnehmung appellierende Instruktionshilfen

Im Lernprozeß der Übung „Schwindler" kann der Patient gut kontrollieren, ob sein Tun den Zweck erreicht hat. Beim „Ohrenziehen" ist es das deutliche Wärmegefühl im Bereich des Innenohrs, das abgewartet werden muß. Bei der „Faust im Nacken" ist es der vermehrte Speichelfluß, der als Erfolgsindikator gewertet werden kann. Bei der maximalen Kontraktion der Nacken- und der am Hals inserierenden Schultergürtelmuskulatur tritt das Wärmegefühl im Nacken erst nach einigen Wiederholungen auf. Während der Übung soll der Patient den Mund offen halten, mit der Zungenspitze die unteren Zähne berühren und durch die Nase atmen.

● Verbal-perzeptive didaktische Anleitung

Actio und Conditio des Bewegungsablaufs

„Geh' mit dem rechten Zeigefinger ins rechte Ohr und mit dem linken Zeigefinger ins linke Ohr. Die Daumen fassen von außen her die knorpelige Ohrmuschel. Du klemmst den Ohrknorpel richtig zwischen Daumen und Zeigefinger ein. Jetzt klappst du die Ohrmuscheln so um, daß sie rechtwinklig zum Kopf stehen. Du machst dir Segelohren. Nun beginnst du langsam und kontinuierlich, an den Ohrmuscheln nach außen/hinten/oben zu ziehen, weg vom Gaumenzäpfchen, dabei bewegen sich die Ellbogen nach hinten oben. Es tut fast weh. Dann laß' langsam los und paß' gut auf, ob du fein, aber deutlich Wärme im Innern des Ohrs spürst. Wenn ja, war die Übung richtig und hat gewirkt. Mach' das alle Stunden zweimal und immer, wenn du denkst, dir könnte wieder schwindlig werden.
Jetzt geht es weiter. Bringe die leicht geschlossenen Hände an die Schultern und ziehe diese hoch und nach hinten, bis der Hals verschwunden ist. Das gelingt vollkommen, wenn du den Blick nach oben

● Manipulativ-perzeptive didaktische Anleitung

Es ist anzuraten, daß der Therapeut zuerst das Ohrenziehen am Patienten vornimmt, bis dieser die Wärme im Innenohr wahrnimmt. Sie ist immer auszulösen. Das geht am einfachsten, wenn der Patient auf einem Stuhl vor einem Spiegel sitzt und der Therapeut hinter ihm steht. Dann kann er das Ohrenziehen im Spiegel verfolgen.
Diese Manipulation an den Ohren hilft sehr oft bei vestibulärem Schwindel, sollte aber vom Patienten stündlich zweimal vorgenommen werden und auch immer dann, wenn sich leiseste Anzeichen eines Schwindels melden.
Im Anschluß an die Übung kann man dem Patienten die Nase zuklemmen und ihn zweimal kräftig pusten lassen. Auch das kann der Patient selbstverständlich selber machen. Die Übung hilft rasch, wenn sie überhaupt Hilfe bringen kann. Sie ist als Durchblutungsmaßnahme allen Patienten mit Otosklerose anzuempfehlen.
Damit der Patient eine wirklich kraftvolle Kontraktion seiner Schulter- und Nacken-

richtest, den Mund öffnest und den Nacken einziehst, bis dir beinahe eine Gänsehaut über den Rücken läuft. Dazu darfst du noch richtig stöhnen. Die Spannung läßt du ganz langsam nach, richtest den Blick wieder geradeaus und läßt die Schultern auf den Brustkorb plumpsen, ohne daß dieser zusammenfällt, er muß ja das Gewicht der Schultern auffangen. Jetzt schiebst du die offene Hand mit dem Handteller unter das Kinn, der Daumen schaut nach der einen, die Finger nach der anderen Seite. Versuch' das Kinn nach oben und vorn wegzuziehen, es geht nicht, es rückt und rührt sich nicht vom Fleck."

muskulatur zustande bringt, kann der Therapeut zuerst massiven manuellen Widerstand geben. Er stellt sich hinter den sitzenden Patienten und gibt am Kopf mit der einen Hand einen starken Extensionswiderstand, während er sich mit der anderen Hand in die hochgezogenen Schultern rechts/links von C 7 einhängt und nach hinten unten zieht.

Der Therapeut unterrichtet den Patienten und macht ihm den Widerstand am Kinn so vor, daß die ventralen Halsmuskeln kräftig arbeiten; man kann die Ansätze der Sternocleidomastoidei sehen und gleichzeitig palpierend kontrollieren, ob die Nackenmuskulatur reflektorisch locker geworden ist. Dieses Wechselspiel der Widerstände wird 2- bis 3mal wiederholt, bis der Patient die reaktive Durchblutungswärme im Nacken und im Bereich des Kehlkopfs deutlich wahrnimmt.

▶ ANPASSUNG DER ÜBUNG AN KONSTITUTION UND KONDITION DES PATIENTEN

Konstitutionelle Anpassungen der Übung „Schwindler" sind nicht nötig. Konditionell gelten nur auftretende Schmerzen als Kontraindikation.

5.5.4 Die „Kiefersperre" (Abb. 102 und 103)

Die „Kiefersperre" ist ein sachbezogener Name, der zu verstehen gibt, welches Übel durch die Übung gebessert werden sollte.

■ LERNZIEL

Der Patient soll die Kiefergelenke frei und differenziert bewegen können.

▶ FUNKTIONSANALYSE IN THERAPEUTENSPRACHE

● Konzeption der Übung

Um die Kiefergelenke frei und differenziert bewegen zu können, erinnern wir uns daran, daß wir prinzipiell 3 Typen von Kieferbewegungen unterscheiden können (s. „Band 1", 3. Auflage, S. 172–174), die Beiß-, die Mahl- und die Nagebewegung. Normalerweise werden diese Bewegungen vom distalen Hebel Unterkiefer ausgeführt. Um einen eingefahrenen Fehlmechanismus funktionell zu umgehen, spielen wir „verkehrte Welt". Zunächst bewegen wir anstelle des distalen Hebels den proximalen, also den Kopf ohne Unterkiefer, und beißen, mahlen und nagen mit Kopfbewegungen, die sich allerdings auf die oberen Kopf- und HWS-Gelenke auswirken. Dann bewegen wir zwar den distalen Hebel, drehen aber räumlich die Längsachse des KA Kopf um 180°, Kopf nach unten. Dann müssen die Beiß-, Mahl- und Nagebewegungen des distalen Hebels der Kiefergelenke, des Unterkiefers, sich gegen die Schwerkraft bewegen.

● Position und Aktivierung der Ausgangsstellung

Für die Übung „Kiefersperre" wählen wir den aufrechten Sitz als Ausgangsstellung. Wenn wir uns anschicken, die Kiefergelenke vom proximalen Hebel aus zu mobilisieren, sind die KA Becken, Brustkorb und Kopf in die vertikal stehende virtuelle KLA eingeordnet. Bei Selbstmanipulation fixieren die umgreifenden Finger den rechten/linken Angulus Mandibulae.
Die Drehung der Längsachse des KA Kopf um 180° für die zweite Übungsform ist bei gut beweglichen Hüftgelenken im Spreizsitz auf einem relativ hohen Hocker einfach zu erreichen. Dabei sollen die Arme hängen, die Handflächen berühren den Boden, der KA Kopf hängt (Abb. 103). Man kann auch in Bauchlage auf einer Behandlungsbank die KA Becken, Brustkorb und Kopf, vom Becken aus flexorisch in den Hüftgelenken vertikal hängen lassen (Abb. 58 a).

● Actio - Reactio des Bewegungsablaufs

In der Übung „Kiefersperre" sind die vorkommenden horizontalen Gewichtsverschiebungen so gering, daß wir mit keiner Reactio im Sinne aktivierter passiver Widerlagerungen oder Veränderungen der Unterstützungsfläche zu rechnen haben.
Beißbewegung: Öffnen und Schließen des Munds (Abb. 102 a, b). Der kritische Distanzpunkt der Primärbewegung, DP Nasenspitze, bewegt sich beim Öffnen des Munds nach kranial/dorsal, die oberen Kopf- und HWS-Gelenke bewegen sich extensorisch, die

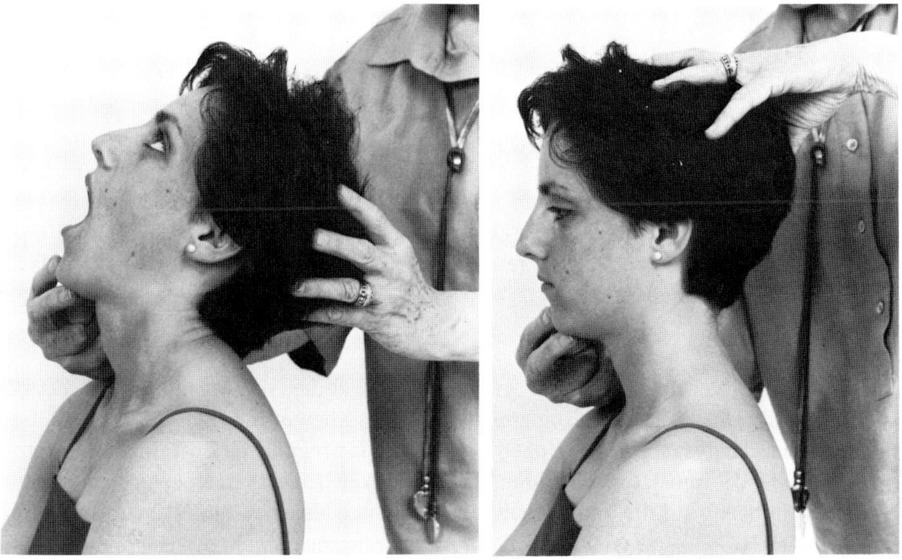

a b

Abb. 102 a-f. Die „Kiefersperre". Es bewegt sich jeweils der proximale Hebel. **a, b** Öffnen und Schließen des Munds

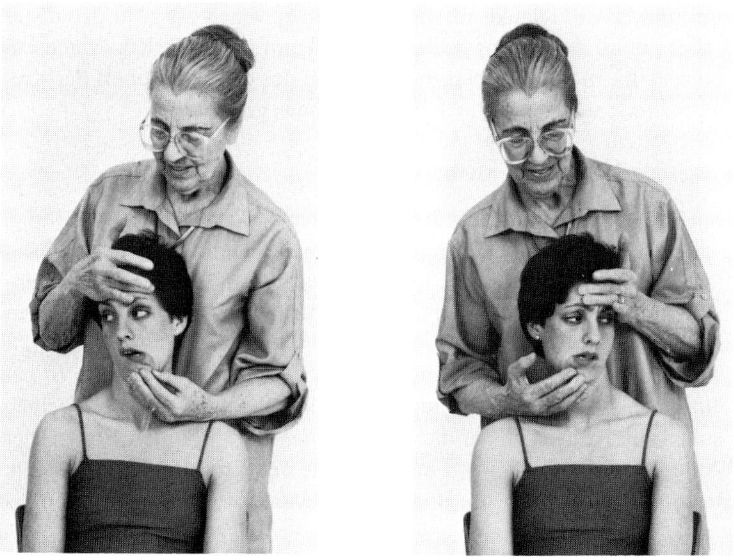

c d

Abb. 102 a–f. Die „Kiefersperre“. **c, d** Mahlbewegung nach rechts und links

Kiefergelenke öffnen sich, dabei entfernt sich die obere Zahnreihe von der unteren nach kranial/dorsal. Beim Schließen des Munds bewegt sich der DP Nasenspitze nach ventral/kaudal, die oberen Kopf- und HWS-Gelenke bewegen sich flexorisch, die Kiefergelenke schließen sich, dabei nähert sich die obere Zahnreihe der unteren nach ventral/kaudal.

Mahlbewegung: Verschiebung der Kiefer gegeneinander nach rechts und links (Abb. 102 c, d). Der kritische Distanzpunkt der Primärbewegung, DP Nasenspitze, bewegt sich bei der Mahlbewegung nach lateral/rechts/dorsal, die Bewegung verläuft kopfpositiv rotatorisch in den oberen Kopf- und HWS-Gelenken und rotatorisch seittranslatorisch in den Kiefergelenken. Dabei verschiebt sich die rechte obere Zahnreihe in bezug auf die untere nach lateral/rechts, die linke obere in bezug auf die untere nach medial/rechts und umgekehrt.

Nagebewegung: Verschiebung der Kiefer gegeneinander nach ventral und dorsal (Abb. 102 e, f). Der kritische Distanzpunkt der Primärbewegung, DP Nasenspitze, bewegt sich bei der Nagebewegung nach dorsal. Die Bewegung verläuft dorsaltranslatorisch in der HWS, translatorisch in den Kiefergelenken. Dabei verschiebt sich die obere Zahnreihe in bezug auf die untere nach dorsal. Bei der Nagebewegung nach ventral bewegt sich DP Nasenspitze nach ventral durch Ventraltranslation in der HWS und Translation in den Kiefergelenken. Dabei bewegt sich die obere Zahnreihe in bezug auf die untere nach ventral.

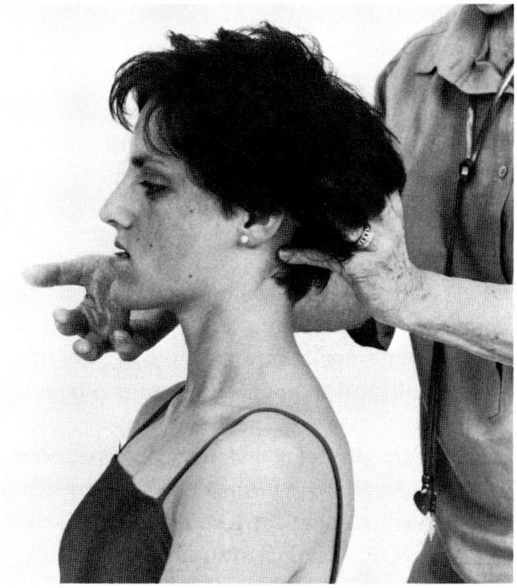

e

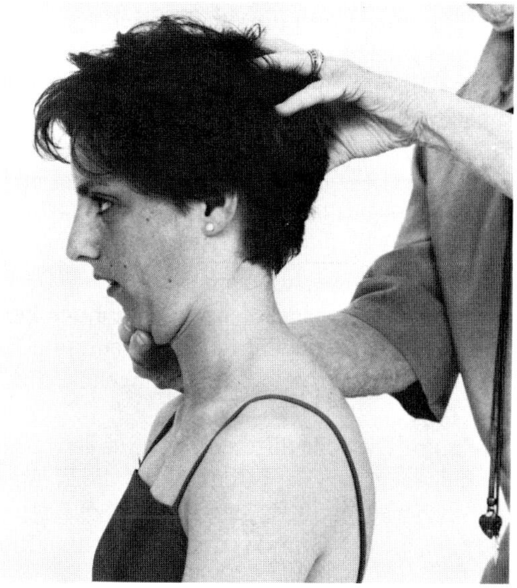

f

Abb. 102 e, f. Nagebewegung nach dorsal und ventral

● **Conditio - Limitatio des Bewegungsablaufs**

Conditio der gleichbleibenden Abstände am Körper des Patienten
Limitatio in Form von Stabilisation und aktiver Widerlagerung
Conditio: Während der **Beißbewegung** von proximalen Hebel aus bleibt der Abstand DP Bauchnabel-DP Processus xiphoideus gleich groß.
Limitatio: Wenn dieser Abstand sich nicht verändert, stabilisiert sich die BWS in ihrer Nullstellung im Sinne der aktiven Widerlagerung, und zwar flexorisch beim Öffnen, extensorisch beim Schließen des Munds.

Conditio: Während der **Mahlbewegung** vom proximalen Hebel aus bleibt die Verbindungslinie des rechten und linken Jochbogens zur Transversalebene durch die Sternoklavikulargelenke gleich groß.
Limitatio: Wenn dieser Abstand sich nicht verändert, werden flexorische, extensorische und lateralflexorische Verformungen in den oberen Kopfgelenken und in der HWS aktiv widerlagert, und die rotatorischen, seittranslatorischen Mahlbewegungen in den Kiefergelenken werden nicht durch Ausweichbewegungen umgangen.

Conditio: Während der **Nagebewegung** vom proximalen Hebel aus bleibt der Abstand DP Bauchnabel-DP Processus xiphoideus gleich groß.
Limitatio: Dadurch müssen der Brustkorb bei der Dorsaltranslation des Kopfs im Sinne einer Ventraltranslation und die BWS bei der Ventraltranslation des Kopfs im Sinne einer Dorsaltranslation die Bewegung aktiv widerlagern.

Conditio der absoluten und/oder relativen räumlichen Fixpunkte
Limitatio durch Begrenzung der Primärbewegung, der aktivierten passiven Widerlagerung und der Veränderung der Unterstützungsfläche
Conditio: DP Angulus Mandibulae und die ihn umgreifenden Fingerspitzen ist beim Öffnen und Schließen des Munds, sowie bei den Mahl- und Nagebewegungen in den Kiefergelenken vom proximalen Hebel aus ein absoluter räumlicher Fixpunkt.
Limitatio: Dieser Fixpunkt kann gehalten werden, wenn beim Öffnen des Munds der Unterkiefer im Sinne einer Öffnung, beim Schließen im Sinne eines Schließens von distal aktiv widerlagert wird, wenn bei der Mahlbewegung nach rechts der Unterkiefer im Sinne einer Mahlbewegung nach links von distal aktiv widerlagert wird und umgekehrt und wenn bei einer dorsaltranslatorischen Nagebewegung der Unterkiefer im Sinne einer ventraltranslatorischen Nagebewegung aktiv widerlagert wird und umgekehrt.

Conditio des Bewegungstempos
Limitatio der ökonomischen Aktivität durch Finden des Idealtempos
Conditio: Das Bewegungstempo ist langsam. Die Intensität der ökonomischen Aktivität sehr niedrig. Der Atem darf nie angehalten werden. Ein- und Ausatmung gehen durch die Nase.
Limitatio: Die sehr differenzierten ungewohnten Bewegungen der Kiefergelenke brauchen das sehr langsame Tempo und die geringe Intensität, weil der Körper hier eine Bewegung lernen muß, die er im normalen Bewegungsverhalten nicht braucht, die aber gerade aus diesem Grunde eine eingefahrene Blockierung lösen kann.

▶ ANPASSUNG DER ÜBUNG AN KONSTITUTION UND KONDITION DES PATIENTEN

Anpassungen sind bei dieser Übung nicht erforderlich.

Mobilisation der Kiefergelenke vom distalen Hebel aus bei Drehung der Kopflängsachse um 180° (Abb. 58a + 103)
Actio und Conditio sind problemlos, wenn die Ausgangsstellung überhaupt eingenommen werden kann. Der kritische Distanzpunkt der Primärbewegung ist die Kinnspitze. Die Unterkieferbewegungen sind dem Patienten geläufig. Eine Conditio muß nicht eingehalten werden, da die Bewegung von distal vorgenommen wird und keine weiterlau-

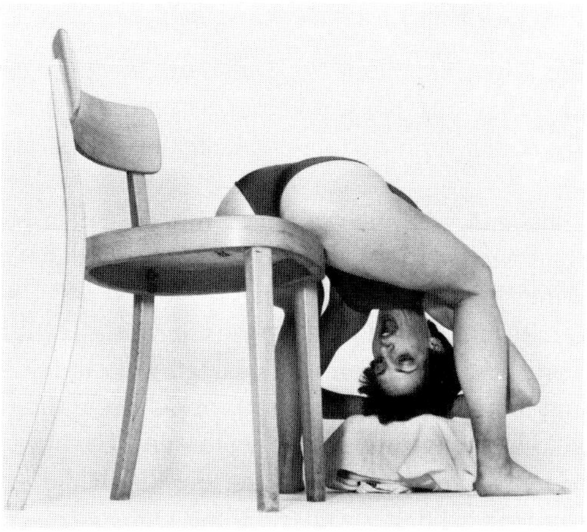

Abb. 103. Die „Kiefersperre". Öffnen des Munds bei um 180° gedrehter KLA

fenden Bewegungen stattfinden. Wenn der Patient die Ausgangsstellung leicht erreichen kann, sollten diese Unterkieferbewegungen möglichst oft im jeweils gegebenen Bewegungsausmaß durchgeführt werden, insbesondere das Öffnen des Munds, das in dieser Lage gegen die Schwerkraft geschehen muß. Jetzt wird die isotonisch exzentrischen Muskelarbeit des Masseters überflüssig und beim Schließen die isotonisch konzentrische.

5.5.5 Der „Korken" (Abb. 104)

Der Name „Korken" kennzeichnet das Hilfsmittel, das in dieser Übung benutzt wird.

■ LERNZIEL

Der Patient soll die Symptomatik von Zervikalsyndromen im Bereich von Kehlkopf, Schlund und Ohr durch Zungenbewegungen günstig beeinflussen können.

▶ FUNKTIONSANALYSE IN THERAPEUTENSPRACHE

● Konzeption der Übung

Beim Zungentraining lassen wir zunächst Zungenbewegungen extrem ausführen. Wir wählen dazu das Herausstrecken der Zunge nach ventral/kaudal und bewegen dann die herausgestreckte Zunge nach lateral rechts und links. Dazu werden die Vokale A bzw. Ä gesprochen, so daß dabei der weiche Gaumen gespannt wird. Nach dieser einleitenden Übung trainieren wir die Artikulationsbewegungen der Zunge mit Hilfe eines zwischen die obere und untere Zahnreihe geklemmten Korkens und sprechen dabei beliebige Texte.

● Position und Aktivierung der Ausgangsstellung

Die Ausgangsstellung ist beliebig. Am besten beginnt man mit dem aufrechten Sitz, um später während der Übung herumzugehen.

● **Actio - Reactio des Bewegungsablaufs**

Die vorkommenden horizontalen Gewichtsverschiebungen der Übung „Korken" sind so gering, daß wir mit keiner Reactio im Sinne von aktivierter passiver Widerlagerung und/oder Veränderung der Unterstützungsfläche zu rechnen haben.

Einleitendes Zungentraining (Abb. 104a): In guter aufrechter Sitzhaltung lassen wir einen beliebigen Vokal in bequemer Stimmlage erklingen. Der kritische Distanzpunkt der Primärbewegung, DP Zungenspitze, bewegt sich nach ventral (vorn)/kaudal (unten). Dabei geht der DP Kinnspitze nach kaudal (unten)/dorsal (hinten), den Unterkiefer öffnend. Wenn der Ton weiterklingt, verwandelt sich der initial klingende Vokal in ein Ä, und der weiche Gaumen spannt sich weiterlaufend. Dann kehrt die Zunge in die initiale Vokalstellung zurück. Diese Hin- und Herbewegung wird beliebig oft und mit wechselnden Startvokalen wiederholt, die durch die Actio immer in den Ä-Laut umgewandelt werden und daher weiterlaufend mehr oder weniger ausgiebige Lippenbewegungen mit sich bringen. Zusätzlich kann beim klingenden Ä-Laut DP Zungenspitze nach rechts und links bewegt und die Tonhöhe beliebig variiert werden.

Sprechen mit dem Korken (Abb. 104b): In guter aufrechter Sitzhaltung wird ein Korken zwischen die oberen und unteren Zähne geklemmt. Die Höhe des Korkens (1,5-4 cm) richtet sich nach der Öffnungsmöglichkeit des Munds, die man aber nur zu 60% ausnutzen sollte, und nach den Zungen- und Lippenbewegungen, die man besonders üben möchte. Für „L" braucht man einen hohen Korken, für „D" oder „P" einen weniger hohen. Das nun folgende Procedere ist einfach. Der Patient liest, memoriert oder improvisiert etwa 2 min lang einen beliebigen Text. Dann nimmt er den Korken aus dem Mund, wiederholt den gelesenen Text oder spricht weiter und realisiert spontan die Erleichterung der Artikulation. Der Speichelfluß beim Sprechen mit dem Korken zwischen den

a

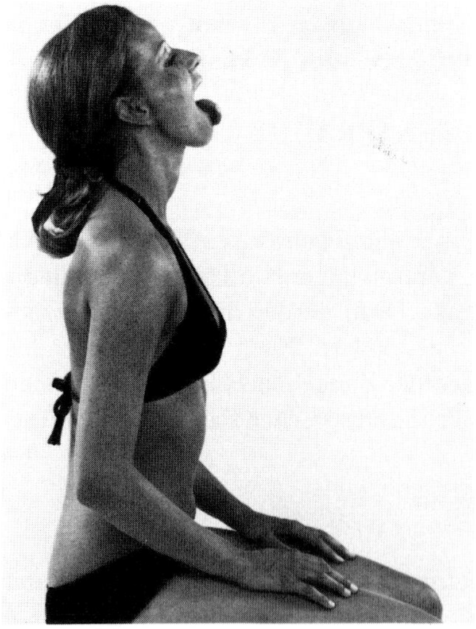

Abb. 104a, b. Die „Kiefersperre". **a** Zungentraining

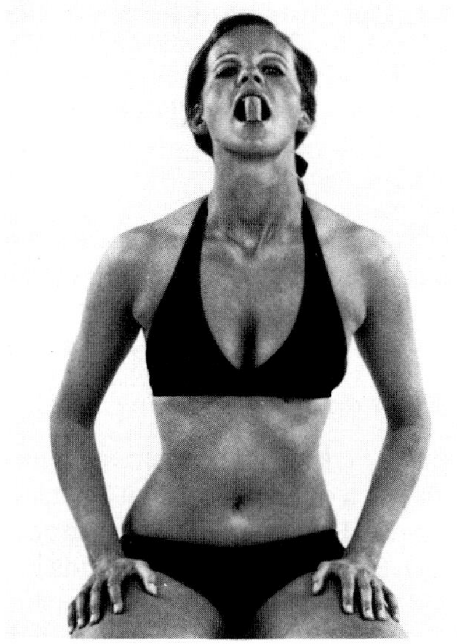

b

Abb. 104 a, b. Die „Kiefersperre“. b Artikulationsübung mit Korken

Zähnen ist oft so ausgiebig, daß eine Serviette zur Hand sein sollte. Das Wärme- und Entspannungsempfinden an Zungengrund und Kehlkopf bringt Patienten mit Mißempfindungen im Bereich des Kehlkopfs, des Schlunds und des Ösophagus eine spontane Erleichterung.

● Conditio - Limitatio des Bewegungsablaufs

Zum Aneignen der Übung ist eine korrekte aufrechte Sitzhaltung nützlich, wobei man besonders darauf achtet, daß die Wirbelsäule in Nullstellung bleibt. Dann stellen sich die dazu erforderlichen Stabilisationen und aktiven Widerlagerungen spontan ein. Sobald man sich mit der Übung vertraut gemacht hat, kann man sie sozusagen in allen Lebenslagen durchführen und sollte das auch mehrmals täglich tun. Der Zeitaufwand braucht nur kurz zu sein.

Conditio des Bewegungstempos
Limitatio der ökonomischen Aktivität durch Finden des Idealtempos

Conditio: Das Zungentraining mit der Ä-Übung hat, wenn es langsam ist, einen Sekundentakt. Wichtig ist aber das Herausschnellen der Zunge und das Stoppen in der Extremstellung.

Limitatio: Durch das Herausschnellen ist die Intensität der ökonomischen Aktivität der Zungen-, Lippen- und Schlundmuskulatur sehr hoch. Das gleiche gilt für das Sprechen mit dem Korken.

5.5.6 Der „Kopfabreißer“ (Abb. 105)

Der „Kopfabreißer“ ist ein drastischer Phantasiename, der auf die Intensität hinweist, mit der man Kopf und Hals behandelt.

■ **LERNZIEL**

Der Patient soll sich bei myogenen Nackenbeschwerden und statisch bedingten Okzipitalneuralgien durch Selbstmanipulation Erleichterung verschaffen können.

► **FUNKTIONSANALYSE IN THERAPEUTENSPRACHE**

● **Konzeption der Übung**

Da eine verkrampfte (hypertone) und daher ischämisch schmerzende Muskulatur nicht willkürlich entspannt werden kann, nutzt man die reflektorische Entspannung der Antagonisten. Bezogen auf die hypertone dorsale Nacken- und Halsmuskulatur geschieht dies z. B. in der Übung „Schwindler“ (S. 294). Die statisch bedingten Nackensyndrome und Okzipitalneuralgien entstehen durch chronische Fehlhaltungen mit entsprechenden Tonusstörungen der fallverhindernden Muskulatur und funktioneller Fehlatmung. Das Mißbehagen und die Schmerzen sind, richtig interpretiert, Warnsignale des Körpers. Sie sagen: „Unternimm' etwas!“ Darum geht es in der Übung „Kopfabreißer“.
Durch massiven, selbsterzeugten Widerstand bringt man die „verkrampfte“ Muskulatur zur Leistung gegen einen massiven aber primitiven, d. h. einfachen Widerstand in maximaler Verkürzung. Erst anschließend folgt der Versuch, die Muskulatur zu entspannen. Die hier betroffenen Muskeln haben ja in der Nullstellung bei aufrechter Haltung keine fallverhindernden Aufgaben, sondern sollen dem KA Kopf und dem auf dem Brustkorb parkierten Schultergürtel potentielle Beweglichkeit ermöglichen.

● **Position und Aktivierung der Ausgangsstellung**

Die Ausgangsstellung ist der aufrechte Sitz auf einem Hocker. Die Übung kann aber auch im aufrechten Stand gemacht werden.

● **Actio - Reactio des Bewegungsablaufs**

Actio in Form der Primärbewegung
Reactio in Form aktivierter passiver Widerlagerung
Reactio in Form von Veränderung der Unterstützungsfläche
Actio: Als Auftakt legt man die übereinandergelegten, gefalteten oder sich berührenden Hände so in den Nacken, daß die Kleinfingerseiten der Hände unmittelbar kaudal der Processi mastoidei zu liegen kommen. Dabei stehen die Unterarmlängsachsen annähernd parallel in den Sagittalebenen der Schultergelenke.
Der kritische Distanzpunkt der Primärbewegung, DP Scheitelpunkt, bewegt sich nach hinten/unten. Dabei kommen die oberen Kopfgelenke in Extension, weiterlaufend verformen sich HWS, BWS und LWS extensorisch und das Becken macht als proximaler Hebel eine Flexion in den Hüftgelenken. Die am Hals hängenden Arme werden mitgenommen. Als zweite Primärbewegung wird der Schultergürtel maximal hochgezogen, indem der kritischen Distanzpunkt, DP rechter und linke oberen Schulterblattwinkel nach kranial geht. Wenig später setzt als dritte Primärbewegung, besser gesagt Primärak-

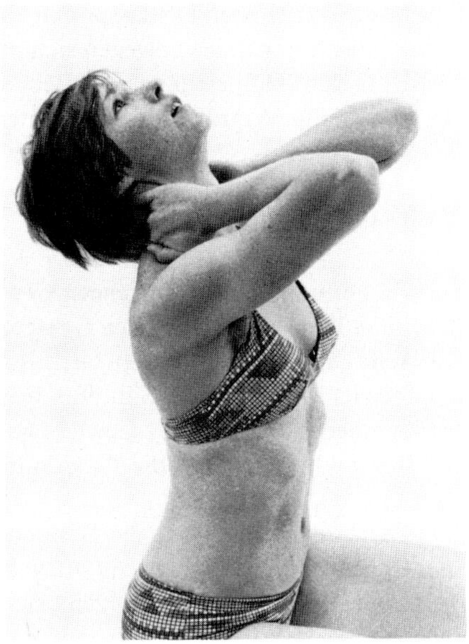

a

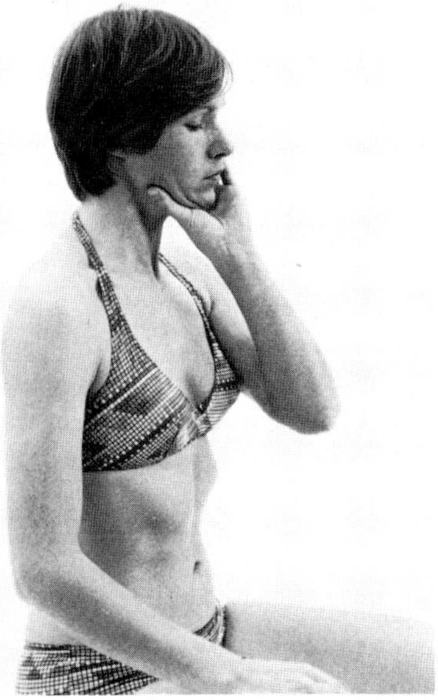

b

Abb. 105 a, b. „Kopfabreißer". **a** Massiver Widerstand für die verkürzte dorsale Muskulatur, **b** Widerstand für die ventrale Halsmuskulatur

tivität der kritische Distanzpunkt, DP rechtes und linkes Olekranon mit einem starken Richtungsstreben nach vorn ein, der extensorischen Bewegung der WS Einhalt gebietend aber auch durch Widerstand die Intensität der extensorischen Aktivität ohne Bewegungsausschlag steigernd. So gelingt die extreme Verkürzung der dorsalen Hals- und kranialen Schultergürtelmuskulatur. Anschließend folgt der Widerstand für die ventrale Halsmuskulatur (Abb. 105 b), wie im „Schwindler", 3. Phase analysiert (s. S. 297).

Reactio: Die kritischen Distanzpunkte der aktivierten passiven Widerlagerung, DP rechte und linke Spina iliaca bewegen sich nach vorn (ventral)/unten (kaudal), und zwar flexorisch in den Hüftgelenken vom Becken aus, extensorisch in der LWS.
Die potentielle Vergrößerung der Unterstützungsfläche der Ausgangsstellung, bei der sich im aufrechten Sitz der KA Beine mit der Kontaktstelle Fußsohlen/Boden im Aktivitätszustand der Parkierfunktion befindet, wird realisiert, die Beine kommen in leichte Stützfunktion.

Actio in Form von beschleunigenden Gewichten
Reactio in Form von bremsenden Gewichten
Die **Actio** geht mit ihrer horizontalen Richtungskomponente nach hinten und bringt das Kopfgewicht nach hinten. Simultan bringt sie durch die Horizontalstellung der Unterarmlängsachsen auch etwas Gewicht nach vorn.
Die **Reactio** bringt durch die Flexion des Beckens in den Hüftgelenken Gewicht nach vorn.
Da in der Ausgangsstellung die Trennebene mit der mittleren Frontalebene der KA Bekken, Brust und Kopf zusammenfällt, verschiebt sich die Trennebene aus der Bewegungsrichtung etwas nach vorn. Das zeigt sich auch an der Stützfunktion der Beine. Alle Gewichte hinter der Trennebene wirken beschleunigend, die vor der Trennebene bremsend auf den Bewegungsablauf. Die hohe Intensität der in die Bewegungsrichtung zielenden Aktivität der Extensoren von oberen Kopfgelenken, HWS und BWS kompensiert von kranial her das Überwiegen der bremsenden Gewichte.

- **Conditio - Limitatio des Bewegungsablaufs**

In der Übung „Kopfabreißer" spielt die Conditio der gleichbleibenden Abstände und der räumlichen Fixpunkte keine wichtige Rolle.
Als gleichbleibenden Abstand kann man den der Ellbogenspitzen beachten. Dieser gleichbleibende Abstand erleichtert die Vorwärtsrichtung der widerstandaufbauenden Aktivität, die vom KA Arme ausgeht.
Als absolute räumliche Fixpunkte sind die Kontaktstellen des Körpers mit der Unterlage (Sitzfläche und Boden) zu erwähnen. Die Limitatio, die sich aus der Conditio ergibt, geschieht normalerweise spontan.

Conditio des Bewegungstempos
Limitatio der ökonomischen Aktivität durch Finden des Idealtempos
Conditio: Das Bewegungstempo ist langsam. Im Kulminationspunkt der Spannung soll der Mund geöffnet sein, die Atmung darf stöhnend sein.
Limitatio: Die hohe Intensität der ökonomischen Aktivität kann individuell unbedenklich gesteigert werden, solange man eine Preßatmung vermeidet, weil die Gewichte gleichmäßig verteilt sind und Aktivität und Gegenaktivität sich die Waage halten.

5.5.7 Der „Dickschädel" (Abb. 106)

Der Name „Dickschädel" ist ein Phantasiename. Er spielt darauf an, daß bei dieser Übung der Kopf unnachgiebig, den ihn angreifenden Kräften widersteht.

■ LERNZIEL

Der Patient soll sich bei statischen Nackensyndromen mit Nacken- und Schulterschmerzen, Beweglichkeitseinbußen, Parästhesien in Armen und Händen sowie Mißbehagen beim Atmen und Schlucken selber Erleichterung verschaffen können.

► FUNKTIONSANALYSE IN THERAPEUTENSPRACHE

● Konzeption der Übung

Bei Nackensyndromen mit vielfältiger Symptomatik und Bewegungsschmerzen kann man versuchen, die Muskulatur von der differenzierten Aufgabe der Fallverhinderung zu entbinden, indem man den Patienten im Sinne aller möglichen Bewegungskomponenten am Kopf Widerstände geben läßt, auf die er mit Nichtbewegen reagieren muß. Auf diese Weise ist es möglich, alle Muskeln, ob hyperton oder schwach, in einfacher Weise zu aktivieren. Da es oft nicht möglich ist, den KA Kopf gut in die vertikal stehende KLA einzuordnen, kann man diese Widerstände in der z. Z. bestmöglichen Kopfhaltung geben. Diese Aktivierung gegen Widerstand, bei der die Stellung gewahrt wird und keine Bewegung erlaubt ist, gelingt nach wenigen Versuchen und ist fast immer schmerzfrei. Wenn Beschwerden auftreten, werden Behandlungen von seiten des Therapeuten indiziert sein, z. B. Traktionen etc. So lernt der Patient, ohne zeitliche Verzögerung auf die vielen „Minischleudertraumen" des täglichen Lebens automatisch mit normalen Schutzreflexen zu reagieren. Je rascher und präziser die Widerstände gegeben werden, um so schneller erfolgt die Reaktion, die die möglichen Bewegungsausschläge verhindert.

● Position und Aktivierung der Ausgangsstellung

Ausgangsstellung ist der aufrechte Sitz oder Stand.

● Actio - Reactio des Bewegungsablaufs

Die Actio liegt in den Widerstand gebenden eigenen Händen. Die horizontalen Gewichtsverschiebungen sind unbedeutend. Es gibt keine Reactio im Sinne aktivierter passiver Widerlagerungen oder Veränderung der Unterstützungsfläche.

Widerstände in sagittotransversaler Richtung, extensorisch/flexorisch in den oberen Kopfgelenken, dorsal- und ventraltranslatorisch in der HWS (Abb. 106 a, b)
Die kritischen Distanzpunkte der Primärbewegung, DP rechte und linke Handfläche, bewegen sich nach kranial/dorsal in Richtung auf die Mitte des Hinterkopfs. Dabei bewegen sich die Unterarme pronatorisch, die Ellbogengelenke flexorisch, die Schultergelenke flexorisch abduktorisch/außenrotatorisch. Das Akromion geht nach kranial/medial/dorsal in den Sternoklavikulargelenken, alles im Sinne einer von distal nach proximal gleichsinnig weiterlaufenden Bewegung. Sobald die Handflächen sich dem Hinterkopf nähern, falten sich die Hände und drücken den Kopf präzise nach vorn, was extensorisch in den oberen Kopfgelenken und ventraltranslatorisch für die HWS wirkt.
Von den kritischen Distanzpunkten der antagonistischen Primärbewegungen, DP rechte und linke Faust, bewegt sich DP rechte Faust nach vorn/wenig unten in Richtung Kinnspitze. Das Handgelenk kommt durch Drehpunktverschiebung in Dorsalextension, der

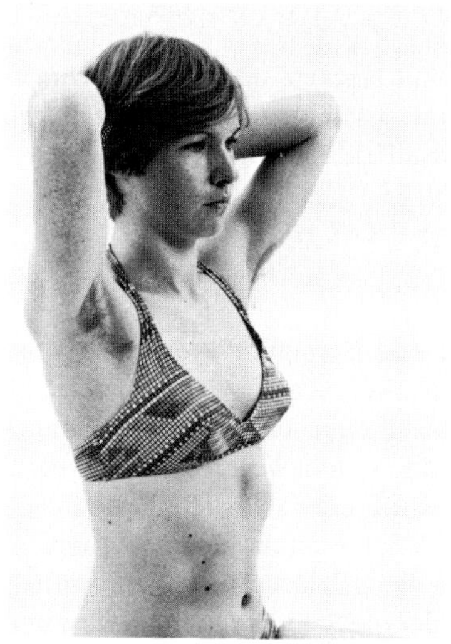

a

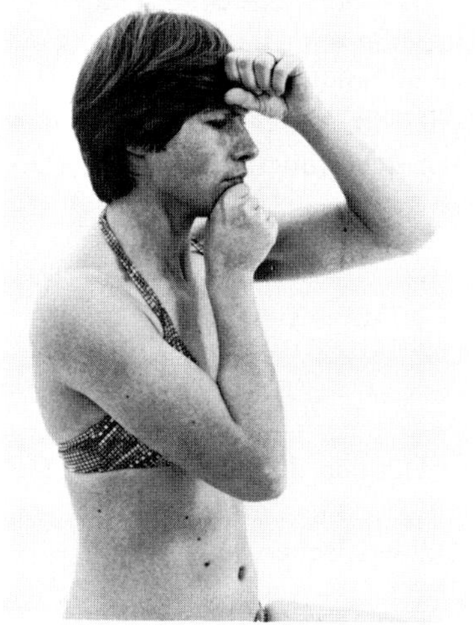

b

Abb. 106a–h. Der „Dickschädel". **a** Widerstand für die Translation nach dorsal. **b** Widerstand für die Translation nach ventral

Unterarm vom distalen Zeiger aus in wenig Supination. Weiterlaufend bewegt sich das Humeroskapulargelenk wenig extensorisch/wenig adduktorisch/ausgiebig innenrotatorisch und das Akromion im Sternoklavikulargelenk ventralrotatorisch nach kaudal/ventral, bis die Faust mit ihrer Daumen-Zeigefinger-Seite die Kinnspitze von ventral erreicht hat.

Simultan hat sich DP linke Faust nach vorn/wenig oben in Richtung Stirnmitte bewegt. Dabei kommt das Handgelenk durch Drehpunktverschiebung in Dorsalextension, das Humeroskapulargelenk bewegt sich weiterlaufend extensorisch/transversalflexorisch/ innenrotatorisch und das Akromion im Sternoklavikulargelenk ventralrotatorisch nach ventral, bis die Faust mit ihrer Daumen-Zeigefinger-Seite die Mitte der Stirn von ventral erreicht hat.

Angekommen drückt die linke Faust gegen die Stirn nach hinten, während die rechte das Kinn nur leicht nach hinten mitschiebt, ohne den Unterkiefer in Sinne einer Nagebewegung im Kiefergelenk zu mobilisieren.

Widerstände in der mittleren Frontalebene, rechts- und linkskonkav lateralflexorisch in den oberen Kopf- und HWS-Gelenken (Abb. 106 c, d)
Der kritische Distanzpunkt der Primärbewegung, DP rechte Handfläche, bewegt sich aus der Ausgangsstellung nach oben/hinten in Richtung Scheitelpunkt, so daß das Grundgelenk des 3. Fingers auf dem Scheitelpunkt und die Innenseite des 3. Fingers in der mittleren Frontalebene auf dem Kopf liegt. Die Bewegung verläuft flexorisch im Handgelenk, supinatorisch im Unterarm, flexorisch im Ellbogengelenk, flexorisch/abduktorisch/außenrotatorisch im Humeroskapulargelenk. Das Akromion bewegt sich dorsalrotatorisch im Sternoklavikulargelenk nach kranial/medial/dorsal im Sinne einer von distal nach proximal gleichsinnig weiterlaufenden Bewegung.

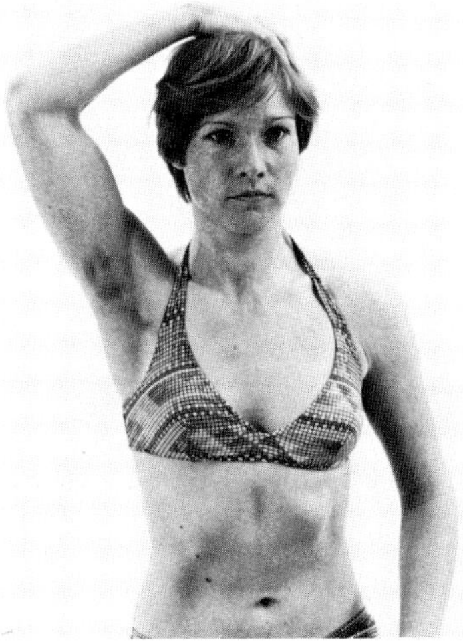
c

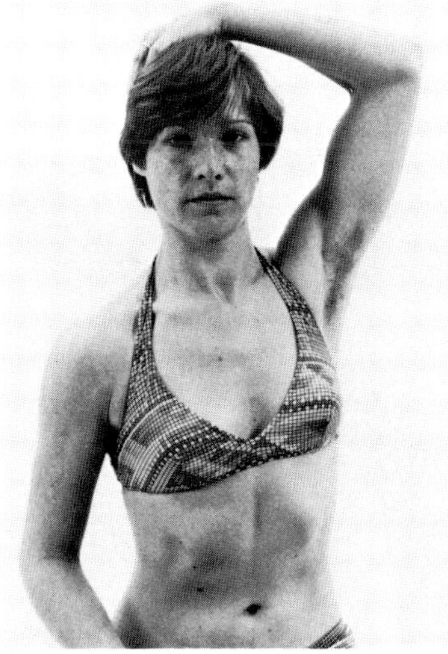
d

Abb. 106 a–h. Der „Dickschädel". **c** Widerstand für die linkskonkave Lateralflexion. **d** Widerstand für die rechtskonkave Lateralflexion

Sobald die Längsachsen der Hand und des 3. Fingers in der mittleren Frontalebene so über dem Kopf liegen, daß die Finger die linke Kopfseite umfassen, während das Handgelenk auf der rechten liegt, ziehen die Fingerspitzen den Kopf präzise nach oben/rechts. Gleichzeitig übt die Radialseite des Handgelenks auf der rechten Kopfseite einen Druck nach unten/rechts aus, was sich in den oberen Kopf- und HWS-Gelenken rechtskonkav lateralflexorisch auswirken würde, v. v. mit der linken Hand.

Widerstände in transversalen Ebenen, kopfpositiv und -negativ rotatorisch in den oberen Kopf- und HWS-Gelenken (Abb. 106 e, f)
Der kritische Distanzpunkt der Primärbewegung, DP rechte Handfläche, bewegt sich aus der Ausgangsstellung nach oben/vorn/medial in Richtung Stirn, so daß die Längsachsen der Hand und des 3. Fingers in einer transversalen Stirnebene liegen. Die Bewegung verläuft flexorisch im Handgelenk, supinatorisch im Unterarm, flexorisch im Ell-

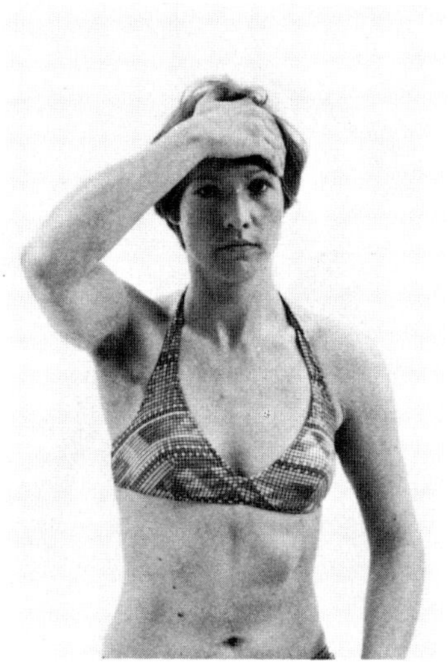

e

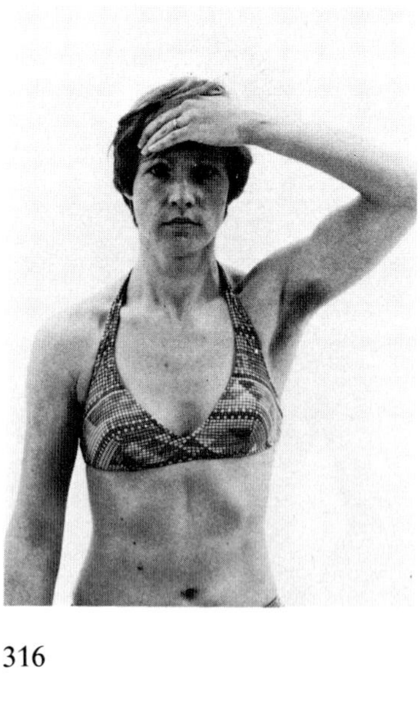

f

Abb. 106 a–h. Der „Dickschädel". **e** Widerstand für eine – Rotation des Kopfs. **f** Widerstand für eine + Rotation des Kopfs

bogengelenk, flexorisch/abduktorisch/außenrotatorisch im Humeroskapulargelenk. Das Akromion bewegt sich um eine sagittotransversale Achse im Sternoklavikulargelenk nach kranial/medial im Sinne einer von distal nach proximal gleichsinnig weiterlaufenden Bewegung.
Sobald die rechte Hand so über der Stirn liegt, daß die Fingerspitzen die linke Stirnseite umfassen, während das Handgelenk auf der rechten Stirnseite liegt, ziehen die Fingerspitzen die Stirn nach vorn/rechts. Gleichzeitig drückt die Radialseite des Handgelenks die rechte Stirnseite nach hinten/rechts, was sich in den oberen Kopf- und HWS-Gelenken kopfpositiv rotatorisch auswirken würde, v.v. mit der linken Hand.

Widerstände in frontotransversaler Richtung, rechts-/linkskonkav lateralflexorisch in den oberen Kopfgelenken, rechts-/linkslateraltranslatorisch in der HWS (Abb. 106g, h)
Der kritische Distanzpunkt der Primärbewegung, DP rechte Handfläche, bewegt sich

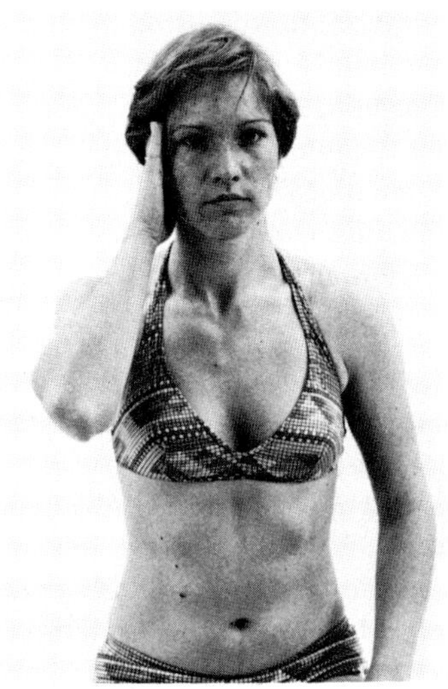

g

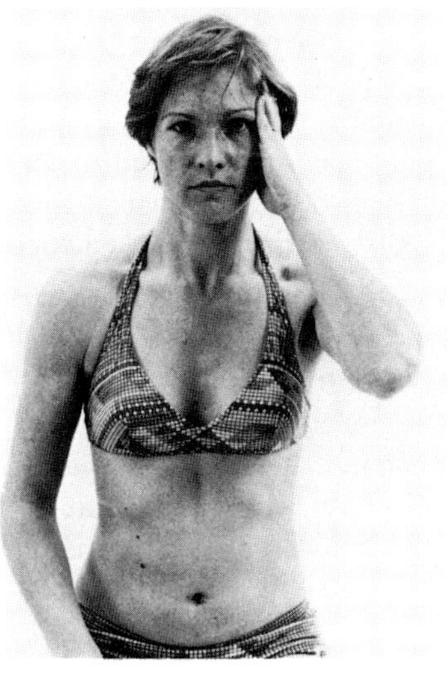

h

Abb. 106a–h. Der „Dickschädel". **g** Widerstand für eine Translation nach rechtslateral. **h** Widerstand für eine Translation nach linkslateral aus der Ausgangsstellung nach oben/hinten/lateral rechts in Richtung rechtes Ohr, so daß die Handlängsachse nach oben gerichtet ist, der Daumen hinter der Ohrmuschel und der Zeigefinger knapp vor dem Ohr liegt. Die Bewegung verläuft extensorisch/ulnarabduktorisch im Handgelenk, supinatorisch im Unterarm, flexorisch im Ellbogengelenk, flexorisch/wenig abduktorisch/außenrotatorisch im Humeroskapulargelenk. Das Akromion bewegt sich im Sternoklavikulargelenk dorsalrotatorisch nach kranial/dorsal. Sobald die Handfläche die rechte Gesichtsseite erreicht hat, drückt sie präzis nach links, v.v. mit der linken Hand.

● Conditio - Limitatio des Bewegungsablaufs

Conditio der gleichbleibenden Abstände am Körper des Patienten
Limitatio in Form von Stabilisation und aktiver Widerlagerung
In der Übung „Dickschädel" ist das Einhalten der gleichbleibenden Abstände der Schlüssel für die Erfüllung des Lernziels, das durch die reaktiv in Erscheinung tretende Limitatio erreicht wird.
Conditio: Für die dorsal- und ventraltranslatorischen Widerstände in sagittotransversaler Richtung verändert sich der Abstand DP Incisura jugularis-DP Kinnspitze nicht.
Limitatio: Dadurch wird der Druck der Hände nach vorn in den oberen Kopfgelenken flexorisch und in der HWS dorsaltranslatorisch aktiv widerlagert. Der Druck der Hände nach hinten hingegen wird in den oberen Kopfgelenken extensorisch und in der HWS ventraltranslatorisch aktiv widerlagert.

Conditio: Für die rechts- und linkslateralflexorischen Widerstände in der mittleren Frontalebene verändert sich der Abstand DP rechtes Sternoklavikulargelenk-DP rechtes Ohrläppchen nicht.
Limitatio: Wenn diese Abstände sich nicht verändern, wird der Zug der Fingerspitzen der rechten Hand an der linken Kopfseite nach oben/rechts und der Druck der Radialseite des Handgelenks auf der rechten Kopfseite nach unten/rechts in den oberen Kopf- und HWS-Gelenken linkskonkav lateralflexorisch aktiv widerlagert v.v.

Conditio: Für die kopfpositiven und kopfnegativen rotatorischen Widerstände in der Transversalebene in der Mitte der Stirnhöhe verändert sich der Abstand DP Incisura jugularis-DP Nasenspitze nicht.
Limitatio: Wenn dieser Abstand sich nicht verändert, wird der drehende Zug der Fingerspitzen der rechten Hand an der linken Schläfe nach vorn/rechts und der Druck der Radialseite des Handgelenks gegen die rechte Stirnseite nach hinten/rechts in den oberen Kopf- und HWS-Gelenken kopfnegativ rotatorisch aktiv widerlagert v.v.

Conditio: Für die rechts- und linkskonkav lateralflexorischen Widerstände in den oberen Kopfgelenken und die rechts- und linkstranslatorischen in der HWS in frontotransversaler Richtung verändern sich die Abstände DP Incisura jugularis-DP rechtes/linkes Ohrläppchen nicht.
Limitatio: Wenn die Abstände sich nicht verändern, wird der Druck der rechten Hand nach links, rechtskonkav lateralflexorisch in den oberen Kopf- und rechtslateraltranslatorisch in der HWS aktiv widerlagert v.v.

Conditio des Bewegungstempos
Limitatio der ökonomischen Aktivität durch Finden des Idealtempos
Conditio: Die Bewegung der Hände zum Kopf ist langsam und tastend. Schnelle Handbewegungen können nach einiger Übung versucht werden. Es muß aber darauf geachtet werden, daß sich der Kopf nicht der Hand entgegenbewegt. Sobald die Kontaktstelle Hand/Kopf hergestellt ist, soll der Widerstand der Hand rasch, präzise und kräftig einsetzen und etwa 2 Sekunden unvermindert andauern. Beim Nachlassen des Widerstands darf keine Kopfbewegung stattfinden. Diese plötzlich, präzis und kräftig einsetzenden Widerstände werden etwa 5mal wiederholt, die jeweiligen Pausen dauern 1 Sekunde. Dann wird die Seite gewechselt.
Wenn die Übung gut beherrscht wird, empfiehlt es sich, alle Widerstände jeweils nur einhändig zu geben und im Sekundentakt alternierend flexorisch/extensorisch, linkskonkav/rechtskonkav lateralflexorisch, dorsaltranslatorisch/ventraltranslatorisch, rechtslateral translatorisch/linkslateral translatorisch zu arbeiten.
Limitatio: Die plötzlich einsetzende Steigerung der ökonomischen Aktivität verbessert die Wirkung der Übung entscheidend und trainiert die so wichtige Reagibilität der Muskulatur im Hals-/Kopfbereich. Mit dem rasch einsetzenden Widerstand darf der Atem nicht angehalten werden. Zur Kontrolle kann man den Patienten während der Übung ex- und inspiratorisch pfeifen lassen.

▶ INSTRUKTION IN PATIENTENSPRACHE

● An die Wahrnehmung appellierende Instruktionshilfen

Damit der Patient die richtige Ausführung und damit die Wirksamkeit der Übung „Dickschädel“ kontrollieren kann, läßt man ihn im Moment des einsetzenden Widerstands die sich reflektorisch entspannende Seite palpieren. Dabei gibt man die dorsal-/ventraltranslatorischen Widerstände nur mit einer Hand, für die lateralflexorischen Widerstände drückt die widerstandgebende Hand ipsilateral an derselben Kopfseite nach oben und zur Gegenseite.

5.6 Anpassung der hubfreien/hubarmen Mobilisation der Wirbelsäule für ein ökonomisches Kraft- und Geschicklichkeitstraining

Eine hubfrei und hubarm mobilisierte Wirbelsäule ist sozusagen bereit, Belastungen in vernünftigem Ausmaß zu ertragen. Sowie die Intensität der ökonomischen Aktivität sehr hoch sein kann, soll mit zunehmender Belastung hubarm geübt werden. Wenn nun die Wirbelsäule infolge statischer Fehlhaltungen bereits beschädigt worden ist, muß eine zunehmende Belastung mit Umsicht geplant und angepaßt trainiert werden.
Das Ertragen von Belastung braucht Kraft. Ökonomie verlangt Geschicklichkeit. Ökonomische Belastung heißt darum, Kraft und Geschicklichkeit verbinden. Geschicklichkeit in der Bewegung ist die Gabe, das Bewegungstempo richtig zu wählen und zu beherrschen. Nicht immer kann man das richtige Tempo lernen, indem man langsam startet und schneller wird. Die Synthese von Kraft, Geschicklichkeit und Tempobeherrschung liegt in der Fähigkeit, zu differenzieren.

Grundprinzipien für ein Belastungstraining der Wirbelsäule

Wenn zunehmende Belastungen die Wirbelsäule treffen, sollte man gut auf den Beinen stehen. Sie sind der Unterbau der Wirbelsäule und stellen den Kontakt des Körpers mit dem Boden her. Die Beinachsen müssen statisch richtig übereinander stehen, damit Fuß-, Knie- und Hüftgelenke physiologisch belastet und von der dafür vorgesehenen Muskulatur fallverhindernd gehalten werden. Nur dann kann die Wirbelsäule bei Neigungen der KLA aus der Vertikalen in ihrer Nullstellung verbleiben, damit das Bücken und das Heben von Gewichten möglichst hubarm vor sich gehen kann.
Die Gewichte des Beckens, des Brustkorbs und des Kopfs mit ihren viszeralen Inhalten sind unmittelbar mit der Wirbelsäule verbunden. Außer der genuinen Rückenmuskulatur umhüllt ein leistungsfähiger Muskelmantel die KA Becken, Brustkorb und Kopf. Während wir bei der hubfreien und hubarmen Mobilisation der Wirbelsäule versuchen, vorwiegend die genuine Muskulatur anzusprechen, muß bei zunehmender Belastung dieser Muskelmantel voll einbezogen werden. Er wird teils wie ein Korsett, teils wie ein beweglicher Schlauch gebraucht. Der Patient lernt, damit ökonomisch umzugehen.
Die Steigerungen des Bewegungstempos beginnen in der Peripherie und gehen von den Extremitäten, den Armen und Beinen, aus. Ob nun die schnellen Extremitätenbewegungen eine horizontale Richtungskomponente haben und zur Fortbewegung führen, ob sie dank einer vertikalen Richtungskomponente das Körpergewicht gegen die Schwerkraft nach oben beschleunigen, ob das gesteigerte Bewegungstempo zur Realisierung höchster Geschicklichkeit gebraucht wird oder ob die verschiedenen Möglichkeiten kombiniert werden, immer werden die raschen Extremitätenbewegungen weiterlaufend auf die zentralen KA Becken und Brustkorb treffen. Wegen des raschen Tempos wird der oben erwähnte Muskelmantel als Korsett, also stabilisierend und aktiv widerlagernd, oder als Schlauch, also weiterlaufend die potentielle Beweglichkeit ausnutzend, beansprucht.

5.6.1 „Alle Stunde wieder“ (Abb. 107)

Der Name „Alle Stunde wieder“ weist darauf hin, daß diese Übung im Laufe des Tages stündlich wiederholt werden sollte und daß dies auch möglich ist.

■ LERNZIEL

Der Patient soll mit minimalem Zeitaufwand, auch am Arbeitsplatz, aus sitzender Stellung den infolge statischer Dauerbelastung inadäquaten Tonus der Becken-, Brustkorb-, Nacken- und Schultergürtelmuskulatur immer wieder durch einfache, kraftvolle Massenkontraktionen der Bauch- und Rückenmuskulatur unterbrechen können.

▶ FUNKTIONSANALYSE IN THERAPEUTENSPRACHE

● Konzeption der Übung

Wir machen die Schwerkraft zum auslösenden Faktor für die Wahl zwischen dorsaler und ventraler Wirbelsäulenmuskulatur.
Eine fallverhindernde Aktivierung der Wirbelsäulenextensoren in sitzender Stellung verlangt eine Vorverlagerung des Schwerpunkts durch Flexion des Beckens in den Hüftgelenken und eine zusätzliche willkürliche Massenkontraktion der Extensoren der ganzen Wirbelsäule bei voller Ausnutzung der vorhandenen extensorischen Bewegungstoleranzen. Dabei geraten die Beine in Stützfunktion.
Eine fallverhindernde Aktivierung der Wirbelsäulenflexion in sitzender Stellung verlangt eine Rückverlagerung des Schwerpunkts durch Extension des Beckens in den Hüftgelenken und eine willkürliche Massenkontraktion der Flexoren der ganzen Wirbelsäule bei voller Ausnutzung der vorhandenen flexorischen Bewegungstoleranzen. Dabei geraten die Beine in Spielfunktion.
Zwischen den beiden Extremstellungen stellen wir die KLA vertikal ein und betonen die vertikale Lagebeziehung der Wirbelsäule zur Schwerkraft durch eine von den Armen initiierte Traktion nach oben, die sich auf die Wirbelsäule auswirkt. Die überschießende Muskelaktivität im Bereich der lordotischen Wirbelsäulenabschnitte muß willkürlich reduziert werden.

● Position und Aktivierung der Ausgangsstellung

Räumliche Lage der kritischen Achsen, Kontaktstellen des Körpers mit der Umwelt, Bewegungskomponenten in bezug auf die Nullstellung der Gelenke
Aufrechter Sitz auf einem Hocker oder Stuhl. Hat dieser eine Lehne, dreht man sich um 90°.
Der Abstand Hüftgelenke-Boden darf nicht kleiner sein als der Abstand Kniegelenke-Boden. Ist er deutlich größer, setzt man sich an die vordere Kante des Stuhls, bei einem Hocker über Eck, damit die dorsale Seite der Oberschenkel keinen, sondern nur der Tuberbereich am Becken Kontakt mit der Sitzfläche hat.
Die KA Becken, Brustkorb, Kopf sind in die vertikal stehende KLA eingeordnet.
Am KA Beine stehen die Hüftgelenke in bequemer Transversalabduktion, 90° oder weniger Flexion und Nullrotation. Die Kniegelenke stehen in 90° oder weniger Flexion, der Unterschenkel im Kniegelenk in Nullrotation. Die funktionellen Fußlängsachsen stehen parallel zur zugehörigen Oberschenkellängsachse. Die Fußsohlen haben Bodenkontakt.
Am KA Arme liegen die Handflächen mit nach vorn gerichteter Handlängsachse auf den Oberschenkeln. Die Daumen zeigen nach medial/vorn.

Bewegungstoleranzen in den kritischen Gelenken, in bezug auf die geplante Primärbewegung
Die extensorische Bewegungstoleranz des Beckens in den Hüftgelenken ist sicher gegeben, da das Hüftgelenk in der Ausgangsstellung in 90° Flexion steht. Auch die flexorischen sind vorhanden und können, wenn sie eingeschränkt sind, vom distalen Hebel her durch Sitzerhöhung vergrößert werden.
Da sich die Wirbelsäule in ihrer Nullstellung befindet, können die vorhandenen extensorischen und flexorischen Bewegungstoleranzen ausgenutzt werden.
Außerdem werden in den Schultergelenken in Flexion endgradige, in Extension/Adduktion ausgiebige Bewegungsausschläge erwartet, ebenso im Ellbogengelenk in bezug auf Extension und Flexion.

Verteilung der Körpergewichte auf einer Unterlage, an einer Abstützungs- oder Hängevorrichtung, über einer Unterstützungsfläche und die daraus resultierenden Aktivitätszustände der Muskulatur
Die Sitzfläche des Hockers ist die Unterlage der KA Becken, Brustkorb und Kopf. Dabei ist das Becken in den Hüft- und LWS-Gelenken potentiell beweglich, der Kopf in den oberen Kopfgelenken und in der HWS. Am KA Brustkorb ist die BWS in Nullstellung dynamisch stabilisiert. Der Schultergürtel ist auf dem Brustkorb parkiert. Die am Schultergürtel hängenden Arme sind mit den Handflächen auf den Oberschenkeln parkiert. Dem KA Beine bietet der Boden eine Unterlage, sie befinden sich also in Parkierfunktion und sind bereit, die Unterstützungsfläche nach vorn auszuweiten.

Intensität der muskulären Beanspruchung bei ökonomischer Aktivität und Atmung
Die Intensität der ökonomischen Aktivität ist in der Ausgangsstellung der Übung niedrig. Die Atmung entspricht einer physiologischen Ruheatmung.

Potentiell beschleunigende bzw. bremsende Gewichte in bezug auf die Trennebene einer geplanten Primärbewegung
Die horizontalen Richtungskomponenten der geplanten Hin- und Herbewegung gehen nach vorn und nach hinten. Darum fällt die Trennebene in der Ausgangsstellung mit der vertikal stehenden mittleren Frontalebene der KA Becken, Brustkorb und Kopf zusammen. Kritischer Drehpunkt der Primärbewegungen ist die Flexions-/Extensionsachse der Hüftgelenke. Grobanalytisch liefert die Oberlänge beschleunigende, die Unterlänge bremsende Gewichte. Bei Vorwärtsbewegungen liegen die beschleunigenden Gewichte vor, die bremsenden hinter der Trennebene. Bei Rückwärtsbewegungen ist es gerade umgekehrt.

- **Actio – Reactio des Bewegungsablaufs**

Die Übung „Alle Stunde wieder“ ist eine standortkonstante 3phasige Bewegung. Phase 1 und 2 sind eine Hin- und Herbewegung mit den horizontalen Richtungskomponenten nach vorn/nach hinten und einer entsprechenden Ausweitung der Unterstützungsfläche. In Phase 3 dominiert die vertikale Richtungskomponente, und die Reactio ist gering.

Actio in Form der Primärbewegung
Reactio in Form aktivierter passiver Widerlagerung
Reactio in Form von Veränderung der Unterstützungsfläche

1. Phase: Vorwärtsbewegung
Actio: Die kritischen Distanzpunkte der Primärbewegung, DP rechte und linke Spina iliaca, gehen nach vorn/unten, und zwar flexorisch in den Hüftgelenken vom proximalen, extensorisch in die LWS vom kaudalen Hebel aus. Simultan haben die Distanzpunkte rechte und linke Handfläche unter den Schultergelenken eine Abstützung auf den ventralen Seiten der Oberschenkel nahe der Hüftgelenke gefunden, dabei schauen die Längsachsen der Hände nach medial/wenig vorn. Bereits jetzt hat DP Nasenspitze eine widerlagernde Bewegung zur Primärbewegung begonnen, indem er sich räumlich ebenfalls nach vorn, in bezug auf den Körper aber nach dorsal/kranial bewegt. Dabei bewegen sich die oberen Kopfgelenke extensorisch, HWS und BWS weiterlaufend ebenfalls extensorisch, die Totalextension der Wirbelsäule endgradig ausschöpfend.
Reactio: Die Unterstützungsfläche wird nach vorn verlagert, indem der KA Beine in Stützfunktion gerät und die Distanzpunkte rechtes und linkes Tuber ischii den Kontakt mit der Sitzfläche verlieren. Die Unterstützungsfläche ist nun die kleinste Fläche, die die Kontaktstellen dorsale Seiten der Oberschenkel im Trochanterbereich mit der Sitzfläche und Fußsohlen/Boden umschließt.

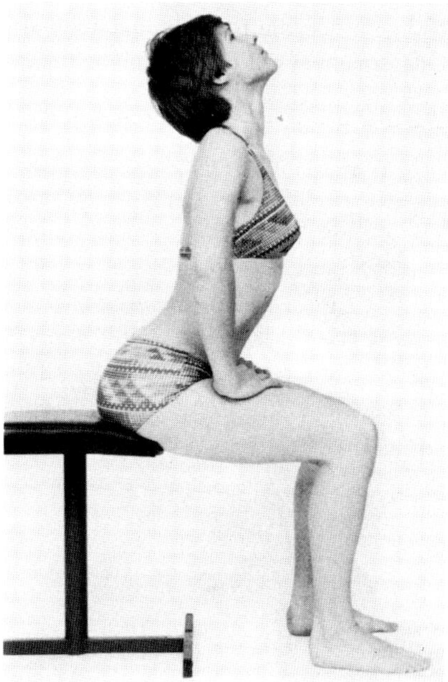

a

Abb. 107 a–c. „Alle Stunde wieder."
a Massenextension der Wirbelsäule

2. Phase: Rückwärtsbewegung

Actio: Die kritischen Distanzpunkte der zweiten Primärbewegung, DP rechte und linke Spina iliaca, gehen nach hinten/zuerst oben, dann unten. Dabei bewegen sich die Hüftgelenke vom proximalen Hebel aus extensorisch, die LWS vom kaudalen Hebel aus flexorisch. Die Handflächen geben ihren Kontakt mit den Oberschenkeln auf, indem DP rechtes und linkes Olekranon sich nach medial hinten bewegen. Die Ellbogengelenke bewegen sich dabei durch Drehpunktverschiebung flexorisch, die Humeroskapulargelenke vom distalen Hebel aus extensorisch/adduktorisch/innenrotatorisch. Nach proximal weiterlaufend bewegen sich DP rechtes und linkes Akromion räumlich nach hinten, in bezug auf den Körper nach ventral/medial/kaudal durch Ventralrotation in den Sternoklavikulargelenken. Dabei haben sich die Hände zur Patternfaust geschlossen, die Handgelenke kommen in Flexion/Ulnarabduktion und die Unterarme weiterlaufend in Pronation. Diese Armbewegungen verstärken die bereits begonnene widerlagernde Bewegung zur Primärbewegung, die den DP Kinnspitze räumlich nach hinten/unten, in bezug auf den Körper nach kaudal/zuerst ventral dann dorsal in Bewegung versetzt hat. Dabei bewegen sich die oberen Kopfgelenke und weiterlaufend HWS und BWS flexorisch, die Totalflexion der Wirbelsäule endgradig ausschöpfend.

Reactio: Die kritischen Distanzpunkte der aktivierten passiven Widerlagerung, DP rechte und linke Fußspitze, verlieren beinahe den Bodenkontakt, so daß das Beingewicht sich flexorisch in den Hüftgelenken an das Becken hängt und zum aktivierten passiven Widerlager wird.

Die Unterstützungsfläche wird wenig nach hinten verlagert und verkleinert, weil die Fußsohlen ihren Bodenkontakt fast aufgegeben haben. Sie wird durch die kleinste Fläche gebildet, die die Kontaktstelle von Schwanzbein, Tuber ischii, dorsalen Seiten der Oberschenkel mit der Sitzfläche bildet.

b

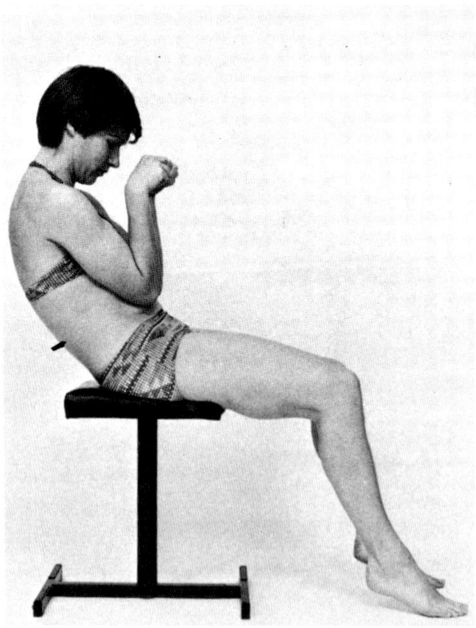

Abb. 107 a–c. „Alle Stunde wieder."
b Massenflexion der Wirbelsäule

3. Phase: Traktionsbewegung

Actio: Der kritische Distanzpunkt der Primärbewegung, DP rechte Hand, faßt das linke Handgelenk von dorsal und zieht es nach oben. Die Bewegung verläuft pronatorisch im Unterarm und extensorisch in den Ellbogengelenken. Weiterlaufend bewegen sich die Oberarme flexorisch/adduktorisch/innenrotatorisch in den Humeroskapulargelenken, DP rechtes und linkes Akromion bewegen sich in den Sternoklavikulargelenken nach kranial/medial/dorsal, die BWS extensorisch von kranial her, die Rippen inspiratorisch und das Becken flexorisch in den Hüftgelenken, dabei die LWS extensorisch verformend.

Reactio: Die Unterstützungsfläche wird wieder nach vorn verlagert und vergrößert, indem durch die Druckvermehrung der Fußsohlen auf den Boden der KA Beine wieder in leichte Stützfunktion gerät.

Actio: In einer abschließenden Bewegungsphase nähert sich der kritische DP Schwanzbeinspitze der Sitzfläche, indem er sich nach unten und in bezug auf den Körper nach kaudal/ventral bewegt. Die Bewegung in den Hüftgelenken verläuft extensorisch, im lumbosakralen Übergang der LWS flexorisch.

Reactio: Die Unterstützungsfläche verlagert sich wenig nach hinten, und der KA Beine gerät wieder in Parkierfunktion.

Actio in Form von beschleunigenden Gewichten
Reactio in Form von bremsenden Gewichten

Bei der Vorwärtsbewegung verschiebt sich die Trennebene nach vorn, bei der Rück-

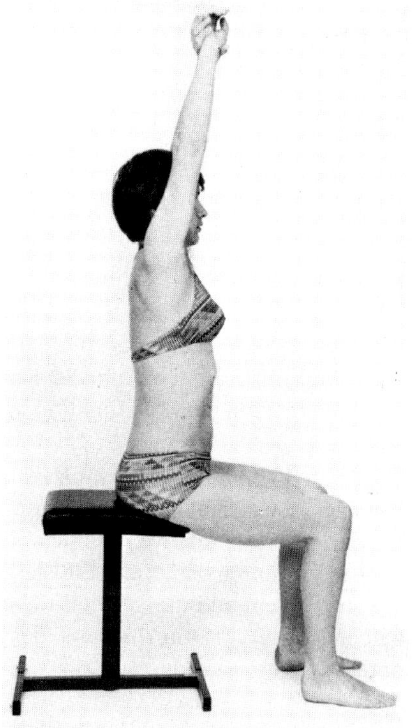

Abb. 107 a–c. „Alle Stunde wieder."
c Traktion der vertikal stehenden Wirbelsäule

c

wärtsbewegung nach hinten. Während der Traktionsbewegung wird sie wieder identisch mit der vertikal stehenden mittleren Frontalebene des Patienten.

● **Conditio - Limitatio des Bewegungsablaufs**

Conditio der gleichbleibenden Abstände am Körper des Patienten
Limitatio in Form von Stabilisation und aktiver Widerlagerung
In der Übung „Alle Stunde wieder" gibt es keine gleichbleibenden Abstände am Körper des Patienten.

Conditio der absoluten und/oder relativen räumlichen Fixpunkte
Limitatio durch Begrenzung der Primärbewegung, der aktivierten passiven Widerlagerung und der Veränderung der Unterstützungsfläche
In der Übung „Alle Stunde wieder" gibt es absolute und relative räumliche Fixpunkte.
Conditio: Die Kontaktstelle Füße/Boden ist in allen 3 Bewegungsphasen ein absoluter räumlicher Fixpunkt.
Limitatio: In der Phase der Vorwärtsbewegung bezieht sich der absolute räumliche Fixpunkt auf einen Fußsohlen-Boden-Kontakt. Dieser Fixpunkt verhindert während der Aktivierung der Beine in Stützfunktion eine Vergrößerung der Unterstützungsfläche durch Vorschieben bzw. eine Verkleinerung der Unterstützungsfläche durch Anziehen der Füße. Beides würde den maximalen flexorischen Bewegungsausschlag des Beckens in den Hüftgelenken erschweren oder nicht zulassen und damit die angestrebte maximale Extension des Beckens im sakrolumbalen Übergang bis zur Abhebung der Tuber ischii von der Sitzfläche nicht gewährleisten. Die vom DP Nasenspitze initiierte widerlagernde Bewegung nach kranial/dorsal durch Extension in den oberen Kopf- und HWS-Gelenken und Extension in der BWS von kranial her vollendet die Ausschöpfung der extensorischen Bewegungstoleranzen der ganzen Wirbelsäule.

In der Phase der Rückwärtsbewegung bezieht sich der absolute räumliche Fixpunkt auf einen Vorfuß-Boden-Kontakt. Da der Vorfuß-Boden-Kontakt nicht aufgehoben werden darf, wird das Ausmaß der Rückwärtsbewegung limitiert und die das beschleunigende Primärgewicht verkleinernde Flexion der oberen Kopf-, HWS- und BWS-Gelenke von kranial her initiierende widerlagernde Bewegung stimuliert.

Während der Traktionsphase bezieht sich der absolute räumliche Fixpunkt wieder auf einen Fußsohlen-Boden-Kontakt. Das erleichtert einen harmonischen Übergang vom Aktivitätszustand der Stützfunktion in die Parkierfunktion für den KA Beine.

Conditio: Während der Vorwärtsbewegung ist die Kontaktstelle Handflächen/ventrale Seite der Oberschenkel ein relativer räumlicher Fixpunkt.
Limitatio: Dieser relative räumliche Fixpunkt wird beim Einsetzen der Vorwärtsbewegung so bestimmt, daß in der Endstellung die Längsachsen der Hände nach medial/wenig vorn zeigen und die Schultern über den Handflächen stehen. Dann kann der Lumbalbereich durch Druckaktivität der Hände auf den Oberschenkeln je nach Bedarf optimal entlastet werden.

Conditio: Während der 3 Bewegungsphasen bleibt die Kontaktstelle Körper/Sitzfläche

des Stuhls erhalten und beschränkt sich auf die Tubera ischii und den Bereich wenig kranial und wenig kaudal davon.
Limitatio: Dieser relative räumliche Fixpunkt begrenzt die Primärbewegungen nach vorn, damit nicht zuviel Gewicht auf die Beine verlagert wird, wodurch das Extensionsausmaß in der Wirbelsäule gemindert würde, und nach hinten, damit der lumbosakrale Übergang keinen Kontakt mit der Unterlage bekommt, weil zuviel Gewicht nach hinten verlagert wird und das Flexionsausmaß in der Wirbelsäule dadurch wieder abnimmt.

Conditio des Bewegungstempos
Limitatio der ökonomischen Aktivität durch Finden des Idealtempos
Conditio: Das Idealtempo wird durch langsames, fast zähflüssiges Beginnen und allmähliche Temposteigerung gefunden. Es ist ratsam, mit der Vorwärtsbewegung zu beginnen und sich mehrere Male alternierend vorwärts und rückwärts zu bewegen, um erst anschließend aus einer Rückwärtsbewegung mit der Traktionsphase die Übung abzuschließen. Die Traktionsphase braucht mindestens 3mal soviel Zeit wie eine Rück- oder Vorbewegung.
Bei der Vor- und Rückbewegung liegt die Primärbewegung in den Hüftgelenken, gefolgt von den koordinierten Armbewegungen und dem Einsatz der von kranial her initiierten widerlagernden Bewegungen, die erst zur Massenflexion bzw. Massenextension der Wirbelsäule mit Ausschöpfung der betreffenden Bewegungstoleranzen führen. Maximale Intensitätssteigerungen entstehen durch die Bewegungen des Beckens in den Hüftgelenken. Am Ende der Vorwärtsbewegung ist es das Abheben der Tubera ischii von der Sitzfläche des Stuhls, das von einem „stöhnenden Seufzer" begleitet wird. Am Ende der Rückwärtsbewegung ist es das Anspannen des Beckenbodens, das „Verschlucken des Darms", das den Unterbauch maximal verkürzt und den lumbosakralen Übergang flektiert, begleitet von einer „Doppelhechelatmung" (s. S. 145).
Während der Traktionsphase braucht die Reduktion der Intensität der ökonomischen Aktivität im Bereich der ventralen und dorsalen muskulären Verbindungen des Beckens mit dem Brustkorb recht viel Zeit. Durch das Auslösen eines Gähnreflexes gelingt es am besten, die Stellung zu finden, in der das Becken seine potentielle Beweglichkeit in Hüft- und LWS-Gelenken wiederfindet und die Beine in Parkierfunktion geraten.
Limitatio: Dieses anspruchsvolle, teils bewußt gelenkte Spiel mit der Intensität der ökonomischen Aktivität hat sein Idealtempo erreicht, wenn man für die Vor- und Rückbewegungen 1 Sekunde, für die Traktion 3–5 Sekunden einsetzt. Das Nebeneinander hoher und niedriger Intensität der ökonomischen Aktivität bei reduzierter Hubbelastung bewirkt bei Patienten mit stereotyper sitzender Arbeitshaltung eine radikale Umstellung und ist eine zirkulationsfördernde Therapie für den Bereich Wirbelsäule.

▶ INSTRUKTION IN PATIENTENSPRACHE

● An die Wahrnehmung appellierende Instruktionshilfen

Die Übung prägt sich dem Patienten am besten ein, wenn der Therapeut mitturnt und in drastischer Übertreibung das Stöhnen in der Extensions-, das Doppelhecheln in der Flexions- und das Gähnen in der Traktionsstellung vormacht.

► ANPASSUNG DER ÜBUNG AN KONSTITUTION UND KONDITION DES PATIENTEN

Bei dieser Übung bestehen keine Probleme mit der Anpassung an Konstitution und Kondition des Patienten.

5.6.2 Der „Pinguin" (Abb. 108)

Der Name „Pinguin" ist ein Phantasiename. Die Trippelschritte, die in der Übung gelernt werden, erinnern an Pinguine.

■ LERNZIEL

Der Patient soll
- die Balance um die KLA unter erschwerten Bedingungen halten können,
- die automatische Verwringung der subtalaren Fußplatte in maximaler Belastung verwirklichen können,
- die maximale Verkürzung der Extensoren und Außenrotatoren der Hüftgelenke hervorrufen können,
- die Hubkraft des Trizeps surae verbessern.

► FUNKTIONSANALYSE IN THERAPEUTENSPRACHE

● **Konzeption der Übung**

Für das Training der Balancefähigkeit um die KLA unter erschwerten Umständen stellen wir die KLA vertikal, verkleinern die Unterstützungsfläche durch den Zehenstand und benutzen die Arme, um die Körperlänge zu vergrößern und die Statik kopflastig zu machen. Zur Verwringung der subtalaren Fußplatte und zur Verkürzung der Extensoren und Außenrotatoren der Hüftgelenke wählen wir einen Zehenstand mit stark divergierenden funktionellen Fußlängsachsen und pressen im Zehenstand die Fersen zusammen. Da die Flexions-/Extensionsachsen des Körpers horizontal stehen, bringen nach oben gerichtete Aktivierungen eine reine positive Hubbelastung.
In dieser Ausgangsposition braucht es nur in den oberen Sprunggelenken und in den Armen Bewegungstoleranzen nach oben. Der primäre Bewegungspuls wird in die Arme verlegt, deren Hochreißen auch den Zehenstand bewirkt. Damit ist die Labilisierung um die KLA perfekt.
Einmal in dieser Stellung angelangt, bringt der Einbeinstand rechts und links durch alternierendes Hochziehen der rechten und linken Fußspitze außer den extensorischen und flexorischen Stabilisationskräften auch noch die lateralflexorischen, abduktorischen, adduktorischen und rotatorischen am Hüftgelenk ins Spiel.

● **Position und Aktivierung der Ausgangsstellung**

Räumliche Lage der kritischen Achsen, Kontaktstellen des Körpers mit der Umwelt, Bewegungskomponenten in bezug auf die Nullstellung der Gelenke
Ausgangsstellung ist der aufrechte Stand. Alle Flexions-/Extensionsachsen stehen horizontal.
Am KA Beine stellen die Fußsohlen den Kontakt mit dem Boden her. Die funktionellen

Fußlängsachsen divergieren deutlich. Die Fersen haben Berührungskontakt. Die Kniegelenke sind in Nullstellung und die Hüftgelenke in bezug auf Flexion und Extension ebenfalls in Nullstellung/wenig Adduktion/Außenrotation.
Die virtuelle KLA ist durch die perfekte Einordnung der KA Becken, Brustkorb und Kopf, die sich in Nullstellung befinden, optimal hergestellt.
Der KA Arme ist in Nullstellung, die Längsachsen der Arme stehen annähernd parallel zur KLA.

Bewegungstoleranzen in den kritischen Gelenken, in bezug auf die geplante Primärbewegung
Da die Ausgangsstellung der Übung der aufrechte Stand mit Außenrotation und Adduktion in den Hüftgelenken ist, haben die Füße die nötigen Bewegungstoleranzen für Plantarflexion, Inversion und Pronation und die Zehengrundgelenke für Extension. Auch die Arme befinden sich in Nullstellung, so daß für die geplante Primärbewegung die volle Bewegungstoleranz für das Hochziehen des Schultergürtels, Flexion, Abduktion, Innenrotation der Schultergelenke und Flexion der Ellbogengelenke, gegeben ist.

Verteilung des Körpergewichts auf einer Unterlage, an einer Abstützungs- oder Hängevorrichtung, über einer Unterstützungsfläche und die daraus resultierenden Aktivitätszustände
Die Unterstützungsfläche entspricht der kleinsten Fläche, die die Kontaktstellen der Fußsohlen mit dem Boden umschließt.
Der KA Beine ist in Stützfunktion, die KA Becken, Brustkorb und Kopf sind in der vertikalen KLA eingeordnet, das Becken ist reduziert potentiell beweglich, der KA Brustkorb dynamisch stabilisiert und der KA Kopf potentiell beweglich und in Spielfunktion. Am KA Arme ist der Schultergürtel auf dem Brustkorb parkiert, die Arme hängen in Spielfunktion am Schultergürtel.

Intensität der muskulären Beanspruchung bei ökonomischer Aktivität und Atmung
In der Ausgangsstellung ist die Intensität der ökonomischen Aktivität gering, in den Hüftgelenken etwas gesteigert. Dank der dynamischen Stabilisation der BWS in ihrer Nullstellung haben wir eine physiologische Ruheatmung.

● Actio - Reactio des Bewegungsablaufs

Der „Pinguin" ist ein 2-phasiger standortkonstanter Bewegungsablauf mit Druckveränderungen innerhalb der Unterstützungsfläche. Es dominiert die vertikale Richtungskomponente nach oben. Die horizontalen Richtungskomponenten sind gering, sie weisen in der ersten Phase nach vorn/außen, in der zweiten abwechselnd nach rechts und links.

Actio in Form der Primärbewegung

1. Phase: Die Actio besteht aus symmetrischen, simultan einsetzenden, beschleunigten, nach oben/außen/wenig vorn gerichteten Armbewegungen.
Die kritischen Distanzpunkte der Primärbewegungen, DP rechtes und linkes Olekranon,

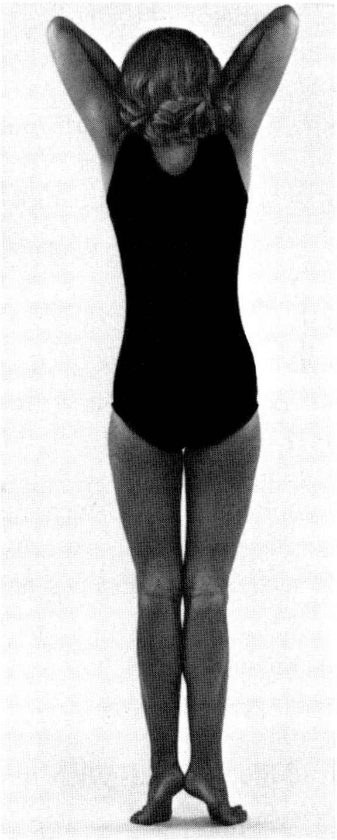

a

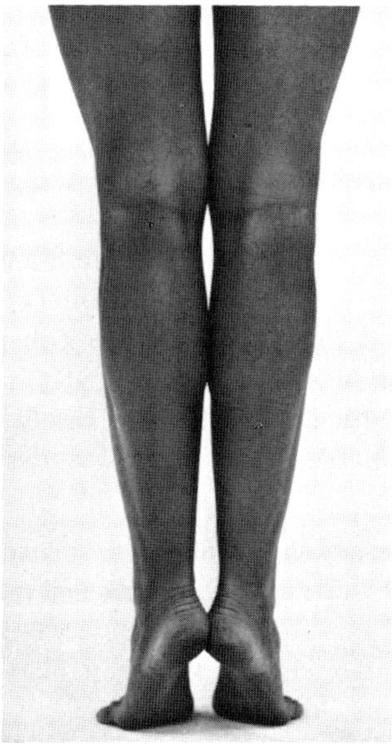

b

Abb. 108 a–e. Der „Pinguin". **a, b** 1. Phase, **c–e** 2. Phase

bewegen sich so schnell wie möglich nach oben/rechts/vorn und oben/links/vorn, so daß sie deutlich höher stehen als DP Scheitelpunkt. Die Ellbogengelenke kommen durch Drehpunktverschiebung in Flexion. Dabei drehen sich die Oberarme flexorisch/abduktorisch/innenrotatorisch in den Humeroskapulargelenken. Weiterlaufend bewegen sich DP rechtes und linkes Akromion in den Sternoklavikulargelenken nach kranial/medial. Im Akromioklavikulargelenk schließt sich das Zangenmaul. Weiterlaufend wird von kranial her eine Traktion auf die Wirbelsäule und die Beine ausgeübt. Sie wirkt auf die BWS extensorisch, auf die LWS flexorisch, auf die Hüftgelenke extensorisch, auf die Kniegelenke extensorisch, auf die oberen Sprunggelenke plantarflexorisch durch Drehpunktverschiebung, auf die übrigen Fußgelenke inversorisch/pronatorisch, auf die Zehengrundgelenke, insbesondere die Großzehengrundgelenke, extensorisch vom proximalen Hebel aus. Dabei hat sich die KLA nach oben/vorn verschoben, ohne daß der Kontakt der Fersen miteinander gelöst wurde.

2. Phase: Die Actio besteht aus alternierenden, nach rechts und links gerichteten Druckverschiebungen innerhalb der Unterstützungsfläche, die abwechselnd zur Entlastung des linken und rechten Vorfußes führen. Gleichzeitig mit der Entlastung wird der Fuß durch Dorsalextension im oberen Sprunggelenk vom Boden abgehoben, ohne daß die

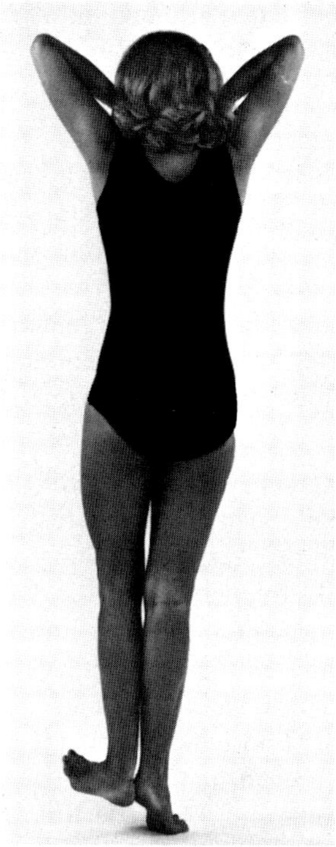

c

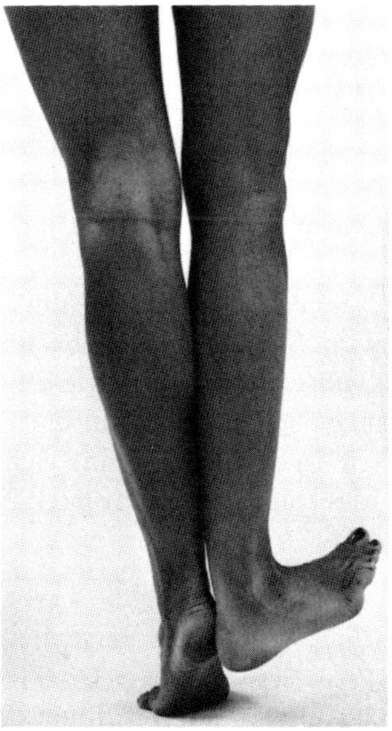

e

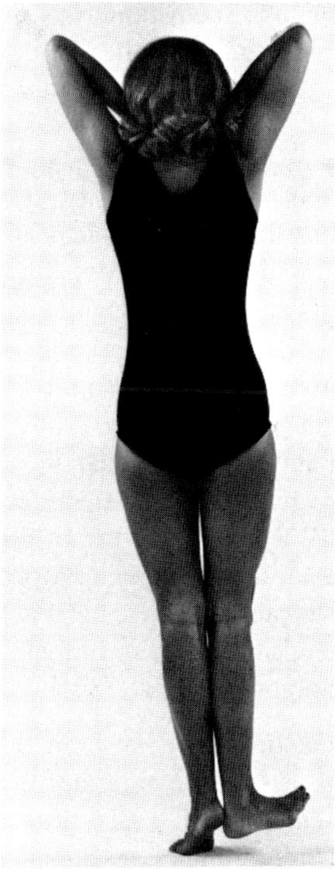

d

Ferse den Kontakt mit dem Standbein aufgibt. Dabei hat sich die KLA zur Standbeinseite hin verschoben. Für den Standbeinwechsel wird der Spielfuß durch Plantarflexion im oberen Sprunggelenk wieder in Kontakt mit dem Boden gebracht.

Reactio in Form von Veränderung der Unterstützungsfläche
Die horizontale Richtungskomponente nach vorn wird in der 1. Phase des „Pinguins" als Auswirkung der maximalen Extension in den Großzehengrundgelenken vom proximalen Hebel aus verwirklicht, indem sich die Fersen vom Boden ablösen und die Unterstützungsfläche von hinten nach vorn um etwa 80% verkleinert wird.
Der alternierende Einbeinstand in der 2. Phase des „Pinguins" verkleinert die bereits drastisch reduzierte Unterstützungsfläche um weitere 75% nach rechts bzw. nach links.

Actio in Form von beschleunigenden Gewichten
Reactio in Form von bremsenden Gewichten
In der Ausgangsstellung des „Pinguins" ist die vertikal stehende mittlere Frontalebene als Trennebene für die 1. Phase der Übung definiert, dann verschiebt sich diese nach vorn und geht in der Endstellung etwa durch die Großzehengrundgelenke.
Alle Körperabschnitte oder Teile davon, die vor der Trennebene liegen, wirken beschleunigend, diejenigen, die hinter ihr liegen, bremsend auf den Bewegungsablauf. In der Endstellung der 1. Phase des „Pinguins" ist die vertikal stehende Symmetrieebene als Trennebene für die 2. Phase definiert, dann verschiebt sich diese nach rechts bzw. nach links und geht in der Endstellung des Einbeinstands durch das rechte bzw. linke Großzehengrundgelenk.
Beim Einbeinstand rechts wirken alle Körperabschnitte oder Teile davon, die rechts von der Trennebene liegen, beschleunigend, diejenigen, die links von ihr liegen, bremsend auf den Bewegungsablauf v. v.

- **Conditio - Limitatio des Bewegungsablaufs**

Conditio der gleichbleibenden Abstände am Körper des Patienten
Limitatio in Form von aktiver Widerlagerung und Stabilisation
In der Übung „Pinguin" gibt es die folgenden gleichbleibenden Abstände.

Conditio: Der Abstand DP Kinnspitze-DP Incisura jugularis bleibt in beiden Bewegungsphasen gleich groß.
Limitatio: Wenn sich dieser Abstand nicht verändert, muß sich die HWS in der 1. Phase wegen der maximalen Hebung des Schultergürtels und wegen der Traktion, die auf die BWS ausgeübt wird, in ihrer Nullstellung dorsaltranslatorisch in der HWS und flexorisch in den oberen Kopfgelenken stabilisieren, um die Einordnung des Kopfs in der Körperlängsachse beizubehalten. In der 2. Phase muß sich die HWS zur Wahrung ihrer Nullstellung beim Einbeinstand rechts linkskonkav lateralflexorisch/linkstranslatorisch stabilisieren v. v.

Conditio: Der Abstand DP rechte Ferse-DP linke Ferse bleibt in der 1. Phase gleich groß, in der 2. muß der Berührungskontakt der Ferse mit dem Standbein erhalten bleiben.
Limitatio: Dies geschieht durch Außenrotation/Adduktion in den Hüftgelenken.

Conditio der absoluten und/oder relativen räumlichen Fixpunkte
Limitatio durch Begrenzung der Primärbewegung, der aktivierten passiven Widerlagerung und der Veränderung der Unterstützungsfläche
In der Übung „Pinguin" gibt es absolute und relative räumliche Fixpunkte.

Conditio: Die Kontaktstellen rechtes/linkes Großzehengrundgelenk/Boden sind in der 1. Phase absolute räumliche Fixpunkte.
Limitatio: Sie bewirken, daß in der Primärbewegung der beiden Ellbogen nach oben/außen/vorn die horizontale Richtungskomponente nach vorn gering bleibt, nämlich nur so groß, daß sich die Fersen maximal nach oben/vorn bewegen können, ohne daß ein Schritt nach vorn erfolgen muß.

Conditio: Die KLA behält ihre vertikale Lage.
Limitatio: Dieser relative räumliche Fixpunkt verlangt in der Endstellung der 1. Phase eine lückenlose, seriengeschaltete aktive Widerlagerung der flexorisch-extensorischen Bewegungstoleranzen:
- obere Sprunggelenke: plantarflexorische Drehpunktverschiebung nach vorn/oben,
- Kniegelenke: extensorische Drehpunktverschiebung nach hinten,
- Hüftgelenke: extensorische Drehpunktverschiebung nach vorn,
- lumbosakraler Übergang: flexorische Drehpunktverschiebung nach hinten,
- thorakozervikaler Übergang mit dem kritischen Distanzpunkt, DP Incisura jugularis: Drehpunktverschiebung nach vorn/oben, und zwar extensorisch für die BWS, ventraltranslatorisch vom Brustkorb aus für die HWS,
- zervikookzipitaler Übergang mit den kritischen Distanzpunkten, DP rechtes und linkes Auge: Drehpunktverschiebung nach hinten, und zwar dorsaltranslatorisch vom Kopf aus für die HWS, flexorisch für die oberen Kopfgelenke.

Dank dieser seriengeschalteten aktiven Widerlagerungen werden alle Drehpunkte stabilisiert, die die vertikale Lage der KLA in bezug auf vorn/hinten gefährden könnten.

In der 2. Phase liegt der Schwerpunkt in der aktiven Widerlagerung in frontalen/transversalen Ebenen. Für das rechte Standbein heißt das: pronatorisch/inversorisch in den Fußgelenken, außenrotatorisch im Hüftgelenk von beiden Zeigern aus, abduktorisch im Hüftgelenk durch Drehpunktverschiebung nach medial, translatorisch nach rechts vom Brustkorb aus, rechtskonkav lateralflexorisch für LWS und BWS, brustkorbpositiv rotatorisch für BWS und HWS, kopfnegativ rotatorisch für die HWS und die oberen Kopfgelenke.

Conditio: Der gleichbleibende Abstand der Fersen vom Boden beim Standfuß ist ein relativer räumlicher Fixpunkt.
Limitatio: In der Endstellung der 1. Phase gilt das für beide Fersen, in der Endstellung der 2. Phase nur für die Standfußferse. Dadurch kann die maximale Plantarflexion in den oberen Sprunggelenken und damit auch die maximale Verkürzung des Trizeps surae am distalen Gelenk nicht aufgegeben werden. Die in der Folge vertikale Belastung des Mittelfußes erleichtert die pronatorische Verwringung.

Conditio: Die funktionelle Fußlängsachse des Spielfußes ist immer nach außen gerichtet.
Limitatio: Dieser relative räumliche Fixpunkt gewährleistet durch erhöhte adduktorische/außenrotatorische Aktivität im Spielhüftgelenk den Berührungskontakt beider Fersen bzw. Fersenbereiche auch in der Standbein-Spielbein-Phase.

Conditio des Bewegungstempos
Limitatio der ökonomischen Aktivität durch Finden des Idealtempos
Conditio: Das Tempo der ersten Bewegungsphase ist maximal beschleunigt.
Limitatio: Diese Beschleunigung der Primärbewegung zwingt zur exakten Einhaltung der Bewegungsrichtung und stimuliert reaktiv den Stabilisierungseffekt der KLA und der durch Fersenkontakt vereinigten Beinachsen. Diese hohe Intensität der ökonomischen Aktivität ist beabsichtigt und erreicht die im Lernziel geforderte Kraft und Kontraktionsfähigkeit der Muskulatur, die bei aufrechter Haltung gegen die Einwirkung der Schwerkraft gerichtet sind. Wir müssen uns aber Zeit lassen, bis die Atmung in einen ruhigen Gang zurückgefunden hat.

Conditio: Für das Trippeln der 2. Bewegungsphase wählen wir das halbe normale Gangtempo, also etwa 60 Trippelschritte/min.
Limitatio: Bei diesem Schrittempo hat man Zeit, die maximale Dorsalextension des Spielfußes auszuführen und doch die Schritte flüssig zu wechseln, damit die Balance auf einem Fuß nicht zu schwierig wird. Eine Schrittfolge von 6–12 Schritten gibt einen optimalen Trainingseffekt.

▶ ANPASSUNG DER ÜBUNG AN KONSTITUTION UND KONDITION DES PATIENTEN

● Rolle der Längen, Breiten, Tiefen und Verteilung der Gewichte bei der konstitutionellen Anpassung

Da die Übung in aufrechter Haltung stattfindet, spielt die Verteilung der Gewichte keine Rolle, wohl aber Längen und Breiten. Bei relativ kurzen Beinen, großem Abstand der Trochanterpunkte und kleinem Hüftgelenkabstand, ist der Kontakt beider Fersen bisweilen nicht möglich, besonders wenn die Oberschenkel relativ dick sind, in diesem Fall muß die Übung in geringer Grätsche ausgeführt werden und in der 2. Bewegungsphase mit medialem Kontakt der Oberschenkel.
Kleine anatomische Beinlängendifferenzen können durch einseitige Verminderung der Plantarflexion im oberen Sprunggelenk ausgeglichen werden. Bei größeren Differenzen kommt eine einseitige Anpassung der Standhöhe in Frage. Ob dann allerdings das Lernziel noch erreicht werden kann, muß von Fall zu Fall entschieden werden.

● Konditionelle Anpassung

Fehlende Kondition zur korrekten Ausführung der Übung „Pinguin“ macht folgende Anpassung erforderlich: In der Ausgangsstellung berührt der Patient etwa in Höhe seines frontotransversalen Brustkorbdurchmessers mit seinen Händen eine etwa 40 cm entfernte Wand, wenig rechts und links von der Stelle, wo seine Symmetrieebene die Wand treffen würde. Der Impuls der Primärbewegung geschieht durch ein rasches Hochziehen des Schultergürtels, der dann, sobald der Zehenstand erreicht ist, wieder in seine Nullstellung zurückkehrt. Für das Üben der 2. Phase werden die Abstützstellen der Hände etwa beckenbreit voneinander entfernt.

Leistungssteigerung gelingt durch Temposteigerung der Primärbewegung und durch Verlangsamung des Tempos der Trippelschritte. Schließlich kann man die Standortkonstanz aufgeben und sich bei Erhaltung des Fersenkontakts mit dem Standbein schrittweise fortbewegen, indem man auf jeder Standfußspitze so viel nach lateral dreht, bis die Fußlängsachse des Spielfußes nach vorn gerichtet ist.

Bewegungseinschränkungen, die die Nullstellung der Ausgangsstellung nicht erlauben, können in geringem Maße durch die Verstärkung der seriengeschalteten aktiven Widerlagerungen gemindert werden. Befinden sich diese in den Bewegungsniveaus Hüftgelenke und LWS, können diese beiden Niveaus, besonders wenn dort Schmerzen auftreten, zunächst aus der aktiven Widerlagerung ausgeklammert werden. Dann folgt auf die extensorisch nach hinten gerichteten Kniegelenke der nach vorn gerichtete Brustkorb.

5.6.3 „Tripp-trapp" (Abb. 109)

Der Name „Tripp-trapp" ist lautmalerisch zu verstehen. In rhythmischer Wiederholung eignet er sich zur Tempoangabe des Bewegungsablaufs.

■ LERNZIEL

Der Patient soll aus den Beinen einen guten Unterbau für ein ökonomisches Bewegungsverhalten der Wirbelsäule machen können, d. h.
- durch die funktionelle Einstellung der Fuß- und Beinachsen im Stehen die fallverhindernde Muskulatur aktivieren,
- die funktionelle Einstellung der Fuß- und Beinachsen auch beim Belastungswechsel von rechts auf links beibehalten,
- die funktionelle Einstellung der Fuß- und Beinachsen der Spurbreite anpassen.

► FUNKTIONSANALYSE IN THERAPEUTENSPRACHE

● Konzeption der Übung

Wir gehen von der Hypothese aus, daß die Wirbelsäule nur über einem guten Unterbau hubfreies und hubarmes Verhalten mit dynamischer Stabilisation ökonomisch koordinieren kann.
Das in sich bewegliche System des KA Beine besteht im Bereich des Fußes bereits aus 27 Skeletteilen, dazu kommen Tibia, Fibula, Patella und Femur. Die Fuß- und Beinachsen, deren Stellung im Raum darüber entscheidet, welche fallverhindernden Muskelaktivitäten für das Beibehalten der jeweiligen Stellung gebraucht werden, sind nur im Fall der Ober- und Unterschenkellängsachsen unveränderliche knöcherne Achsen. Alle anderen sind nur virtuelle Achsen. Sie sind veränderbar, weil sie aus in sich beweglichen Teilen hergestellt werden müssen und nur in einer bestimmten Anordnung der Einzelteile für die Funktion optimal verlaufen. Das betrifft die Bewegungsachsen der Pro-/Supination und der In-/Eversion und die anatomische sowie die funktionelle Fußlängsachse.
Unter diesen Voraussetzungen können wir daran gehen, die im Lernziel postulierte funktionelle Einstellung der Fuß- und Beinachsen vorzunehmen, die die muskuläre Verspannung der Fußwölbungen und die fallverhindernde Aktivität des Quadrizeps automatisch hervorruft. Um dabei gleichzeitig das ökonomische Bewegungsverhalten der Wirbelsäule zu trainieren, werden wir eine Ausgangsstellung mit vertikal stehender KLA wählen. In diesem Zusammenhang ist anzumerken, daß auch die KLA keine reale knöcherne Achse, sondern eine virtuelle ist.

● **Position und Aktivierung der Ausgangsstellung**

Räumliche Lage der kritischen Achsen, Kontaktstellen des Körpers mit der Umwelt, Bewegungskomponenten in bezug auf die Nullstellung der Gelenke

Ausgangsstellung ist der aufrechte Stand auf dem Boden. Die KA Becken, Brustkorb und Kopf sind in die vertikal stehende KLA eingeordnet.
Der KA Arme befindet sich in Nullstellung.
Am KA Beine sind die Fußsohlen die Kontaktstelle des Körpers mit dem Boden. Die Füße stehen etwas mehr als beckenbreit voneinander entfernt. Die funktionellen Fußlängsachsen divergieren mäßig. Sie zeigen in dieselbe Richtung wie die Knie, deren Flexions-/Extensionsachsen parallel zu denjenigen der Großzehengrundgelenke stehen. Die Unterschenkel sind im oberen Sprunggelenk vom proximalen Hebel aus dorsalextendiert - die Knie durch Drehpunktverschiebung nach vorn mäßig flektiert, die Oberschenkel in den Hüftgelenken mäßig flektiert/abduziert/nullrotiert (Abb. 109 a).
Abbildung 109 b zeigt folgende Veränderungen: Am KA Arme haben die Finger eine Abstützung auf den ventralen Seiten der Oberschenkel nahe am Hüftgelenk gefunden. Die Handgelenke sind extendiert/radialabduziert, die Unterarme proniert, die Ellbogengelenke flektiert, die Schultergelenke abduziert/innenrotiert.
Am KA Beine haben die Beugeseiten der Zehen Kontakt mit dem Boden, sie sind vom proximalen Hebel aus extendiert. Der Vorfuß ist proniert, die unteren Sprunggelenke sind in Inversion, die oberen durch Drehpunktverschiebung plantarflektiert, die Knie- und Hüftgelenke in vermehrter Flexion.

Verteilung des Körpergewichts auf einer Unterlage, an einer Abstützungs- oder Hängevorrichtung, über einer Unterstützungsfläche und die daraus resultierenden Aktivitätszustände der Muskulatur

Für die Ausgangsstellung der Übung „Tripp-trapp" bildet der Boden die Unterlage. Die Unterstützungsfläche ist die kleinste Fläche, die die Kontaktstellen von Fußsohlen bzw. Zehen mit dem Boden umschließt.
Der KA Beine befindet sich in Stützfunktion, bei Sohlenkontakt sind die Längswölbungen der Füße muskulär verspannt.
Die KA Becken und Kopf sind potentiell beweglich, der Brustkorb ist in Nullstellung der BWS dynamisch stabilisiert.
Am KA Arme ist der Schultergürtel auf dem Brustkorb parkiert, die Arme hängen in Spielfunktion am Schultergürtel oder befinden sich in leichter Abstützaktivität auf den ventralen Seiten der Oberschenkel.

Intensität der muskulären Beanspruchung bei ökonomischer Aktivität und Atmung

Wegen der im Vergleich zum normalen aufrechten Stand vermehrten Knieflexion ist die Intensität der ökonomischen Aktivität für die Stützfunktion des KA Beine erhöht. Das betrifft insbesondere den Vastus medialis, weil das Knie sich beim Bestreben, die Flexions-/Extensionsachsen der Knie- und Großzehengrundgelenke parallel zu halten, nach lateral drehen muß und der Vastus medialis dadurch nach vorn zeigt. Dadurch wird er vermehrt fallverhindernd beansprucht.
Desgleichen wird durch die funktionelle Einstellung der Fuß- und Beinachsen auch die die Längswölbung der Füße garantierende Brückenaktivität zur Gewölbeverspannung intensiviert. Die Lateralrotation der Kniegelenke wird durch die widerlagernde pronatorische Verwringung des Vorfußes kompensiert, die den Hauptbelastungsdruck des Fu-

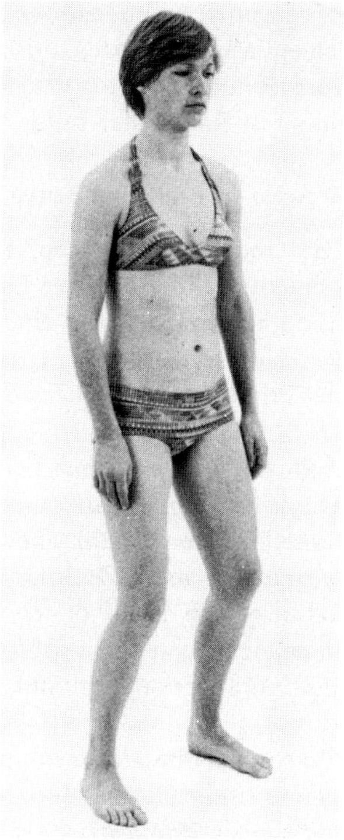

a

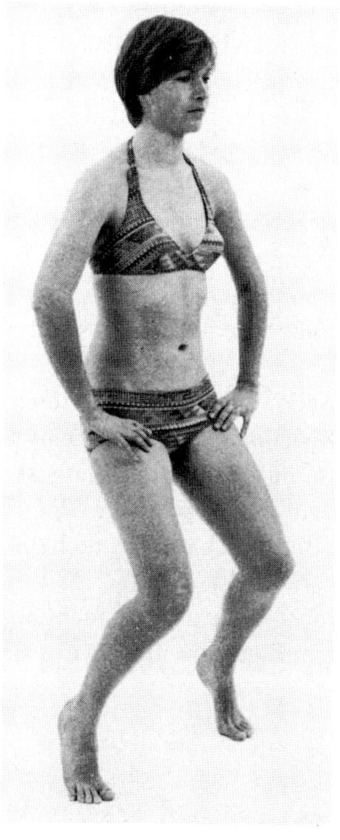

b

Abb. 109 a, b. Ausgangsstellung der Übung „Tripp-trapp".
a Im Fußsohlenstand, **b** im Zehenstand

ßes gegen den Boden unter dem Großzehenballen hält und dadurch den Kleinzehenballen entlastet. Die extensorische Aktivität der Zehen gibt einer Gewichtsverlagerung nach vorn Raum, eine flexorische würde diese aufheben oder nach hinten richten. Als Atmung ist eine Ruheatmung angezeigt.

● Actio - Reactio des Bewegungsablaufs

Die Übung „Tripp-trapp“ ist ein standortkonstanter Bewegungsablauf mit Druckverschiebung innerhalb der Unterstützungsfläche. Die Actio ist alternierend nach rechts und links gerichtet, um einen Belastungswechsel vom rechten auf das linke Bein zu bewerkstelligen und das „Tripp-trapp“ in Gang zu setzen. Da die Richtungskomponente der Primärbewegung horizontal verläuft, ist mit einer deutlichen Reactio zu rechnen.

Actio in Form der Primärbewegung
Die kritischen Distanzpunkte der alternierenden Primärbewegungen, DP rechter und linker Trochanterpunkt, bewegen sich nach rechts bzw. nach links. Die Hüftgelenke bewegen sich durch Drehpunktverschiebung adduktorisch, der distale Hebel Oberschenkel neigt sich adduktorisch nach lateral. Geht die Bewegung nach rechts, vermehrt sich unter der rechten Fußsohle bzw. Fußspitze der Druck auf den Boden, und das rechte Bein gerät vermehrt in Stützfunktion.

Reactio in Form aktivierter passiver Widerlagerung
Der kritische Distanzpunkt der aktivierten passiven Widerlagerung bei einer nach rechts gerichteten Primärbewegung, DP linke Fußsohle bzw. Fußspitze, wird fast von der Unterlage abgehoben, ohne den Bodenkontakt zu verlieren. Dabei hängt sich weiterlaufend der linke Unterschenkel im Kniegelenk flexorisch an den Oberschenkel, dieser im Hüftgelenk flexorisch an das Becken, dieses im rechten Hüftgelenk abduktorisch an den rechten Oberschenkel und im Wirbelsäulenbereich linkskonkav lateralflexorisch an den Brustkorb. Dabei ist das linke Bein in Spielfunktion geraten.

Reactio in Form von Veränderungen der Unterstützungsfläche
Wenn die Primärbewegung nach rechts gerichtet ist, wird die Unterstützungsfläche ganz wenig nach rechts ausgeweitet, durch das beinahe Abheben der linken Fußsohle bzw. Fußspitze jedoch drastisch verkleinert.

Actio in Form von beschleunigenden Gewichten
Reactio in Form von bremsenden Gewichten
In der Ausgangsstellung ist die potentielle Trennebene identisch mit der vertikal stehenden Symmetrieebene des Patienten. Bei nach rechts gerichteter Primärbewegung verschiebt sich die Trennebene nach rechts und geht, wenn das linke Bein in Spielfunktion geraten ist, annähernd durch die rechte funktionelle Fußlängsachse. Alle Gewichte rechts von der Trennebene wirken beschleunigend, diejenigen links davon verlangsamend auf das Tempo des Bewegungsablaufs.

• Conditio - Limitatio des Bewegungsablaufs

Conditio der gleichbleibenden Abstände am Körper des Patienten
Limitatio in Form von Stabilisation und aktiver Widerlagerung

Conditio: Der Abstand DP Processus xiphoideus-DP rechte/linke Spina iliaca bleibt gleich groß.
Limitatio: Wenn dieser Abstand sich nicht verändert, werden bei einer Primärbewegung nach rechts die KA Brustkorb und Arme mit nach rechts verschoben, und ein nach links Abrutschen des Brustkorbs im Sinne einer nichtgewollten aktivierten passiven Widerlagerung wird vermieden.

Conditio: Abstand DP Incisura jugularis-DP rechtes/linkes Ohrläppchen bleibt gleich groß.
Limitatio: Wenn diese Abstände sich nicht verändern, wird bei einer Primärbewegung nach rechts der KA Kopf mit nach rechts verschoben und eine Translation des Kopfs nach links im Sinne einer nichtgewollten aktivierten passiven Widerlagerung vermieden.

Conditio der absoluten und/oder relativen räumlichen Fixpunkte
Limitatio durch Begrenzung der Primärbewegung, der aktivierten passiven Widerlagerung und der Veränderung der Unterstützungsfläche
In der Übung „Tripp-trapp" gibt es absolute und relative räumliche Fixpunkte.

Conditio: Die Kontaktstellen Fußsohle bzw. Fußspitzen/Boden sind absolute räumliche Fixpunkte.
Limitatio: Dadurch bleibt die Spurbreite der Ausgangsstellung auch während des Bewegungsablaufs erhalten. Dies beschränkt das Ausmaß der Primärbewegung, und der entlastete Fuß geht nicht, einen Schritt vorbereitend, mit in die Bewegungsrichtung.

Conditio: Die Kontaktstelle Großzehenballen/Boden auf der Standbeinseite ist ein absoluter räumlicher Fixpunkt.
Limitatio: Wenn auf der Standbeinseite der Großzehenballen seinen Kontakt mit der Unterlage hält und keine Druckminderung erlaubt, wird die pronatorische aktiv widerlagernde Begrenzung der Primärbewegung betont und die muskuläre Verspannung der Längswölbung des Standfußes verstärkt.

Conditio: Das Standkniegelenk darf sich weder nach hinten noch aus der Bewegungsrichtung bewegen.
Limitatio: Dieser relative räumliche Fixpunkt gewährleistet die optimale fallverhindernde Aktivität des Vastus medialis. Zudem wird die Belastung des Bandapparats am Kniegelenk ökonomisch.

Conditio: Die Malleolen des Standfußes dürfen sich weder nach lateral noch nach medial bewegen.
Limitatio: Dieser relative räumliche Fixpunkt stabilisiert durch den Ausschluß der Lateralbewegung die Malleolengabel über dem Talus, unterstützt die Druckkonzentration unter dem Großzehenballen in der Standbeinphase und aktiviert den medialen Anteil des Trizeps surae deutlich. Durch den Ausschluß der Medialbewegung wird die Entwölbung des Standfußes durch eine vermehrte Eversion im unteren Sprunggelenk vermieden.

Conditio: Die Verbindungslinie der rechten und linken Spina iliaca behält ihre horizontale Lage und darf sich nur nach rechts und links parallel verschieben.
Limitatio: Dieser relative räumliche Fixpunkt ist gewährleistet, wenn während der Parallelverschiebung nach rechts bzw. links die adduktorische Verformung der Hüftgelenke nur vom distalen Hebel aus geschieht. Dann macht auch die vertikal stehende KLA eine Parallelverschiebung nach rechts oder links ohne lateralflexorische Verformung der LWS.

Conditio des Bewegungstempos
Limitatio der ökonomischen Aktivität durch Finden des Idealtempos
Conditio: Die Übung „Tripp-trapp" erfordert ein zügiges Tempo. Wir beginnen mit dem normalen Gangtempo, 120 Belastungswechsel/min und steigern das Tempo etwa auf das Doppelte.
Limitatio: Das Gangtempo erlaubt die niedrigste Intensität der ökonomischen Aktivität, weil es gemächlich, aber doch so schnell ist, daß man nicht in der jeweiligen Einbeinbelastung verharren muß und auf der Spielbeinseite den Kontakt mit der Unterlage nie verliert. So können die Rechts-links-Verschiebungen der KLA gering gehalten werden (etwa 2-3 cm). Je mehr das Tempo gesteigert wird, um so höher wird die Intensität der ökonomischen Aktivität. Das ist als Trainingseffekt erwünscht. Die Verschiebung der KLA nach rechts und links nimmt immer mehr ab und hört schließlich auf.

▶ INSTRUKTION IN PATIENTENSPRACHE

● An die Wahrnehmung appellierende Instruktionshilfen

Der geradeaus gerichtete Blick und die nach vorn gerichteten ventralen Seiten der KA Becken und Brustkorb sind eine gute Wahrnehmungshilfe für die vertikale Haltung der KLA und die potentielle Beweglichkeit von Becken und Kopf bei in Nullstellung dynamisch stabilisierter BWS. Wenn der Patient eine Hand auf den Bauch, die andere auf den Brustkorb legt, kann er die Primärbewegungen gut mitspüren. Die Wahrnehmung, daß Knie und Füße etwas nach außen zeigen, betont die Standortkonstanz dieser Übung, während die Bewegung in relativ raschem Tempo abläuft.

● Verbal-perzeptive didaktische Anleitung

Position und Aktivierung der Ausgangsstellung

„Steh' aufrecht und ein wenig breitbeinig da. Schau' geradeaus. Das tun auch dein Bauch und deine Brust. Du kannst es mit den Händen spüren. Die Knie schauen ein wenig nach außen, aber nicht mehr als deine Fußspitzen. Jetzt läßt du dein aufrecht stehendes Türmchen in den Knien ganz wenig heruntersinken, als ob du dich auf einen hohen Barstuhl setzen würdest."

● Manipulativ-perzeptive didaktische Anleitung

Das Einnehmen der Ausgangsstellung muß ein paar Mal geübt werden. Hyperaktivität in den KA Becken, Brustkorb und Kopf muß man bis zum Einsetzen der Ruheatmung reduzieren. Dabei darf aber die dynamische Stabilisation der BWS nicht verloren gehen. Die flexorische und extensorische potentielle Beweglichkeit des Beckens in Hüft- und LWS-Gelenken muß ausprobiert werden. Während der Flexion in Hüft- und Kniegelenken ist gut auf die Einstellung der Fuß- und Beinachsen zu achten.

Actio und Conditio des Bewegungsablaufs

„Du fühlst, daß du starke Beine hast. Breit stehst du da. Fußspitzen und Knie schauen genau in dieselbe Richtung. Du spürst den Boden deutlicher unter den Vorfüßen als unter den Fersen. Die Zehen sind offene Fächer. Dein Körper ist aufrecht und lang. Im Bauch fühlst du keine Spannung. Der Atem geht von selber. Stütze die Hände leicht auf dem Becken ab und erlebe das ganz leichte Schwanken deines Körpers in den Hüftgelenken. Jetzt werden die Beine lebendig. In schnellem Wechsel drückst du die rechte, dann die linke Fußsohle gegen den Boden. Du brauchst kein Bein vom Boden wegzuheben. Nur drükken, immer schneller „Tripp-trapp" hörst du deine Füße. Wie ein Trommelwirbel hört es sich an. Der Atem geht jetzt schneller, am besten ist es, wenn du pfeifst. Wenn die Beine müde werden, hörst du einfach auf, machst die Knie gerade und wartest, bis die Müdigkeit abflaut. Hinterher spürst du ein angenehmes Rieseln in den Beinen, das ist gut. Jetzt geht es wieder von vorn los. Ein paarmal steigst du auf die Fußspitzen, ohne die Knie dabei zu strecken. Du kannst sogar versuchen, das „Tripp-trapp" auf den Fußspitzen zu machen, dann kriegen die Waden auch was ab."

Hat der Patient schwache Extensoren der Kniegelenke oder gar Kniebeschwerden, lassen wir es bei einer geringen Knie- und Hüftgelenkflexion bewenden, nur gerade so viel, daß die Innervierung des Quadrizeps gesichert ist. Patienten mit sehr schlechten Füßen sollen die Übung in Schuhen machen. Das rasche Trippeln beansprucht die Füße, die Aktivierung der Längswölbungen sollte gesichert sein oder durch Vorübungen der Wahrnehmung des Patienten zugänglich gemacht werden. Immer handelt es sich darum, daß man die Knie nach außen über die Längsachse der Füße bringt und verhindert, daß dabei der Fuß nur noch auf der Außenkante belastet wird. Das erreicht man am besten, wenn man den Patienten anweist, simultan mit dem Richten der Knie nach lateral den Kleinzehenballen zu entlasten.

▶ ANPASSUNG DER ÜBUNG AN KONSTITUTION UND KONDITION DES PATIENTEN

● Rolle der Längen, Breiten, Tiefen und Verteilung der Gewichte bei der konstitutionellen Anpassung

Eine relativ häufig anzutreffende konstitutionelle Schwierigkeit tritt auf, wenn ein großer Abstand der Trochanterpunkte und der Spinae iliacae mit einem kleinen frontotransversalen Brustkorbdurchmesser und einem kleinen Abstand der Schultergelenke zusammentrifft. Bei einer Primärbewegung nach rechts wird man von Fall zu Fall eine

Translation der KA Brustkorb, Kopf und Arme nach rechts in bezug auf das Becken tolerieren oder sogar fordern.

● **Konditionelle Anpassung**

Mangel an Leistungsfähigkeit oder Wunsch zur Leistungssteigerung
Als Fuß- und Beinachsenbelastungstraining eignet sich eine maximale Temposteigerung bei 30 Sekunden Training und 30 Sekunden Ruhe.
Macht man die Übung auf den Fußspitzen, kann man die Abstände der Fersen vom Boden variieren, aber den jeweiligen Abstand während des Bewegungsablaufs nicht verändern.
Eine gute Detailübung ist der rasche Wechsel zwischen Fußsohlenstand und Zehenstand durch Drehpunktverschiebung der Flexions-/Extensionsachsen der oberen Sprunggelenke nach vorn/oben und hinten/unten bei erhaltener Kniegelenk- und Hüftgelenkflexion. Dieselbe Übung kann auch rechts und links alternierend oder rechts und links gegenläufig gemacht werden. Dabei wird insbesondere der Trizeps mit positivem und negativem Hub belastet. Zur Belastungssteigerung des Quadrizeps kann man die Knie- und Hüftgelenkflexion vergrößern. Die vertikale Lage der KLA muß aber erhalten bleiben.

Während der Übung auftretende Schmerzen als Kontraindikation
Bei bestehender Chondropathia patellae und dem Versuch, ein belastendes Quadrizepstraining zu machen, sind auftretende Schmerzen während oder nach der Übung ein Grund, die Übung abzusetzen. Das gilt auch bei Gonarthrosen sowie Frakturen und Bandläsionen im Bereich der Kniegelenke. Das Quadrizepstraining muß dann hubarm gestaltet werden.

5.6.4 „Kurz und bündig“

Der Name „Kurz und bündig“ ist ein Phantasiename. Er charakterisiert die kleinen, präzise definierten Bewegungen der Hände, die diese Übung verlangt.

■ LERNZIEL

Der Patient soll mit Hilfe kleiner, beschleunigter und gestoppter Armbewegungen die Bauch-, Rücken- und Halsmuskulatur reaktiv und selektiv sowie hubarm kraftvoll aktivieren können.

► FUNKTIONSANALYSE IN THERAPEUTENSPRACHE

● **Konzeption der Übung**

Die Übung repräsentiert eine Behandlungstechnik, die oft angewendet werden kann. Im folgenden soll an ausgewählten Beispielen gezeigt werden, wie man mit dieser Technik die vielfältigen funktionellen Möglichkeiten der Bauch-, Rücken- und Halsmuskeln selektiv nutzen kann.

Räumlicher Weg der kritischen Distanzpunkte
Die kritischen Distanzpunkte müssen an der Hand liegen, weil das in sich bewegliche

System eines Arms mit mehr als 30 gelenkig verbundenen Teilstücken in seiner Peripherie am besten einen präzis bestimmten räumlichen Weg in beliebig vielen Richtungen verwirklichen kann.
Der räumliche Weg der kritischen Distanzpunkte soll etwa 20 cm lang und geradlinig sein. Damit die Geradlinigkeit garantiert ist, darf es in keinem Gelenk zu endgradigen Bewegungsausschlägen kommen, weil diese die Richtung leicht ablenken können.

Beschleunigen und Stoppen der Bewegungen
Die Beschleunigung und das Stoppen sind Auslöser für die reaktive Aktivierung der Bauch-, Rücken- und Halsmuskulatur. Der Arm kann ohne die Stabilisation der Wirbelsäule überhaupt keine rasche, geradlinige Bewegung ausführen, weil der Schultergürtel nur auf einem stabilisierten Brustkorb den nötigen Halt finden kann, damit keine peitschenhiebartige Bewegung entsteht. Die Bauch-, Rücken- und Halsmuskulatur wird weiterlaufend und aktiv widerlagernd aktiviert.
Die Armbewegung wird gestoppt, weil der geforderte geradlinige Weg begrenzt ist. Da endgradige Bewegungen ausgeschlossen sind, geschieht das Stoppen in Form einer aktiven Widerlagerung. Weil sie plötzlich einsetzen muß, tritt öfter als Ausweichbewegung ein rückläufiger Bewegungsausschlag auf, der den ganzen Stabilisierungseffekt zunichte machen kann.
Diese kurzen, beschleunigten und gestoppten Bewegungen erfordern eine sorgfältige Instruktion, um vom Patienten gelernt werden zu können.

Hubarme und kraftvolle Aktivierung der Bauch-, Rücken- und Halsmuskulatur
Die Wirbelsäule befindet sich in der Ausgangsstellung annähernd in Nullstellung, die Aktivierung ihrer gesamten Muskulatur findet ohne Bewegungsausschläge in den Gelenken der WS statt. Darum werden die passiven Strukturen geschont. Das Nichtbewegen bzw. die Stabilisation, die Agonisten und Antagonisten betrifft, vollzieht sich nur darum automatisch, weil der Angriff auf die Muskulatur wegen der notwendigen Beschleunigung der Armbewegung kraftvoll sein muß.

Richtung der Armbewegungen
Die Bewegungsrichtung nimmt wegen der Beschleunigung keine besondere Rücksicht auf die Schwerkraft. Sie verläuft annähernd rechtwinklig zu den Bewegungsachsen der Wirbelsäule und richtet sich nach dem Faserverlauf der anvisierten Muskulatur. Dabei spielt sich die Bewegung möglichst im Gesichtsfeld des Patienten ab und in einem bequemen Abstand der kritischen Distanzpunkte von den KA Becken, Brustkorb und Kopf. Der Zielgruppe der zu aktivierenden Bauch-, Rücken- und Halsmuskeln wird die Aufgabe der aktiven Widerlagerung zugeordnet.

• Position und Aktivierung der Ausgangsstellung

Die Übung „Kurz und bündig“ kann in beliebiger Ausgangsstellung durchgeführt werden. Es empfiehlt sich aber, die Wirbelsäule in Nullstellung zu bringen, d. h. die virtuelle KLA optimal herzustellen. Auch ist es günstig, die Übung zunächst bei vertikal stehender KLA zu trainieren. Günstige Ausgangsstellungen sind in Abb. 109 a und 90 a dargestellt.

● Actio - Reactio des Bewegungsablaufs

Actio in Form der Primärbewegung

Da das Bewegungsausmaß klein, das Gewicht der Arme in bezug auf das Gesamtkörpergewicht gering und wegen der Beschleunigung die Einwirkung der Schwerkraft nur für die Haltung der Ausgangsstellung relevant ist, spielen aktivierte passive Widerlagerungen und Veränderungen der Unterstützungsfläche für unsere Analyse keine wesentliche Rolle.

● Conditio - Limitatio des Bewegungsablaufs

Conditio der gleichbleibenden Abstände am Körper des Patienten
Limitatio in Form von Stabilisation und aktiver Widerlagerung

In der Übung „Kurz und bündig" erfüllen sich die Conditio der gleichbleibenden Abstände am Körper des Patienten und die Limitatio in Form aktiver Widerlagerung wegen der Beschleunigung der Primärbewegungen reaktiv.
Im folgenden sind häufig gebrauchte Übungsanordnungen zusammengestellt.

Übung 1

Zielgruppe der aktiv widerlagernden Muskulatur: Ventrale, gerade Muskelzüge des Rectus abdominis
Beschleunigte und gestoppte Primärbewegung: DP rechte und linke Hand bewegen sich symmetrisch beschleunigt nach oben, ca. 20 cm vor den ventralen Seiten der KA Becken und Brustkorb, etwas unterhalb der horizontal stehenden Transversalebene durch den Bauchnabel beginnend. Dabei berührt der Daumen die Spitze des 3. Fingers, als ob die Finger eines Röhre bilden wollte. Das Handgelenk steht in Extension und die Flexions-/Extensionsachsen stehen vertikal.
Durch den weiterlaufenden Effekt aktivierte Muskulatur: Extensoren der Rückenmuskulatur.

Übung 2

Zielgruppe der aktiv widerlagernden Muskulatur: Extensoren der Rückenmuskulatur.
Beschleunigte und gestoppte Primärbewegung: Die kritischen Distanzpunkte der Primärbewegung, DP an der rechte und linke Hand, bewegen sich symmetrisch beschleunigt nach unten, ca. 20 cm vor den ventralen Seiten der KA Becken und Brustkorb, etwa in der horizontal stehenden Transversalebene durch den frontotransversalen Brustkorbdurchmesser beginnend.
Durch den weiterlaufenden Effekt aktivierte Muskulatur: Ventrale gerade Züge des Rectus abdominis.

Übung 3

Zielgruppe der aktiv widerlagernden Muskulatur: Schräge Bauchmuskelzüge.
Beschleunigte und gestoppte Primärbewegung: Für die von rechts/unten/vorn nach links/oben/vorn ziehenden Muskeln wählen wir als kritischen Distanzpunkt DP linke Handfläche. Sie bildet zur horizontal stehenden mittleren Transversalebene einen Winkel von ca. 45° und zeigt dabei nach rechts/hinten/oben. Sie bewegt sich in einem bequemen Abstand von der ventralen Seite der KA Becken und Brustkorb von rechts/unten nach links/oben und überkreuzt dabei die Symmetrieebene.
Durch den weiterlaufenden Effekt aktivierte Muskulatur: Schräge Rückenmuskelzüge von links/oben/hinten nach rechts/unten/hinten.

Für die diagonalen, von links/unten nach rechts/oben ziehenden Muskeln ist es gerade umgekehrt, dabei ist der kritische Distanzpunkt DP rechte Handfläche, die nach links/hinten/oben zeigt.

Übung 4

Zielgruppe der aktiv widerlagernden Muskulatur: Schräge Rückenmuskelzüge
Beschleunigte und gestoppte Primärbewegung: Für die von links/oben/hinten nach rechts/unten/hinten ziehenden Muskeln wählen wir als kritischen Distanzpunkt DP linke Handfläche. Sie bildet zur horizontal stehenden mittleren Transversalebene einen Winkel von ca. 45° und zeigt dabei nach rechts/hinten/oben. Sie bewegt sich in einem bequemen Abstand von den ventralen Seiten der KA Becken und Brustkorb in einer frontalen Ebene von links/oben nach rechts/unten und überkreuzt dabei die Symmetrieebene.
Durch den weiterlaufenden Effekt aktivierte Muskulatur: Schräge Bauchmuskelzüge von links/oben/vorn nach rechts/unten/vorn.
Für die schrägen Rückenmuskelzüge von rechts/oben/hinten nach links/unten/hinten ist es gerade umgekehrt. Dabei ist der kritische Distanzpunkt DP rechte Handfläche. Sie ist nach links/hinten/oben gerichtet.

Übung 5

Zielgruppe der aktiv widerlagernden Muskulatur: Seitliche, lateralflexorisch auf die Wirbelsäule wirkende Muskelzüge.
Beschleunigte und gestoppte Primärbewegung: Für die linksseitigen linkskonkav lateralflexorisch auf die LWS und BWS wirkenden Muskelzüge wählen wir als kritischen Distanzpunkt DP linke Hand. Sie befindet sich in Greifstellung. Dabei berührt der Daumen die Spitze des 3. Fingers. Das Handgelenk steht in Extension, und dic Flexions-/Extensionsachsen stehen vertikal. Die Hand befindet sich in der vertikal stehenden Sagittalebene des linken Schultergelenks etwa in Höhe der horizontal stehenden mittleren Transversalebene. Die beschleunigte und gestoppte Primärbewegung DP linke Hand ist nach oben gerichtet. Für die rechtsseitige rechtskonkav lateralflexorisch auf die LWS und BWS wirkenden Muskelzüge ist die Primärbewegung der linken Hand nach unten gerichtet.
Durch den weiterlaufenden Effekt aktivierte Muskulatur: Geht die Primärbewegung DP linke Hand nach oben, sind es die rechtsseitigen, geht die Primärbewegung nach unten, sind es die gleichseitigen lateralflexorisch wirkenden Muskelzüge.

Hinweis: Zur rhythmischen Stabilisation der flexorischen/extensorischen Muskelzüge kann man die beiden zugehörigen Primärbewegungen als Hin- und Herbewegung machen lassen.
Zur rhythmischen Stabilisation der schrägen ventralen und dorsalen Muskelzüge kann man die Primärbewegungen der linken und rechten Hand simultan und symmetrisch machen lassen.
Zur rhythmischen Stabilisation der lateralflexorischen Muskelzüge kann man die Primärbewegungen der linken bzw. rechten Hand als Hin- und Herbewegung machen lassen oder zur Verstärkung von aktiver Widerlagerung und weiterlaufendem Effekt auch links und rechts simultan und gegenläufig.

Conditio des Bewegungstempos
Limitatio der ökonomischen Aktivität durch Finden des Idealtempos
In der Initialphase des Lernens muß zuerst ohne Beschleunigung das Bewegungsausmaß durch Wahrnehmung erlernt werden. Schon in dieser langsamen Lernphase soll der Stopp immer eingehalten werden, wobei man sich dafür genügend Zeit lassen sollte. Die Beschleunigung ist optimal, wenn die reaktive Muskelaktivierung kraftvoll in Erscheinung tritt. Wenn man die Bewegung wiederholt, kann man pro Bewegung einschließlich Stopp 1 Sekunde ansetzen, wobei die Bewegung etwa 10% und der Stopp 90% der Zeit beansprucht.

5.6.5 „Hokuspokus" (Abb. 110 und 111)

Der Name „Hokuspokus" ist ein Phantasiename. Er deutet an, daß man durch Beschleunigung von Teilgewichten des Körpers andere Körpergewichte scheinbar leichter machen kann.

■ LERNZIEL

Der Patient soll mit Hilfe von kleinen, beschleunigten und gestoppten Bewegungen eines Körperteils in anderen Bereichen des Körpers die Hubbelastungen reduzieren, die Hubkraft verbessern oder die Hubschwäche kompensieren können.

▶ FUNKTIONSANALYSE IN THERAPEUTENSPRACHE

● Konzeption der Übung

Die Technik des „Hokuspokus" wird im normalen Bewegungsverhalten ständig benutzt. Bei den Patienten taucht sie aber häufig als schädlicher Ausweichmechanismus auf, der bereits bestehende Defizite erheblich vergrößern kann.
Bei Bewegungsabläufen mit vorwiegend vertikalen Richtungskomponenten muß u.a. das ganze Gewicht des Körpers oder von Körperteilen hochgehoben oder bremsend heruntergelassen werden. Abhängig vom Bewegungsablauf findet der positive oder negative Hub in verschiedenen Gelenken statt. Wird für ein betroffenes Gelenk die Belastung zu groß, treten die bekannten Überlastungsschäden auf. Nun besteht aber die Möglichkeit, das Arm- oder Beingewicht durch gerichtete Beschleunigung zu nutzen, um das betroffene Gelenk oder die betroffene zu schwache Muskulatur zu entlasten. Schädliche Auswirkungen hat diese „Technik" immer dann, wenn das beschleunigte Gewicht zu klein oder zu groß ist, d.h. wenn man das Ziel nicht erreicht oder über das Ziel hinausschießt. Der Therapeut, der diese Technik einsetzt, muß solche Bewegungen analysierend planen und dann ohne Gefahr für den Patienten üben. Dabei ist folgendes zu berücksichtigen:

- Um ein Teilgewicht des Körpers mit Hilfe eines anderen Teilgewichts des Körpers zu heben, können wir das Hilfsgewicht nach oben beschleunigen. Wir können aber auch innerhalb des Körpers ein Waagebalkensystem konstruieren und das zu hebende Teilgewicht des Körpers durch ein passendes nach unten wirkendes und evtl. nach unten beschleunigtes Gegengewicht hochheben.
  Beim direkten Heben hält man die horizontale Richtungskomponente möglichst gering. Sie ergibt sich aus der Form der zu entlastenden Gelenke und aus der Länge des zu mobilisierenden Hebelarms.

Arbeitet man mit dem Waagebalkensystem, ist die horizontale Ausdehnung des Hilfsgewichts günstig.
- Je kleiner das zur Verfügung stehende Hilfsgewicht ist, um so größer muß die Beschleunigung ausfallen.
- Wenn die zu geringe oder fehlende Hubkraft eines Muskels ersetzt werden soll, legt man die Richtung der beschleunigten Bewegung in der optimalen Form des Bewegungsablaufs fest und vermeidet von vornherein Ausweichbewegungen.

Beispiel 1: Aufstehen vom Stuhl mit Entlastung der Kniegelenke bzw. eines dekompensierten Quadrizeps durch Beschleunigung der Arme nach oben (s. „Band 1", S. 175).

Beispiel 2 (Abb. 110): Aufsitzen aus Seitenlage im Waagebalkensystem unter Wahrung der annähernden Nullstellung der Wirbelsäule zur Entlastung insuffizienter Bauch- und Rückenmuskulatur und zur Schonung der passiven Strukturen der Wirbelsäule.
Ausgangsstellung: Seitenlage links. Die KA Becken, Brustkorb und Kopf sind in die horizontale KLA eingeordnet. Die Oberschenkel stehen in 90° Flexion in den Hüftgelenken, die Unterschenkel in etwas mehr als 90° Flexion in den Kniegelenken, die Kniegelenke ragen etwas über die Längskante des Behandlungstischs hinaus.
Teilgewicht des Körpers, das gehoben werden muß: Die KA Becken, Brustkorb und Kopf, die die KLA bilden, sollen vertikal gestellt werden.
Hilfsgewicht, das horizontal und nach unten beschleunigt werden soll: Rechtes oberes Bein.
Stützschneide des Waagebalkens: Linke Oberschenkellängsachse.
Unterstützer des Bewegungsablaufs: Die Arme, die koordiniert mit der Beschleunigung des Gewichts des rechten Beins nach kaudal/unten durch Abdruckaktivität das Gewicht der KA Becken, Brustkorb und Kopf in Schulterhöhe hochstemmen.

Beispiel 3 (Abb. 111): Aufsitzen aus Rückenlage im Waagebalkensystem unter Wahrung der annähernden Nullstellung der Wirbelsäule zur Entlastung insuffizienter Bauchmuskulatur und zur Schonung der passiven Strukturen der Wirbelsäule.
Ausgangsstellung: Rückenlage auf dem Bett oder auf einer Behandlungsbank. Die KA Becken, Brustkorb und Kopf sind in die horizontale KLA eingeordnet.
Am KA Beine steht die linke Ferse an der Bettkante. Der linke Oberschenkel ist im Hüftgelenk ca. 45° flektiert. Das Kniegelenk steht durch Drehpunktverschiebung in ca. 125° Flexion. Der Vorfuß ragt über die Bettkante hinaus. Am KA Arme umfassen die gefalteten Hände den rechten Oberschenkel nahe am Knie. Hüft- und Kniegelenk sind in bequemer ausgiebiger Flexion.
Teilgewicht des Körpers, das gehoben werden muß: Die die KLA bildenden KA Becken, Brustkorb und Kopf sollen vertikal gestellt werden.
Stützschneide des Waagebalkens: Die Flexions-/Extensionsachse der Hüftgelenke.
Hilfsgewicht, das horizontal und nach unten beschleunigt werden soll: Linkes Bein.
Unterstützer des Bewegungsablaufs: Die Arme und das in ihnen hängende Gewicht des rechten Beins, das die extensorische Rückenmuskulatur aktiviert und so die annähernde Nullstellung der Wirbelsäule während des Bewegungsablaufs ermöglicht. Gleichzeitig zieht das Gewicht des gebeugten Beins die in sich stabilisierten KA Becken, Brustkorb und Kopf unter Entlastung der Bauchmuskulatur in die angestrebte vertikale Lage.

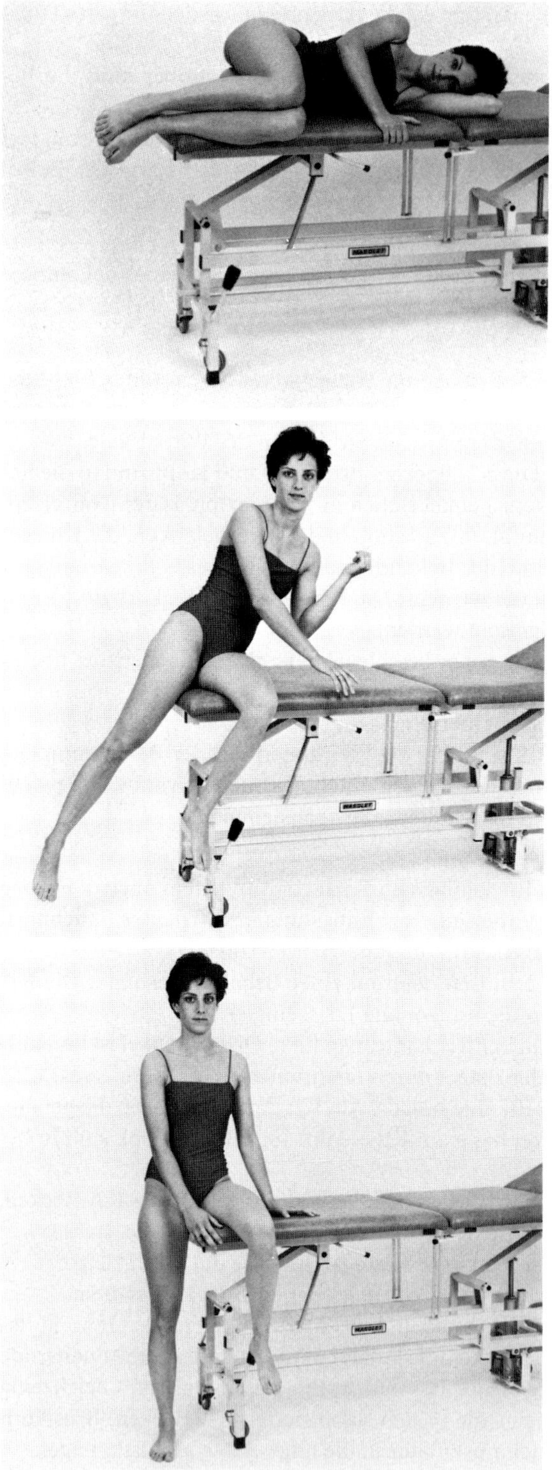

a

b

c

Abb. 110 a–c. „Hokuspokus". Aufsitzen aus Seitenlage im Waagebalkensystem. **a** Ausgangsstellung, **b** Mittelstellung, **c** Endstellung

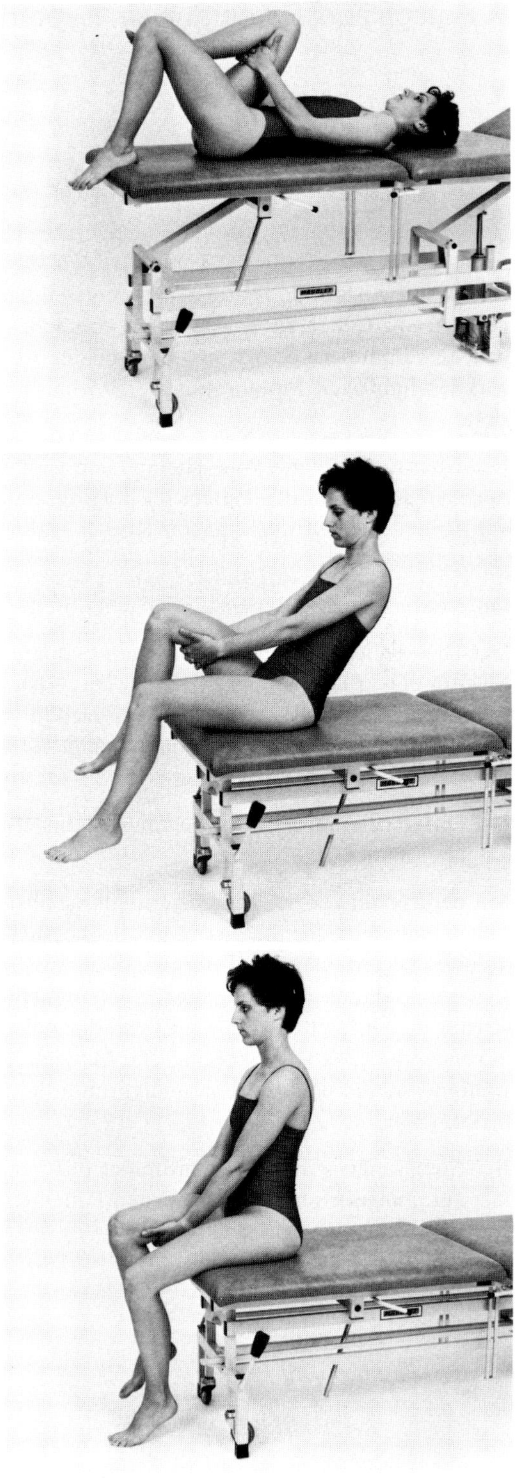

a

b

c

Abb. 111 a–c. „Hokuspokus". Aufsitzen aus Rückenlage im Waagebalkensystem. **a** Ausgangsstellung, **b** Mittelstellung, **c** Endstellung

6. Ratschläge, Erkenntnisse, Hypothesen

Der Schmerz ist für den Patienten ein notwendiges Signal. Er sagt: „Verstehe mich, lerne mit mir umzugehen". Das Aushalten von Schmerzen wird nicht belohnt. Sie zu verstehen, zu vermindern oder ganz zu vermeiden ist normal. Wenn die Schmerzen bei einer wirklich hubfreien Mobilisation der Wirbelsäule andauern, ist Bewegung kontraindiziert.

Die Übertragung eines vom Therapeuten geplanten gezielten Bewegungsablaufs kann nur gelingen, wenn der Patient die Lageveränderung der Distanzpunkte in bezug auf den Raum und auf den eigenen Körper wahrnehmen und unmittelbar in Bewegung übersetzen kann.

Differenzierung und Begrenzung machen Bewegung erst ökonomisch.

Der Therapeut sucht für einen Bewegungsablauf wenn immer möglich einen gradlinigen Weg für den kritischen Distanzpunkt. Das erleichtert den Lernprozeß für den Patienten wesentlich. Zur Verwirklichung dieser gradlinigen Bewegungsrichtung machen die Distanzpunkte der an der Bewegung beteiligten Gelenke mühelos kurvige Wege um eine optimale Koordination zu sichern.

Die Differenzierung eines Bewegungsablaufs verhindert die Summierung der Belastung auf einen Punkt.

Mit der Zunahme der Differenzierung kristallisiert sich die dominante Bewegungsrichtung immer deutlicher heraus, so daß schließlich die verschiedenen Teilwiderlagerungen in einen weiterlaufenden Bewegungsfluß integriert werden können. Je weiter sich ein Bewegungsablauf ins Bewegungsverhalten integriert hat, um so selbstverständlicher erscheint die Differenzierung, sie ist geradezu die Ursache der Mühelosigkeit. Darum ist es verständlich, daß die ökonomische Aktivität für den, der sie gefunden hat, einfach ist, während sie für den funktionsanalytisch arbeitenden Therapeuten immer kompliziert bleibt.

Bewegungsanalyse heißt darum immer differenzieren, aufteilen. Instruktion heißt immer zusammenfassen. Signale für den Patienten finden, die seine Koordinationsfähigkeit ansprechen und in Gang setzen.

7. Glossar

Abdruckaktivität	Muskelaktivität, die von einer Kontaktstelle des Körpers mit einer Unterlage oder Abstützvorrichtung aus einen zielgerichteten Abstoß bewerkstelligt.
Abstützaktivität	Muskelaktivität, die entsteht, wenn der Körper sich an eine Abstützvorrichtung lehnt und die ihr zugewandte Seite muskulär verspannt wird.
Actio	Bei einem Bewegungsablauf ist die Actio die Primärbewegung, die zum Bewegungsziel hinführt und in der Wahrnehmung des Patienten dominiert. Sie bringt Gewicht in die Bewegungsrichtung und wirkt, wenn sie horizontale Komponenten aufweist, beschleunigend auf die Bewegung.
Aktive Insuffizienz	Aktive Insuffizienz eines Muskels liegt vor, wenn er nicht in der Lage ist, sich so stark zu verkürzen, daß er die endgradige Stellung der Hebel, Zeiger oder Verschiebekörper in den von ihm überbrückten Bewegungsniveaus aktiv fixieren kann.
Aktivitätszustand	Die Vielfalt von Haltungs- und Bewegungsmöglichkeiten und ihre Lage im Raum unter der Einwirkung der Schwerkraft fordert der Muskulatur verschiedene Arten von Aktivitätszuständen ab. Wir definieren diese unterschiedlichen Aktivitätszustände und sich dann in der Lage, sie bei der Analyse von Haltung und Bewegung zu identifizieren, auf bestimmte Körperabschnitte zu beziehen, sie zu benennen und sie hervorzurufen.
Arretierung	Begrenzung der Gelenkbeweglichkeit durch passive Strukturen des Bewegungsapparats.
Ausweichbewegungen, Ausweichmechanismen	Unökonomische, unerwünschte, aus der Bewegungsrichtung abweichende weiterlaufende Bewegungen, Veränderungen der Unterstützungsfläche oder Widerlagerungen weiterlaufender Bewegungen.
Beobachterebenen	Die Beobachterebenen helfen dem Therapeuten, bei optischen Wahrnehmungen perspektivische Täuschungen weitgehend zu vermeiden. Dabei sollen die Augen des Beobachters horizontal und die Symmetrieebene seiner Augen vertikal stehen.
Beobachtungskriterium	Merkmal, das durch planmäßiges Betrachten und Betasten des menschlichen Körpers in Ruhe und Bewegung

	gefunden worden ist und der Unterscheidung von normal und pathologisch dient.
Beweglichkeit	Das Ausmaß der passiven und aktiven Bewegungstoleranzen in den Gelenken.
Bewegungsachse	Ist eine gedachte Gerade, um die sich Hebel und Zeiger drehen, und um die die Bewegungsausschläge stattfinden.
Brückenaktivität	Wenn bei einer Körperhaltung oder Bewegung die Unterstützungsfläche durch mehr als eine Kontaktstelle des Körpers mit seiner Unterlage bestimmt wird, so bilden diejenigen Körperabschnitte oder Teile davon, welche den Kontakt mit der Unterlage herstellen, mit ihren angrenzenden Körperabschnitten Brücken. Die Muskelaktivität, die diese Brückenbogen verspannt, nennen wir Brückenaktivität.
C 7-Syndrom, funktionelles	Nackenkyphose im Bereich der oberen BWS und unteren HWS, die mit Steifigkeit dieser Wirbelsäulensegmente einhergeht und die Statik der Kopfhaltung ungünstig beeinflußt. Man findet sie häufig bei thorakalem Flachrücken.
Conditio	Bei einem Bewegungsablauf ist die Conditio die Summe der Bedingungen, die zur Differenzierung und eindeutigen Form eines Bewegungsablaufs führen. Der Patient soll sie wahrnehmen, was ihm das Hervorbringen differenzierter Bewegungen erleichtert.
Distal/proximal	Diese Begriffe beziehen sich auf den funktionellen Körpermittelpunkt. Distal bedeutet: entfernt vom Körpermittelpunkt, proximal: näher beim Körpermittelpunkt.
Distanzpunkte (DP)	Distanzpunkte einer Gelenkbewegung sind diejenigen Punkte an Hebeln und Zeigern, die von der Bewegungsachse am weitesten entfernt sind.
Druckaktivität	Muskelaktivität, die den Druck des Körpers an einer Kontaktstelle mit seiner Unterlage verstärkt. Dabei entsteht an den betroffenen Gelenken eine Pression.
Effektoren	Nach funktionellen Gesichtspunkten ist der Muskel Effektor von Haltung und Bewegung. Er kann als Heber und Beweger von Gewichten, als Bremser fallender Gewichte und als Verhinderer des Falls von Gewichten in Aktion treten.
Freiheitsgrad	Toleranzen für eine Hin- und Herbewegung, die Hebel, Zeiger oder Verschiebekörper in ihrer gelenkigen Verbindung haben.
Frontalebene	Zwischen vordere und hintere Kubusseite lassen sich beliebig viele parallele Ebenen legen. Wenn sie den Homunkulus treffen, teilt ihn jede in einen ventralen und einen dorsalen Abschnitt. Alle diese Ebenen sind Fron-

	talebenen. Sie sind auf den Körper und nicht auf den Raum bezogen.
Frontalebene, mittlere	Frontalebene durch den Körpermittelpunkt.
Frontosagittale Achsen	Schnittlinien der frontalen und sagittalen Körperebenen durch den Mittelpunkt der Wirbelsäulen- und proximalen Extremitätengelenke.
Frontotransversale Achsen	Schnittlinien der frontalen und transversalen Körperebenen durch den Mittelpunkt der Wirbelsäulen- und proximalen Extremitätengelenke.
Funktionelle Bewegungslehre	Technik der unmittelbaren Beobachtung und Analyse von Haltung und Bewegung des Menschen.
Gangtest, kleiner	Untersuchung, die ggf. bei der Erhebung des funktionellen Status durchgeführt wird, um bestehende Hinkmechanismen zu analysieren.
Gleichgewichtsreaktion	Wenn eine Schwerpunktverlagerung das Gleichgewicht gefährdet, kann dieses durch Gegengewicht, Gegenaktivität, Gegenbewegung oder/und Veränderung der Unterstützungsfläche erhalten werden.
Hängeaktivität	Aktivitätszustand, der entsteht, wenn sich der ganze Körper, einzelne Körperabschnitte oder Teile davon an eine entsprechende Vorrichtung hängen; an den betroffenen Gelenken entsteht eine Traktion.
Horizontalebene	Auf den Raum bezogene Ebene. Wenn ein Mensch steht, stehen seine Transversalebenen horizontal, wenn er auf dem Rücken oder Bauch liegt, seine Frontalebenen, und wenn er auf der Seite liegt, seine Sagittalebenen.
Horizontalebene des Beobachters	Die Horizontalebene des Beobachters steht horizontal im Raum. Es ist die horizontal stehende Transversalebene durch die Augen des Beobachters, die so weit vergrößert wird, daß sie den Patienten trifft und ihn für den Beobachter in einen oberen und unteren Teil trennt.
Hubarme Mobilisation	Bewegung, bei der möglichst wenig von den bewegten Teilgewichten des Körpers gegen die Schwerkraft zu heben ist.
Hubfreie Mobilisation	Bewegung, ohne die bewegten Teilgewichte des Körpers gegen die Schwerkraft zu heben.
Isometrisch	Muskelarbeit, die mögliche Gelenkbewegungen verhindert; dabei verändert der aktive Muskel seine Länge nicht.
Isotonisch-exzentrisch	Aktive Verlängerung des Muskels.
Isotonisch-konzentrisch	Aktive Verkürzung des Muskels.
Kaudal	Kaudal ist eine Ortsbezeichnung und heißt: am Fuß, am Fußteil; nach kaudal ist eine Richtungsbezeichnung und heißt: fußwärts, da, wo der Fuß hinzeigt.
Körperabschnitt (KA)	Jeder funktionelle Körperabschnitt hat mehrere Bewe-

	gungsniveaus, deren Bewegungsverhalten als funktionelle Einheit charakterisiert werden kann.
Körperdiagonale	Verbindungslinie des Mittelpunkts eines Hüftgelenks mit dem Mittelpunkt des andersseitigen Schultergelenks.
Körperlängsachse (KLA)	Schnittlinie zwischen Symmetrieebene und mittlerer Frontalebene. Sie geht durch Körpermittelpunkt und Scheitelpunkt.
Körpermittelpunkt	Schnittpunkt der beiden Körperdiagonalen.
Kondition	Einfluß, den soziale Stellung, psychische Situation und somatischer Zustand des Patienten auf sein Bewegungsverhalten ausüben.
Konstitution	Einfluß, den Längen, Breiten, Tiefen und Gewichte der Körperabschnitte des Patienten auf sein Bewegungsverhalten ausüben.
Kranial	Kranial ist eine Ortsbezeichnung und heißt am Kopf, am Kopfteil; nach kranial ist eine Richtungsbezeichnung und heißt: kopfwärts, da, wo der Kopf hinzeigt.
Limitatio	Bei einem Bewegungsablauf ist die *Limitatio* die reaktive Verwirklichung der eingehaltenen *Conditio*.
Mobile	Körperabschnitt, bei dem in einer bestimmten Haltung oder Bewegung die potentielle Beweglichkeit vorherrscht.
Nackenkyphose	S. C 7-Syndrom, funktionelles.
Ökonomische Aktivität	Wenn bei einer beliebigen Haltung oder Bewegung die Intensität der geleisteten Muskelaktivität weder zu hoch noch zu niedrig ist, um das äußere Erscheinungsbild optimal hervorzubringen, sprechen wir von ökonomischer Aktivität.
Parallelebene des Beobachters	Vertikal stehende Frontalebene durch die Augen des Beobachters, die so weit parallel verschoben wird, bis sie den Patienten trifft. In ihr können reale Distanzen am Patientenkörper gesehen und miteinander verglichen werden.
Parkierfunktion	Aktivitätszustand, in dem ein Körperabschnitt oder ein Teil davon mit einer Unterlage Kontakt hat und auf diese nur mit seinem Eigengewicht Druck ausübt.
Passive Insuffizienz	Passive Insuffizienz eines Muskels liegt vor, wenn er sich nicht so weit dehnen läßt, daß der Bewegungsausschlag der Hebel, Zeiger oder Verschiebekörper in den von ihm überbrückten Bewegungsniveaus bis an die Arretierung ausgeschöpft werden kann.
Patternfaust	Faustschluß wie in den PNF Pattern, bei Flexion der distalen und proximalen Fingergelenke, der Grundgelenke der Finger und Volarflexion des Handgelenks.
Patternhandöffnung	Handöffnung wie in den PNF Pattern, bei Extension der distalen und proximalen Fingergelenke, der

	Grundgelenke der Finger Dorsalextension des Handgelenks.
Potentielle Beweglichkeit	Leichte Ansprechbarkeit der Muskeln im Sinne einer Veränderung der Gelenkstellungen innerhalb des Körpers.
Primärbewegung (PB)	Initialbewegung zum Bewegungsziel hin.
Proximal/distal	S. Distal/proximal.
Reactio	Bei einem Bewegungsablauf ist die *Reactio* das automatische Einsetzen von Gleichgewichtsreaktionen auf die Primärbewegung, also auf die *Actio*.
Sagittalebene	Zwischen rechte und linke Kubusseite lassen sich beliebig viele parallele Ebenen legen. Wenn sie den Homunkulus treffen, teilt ihn jede in einen rechtslateralen und einen linkslateralen Abschnitt. Alle diese Ebenen sind Sagittalebenen. Sie sind auf den Körper und nicht auf den Raum bezogen.
Sagittotransversale Achsen	Schnittlinien der sagittalen und transversalen Körperebenen durch den Mittelpunkt der Wirbelsäulen- und proximalen Extremitätengelenke.
Schaltstelle der Bewegung	Diese Bezeichnung der funktionellen Bewegungslehre betont, daß das Gelenk der Ort ist, an dem innerhalb des Körpers Bewegungen durch Stellungsänderung von Hebeln, Zeigern und Verschiebkörpern stattfinden.
Scheitelebene	Tangentialebene an den Scheitelpunkt.
Scheitelpunkt	Schnittpunkt zwischen Symmetrieebene, mittlerer Frontalebene und Scheitelebene.
Sitzkyphose	Kyphotische Veränderung der Wirbelsäule im lumbosakralen Übergang. Sie kann sich auch bis in die untere BWS ausbreiten. Man unterscheidet strukturelle und funktionelle Sitzkyphosen. Die letzteren lassen sich durch die Entspannung der Ischiokruralmuskulatur ausgleichen. Eine Sitzkyphose beeinflußt die Haltung ungünstig und ist häufig Ursache für den Verlust der potentiellen Beweglichkeit des Beckens in Hüft- und LWS-Gelenken.
Spielfunktion	Aktivitätszustand, der besteht, wenn eine Extremität proximal am Körper aufgehängt ist und sich distal frei bewegen kann.
Stabile	Körperabschnitt, bei dem in einer bestimmten Haltung oder Bewegung die Stabilisation vorherrscht.
Stabilisation	Muskuläre Fixierung eines oder mehrerer Gelenke.
Standebene	Transversale Tangentialebene an die Fußsohlen.
Standortkonstant	Bewegungsabläufe, bei denen es entweder keinerlei Veränderung der Unterstützungsfläche gibt oder Veränderungen innerhalb der Unterstützungsfläche stattfinden.
Standortverändernd	Bewegungsabläufe, bei denen das ganze Bewegungssy-

	stem des in sich beweglichen menschlichen Körpers in bezug auf die Unterstützungsfläche an einen anderen Ort transportiert wird.
Statik	Einfluß, den die Haltung des Patienten auf seinen Bewegungsapparat in Form von Belastung ausübt.
Stützfunktion	Aktivitätszustand, der besteht, wenn ein Extremitätenkörperabschnitt mit einer Unterlage Kontakt hat und auf diese mehr Druck ausübt, als seinem Eigengewicht entspricht.
Symmetrieebene	Sagittalebene durch den Körpermittelpunkt oder die Medianebene, wir nennen sie auch mittlere Sagittalebene.
Transversalebene	Zwischen obere und untere Tangentialebene des Homunkulus lassen sich beliebig viele parallele Ebenen legen, von denen jede den Homunkulus in einen kranialen und in einen kaudalen Abschnitt teilt. Alle diese Ebenen sind Transversalebenen. Sie sind auf den Körper und nicht auf den Raum bezogen.
Transversalebene, mittlere	Transversalebene durch den Körpermittelpunkt.
Trennebene des Beobachters	Die Trennebene des Beobachters steht vertikal im Raum. Es ist die vertikal stehende Symmetrieebene durch die Augen des Beobachters. Sie wird so weit verlängert, bis sie den Patienten trifft und ihn für den Beobachter in einen rechten und linken Teil trennt. Richtet der Beobachter nun die Trennebene auf den Schwerpunkt des Patienten, so kann er die potentiellen beschleunigenden und bremsenden Gewichte des Patienten für eine Bewegungsrichtung, die senkrecht zur Trennebene verläuft, abschätzen.
TP (Trochanterpunkt)	derjenige Punkt am Trochanter major des Femurs, den man lateral kranial am Oberschenkel unter der Haut leicht palpieren kann, wenn man den Oberschenkel aus der Nullstellung des Hüftgelenks alternierend innen- und außenrotiert.
Unterstützungsfläche (USF)	Kleinste Fläche, die die Kontaktstellen aktivierter Körperabschnitte mit ihrer Unterlage einschließt.
Virtuelle Körperachsen	Achsen, die in der Vorstellung existieren, aber innerhalb des in sich beweglichen Systems des Körpers durch eine vorgeschriebene Haltung realisiert werden müssen. So z. B. die Körperlängsachse durch eine bestimmte Einordnung der KA Becken, Brustkorb und Kopf oder die Fußlängsachsen durch die gewölbebildenden Verwringungen des Fußes. Im Gegensatz dazu kann man z. B. die Oberschenkellängsachsen als reale und unveränderbare Achsen bezeichnen.
Weiterlaufende Bewegung (WB)	Wenn ein beliebiger Punkt des Körpers durch einen Bewegungsimpuls in eine bestimmte Richtung geleitet

	wird und in den benachbarten Gelenken Bewegungsausschläge stattfinden, die der Verwirklichung dieser gerichteten Bewegung dienen, so entsteht eine weiterlaufende Bewegung.
Widerlagernde Mobilisation	Die widerlagernde Mobilisation eines Gelenks konzentriert sich immer nur auf einen Drehpunkt. Die Widerlagerung muß im Drehpunkt selber stattfinden. So gelingt es, die Bewegungstoleranzen endgradig auszuschöpfen. Diese Mobilisation soll wenn möglich hubfrei, sicher aber hubarm vorgenommen werden.
Widerlagerung der weiterlaufenden Bewegung	Begrenzung einer weiterlaufenden Bewegung durch ein Gegengewicht, eine Gegenaktivität oder eine Gegenbewegung.
Widerlagerung der weiterlaufenden Bewegung, aktive (AW)	Widerlagerung einer weiterlaufenden Bewegung durch antagonistische Muskelaktivität.
Widerlagerung einer weiterlaufenden Bewegung, aktivierte passive (APW)	Die aktivierte passive Widerlagerung ist das automatische Einsetzen von Muskelaktivität, um die benötigten Hebelarmlängen des Gegengewichts zustande zu bringen. Die aktivierte passive Widerlagerung wirkt verlangsamend auf die Bewegung. Die Widerlagerung einer weiterlaufenden Bewegung durch ein Gegengewicht ist eine automatisch einsetzende Gleichgewichtsreaktion. Das Gegengewicht wirkt der horizontalen Komponente der Primärbewegung entgegen. Sie wirkt verlangsamend auf die Bewegung.
Widerlagerung der weiterlaufenden Bewegung, passive	Reine passive Widerlagerungen gibt es normalerweise nicht, weil die zur Widerlagerung benutzten Körperteile in sich beweglich sind.
Winkel der Körperdiagonalen	Nach kranial bzw. nach kaudal offener Winkel, der beim Schneiden der Körperdiagonalen entsteht.

8. Addendum: Das selektive Muskeltraining in der Funktionellen Bewegungslehre

„Selektives Muskeltraining“ und „selektiver Einsatz der Muskulatur“ sind von der Funktionellen Bewegungslehre Klein-Vogelbach geschaffene Begriffe. Die Selektion kann einen bestimmten Muskel, aber auch eine Muskelgruppe betreffen. Bewegungsanalytisch ist es z. B. wichtig zu wissen, in welchen Aktivitätszuständen Muskeln aktiviert werden. In den Kursen „Selektives Bauch- und Rückenmuskeltraining“ und „Selektives Training der Extremitätenmuskulatur“ wird das selektive Muskeltraining erläutert und in der praktischen Arbeit angewendet.

1) Selektion, ob ein Muskel oder eine Muskelgruppe Gewichte heben, also nach oben bewegen, oder Gewichte bremsend senken, also nach unten bewegen, oder Gewichte horizontal verschieben, also in aufrechter Haltung nach rechts/links/vorn/hinten bewegen, oder Gewichte halten, also am Fallen hindern soll.

Beispiel für den M. quadriceps:
Gewichte heben: sich aus der Kniebeuge aufrichten (nach oben bewegen).
Gewichte bremsend senken: in die Kniebeuge gehen (nach unten bewegen).
Gewichte horizontal verschieben: aus Seitenlage, 90° Flexion in Knie- und Hüftgelenken, DP Knie nach dorsal/kaudal oder DP Füße nach ventral/kranial bewegen.
Gewichte halten: aufrechter Ein- oder Zweibeinstand mit leicht gebeugten Kniegelenken (am Fallen hindern). Der M. quadriceps verhindert ein weiteres flexorisches Einknicken der Kniegelenke.

2) Selektion, ob bestimmte Muskeln durch körpereigene Gewichte oder durch Fremdgewichte belastet werden sollen.

Beispiel für den M. triceps brachii:
Belastung durch Eigengewicht: positiver und negativer Hub des M. triceps brachii beim Liegestütz.
Belastung durch Fremdgewicht: positiver und negativer Hub des M. triceps brachii beim Hochstemmen und Herunterlassen eines Gewichts mit den Armen.

3) Selektion, ob bestimmte Muskeln durch entsprechende Verbindung körpereigener Gewichte an den Kontaktstellen des Körpers mit der Umwelt (einer Unterlage, einer Abstützvorrichtung oder einer Hängevorrichtung) den Druck des Körpergewichts auf diese Punkte, den Zug des Körpergewichts an diesen Punkten oder die Rutschtendenz des Körpers an diesen Punkten mehren oder mindern sollen.

Beispiel 1:
ASTE aufrechter Sitz mit Armstütz auf einer Behandlungsbank.
Die Kontaktstellen des Körpers mit der Umwelt als Unterlage sind Tuberbereich und Hände/Behandlungsbank und Fußsohlen/Boden.
Durch symmetrische Druckaktivität der Hände auf die Behandlungsbank verbindet sich der KA Arme zu einer Hängevorrichtung für das Türmchen (die in der KLA eingeordneten KA Becken, Brustkorb, Kopf). Dadurch gibt es eine Druckminderung oder Druckaufhebung an der Kontaktstelle Tuberbereich/Behandlungsbank.
Die Aufhängung des Türmchens besorgen die Mm. latissimus dorsi, pectorales, trapezius, rhomboidei.

Beispiel 2:
ASTE gute Lagerung des Patienten auf einer Behandlungsbank bei horizontaler Ausdehnung der KLA.
Die Umwelt dient dem Körper als Unterlage und erlaubt dem in sich beweglichen System des Körpers, den Aktivitätszustand der Parkierfunktion einzunehmen.

Beispiel 3:
Zweibeinstand mit dem Rücken zur Wand und einer Abstützung des Körpers an der Wand in Schulterhöhe.
Die Umwelt dient dem Körper als Unterlage und Abstützvorrichtung und verlangt vom in sich beweglichen System des menschlichen Körpers eine Kombination der Aktivitätszustände Stützfunktion zur Kompensation der Rutschtendenzen an den beiden Kontaktstellen des Körpers mit der Umwelt Fußsohlen/Boden und Schultergürtel/Wand einerseits und Abstützaktivität bzw. Brückenaktivität der Extensoren der BWS, LWS, Hüftgelenke andererseits.

Beispiel 4:
Hängesitz auf einer hohen Behandlungsbank mit Hilfe des KA Beine bei Erhaltung der virtuellen KLA.
Die Umwelt dient dem Körper als Unterlage und Hängevorrichtung und verlangt vom in sich beweglichen System des menschlichen Körpers eine Kombination der Aktivitätszustände Spielfunktion, für das Türmchen, das flexorisch in den Hüftgelenken hängt und dessen ventrale Muskulatur fallverhindernd innerviert wird, Stabilisation der KA Becken, Brustkorb, Kopf zur Erhaltung der Einordnung dieser KA in die virtuelle Körperlängsachse und Hängeaktivität der Knieflexoren, damit sich Oberschenkel, Türmchen und Arme an die vordere Bankkante hängen können.

4) Selektion, ob bestimmte Muskeln durch die Vorstellung von nicht existenten Gewichten, Widerständen oder Zügen zur Innervation gebracht werden sollen.

Beispiel:
ASTE aufrechter Sitz auf einem Stuhl mit Fußsohlen-/Bodenkontakt.
Die Kontaktstellen des Körpers mit der Umwelt als Unterlage sind Tuberbereich/Sitzfläche und Fußsohlen/Boden.
Die Vorstellung, die rechte Fußsohle sei am Boden festgeklebt und der Versuch, die Fußsohle vom Boden wegzureißen, sei erfolglos, innerviert die Extensoren/Flexoren

der Zehen, die Dorsal-/Plantarflexoren des OSG. Nach kranial weiterlaufend werden die Flexoren/Extensoren des Kniegelenks, die Flexoren/Extensoren/Abduktoren/Adduktoren/Rotatoren der Hüftgelenke und die Flexoren/Extensoren/Lateralflexoren/Rotatoren des Lumbalbereichs innerviert.
Die Vorstellung, den am Boden festgeklebten Fuß nach vorn verschieben zu wollen, das aber nicht zu können, innerviert simultan Flexoren/Extensoren des Kniegelenks und Dorsal-/Plantarflexoren des OSG und Flexoren/Extensoren der Zehengelenke.
Die kokontraktive Innervation der Muskeln erfolgt, weil die Verwirklichung der beabsichtigten Bewegung, das Wegreißen bzw. Verschieben des Fußes vom bzw. am Boden die agonistische Muskulatur innerviert, während die antagonistische Muskulatur die nur in der Vorstellung unmögliche Bewegung verhindern muß.

5) Selektion, ob eine Muskulatur zur Herstellung oder Bewahrung eines bestimmten Aktivitätszustandes benötigt oder eingesetzt wird, z. B. in Spielfunktion, in Brückenaktivität oder in dynamischer Stabilisation.

Beispiel für den M. glutaeus maximus:
Hinweis: Natürlich sind bei den nachfolgenden Beispielen alle Extensoren der Hüftgelenke beteiligt. Der Einsatz des M. glutaeus maximus ist aber auch visuell und palpatorisch leicht nachweisbar.
1) ASTE Vierfüßlerstand, Trippelstellung, Stützfunktion rechter Arm, linker Oberschenkel. DP rechte Fußspitze bewegt sich nach kaudal/dorsal (oben) plantarflexorisch im OSG, das Kniegelenk bewegt sich nach proximal weiterlaufend extensorisch durch Drehpunktverschiebung, und der Oberschenkel dreht als proximaler Hebel extensorisch im Hüftgelenk usw.
Die Umwelt bietet dem Körper eine Unterlage. Die Kontaktstellen des Körpers mit der Unterlage sind linkes Knie/Boden und rechte Hand/Boden. Der M. glutaeus maximus wird in positiver Hubbelastung eingesetzt, um das rechte Bein in Spielfunktion zu bringen.
2) ASTE Rückenlage auf einer Behandlungsbank. Beide Füße stehen mit Sohlenkontakt beckennah auf der Behandlungsbank. DP rechter und DP linker TP bewegen sich nach ventral (oben)/wenig kranial, extensorisch in den Hüftgelenken, durch Drehpunktverschiebung.
Die Umwelt bietet dem Körper eine Unterlage. Die Kontaktstellen des Körpers in der Umwelt sind die dorsale Seite des Türmchens/Behandlungsbank und Fußsohlen/Behandlungsbank. Der M. glutaeus maximus wird in positiver Hubbelastung eingesetzt, um durch die Extension der Hüftgelenke in Brückenaktivität die Oberschenkel und die KA Becken, Brustkorb in einem Brückenbogen zu verspannen.
3) ASTE aufrechter Einbeinstand auf rechts. Der Bewegungsablauf ist eine Standwaage auf dem rechten Standbein.
Die Umwelt bietet dem Körper eine Unterlage. Die Kontaktstelle des Körpers mit der Umwelt ist die rechte Fußsohle/Boden. Der linke M. glutaeus maximus wird in dynamischer Stabilisation eingesetzt, um das Türmchen mit dem linken Bein zu einem Waagebalken zu verbinden.

6) Selektion, ob mehrgelenkige Muskeln an den Drehpunkten, die überbrückt werden, verkürzt, gedehnt oder längenstabil bleiben sollen.

Beispiel:
Für eine physiologische Verkürzung der Bauchmuskulatur und im Interesse einer ökonomischen Haltung und Atmung müssen bei einer Belastung der Bauchmuskulatur die kaudalen Anteile der Mm. rectus abdominis verkürzt werden, während die kranialen Anteile eine Tonussteigerung ohne Verkürzung hervorbringen. Nur so kann der M. transversus mit den Mm. obliquii die taillenbildenden Verkürzungen hervorbringen.

7) Selektion, ob man Muskeln, die in einem Gelenk mit mehr als einem Freiheitsgrad verschiedene Bewegungskomponenten aktivieren können in bezug auf Hubfreiheit, Hubarmut oder Hub gezielt, unterschiedlich belasten will.

Beispiel:
ASTE aufrechter Zweibeinstand, die linke Armlängsachse steht frontosagittal, die Flexions-/Extensionsachse des Handgelenks steht horizontal, diejenige des Ellbogengelenks bildet einen Winkel von $+-45^\circ$ zur Horizontalen.
Bewegungsablauf: Der kritische Distanzpunkt, DP Prozessus styloideus radialis, bewegt sich alternierend nach lateral links/hinten und nach medial/vorn, transversalextensorisch/transversalflexorisch vom distalen Hebel im Humeroskapulargelenk. Simultan bewegt sich DP Grundgelenk des Zeigefingers, alternierend in rascherem Tempo nach oben/unten, dorsalextensorisch/volarflexorisch im Handgelenk vom distalen Hebel.
Die Umwelt bietet dem Körper eine Unterlage. Die Kontaktstellen des Körpers mit der Umwelt sind beide Fußsohlen/Boden. Die Bewegungen des Arms im Humeroskapulargelenk sind hubfrei, diejenigen der Hand im Handgelenk leisten positiven und negativen Hub. Die fallverhindernde Haltearbeit des mittleren Delta ist hubbelastet. Würde man die Handbewegungen durch eine flexorische/extensorische Bewegung des Unterarms im Ellbogengelenk ersetzen, wären diese hubarm.

8) Selektion, ob an der Wirbelsäule antagonistische Muskelgruppen, welche die vielen Gelenke bewegen oder stabilisieren, durch verschiedene Aktivitätszustände belastet werden sollen.

Beispiel:
ASTE ist die Endstellung der Ballübung „Fakir".
Actio: der kritische Distanzpunkt, DP rechte Patella, bewegt sich nach kranial/oben, flexorisch im Hüftgelenk vom distalen Hebel.
Conditio: der Abstand DP TP - DP Malleolus externus bleibt gleich groß.
Die Umwelt bietet dem Körper zwei Unterlagen. Die Kontaktstellen den Körpers mit der Umwelt sind die dorsalen Seiten des KA Kopf und des Schultergürtels/Ball und linker Vorfuß/Boden. Die Extensoren/Rotatoren der WS und des linken Hüftgelenks arbeiten in Brückenaktivität. Das rechte Bein hängt in Spielfunktion flexorisch im Hüftgelenk und an den geraden und schrägen Bauchmuskeln.

9) Selektion, ob man mit Hilfe von Temposteigerungen bestimmte Muskeln stark belasten will, um andere zu entlasten.

Beispiel:
ASTE aufrechter Sitz auf einem Stuhl. Fußsohlen/Bodenkontakt in beckenbreitem Abstand. Oberarmlängsachsen frontosagittal, Unterarmlängsachse sagittotransversal. An den Händen berühren die Zeige- und Mittelfinger den Daumen. Diese Kontaktstellen sind nach vorn gerichtet, extensorisch in den Handgelenken.
Actio: beschleunigte und gestoppte, ca. 40 cm lange Bewegungen der kritischen Distanzpunkte, DP rechte und DP linke Kontaktstelle Finger/Daumen, nach vorn/oben, kombiniert mit Aufstehen.
Die Umwelt bietet dem Körper in der ASTE zwei, in der ESTE eine Unterlage. Die Kontaktstellen des Körpers mit der Umwelt sind Tuberbereich/Sitzfläche und Fußsohlen/Boden. Die Inertie der erst beschleunigten, dann gestoppten Masse der in sich stabilisierten Armgewichte, mit Ausnahme der geringen Extension in den Ellbogengelenken, wirkt sich im Sinne eines positiven Hubs auf das Aufstehen, extensorisch in Knie- und Hüftgelenken, aus. Dadurch kann die Hubbelastung des M. quadriceps deutlich vermindert werden.

10) Selektion, ob durch Tempoeinsatz die Insuffizienz bestimmter Muskeln überspielt werden soll oder nicht.

Beispiel:
ASTE Rückenlage.
Actio: beschleunigte, gestoppte Armbewegungen (s. S. 40).
Conditio: der Abstand DP Bauchnabel - DP Prozessus ensiformis verändert sich nicht, wenn der Patient, simultan mit der Armbewegung, sein Türmchen flexorisch in den Hüftgelenken aufsetzt.
Die Umwelt bietet dem Körper eine Unterlage. Die Kontaktstelle des Körpers mit der Umwelt ist die dorsale Körperseite/Behandlungsbank. Hier ermöglicht die Inertie der beschleunigten und gestoppten Masse der Armgewichte das Aufsitzen aus der Rückenlage ohne Verkürzung des Oberbauchs und damit ohne Ausschaltung der schrägen Bauchmuskulatur.

11) Selektion, ob bei einem bestimmten Muskel die bewegende oder die komprimierende Gelenkkomponente betont werden soll.

Beispiel:
Zitterbewegungen eines Arms bei annähernder Nullstellung im Ellbogengelenk erzeugen flexorische/extensorische Kokontraktion und Kompression im Ellbogengelenk. Boxtraining am Punchingball trainiert die bewegenden Komponenten der Flexoren/Extensoren des Ellbogengelenks.

12) Selektion, ob bei bestimmten Muskeln die haltende oder die bewegende Funktion geübt werden soll.

Beispiel:
In der therapeutischen Übung „Schlange" (s. S. 203) werden an der Wirbelsäule die für die haltende Funktion prädestinierten Muskeln in bewegender Funktion geübt.
Wenn man beim Ballet Pirouetten dreht, wird das Standbein, das für bewegende Funktion prädestiniert ist, in haltender Funktion trainiert.

Hinweis:
Obwohl die Selektionen 3), 5) und 7), die Selektionen 6) und 12) und die Selektion 9) und 10) Ähnlichkeiten aufweisen, unterscheiden sie sich durch ihre analytischen Kriterien.
In 3) ist es der Kontakt des Individuums mit der Umwelt, in 5) sind es die Aktivitätszustände, in 7) die verschiedenen Freiheitsgrade der Gelenke, die als analytische Kriterien interessieren.
In 6) sind es die Drehpunkte mehrgelenkiger Muskeln, in 12) ist es die Unterscheidung der haltenden und bewegenden Funktion der Muskeln, die erkannt und genutzt werden sollen.
In 9) muß eine Temposteigerung bestimmte Muskeln entlasten, z. B. um ein krankes Gelenk zu schonen, in 10) muß eine Temposteigerung die insuffiziente oder fehlende Funktion von Muskeln ersetzen.

9. Literatur

Benninghoff A, Goerttler K (1971) Lehrbuch der Anatomie des Menschen. Urban & Schwarzenberg, München

Bobath B (1968) Abnorme Haltungsreflexe bei Hirnschäden. Thieme, München

Braune W, Fischer O (1985) On the centre of gravity of the human body. Springer, Berlin Heidelberg New York (Dt. Orig.-Ausg. S. Hirzel, 1889)

Brügger A, Rhonheimer (1965) Pseudoradikuläre Syndrome des Stammes. Huber, Bern

Debrunner HU (1971) AO-Gelenkmessung (Neutral-0-Methode), Längenmessung, Umfangmessung. „Dokumentation der DGOT Tübingen 1971", Bern

Hoeppke H (1971) Das Muskelspiel des Menschen. Fischer, Stuttgart

Kapandji IA (1982) Physiologie articulaire. Bd 1: Membre supérieure; Bd 2: Membre inférieure; Bh 3: Tronc et rachis. 5. Aufl. Maloine, Paris

Kendall HO et al (1971) Muscles: testing and function. Williams & Wilkins, Baltimore

Klein-Vogelbach S (1990) Funktionelle Bewegungslehre, 4. Aufl. Springer, Berlin Heidelberg New York

Klein-Vogelbach S (1993) Gangschulung zur funktionellen Bewegungslehre. Springer, Berlin Heidelberg New York

Knott M (1969) Proprioceptive neuromuscular facilitation. Hoeber-Harper, New York

Manter, Gatz (1958) Clinical neuroanatomy and neurophysiology. Davis, Philadelphia

Menschik A (1987) Biometry. Das Konstruktionsprinzip des Kniegelenks, des Hüftgelenks, der Beinlänge und der Körpergröße. Springer, Berlin Heidelberg New York

Sinclair DC (1975) An introduction to functional anatomy, 5. Aufl. Blackwell, Oxford

Tittel K (1974) Beschreibende und funktionelle Anatomie. Fischer, Jena

Toldt-Hochstetter (1963, 1975) Anatomischer Atlas. Urban & Schwarzenberg, München

Wolf-Heidegger G (1972) Atlas der systematischen Anatomie des Menschen. Karger, Basel